HULI GUANLI YU JIBING HULI

护理管理与疾病护理

主编 朱 霞 等

上海科学普及出版社

图书在版编目（CIP）数据

护理管理与疾病护理／朱霞等主编. —上海：上海科学普及出版社，2024.5
ISBN 978-7-5427-8709-5

Ⅰ.①护… Ⅱ.①朱… Ⅲ.①护理学 Ⅳ.①R47

中国国家版本馆CIP数据核字（2024）第086823号

统　　筹　张善涛
责任编辑　黄　鑫　郝梓涵
整体设计　宗　宁

护理管理与疾病护理

主编　朱　霞　等

上海科学普及出版社出版发行

（上海中山北路832号　邮政编码200070）

http://www.pspsh.com

各地新华书店经销　　山东麦德森文化传媒有限公司印刷

开本 787×1092 1/16　印张 23.25　插页 2　字数 595 000

2024年5月第1版　　2024年5月第1次印刷

ISBN 978-7-5427-8709-5　定价：198.00元

本书如有缺页、错装或坏损等严重质量问题

请向工厂联系调换

联系电话：0531-82601513

前 言
FOREWORD

护理是医学领域中至关重要的一环，它不仅关乎患者的生命健康，更关系到社会的整体福祉。目前，各类疾病的发病率呈现逐渐上升的趋势；随着社会的发展和人们生活水平的提高，人们对健康的需求也在不断增加；对疾病的科学护理，既可以有效减轻患者的痛苦，提高治疗效果，又可以减少社会资源的浪费。因此，深刻理解和重视疾病护理对于构建健康社会至关重要。在这样的形势下，一本好的护理书籍可以为护理人员提供专业、实用的指导和建议，帮助他们更好地理解和照顾患者，提高护理质量。为此，我们特组织编写了这本《护理管理与疾病护理》。

本书旨在为读者提供全面的护理知识和实践指导，详细阐述了各类疾病的护理要点、注意事项和实际操作技巧，涵盖了多个领域的常见疾病。此外，本书还特别注重理论与实践相结合，既有理论阐述，又有实际操作指南，让读者在掌握理论知识的同时，也能学会在实际工作中运用所学知识解决实际问题。通过阅读本书，读者可以全面了解护理管理的基本知识和实践方法，掌握常见疾病的护理要点和技巧，提高自身的护理技能和水平。本书不仅适合广大临床护理工作者阅读使用，也可作为医学院校护理专业学生学习临床护理的参考用书。

本书编者均来自临床一线，工作繁忙且书稿编撰经验较少，加之本书篇幅有限，故书中难免存在疏漏之处，敬请广大读者批评指正。

《护理管理与疾病护理》编委会
2024 年 1 月

目 录
CONTENTS

第一章

护 理 理 论

第一节 系 统 理 论

一、系统理论的产生

系统,作为一种思想,早在古代就已萌芽,但作为科学术语使用,还是在现代。系统论的观点起源于 20 世纪 20 年代,由美籍奥地利理论生物学家路·贝塔朗菲提出,1932－1934 年,他先后发表了《理论生物学》和《现代发展理论》,提出用数学和模型来研究生物学的方法和机体系统论概念,可视为系统论的萌芽。1937 年,贝塔朗菲第一次提出一般系统论的概念。1954 年,以贝塔朗菲为首的科学家们创办了"一般系统论学会"。1968 年,贝塔朗菲发表了《一般系统论——基础、发展与应用》。系统论主要解释了事物整体及其组成部分间的关系以及这些组成部分在整体中的相互作用。其理论框架被广泛应用到许多科学领域,如物理、工程、管理及护理等,并日益发挥重大而深远的影响。

二、系统的基本概念

(一)系统的概念

系统是由相互联系、相互依赖、相互制约、相互作用的事物和过程组成的,具有整体功能和综合行为的统一体。各种系统,尽管它的要素有多有少,具体构成千差万别,但总有两部分组成:一部分是要素的集合;另一部分是各要素间相互关系的集合。

(二)系统的基本属性

系统是多种多样的,但都具有共同的属性。

1.整体性

组成系统的每个部分都具有各自独特的功能,但这些组成部分不具有或不能代表系统总体的特性。系统整体并不是由各组成部分简单罗列和相加构成的,各部分必须相互作用、相互融合才能构成系统整体。因此,系统整体的功能大于并且不同于各组成部分的总和。

2.相关性

系统的各个要素之间都是相互联系、相互制约,若任何要素的性质或行为发生变化,都会影响其他要素,甚至系统整体的性质或行为。如人是一个系统,作为一个有机体,由生理、心理、社会文化等各部分组成,其整体生理机能又由血液循环、呼吸、消化、泌尿、神经肌肉和内分泌等不同系统和组织器官组成。当一个人神经系统受到干扰,就会影响他的消化系统、心血管系统的功能。

3.层次性

对于一个系统来说,它既是由某些要素组成,同时,它自身又是组成更大系统的一个要素。系统的层次间存在着支配与服从的关系。高层次支配低层次,决定系统的性质,低层次往往是基础结构。

4.动态性

系统是随时间的变化而变化。系统进行活动,必须通过内部各要素的相互作用,能量、信息、物质的转换,内部结构的不断调整以达到最佳功能状态。此外,系统为适应环境,维持自身的生存与发展,需要与环境进行物质、能量、信息的交流。

5.预决性

系统具有自组织、自调节能力,可通过反馈适应环境,保持系统稳态,这样就呈现某种预决性。预决性程度标志系统组织水平高低。

三、系统的分类

自然界或人类社会可存在千差万别的各种系统,可从不同角度对它们进行分类。分类方法如下。

(一)按组成系统的要素性质分类

系统可分成自然系统与人造系统。自然系统如生态系统、人体系统等;人造系统如机械系统、计算机软件系统等。自然系统与人造系统的结合,称复合系统,如医疗系统、教育系统。

(二)按组成系统的内容分类

系统可分为物质系统与概念系统。物质系统如动物、仪器等;概念系统如科学理论系统、计算机程序软件等。多数情况下,物质系统与概念系统是相互结合、密不可分的。

(三)按系统与环境的关系分类

系统可分为开放系统与封闭系统。封闭系统是指与环境间不发生相互作用的系统,即与环境没有物质、信息或能量的交换,事实上绝对的封闭系统是不存在的。与封闭系统相反,开放系统是指通过与环境间的持续相互作用,不断进行物质、能量和信息交流的系统,如生命系统、医院系统等。在开放系统中,按系统有无反馈可分为开环系统与闭环系统。没有反馈的系统称开环系统,有反馈的系统称闭环系统。

(四)按系统运动的属性分类

系统可分为动态系统与静态系统。动态系统如生物系统、生态系统;静态系统如一个建筑群、基因分析图谱等。

四、系统理论的基本原则及在护理实践中的应用

(一)整体性原则

整体性原则是系统理论最基本的原则,也是系统理论的核心。

1.从整体出发,认识、研究和处理问题

护理人员在处理患者健康问题时,要以整体为基本出发点,深入了解,把握整体,找出解决问题的有效方法。

2.注重整体与部分、部分与部分之间的相互关系

从整体着眼,从部分入手,把护理工作的重点放在系统要素的各种联系关系上。如医院的护理系统从护理部到病区助理护士,任何一个要素薄弱,都会影响医院护理的整体效应。

3.注重整体与环境的关系

整体性原则要求护理人员在护理患者时,要考虑系统对环境的适应性,通过调整人体系统内部结构,使其适应周围环境,或是改变周围环境,使其适应系统发展的需要。

(二)优化原则

系统的优化原则是通过系统的组织和调节活动,达到系统在一定环境下最佳状态,发挥最好功能。

1.局部效应应服从整体效应

系统的优化是与系统整体性紧密联系的,当系统的整体效应与局部效应不一致时,局部效应须服从整体效应。护理人员在实施计划护理中,都要善于抓主要矛盾,追求整体效应,实现护理质量、效率的最优化。

2.坚持多极优化

优化应贯穿系统运动全过程。护理人员在护理患者时,为追求最佳护理活动效果,从确定患者健康问题、确定护理目标、制订护理措施、实施护理计划、建立评价标准等都要进行优化抉择。

3.优化的绝对性与相对性相结合

优化本身的"优"是绝对的,但优化的程度是相对的。护理人员在工作中选择优化方案时,应从实际出发、科学分析、择优而从,如工作中常会遇到一些牵涉多方面的复杂病情的患者或复杂研究问题,往往会出现这方面问题解决较好,而那方面问题却未能很好解决,且难找到完善的方案。这就要在相互矛盾的需求之中,选择一个各方面都较满意的相对优化方案。

(三)模型化原则

预先设计一个与真实系统相似的模型,通过对模型的研究来描述和掌握真实系统的特征和规律的方法称模型化。在模型化过程中须遵循的原则称模型化原则。在护理研究领域中应用的模型有多种,如形态上可分为具体模型与抽象模型。从性质上可分为结构模型与功能模型。在设计模型进行护理研究时,必须遵循模型化原则。模型化原则有以下 3 个方面。

1.相似性原则

模型必须与原型相似,这样建立的模型才能真正反映原型的某些属性、特征和运动规律。

2.简化原则

模型既应真实,又应是原型的简化,如无简化性,模型就失去它存在的意义。

3.客观性原则

任何模型总是真实系统某一方面的属性、特征、规律性的模仿,因此建模时,要以原型作为检验模型的真实性客观依据。

（朱　霞）

第二节 需 要 理 论

一、需要概述

每个人都有一些基本的需要,包括生理的、心理的和社会的。这些需要的满足使人类得以生存和繁衍发展。

(一)需要的概念

需要是人脑对生理与社会要求的反应。人类的基本需要具有共性,在不同年代、不同地区或不同人群,为了自身与社会的生存与发展,必须对一定的事物产生需求,例如食物、睡眠、情爱、交往等,这些需求反映在个体的头脑中,就形成了他的需要。当个体的需要得到满足时,就处于一种平衡状态,这种平衡状态有助于个体保持健康。反之,当个体的需要得不到满足时,个体则可能陷入紧张、焦虑、愤怒等负性情绪中,严重者可导致疾病的发生。

(二)需要的特征

1.需要的对象性

人的任何需要都是指向一定对象的。这种对象既可以是物质性的,也可以是精神性的。无论是物质性的还是精神性的需要,都须有一定的外部物质条件才可获得满足。

2.需要的发展性

需要是个体生存发展的必要条件,如婴儿期的主要需要是生理需要,少年期则产生了尊重的需要。

3.需要的无限性

需要不会因暂时满足而终止,当某些需要满足后,还可产生新的需要,新的需要就会促使人们去从事新的满足需要的活动。

4.需要的社会历史制约性

人的各种需要的产生及满足均可受到所处环境条件与社会发展水平的制约。

5.需要的独特性

人与人之间的需要既有相同,也有不同,其需要的独特性是个体的遗传因素、环境因素所决定。在临床工作中,护理人员应细心观察患者需要的独特性,及时给予合理的满足。

(三)需要的分类

常见的分类有两种。

1.按需要的起源分类

需要可分生理性需要与社会性需要。生理性需要如饮食、排泄等;社会性需要如劳动、娱乐、交往等。生理性需要主要作用是维持机体代谢平衡;社会性需要的主要作用是维持个体心理与精神的平衡。

2.按需要的对象分类

需要可分物质需要与精神需要。物质需要如衣、食、住、行等;精神需要如认识的需要、交往的需要等。物质需要既包括生理性需要,也包括社会性需要;精神需要是指个体对精神文化方面的要求。

(四)需要的作用

需要是个体从事活动的基本动力,是个体行为积极性的源泉。根据需要的作用,护理人员在护理患者时,既要满足患者的基本需要,又要激发患者依靠自己的力量恢复健康的需要。

二、需要层次理论

许多哲学家和心理学家试图将人的需要这一概念发展成理论,并用以解释人的行为。心理学家亚伯拉罕·马斯洛于1943年提出了人类基本需要层次论,这一理论已被广泛应用于心理学、社会学和护理学等许多学科领域。

(一)需要层次论的主要内容

马斯洛将人类的基本需要分为5个层次,并按照先后次序,由低向高依次排列,包括生理的需要、安全的需要、爱与归属的需要、尊敬的需要和自我实现的需要。

1.生理的需要

生理的需要是人类最基本的需要,包括食物、空气、水、温度(衣服和住所)、排泄、休息和避免疼痛。

2.安全的需要

人需要一个安全、有秩序、可预知、有组织的世界,以使其感到有所依靠,不被意外的、危险的事情所困扰,即包括安全、保障、受到保护以及没有焦虑和恐惧。

3.爱与归属的需要

人渴望归属于某一群体并参与群体的活动和交往,希望在群体或家庭中有一个适当的位置,并与他人有深厚的情感,即包括爱他人、被爱和有所归属,以免遭受遗弃、拒绝、举目无亲等痛苦。

4.尊敬的需要

尊敬的需要是个体对自己的尊严和价值的追求,包括自尊和被尊两方面。尊敬需要的满足可使人感到自己有价值、有能力、有力量和必不可少,使人产生自信心。

5.自我实现的需要

自我实现的需要是指一个人要充分发挥自己才能与潜力的要求,是力求实现自己可能之事的要求。

马斯洛在晚年时,又把人的需要概括为三大层次:基本需要、心理需要和自我实现需要。

(二)各需要层次之间的关系

马斯洛不仅将人的需要按照不同层次进行了划分,而且十分强调各层次之间的关系。他指出如下几点。

(1)必须首先满足较低层次的需要,然后再考虑满足较高层次的需要。生理需要是最低层次的,也是最重要的,人在最基本的生理需要满足后,才得以维持生命。

(2)通常一个层次的需要被满足后,更高一层的需要才会出现,并逐渐明显和强烈。例如,人的生理需要得到满足后,会争取满足安全的需要;同样,在安全的需要满足之后,才会提出爱和更高层次的需要。但是,有些人在追求满足不同层次的需要时会出现重叠,甚至颠倒。例如,有的科研工作者为探求科学真理(自我实现),不顾试验场所可能存在危害生命的因素(安全的需要);有的运动员为夺冠军,为祖国争光(自我实现),不考虑自己可能会受伤甚至致残(生理和安全的需要),也要勇往直前。

（3）维持生存所必需的低层次需要是要求立即和持续予以满足的,如氧气;越高层次的需要越可被较长久地延后,如性的需要、尊敬的需要等。但是,这些可被暂时延缓或在不同时期有所变化的需要是始终存在的,不可被忽视。

（4）人们满足较低层次需要的活动基本相同,如对氧的需要,都是通过呼吸运动来满足。而越是高层次的需要越为人类所特有,人们采用的满足方式越具有差异性,如满足自我实现需要的需要时,作家从事写作,科学家做研究,运动员参加竞赛等。同时,低层次需要比高层次需要更易确认、更易观测、更有限度,如人只吃有限的食物,而友爱、尊重和自我实现需要的满足则是无限的。

（5）随着需要层次向高层次移动,各种需要满足的意义对每个人来说越具有差异性。这是受个人的愿望、社会文化背景以及身心发展水平所决定的。例如,有的人对有一个稳定的职业、受他人尊敬的职位就很满意了,而有的人还要继续学习,获得更高的学位,不断改革和创新。

（6）各需要层次之间可相互影响。例如,有些较高层次需要并非生存所必需,但它能促进生理机能更旺盛,使人的健康状态更佳、生活质量更高,如果不被满足,会引起焦虑、恐惧、抑郁等情绪,导致疾病发生,甚至危及生命。

（7）人的需要满足程度与健康成正比。当所有的需要被满足后,就可达到最佳的健康状态。反之,基本需要的满足遭受破坏,会导致疾病。人若生活在高层次需要被满足的基础上,就意味着有更好的食欲和睡眠、更少的疾病、更好的心理健康和更长的寿命。

（三）需要层次论对护理的意义

需要层次论为护理学提供了理论框架,它是护理程序的理论基础,可指导护理实践有效进行。

（1）帮助护理人员识别患者未满足的需要的性质,以及对患者所造成的影响。

（2）帮助护理人员根据需要层次和优势需要,确定需要优先解决的健康问题。

（3）帮助护理人员观察、判断患者未感觉到或未意识到的需要,给予满足,以达到预防疾病的目的。

（4）帮助护理人员对患者的需要进行科学指导,合理调整需要间关系,消除焦虑与压力。

三、影响需要满足的因素

当人的需要大部分被满足时,人就能处于一种相对平衡的健康状态。反之,会造成机体环境的失衡,导致疾病的发生。因此,了解可能引起人的需要满足的障碍因素十分必要。

（一）生理的障碍

生理的障碍包括生病、疲劳、疼痛、躯体活动有障碍等,如因腹泻而影响水、电解质的平衡以及食物摄入的需要。

（二）心理的障碍

人处于焦虑、恐惧、愤怒、兴奋或抑郁等状态时会影响基本需要的满足,如引起食欲改变、失眠、精力不集中等。

（三）认知的障碍和知识缺乏

人要满足自身的基本需要是要具备相关知识的,如营养知识、体育锻炼知识和安全知识等。人的认知水平较低时会影响对有关信息的接受、理解和应用。

（四）能力障碍

一个人具备多方面能力，如交往能力、动手能力、创造能力等。当个体某方面能力较差，就会导致相应的需要难以满足。

（五）性格障碍

一个人性格与他的需要产生与满足有密切关系。

（六）环境的障碍

如空气污染、光线不足、通风不良、温度不适宜、噪声等都会影响某些需要的满足。

（七）社会的障碍

缺乏有效的沟通技巧、社交能力差、人际关系紧张、与亲人分离等会导致缺乏归属感和爱，也可影响其他需要的满足。

（八）物质的障碍

需要的满足需要一定的物质条件，当物质条件不具备时，以这些条件为支撑的需要就无法满足。如生理需要的满足需要食物、水；自我实现的需要的满足需要书籍、实验设备等。

（九）文化的障碍

如地域习俗的影响、信仰、观念的不同、教育的差别等，都会影响某些需要的满足。

四、患者的基本需要

一个人在健康状态下能够由自己来满足各类需要，但在患病时，情况就发生了变化，许多需要不能自行满足。这就需要护理人员作为一种外在的支持力量，帮助患者满足需要。

（一）生理的需要

1.氧气

缺氧、呼吸道阻塞、呼吸道感染等。

2.水

脱水、水肿、电解质紊乱、酸碱失衡。

3.营养

肥胖、消瘦、各种营养缺乏、不同疾病（如糖尿病、肾脏疾病）的特殊饮食需要。

4.体温

过高、过低、失调。

5.排泄

便秘、腹泻、大小便失禁等。

6.休息和睡眠

疲劳、各种睡眠形态紊乱。

7.避免疼痛

各种类型的疼痛。

（二）刺激的需要

患者在患病的急性期，对刺激的需要往往不很明显，当处于恢复期时，此需要的满足日趋重要。如长期卧床的患者，如果他心理上刺激的需要、生活上活动的需要不满足，那就意味着其心理上、生理上都在退化。因此，卧床患者需要翻身、肢体活动，以减轻或避免皮肤受损、肌肉萎缩等。

长期单调的生活不但引起体力衰退、情绪低落,智力也会受到影响。故应注意环境的美化,安排适当的社交和娱乐活动。长期住院的患者更应注意满足刺激的需要,如布置优美、具有健康教育性的住院环境,病友之间的交流和娱乐等。

(三)安全的需要

患病时由于环境的变化、舒适感的改变,安全感会明显降低,如担心自己的健康没有保障;寂寞和无助感;怕被人遗忘和得不到良好的治疗和护理;对各种检查和治疗产生恐惧和疑虑;对医护人员的技术不信任;担心经济负担问题等。具体护理内容包括以下两点。

1.避免身体伤害

应注意防止发生意外,如地板过滑、床位过高或没有护栏、病室内噪声、院内交叉感染等均会对患者造成伤害。

2.避免心理威胁

应进行入院介绍和健康教育,增强患者自信心和安全感,使患者对医护人员产生信任感和可信赖感,促进治疗和康复。

(四)爱与归属的需要

患病住院期间,由于与亲人的分离和生活方式的变化,这种需要的满足受到影响,就变得更加强烈,患者常常希望得到亲人、朋友和周围人的亲切关怀、理解和支持。护理人员要通过细微、全面的护理,与患者建立良好的护患关系,允许家属探视,鼓励亲人参与护理患者的活动,帮助患者之间建立友谊。

(五)自尊与被尊敬的需要

在爱和所属的需要被满足后,患者也会感到被尊敬和被重视,因而这两种需要是相关的。患病会影响自尊需要的满足,患者会觉得因生病而失去自身价值或成为他人的负担,护理人员在与患者交往中,始终保持尊重的态度、礼貌的举止。

注意帮助患者感到自己是重要的、是被他人接受的,如礼貌称呼患者的名字,而不是床号;初次与患者见面时,护士应介绍自己的名字;重视、听取患者的意见;让患者做力所能及的事,使患者感到自身的价值。

在进行护理操作时,应注意尊重患者的隐私,减少暴露;为患者保密;理解和尊重患者的个人习惯、价值观、宗教信仰等,不要把护士自己的观念强加给患者,以增加其自尊和被尊感。

(六)自我实现的需要

个体在患病期间最受影响而且最难满足的需要是自我实现的需要。特别是有严重的能力丧失时,如失明、耳聋、失语、瘫痪、截肢等对人的打击更大。但是,疾病也会对某些人的成长起到促进作用,从而对自我实现有所帮助。此需要的满足因人而异,护理的功能是切实保证低层次需要的满足,使患者意识到自己有能力、有潜力,并加强学习,为自我实现创造条件。

五、满足患者需要的方式

护理人员满足患者需要的方式有 3 种。

(一)直接满足患者的需要

对于暂时或永久丧失自我满足某方面需要能力的患者,护理人员应采取有效措施来满足患者的基本需要,以减轻痛苦,维持生存。

（二）协助患者满足需要

对于具有或恢复一定自我满足需要能力的患者，护理人员应有针对性地给予必要的帮助和支持，提高患者自护能力，促进早日康复。

（三）间接满足患者的需要

可通过卫生宣教、健康咨询等多种形式为护理对象提供卫生保健知识，避免健康问题的发生或恶化。

（朱　霞）

第三节　自理理论

奥瑞姆（Dorothea.Elizabeth.Orem）是美国著名的护理理论学家之一。她在长期的临床护理、教育和护理管理以及研究中，形成和完善了自理模式。强调护理的最终目标是恢复和增强人的自护能力，对护理实践有着重要的指导作用。

一、自理理论概述

奥瑞姆的自理模式主要包括自理理论、自理缺陷理论和护理系统理论。

（一）自理理论

每个人都有自理需要，而且因不同的健康状况和生长发育的阶段而不同。自理理论包括自我护理、自理能力、自理的主体、治疗性自理需要和自理需要等五个主要概念。

（1）自我护理是个体为维持自身的结构完整和功能正常，维持正常的生长发育过程，所采取的一系列自发的调节行为。人的自我护理活动是连续的、有意义的。完成自我护理活动需要智慧、经验和他人的指导与帮助。正常成人一般可以进行自我护理活动，但是婴幼儿和那些不能完全自我护理的成人则需要不同程度的帮助。

（2）自理能力是指人进行自我护理活动的能力，也就是从事自我照顾的能力。自理能力是人为了维护和促进健康及身心发展进行自理的能力，是一个趋于成熟或已成熟的人的综合能力。人为了维持其整体功能正常，根据生长发育的特点和健康状况，确定并详细叙述自理需要，进行相应的自理行为，满足其特殊需要，比如人有预防疾病和避免损伤的需要，在患病或受损伤后，有减轻疾病或损伤对身心损害的需要。奥瑞姆认为自理能力包括十个主要方面：①重视和警惕危害因素的能力：关注身心健康，有能力对危害健康的因素引起重视，建立自理的生活方式。②控制和利用体能的能力：人往往有足够的能量进行工作和日常生活，但疾病会不同程度地降低此能力，患病时人会感到乏力，无足够的能量进行肢体活动。③控制体位的能力：当感到不适时，有改变体位或减轻不适的能力。④认识疾病和预防复发的能力：患者知道引发疾病的原因、过程、治疗方法以及预后，有能力采取与疾病康复和预防复发相关的自理行为，如改善或调整原有的生活方式，避免诱发因素、遵医嘱服药等。⑤动机：是指对疾病的态度。若积极对待疾病，患者有避免各种危险因素的意向或对恢复工作回归社会有信心等。⑥对健康问题的判断能力：当身体健康出现问题时，能做出决定，及时就医。⑦学习和运用与疾病治疗和康复相关的知识和技能的能力。⑧与医护人员有效沟通，配合各项治疗和护理的能力。⑨安排自我照顾行为的能力，能解释

9

自理活动的内容和益处,并合理安排自理活动。⑩从个人、家庭和社会各方面,寻求支持和帮助的能力。

(3)自理的主体:是指完成自我护理活动的人。在正常情况下,成人的自理主体是本身,但是儿童、患者或残疾人等的自理主体部分是自己、部分为健康服务者或是健康照顾者如护士等。

(4)治疗性自理需要:指在特定时间内,以有效的方式进行一系列相关行为以满足自理需要,包括一般生长发育的和健康不佳时的自理需要。

(5)自理需要:为了满足自理需要而采取的所有活动,包括一般的自理需要,成长发展的自理需要和健康不佳的自理需要。

一般的自理需求:与生命过程和维持人体结构和功能的整体性相关联的需求。①摄取足够的空气、水和食物。②提供与排泄有关的照料。③维持活动与休息的平衡。④维持孤独及社会交往的平衡。⑤避免对生命和健康有害因素。⑥按正常规律发展。

发展的自理需求:与人的成长发展相关的需求;不同的发展时期有不同的需求;有预防和处理在成长过程中遇到不利情况的需求。

健康不佳时的自理需求:个体在身体结构和功能、行为和日常生活习惯发生变化时出现的自理需求。包括:①及时得到治疗。②发现和照顾疾病造成的影响。③有效地执行诊断、治疗和康复方法。④发现和照顾因医护措施引起的不适和不良反应。⑤接受并适应患病的事实。⑥学习新的生活方式。

(6)基本条件因素:反映个体特征及生活状况的一些因素。包括:年龄、健康状况、发展水平、社会文化背景、健康照顾系统、家庭、生活方式、环境和资源等。

(二)自理缺陷理论

自理缺陷是奥瑞姆理论的核心,是指人在满足其自理需要方面,在质或量上出现不足。当自理需要小于或等于自理主体的自理能力时,人就能进行自理活动。当自理主体的自理能力小于自理需要时,就会出现自理缺陷。这种现象可以是现存的,也可以是潜在的。自理缺陷包括两种情况:当自理能力无法全部满足治疗性自理需求时,即出现自理缺陷;另一种是照顾者的自理能力无法满足被照顾者的自理需要。自理缺陷是护理工作的重心,护理人员应与患者及其家属进行有效沟通,保持良好的护患关系,以确定如何帮助患者,与其他医疗保健专业人士和社会教育性服务机构配合,形成一个帮助性整体,为患者及其家属提供直接帮助。

(三)护理系统理论

护理系统是在人出现自理缺陷时护理活动的体现,是依据患者的自理需要和自理主体的自理能力制订的。

护理力量是受过专业教育或培训的护士所具有的护理能力。既了解患者的自理需求及自理力量,并做出行动、帮助患者,通过执行或提高患者的自理力量来满足治疗性自理需求。

护理系统也是护士在护理实践中产生的动态的行为系统,奥瑞姆将其分为三个系统:即全补偿护理系统、部分补偿系统、辅助教育系统。各护理系统的适用范围、护士和患者在各系统中所承担的职责如下所述。

1.全补偿护理系统

患者没有能力进行自理活动;患者神志和体力上均没有能力;神志清楚,知道自己的自理需求,但体力上不能完成;体力上具备,但存在精神障碍无法对自己的自理需求做出判断和决定,对于这些患者需要护理给予全面的帮助。

2.部分补偿护理系统

这是满足治疗性自理需求,既需要护士提供护理照顾,也需要患者采取自理行动。

3.辅助-教育系统

患者能够完成自理活动,同时也要求其完成;需要学习才能完成自理,没有帮助就不能完成。护士通过对患者提供教育、支持、指导,提高患者的自理能力。

这三个系统类似于我国临床护理中一直沿用至今的分级护理制度,即特级和一级护理、二级护理和三级护理。

奥瑞姆理论的特征:其理论结构比较完善而有新意;相对简单而且易于推广;奥瑞姆的理论与其他已被证实的理论、法律和原则也是一致的;奥瑞姆还强调了护理的艺术性以及护士应具有的素质和技术。

二、自理理论在护理实践中的应用

奥瑞姆的自理理论被广泛应用在护理实践中,她将自理理论与护理程序有机地联系在一起,通过设计好的评估方法和工具评估患者的自理能力及自理缺陷,以帮助患者更好地达到自理。她将护理程序分为以下三步。

(一)评估患者的自理能力和自理需要

在这一步中,护士可以通过收集资料来确定病种存在哪些自理缺陷以及引起自理缺陷的原因,评估患者的自理能力与自理需要,从而确定患者是否需要护理帮助。

1.收集资料

护士收集的资料包括患者的健康状况,患者对自身健康的认识,医师对患者健康的意见,患者的自理能力,患者的自理需要等。

2.分析与判断

在收集自理能力资料的基础上,确定以下问题:①患者的治疗性自理需要是什么。②为满足患者的治疗性自理需求,其在自理方面存在的缺陷有哪些。③如果有缺陷,由什么原因引起的。④患者在完成自理活动时具备的能力有哪些。⑤在未来一段时间内,患者参与自理时具备哪些潜在能力,如何制定护理目标。

(二)设计合适的护理系统

根据患者的自理需要和能力,在完全补偿系统、部分补偿系统和辅助—教育系统中选择一个合适的护理系统,并依据患者智力性自理需求的内容制定出详细的护理计划,给患者提供生理和心理支持及适合于个人发展的环境,明确护士和患者的角色功能,以达到促进健康、恢复健康、提高自理能力的目的。

(三)实施护理措施

根据护理计划提供适当的护理措施,帮助和协调患者恢复和提高自理能力,满足患者的自理需求。

(朱　霞)

第四节　健康系统理论

贝蒂·纽曼(Betty Neuman)1970年提出了健康系统模式,后经两年的完善于1972年在《护理研究》杂志上发表了"纽曼健康系统模式"一文。经过多次修改,于1988年再版的《纽曼系统模式在护理教育与实践中的应用》完善地阐述了纽曼的护理观点,并被广泛地应用于临床护理及社区护理实践中。

一、健康系统理论概述

纽曼健康系统模式主要以格式塔特心理学为基础,并应用了贝塔朗菲的系统理论,席尔(Selye)压力与适应理论及凯普兰(Caplan)三级预防理论。

主要概念如下。

(一)个体

个体是指个体的人,也可为家庭、群体或社区。它是与环境持续互动的开放系统,称为服务对象系统。

1.正常防御线

正常防御线是指每个个体经过一定时间逐渐形成的对外界反应的正常范围,即通常的健康/稳定状态。是由生理的、心理的、社会文化的、发展的、精神的技能所组成,用来对付应激原的。这条防御线是动态的,与个体随时需要保持稳定有关。一旦压力源入侵正常防线,个体发生压力反应,表现为稳定性减低和产生疾病。

2.抵抗线

抵抗线是防御应激原的一些内部因素,其功能是使个体稳定并恢复到健康状态(正常防御线)。是保护基本结构,并且当环境中的应激原侵入或破坏正常防御线时,抵抗线被激活,例如:免疫机制,如果抵抗线的作用(反应)是有效的,系统可以重建;但如果抵抗线的作用(反应)是无效的,其结果是能量耗尽,系统灭亡。

3.弹性防御线

为外层的虚线,也是动态的,能在短期内迅速发生变化。当环境施加压力时,它是正常防御线的缓冲剂,而当环境给以支持并有助于成长和发展时,它是正常防御线的过滤器。其功能会因一些变化如失眠、营养不良或其他日常生活变化而降低。

当这个防御线的弹性作用不能再保护个体对抗应激原时,应激原就会破坏正常防御线而导致疾病。当弹性防御线与正常防御线之间的距离增加,表明系统保障程度增强。

以上三种防御机制,既有先天赋予的,又有后天习得的,抵抗效能取决于心理、生理、社会文化、生长发育、精神等五个变量的相互作用。三条防御线的相互关系是:弹性防御线保护正常防御线,抵抗线保护基本结构。当个体遇到压力源时,弹性防御线首先激活以防止压力源入侵。若弹性防御线抵抗不消,压力源侵入正常防御线,人体发生反应,出现症状。此时,抵抗线被激活。当抵抗有效,个体又恢复到正常防御线未遭受入侵时的健康状态。

（二）应激原

纽曼将应激原定义为能够产生紧张及潜在地引起系统失衡的刺激。系统需要应对一个或多个刺激。纽曼系统模式中强调的是确定应激原的类型、本质和强度。

1.个体外的

这是发生在个体以外的力量。如失业,是受同事是否接受(社会文化力量)、个人对失业的感受(心理的)以及完成工作的能力(生理的、发展的、心理的)所影响。

2.个体间的

这是发生在一个或多个个体之间的力量。如夫妻关系,常受不同地区和时代(社会文化)、双方的年龄和发展水平(生理和发展的)和对夫妻的角色感觉和期望(心理的)所影响。

3.个体内的

这是发生在个体内部的力量。如生气,是一种个体内部力量,其表达方式是受年龄(发展的)、体力(生理的)、同伴们的接受情况(社会文化的)以及既往应对生气的经历(心理的)所影响。

应激原可以对此个体有害,但对另一个体无害。因而仔细评估应激原的数量、强度、相持时间的长度以及对该系统的意义和既往的应对能力等,对护理干预是非常重要的。

（三）反应

纽曼认为保健人员应根据个体对应激原反应情况进行以下不同的干预。

1.初级预防

初级预防是指在只有怀疑有或已确定有应激原而尚未发生反应的情况下就开始进行的干预。初级预防的目的是预防应激原侵入正常防御线或通过减少与应激原相遇的可能性,和增强防御线来降低反应的程度。如减轻空气污染、预防免疫注射等。

2.二级预防

如果反应已发生,干预就从二级预防开始。主要是早期发现病例、早期治疗症状以增强内部抵抗线来减少反应。如进行各种治疗和护理。

3.三级预防

三级预防是指在上述治疗计划后,已出现重建和相当程度的稳定时进行的干预。其目的是通过增强抵抗线维持其适应性以防止复发。如进行患者教育,提供康复条件等。

二、纽曼系统模式在护理中的应用

纽曼系统模式自正式发表以来得到了护理学术界的一致认同,已被广泛用于护理教育、科研和临床护理实践中。

纽曼系统模式的整体观、三级预防概念以及于个人、家庭、群体、社区护理的广泛适应性,为中专、大专、本科、硕士等不同层次护理专业学生的培养提供了有效的概念框架。除了用于课程设置,此系统模式还可作为理论框架设计护理评估、干预措施和评价工具供学生在临床实习使用,且具有可操作性。

在护理科研方面,纽曼系统模式既已用于指导对相关护理现象的定性研究又已作为对不同服务对象预防性干预效果的定量研究理论框架,而此方面报道最多的是应用纽曼系统模式改善面对特定生理、心理、社会、环境性压力源患者的护理效果研究。

在临床护理实践方面,大量文献报道,纽曼系统模式可用于从新生儿到老年处于不同生长发育阶段人的护理。它不仅在精神科使用,也在内外科、重症监护室、急诊、康复病房、老年护理院等使用。纽曼系统模式已被用于对多种患者的护理,如慢性阻塞性肺病、多发性硬化、高血压、肾脏疾病、癌症、急慢性脊髓损伤、矫形整容手术等患者,甚至也用于对艾滋病和一些病情非常危重复杂的患者,如多器官衰竭、心肌梗死患者的护理。

（朱　霞）

第五节　应激与适应理论

一、应激及其相关内容

（一）应激

应激又称压力或紧张,是指内、外环境中的刺激物作用于个体而使个体产生的一种身心紧张状态。应激可降低个体的抵抗力、判断力和决策力,例如面对突如其来的意外事件或长期处于应激状态,可影响个体的健康甚至致病;但应激也可促使个体积极寻找应对方法、解决问题,如面临高考时紧张复习、护士护理患者时遇到疑难问题设法查阅资料、请教他人等。人在生活中随时会受到各种刺激物的影响,因此应激贯穿于人的一生。

（二）应激原

应激原又称压力原或紧张原,任何对个体内环境的平衡造成威胁的因素都称为应激原。应激原可引起应激反应,但并非所有的应激原对人体均产生同样程度的反应。常见的应激原分为以下 3 类。

1.一般性应激原

（1）生物性:各种细菌、病毒、寄生虫等。

（2）物理性:温度、空气、声、光、电、外力、放射线等。

（3）化学性:酸、碱、化学药品等。

2.生理病理性应激原

（1）正常的生理功能变化:如月经期、妊娠期、更年期,或基本需要没有得到满足,如饮食、性欲、活动等。

（2）病理性变化:各种疾病引起的改变,如缺氧、疼痛、电解质紊乱、乏力等,以及手术、外伤等。

3.心理和社会性应激原

（1）一般性社会因素:如生离死别、搬迁、旅行、人际关系纠葛及角色改变（如结婚、生育、毕业等）。

（2）灾难性社会因素:如地震、水灾、战争、社会动荡等。

（3）心理因素:如应付考试、参加竞赛、理想自我与现实自我冲突等。

（三）应激反应

应激反应是对应激原的反应,可分为两大类。

1.生理反应

应激状态下身体主要器官系统产生的反应包括心率加快、血压增高、呼吸深快、恶心、呕吐、腹泻、尿频、血糖增加、伤口愈合延迟等。

2.心理反应

如焦虑、抑郁、使用否认、压抑等心理防卫机制等。

一般来说,生理和心理反应经常是同时出现的,因为身心是持续互相作用的。应激状态下出现的应激反应常具有以下规律:①一个应激原可引起多种应激反应的出现,如当贵重物品被窃后,个体可能出现心悸、头晕,同时感觉愤怒、绝望,此时,头脑混乱无法做出正确决定。②多种应激原可引起同一种应激反应。③对极端的应激原如灾难性事件,大部分人都会以类似的方式反应。

二、有关应激学说

汉斯·塞尔耶是加拿大的生理学家和内分泌学家,也是最早研究应激的学者之一。早在1950年,塞尔耶在《应激》一书中就阐述了他的应激学说。他的一般理论对全世界的应激研究产生了影响。他认为应激是身体对任何需要做出的非特异性反应,例如,不论个人是处于精神紧张、外伤、感染、冷热、X光线侵害等任何情况下,身体都要发生反应,而这些反应是非特异性的。

塞尔耶还认为,当个体面对威胁时,无论是什么性质的威胁,体内都会产生相同的反应群,他称之为全身适应综合征(GAS),并提出这些症状都是通过神经内分泌途径产生的(图1-1)。

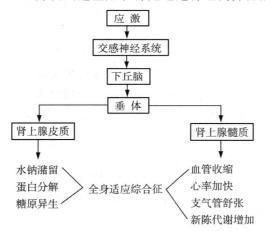

图1-1 应激反应的神经内分泌途径

全身适应综合征解释了为什么不同的应激原可以产生相同的应激反应,尤其是生理应激的反应。此外,塞尔耶还提出了局部适应综合征(LAS)的概念,即机体对应激原产生的局部反应,这些反应常发生在某一器官或区域,如局部的炎症、血小板聚集、组织修复等。

无论GAS还是LAS,塞尔耶认为都可以分为3个独立的阶段(图1-2)。

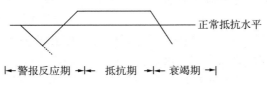

图1-2 应激反应分期

(一)警报反应期

这是应激原作用于身体的直接反应。应激原作用于人体,开始抵抗力下降,如果应激原过强,可致抵抗力进一步下降而引起死亡。但绝大多数情况下,机体开始防御,如激活体内复杂的神经内分泌系统功能,使抵抗水平上升,并常常高于机体正常抵抗水平。

(二)抵抗期

若应激原仍然存在,机体将保持高于正常的抵抗水平与应激原抗衡。此时机体也处于对应激适应的阶段。当机体成功地适应了应激之后,GAS将在此期结束,机体的抵抗力也将由原有的水平有所提高。相反则由此期进入衰竭期。

(三)衰竭期

发生在应激原强烈或长期存在时,机体所有的适应性资源和能力被耗失殆尽,抵抗水平下降。表现为体重减轻,肾上腺增大,随后衰竭,淋巴结增大,淋巴系统功能紊乱,激素分泌先增加后衰竭。这时若没有外部力量如治疗、护理的帮助,机体将产生疾病甚至死亡。

由此可见,为防止应激原作用于机体产生衰竭期的后果,运用内部或外部力量及时去除应激原、调整应激原的作用强度,保护和提高机体的抵抗水平是非常重要的。

塞尔耶认为,不仅GAS分为以上三期,LAS也具有这样三期的特点,只是当LAS的衰竭期发生时,全身适应综合征的反应将开始被激活和唤起。

三、适应与应对

(一)适应

适应是指应激原作用于机体后,机体为保持内环境的平衡而做出改变的过程。适应是生物体区别于非生物体的特征之一,而人类的适应又比其他生物更为复杂。适应是生物体调整自己以适应环境的能力,或促使生物体更能适于生存的一个过程。适应性是生命的最卓越特性,是内环境平衡和对抗应激的基础。

(二)应对

应对即个体对抗应激原的手段。它具有两方面的功能:一个是改变个体行为或环境条件来对抗应激原,另一个是通过应对调节自身的情绪情感并维持内环境的稳定。

(三)适应的层次

人的适应层次不同于其他生物体,除生理层次的适应外,还有心理、社会文化、知识技术层次的适应。

1.生理层次

生理适应是指发生在体内的代偿性变化。如一个从事脑力劳动的人进行跑步锻炼,开始会感到肌肉酸痛、心跳加快,但坚持一段时间后,这些感觉就会逐渐消失,这是由于体内的器官慢慢地增加了强度和功效,适应了跑步对身体所增加的需求。

2.心理层次

心理适应是指当人们经受心理应激时,如何调整自己的态度去认识情况和处理情况。如癌症患者平静接受自己的病情,并积极配合治疗。

3.社会文化层次

社会适应是调整个人的行为,使之与各种不同群体,如家庭、专业集体、社会集团等信念、习俗及规范相协调。如遵守家规、校规、院规。

4.知识技术层次

知识技术层次是指对日常生活或工作中涉及的知识及使用的设备、技术的适应。例如电脑时代年轻人应学会使用电脑,护士能够掌握使用先进监护设备、护理技术的方法等。

(四)适应的特性

所有的适应机制,无论是生理的、心理的、文化的或技术的,都有共同特性。

(1)所有的适应机制都是为了维持最佳的身心状态,即内环境的平衡和稳定。

(2)适应是一种全身性的反应过程,可同时包括生理、心理、社会文化甚至技术各个层次。如护士学生在病房实习时,不仅要有充足的体力和心理上的准备,还应掌握足够的专业知识和操作技能,遵守医院、病房的规章制度,并与医师、护士、患者和其他同学做好沟通工作。

(3)适应是有一定限度的,这个限度是由个体的遗传因素如身体条件、才智及情绪的稳定性决定的。如人对冷热不可能无限制地耐受。

(4)适应与时间有关,应激原来得越突然,个体越难以适应;相反,时间越充分,个体越有可能调动更多的应对资源抵抗应激原,适应得就越好,如急性失血时,易发生休克,而慢性失血则可以适应,一般不发生休克。

(5)适应能力有个体差异,这与个人的性格、素质、经历、防卫机能的使用有关。比较灵活和有经验的人,能及时对应激原做出反应,也会应用多种防卫机制,因而比较容易适应环境而生存。

(6)适应机能本身也具有应激性。如许多药物在帮助个体对付原有疾病时,药物产生的不良反应又成为新的应激原给个体带来危害。

(五)应对方式

面对应激原个体所使用的应对方式、策略或技巧是多种多样的。常用的应对方式如下。

1.去除应激原

避免机体与应激原的接触,如避免食用引起变态反应的食物,远离过热、过吵及不良气味的地方等。

2.增加对应激的抵抗力

适当的营养、运动、休息、睡眠,戒烟、酒,接受免疫接种,定期做疾病筛查等,以便更有效地抵抗应激原。

3.运用心理防卫机能

心理上的防卫能力决定于过去的经验、所受的教育、社会支持系统、智力水平、生活方式、经济状况以及出现焦虑的倾向等。此外,坚强度也应作为对抗应激原的一种人格特征。因为一个坚强而刻苦耐劳的人相信:人生是有意义的;人可以影响环境;变化是一种挑战。这种人在任何困境下都能知难而进,尽快适应。人的一生都在学习新的应对方法,以对抗和征服应激原。

4.采用缓解紧张的方法

缓解紧张的方法包括:①身体运动,可使注意力从担心的事情上分散开来而减轻焦虑。②按摩。③松弛术。④幽默等。

5.寻求支持系统的帮助

一个人的支持系统是由那些能给予他物质上或精神上帮助的人组成的,常包括其家人、朋友、同事、邻居等,此外,曾有过与其相似经历并很好应对过的人,也是支持系统中的重要成员。当个体处于应激状态时,非常需要有人与他一起分担困难和忧愁,共同讨论解决问题的良策,支持系统在对应激的抵抗中起到了强有力的缓冲剂的作用。

6.寻求专业性帮助

专业性帮助包括医师、护士、理疗师、心理医师等专业人员的帮助。人一旦患有身心疾病,就必须及时寻找医护人员的帮助。由医护人员提供针对性的治疗和护理,如药物治疗、心理治疗、物理疗法等,并给予必要的健康咨询和教育来提高患者的应对能力,以利于疾病的痊愈。

四、应激与适应在护理中的应用

应激原作用于个体,使其处于应激状态时,个体会选择和采取一系列的应对方法对应激进行适应。若适应成功则机体达到内环境的平衡;适应失败,会导致机体产生疾病。为帮助患者提高应对能力,维持身心平衡,护理人员应协助住院患者减轻应激反应,措施如下。

(1)评估患者所受应激的程度、持续时间、过去个体应激的经验等。

(2)分析患者的具体情况,协助患者找出应激原。

(3)安排适宜的住院环境。减少不良环境因素对患者的影响。

(4)协助患者适应实际的健康状况,应对可能出现的心理问题。

(5)协助患者建立良好的人际关系,并与家属合作减轻患者的陌生、孤独感。

(朱　霞)

第二章

护 理 技 术

第一节　生命体征的观察与护理

生命体征是体温、脉搏、呼吸及血压的总称，是机体生命活动的客观反映，是评价生命活动状态的重要依据，也是护士评估患者身心状态的基本资料。

正常情况下，生命体征在一定范围内相对稳定，相互之间保持内在联系；当机体患病时，生命体征可发生不同程度的变化。护士通过对生命体征的观察，可以了解机体重要脏器的功能状态，了解疾病的发生、发展、转归，并为疾病预防、诊断、治疗和护理提供依据；同时，可以发现患者现存的或潜在的健康问题，以正确制订护理计划。因此，生命体征的测量及护理是临床护理工作的重要内容之一，也是护士应掌握的基本技能。

一、体温

体温由三大营养物质氧化分解而产生。50%以上迅速转化为热能，50%贮存于 ATP 内，供机体利用，最终仍转化为热能散发到体外。正常人体的温度是由大脑皮质和丘脑下部体温调节中枢所调节（下丘脑前区为散热中枢，下丘脑后区为产热中枢），并通过神经、体液因素调节产热和散热过程，保持产热与散热的动态平衡，所以正常人有相对恒定的体温。

（一）正常体温及生理性变化

1.正常体温

通常说的体温是指机体内部的温度，即胸腔、腹腔、中枢神经的温度，又称体核温度，较高且稳定。皮肤温度被称为体壳温度。临床上通常用口温、肛温、腋温来代替体温。在这三个部位测得的温度接近身体内部的温度，且测量较为方便。3 个部位测得的温度略有不同，口腔温度居中，直肠温度较高，腋下温度较低。同时在 3 个部位进行测量，其温度差一般不超过 1 ℃。这是由于血液在不断地流动，将热量很快地由温度较高处带往温度较低处，因而机体各部的温度一般差异不大。

体温的正常值不是一个具体的点，而是一个范围。机体各部位由于代谢率的不同，温度略有差异，常以口腔、直肠、腋下的平均温度为标准，个体体温可以较正常的平均温度增减 0.3～0.6 ℃，健康成人的平均温度波动范围见表 2-1。

表 2-1　健康成人不同部位温度的波动范围

部位	波动范围
口腔	36.2～37.0 ℃
直肠	36.5～37.5 ℃
腋窝	36.0～36.7 ℃

2.生理性变化

人的体温在一些因素的影响下,会出现生理性的变化,但这种体温的变化,往往是在正常范围内或是一闪而过的。

(1)时间:人的体温 24 小时内的变动在 0.5～1.5 ℃,一般清晨 2～6 时体温最低,下午 2～8 时体温最高。这种昼夜的节律波动,可能与人体活动代谢的相应周期性变化有关。如长期从事夜间工作的人员,可出现夜间体温上升、日间体温下降的现象。

(2)年龄:新生儿因体温调节中枢尚未发育完全,调节体温的能力差,体温易受环境温度影响而变化;儿童由于代谢率高,体温可略高于成人;老年人代谢率较低,血液循环变慢,加上活动量减少,因此体温偏低。

(3)性别:一般来说,女性比男性皮下脂肪层较厚,维持体热能力强,故女性体温较男性高约 0.3 ℃。并且女性的基础体温随月经周期出现规律变化,即月经来潮后逐渐下降,至排卵后,体温又逐渐上升。这种体温的规律性变化与血中孕激素及其代谢产物的变化相吻合。

(4)环境温度:在寒冷或炎热的环境下,机体的散热受到明显的抑制或加强,体温可暂时性地降低或升高。另外,气流、个体暴露的范围大小亦影响个体的体温。

(5)活动:任何需要耗费体力的活动,都使肌肉代谢增强,产热增加,可以使体温暂时性上升 1～2 ℃。

(6)饮食:进食的冷热可以暂时性地影响口腔温度,进食后,由于食物的特殊动力作用,可以使体温暂时性地升高 0.3 ℃左右。

另外,强烈的情绪反应、冷热的应用及个体的体温调节机制都对体温有影响,在测量体温的过程中要加以注意并能够作出解释。

3.产热与散热

(1)产热过程:机体产热过程是细胞新陈代谢的过程。人体通过化学方式产热,即食物氧化、骨骼肌运动、交感神经兴奋、甲状腺素分泌增多,以及体温升高均可提高新陈代谢率,而增加产热量。

(2)散热过程:机体通过物理方式进行散热。机体大部分的热量通过皮肤的辐射、传导、对流、蒸发来散热;一小部分的热量通过呼吸、尿、粪便而散发于体外。

当外界温度等于或高于皮肤温度时,蒸发就是人体唯一的散热形式。

辐射是热由一个物体表面通过电磁波的形式传至另一个与它不接触物体表面的一种形式。在低温环境中,它是主要的散热方式,安静时的辐射散热所占的百分比较大,可达总热量的 60%。其散热量的多少与所接触物质的导热性能、接触面积和温差大小有关。

传导是机体的热量直接传给同它接触的温度较低的物体的一种散热方法。

对流是传导散热的特殊形式。是指通过气体或液体的流动来交换热量的一种散热方法。

蒸发由液态转变为气态,同时带走大量热量的一种散热方法。

（二）异常体温的观察

人体的耐受热为 40.6～41.4 ℃，低于 34 ℃ 或高于 43 ℃，则极少存活。升高超过41 ℃，可引起永久性的脑损伤；高热持续在 42 ℃ 以上 24 小时常导致休克及严重并发症。所以对于体温过高或过低者应密切观察病情变化，不能有丝毫的松懈。

1.体温过高

体温过高又称发热，是由于各种原因使下丘脑体温调节中枢的调定点上移，产热增加而散热减少，导致体温升高超过正常范围。

（1）原因。①感染性：如病毒、细菌、真菌、螺旋体、立克次体、支原体、寄生虫等感染引起的发热，最多见。②非感染性：无菌性坏死物质的吸收引起的吸收热、变态反应性发热等。

（2）以口腔温度为例，按照发热的高低将发热分为如下几类。①低热：37.5～37.9 ℃。②中等热：38.0～38.9 ℃。③高热：39.0～40.9 ℃。④超高热：41 ℃ 及以上。

（3）发热过程：发热的过程常根据疾病在体内的发展情况而定，一般分为 3 个阶段。①体温上升期：特点是产热大于散热。主要表现为皮肤苍白、干燥无汗，患者畏寒、疲乏，体温升高，有时伴寒战。方式为骤升和渐升。骤升指体温在数小时内升至高峰，如肺炎球菌导致的肺炎；渐升指体温在数小时内逐渐上升，数天内达高峰，如伤寒。②高热持续期：特点是产热和散热在较高水平上趋于平衡。主要表现：体温居高不下，皮肤潮红，呼吸加深加快，脉搏增快并有头痛、食欲缺乏、恶心、呕吐、口干、尿量减少等症状，甚至惊厥、谵妄。③体温下降期：特点是散热增加，产热趋于正常，体温逐渐恢复至正常水平。主要表现为大量出汗、皮肤潮湿、温度降低。老年人易出现血压下降、脉搏细速、四肢厥冷等循环衰竭的症状。方式为骤降和渐降。骤降指体温在数小时内降至正常，如大叶性肺炎、疟疾；渐降指体温在数天内降至正常，如伤寒、风湿热。

（4）热型：将不同时间测得的体温绘制在体温单上，互相连接就构成体温曲线。各种体温曲线形状称为热型。有些发热性疾病有特殊的热型，通过观察体温曲线可协助诊断。但需注意，药物的应用可使热型变得不典型。常见的热型如下。①稽留热：体温持续在 39～40 ℃，达数天或数周，24 小时波动范围不超过 1 ℃。常见于大叶性肺炎、伤寒等急性感染性疾病的极期。②弛张热：体温多在 39 ℃ 以上，24 小时体温波动幅度可超过 2 ℃，但最低温度仍高于正常水平。常见于化脓性感染、败血症、浸润性肺结核等疾病。③间歇热：体温骤然升高达高峰后，持续数小时又迅速降至正常，经过 1 天或数天间歇后，体温又突然升高，如此有规律地反复发作，常见于疟疾。④不规则热：发热不规律，持续时间不定。常见于流行性感冒、肿瘤等疾病引起的发热。

2.体温过低

体温过低是指由于各种原因引起的产热减少或散热增加，导致体温低于正常范围，称为体温过低。当体温低于 35 ℃ 时，称为体温不升。体温过低的原因如下。①体温调节中枢发育未成熟：如早产儿、新生儿。②疾病或创伤：见于失血性休克、极度衰竭等患者。③药物中毒。

（三）体温异常的护理

1.体温过高

降温措施有物理降温、药物降温及针刺降温。

（1）观察病情：加强对生命体征的观察，定时测量体温，一般每天测温 4 次，高热患者应每4 小时测温一次，待体温恢复正常 3 天后，改为每天 1～2 次，同时观察脉搏、呼吸、血压、意识状态的变化；及时了解有关各种检查结果及治疗护理后病情好转还是恶化。

（2）饮食护理：①补充高蛋白、高热量、高维生素、易消化的流质或半流质饮食，如粥、鸡蛋羹、面片汤、青菜、新鲜果汁等。②多饮水,每天补充液量 3 000 mL,必要时给予静脉点滴,以保证摄入量。

由于高热时,热量消耗增加,全身代谢率加快,蛋白质、维生素的消耗量增加,水分丢失增多,同时消化液分泌减少,胃肠蠕动减弱,所以宜及时补充水分和营养。

(3)生活护理:①安置舒适的体位让患者卧床休息,同时调整室温和避免噪声。②口腔护理:每天早、晚刷牙,饭前、饭后漱口,不能自理者,可行特殊口腔护理。由于发热患者唾液分泌减少,口腔黏膜干燥,机体抵抗力下降,极易引起口腔炎、口腔溃疡,因此口腔护理可预防口腔及咽部细菌繁殖。③皮肤护理:发热患者退热期出汗较多,此时应及时擦干汗液并更换衣裤和大单等,以保持皮肤的清洁和干燥,防止皮肤继发性感染。

(4)心理调护:注意患者的心理状态,对体温的变化给予合理的解释,以缓解患者紧张和焦虑的情绪。

2.体温过低

(1)保暖:①给患者加盖衣被、毛毯、电热毯等或放置热水袋,注意小儿、老人、昏迷者,热水袋温度不宜过高,以防烫伤。②暖箱,适用于体重低于 2 500 g、胎龄不足 35 周的早产儿、低体重儿。

(2)给予热饮。

(3)监测生命体征:每小时测体温一次,直至恢复正常且保持稳定,同时观察脉搏、呼吸、血压、意识的变化。

(4)设法提高室温:以 22～24 ℃为宜。

(5)积极宣教:教会患者避免导致体温过低的因素。

(四)测量体温的技术

1.体温计的种类及构造

(1)水银体温计:水银体温计又称玻璃体温计,是最常用的体温计。它是一种外标刻度为红线的真空玻璃毛细管。其刻度范围为 35～42 ℃,每小格 0.1 ℃,在 37 ℃刻度处以红线标记,以示醒目。体温计一端贮存水银,当水银遇热膨胀后沿毛细管上升;因毛细管下端和水银槽之间有一凹陷,所以水银柱遇冷不致下降,以便检视温度。

根据测量部位的不同可将体温计分为口表、肛表、腋表。口表的水银端呈圆柱形,较细长;肛表的水银端呈梨形,较粗短,适合插入肛门;腋表的水银端呈扁平鸭嘴形。临床上口表可代替腋表使用。

(2)其他:如电子体温计、感温胶片、可弃式化学体温计等。

2.测体温的方法

(1)目的:通过测量体温,了解患者的一般情况及疾病的发生、发展规律,为诊断、预防、治疗提供依据。

(2)用物准备:①测温盘内备体温计(水银柱甩至 35 ℃以下)、秒表、纱布、笔、记录本。②若测肛温,另备润滑油、棉签、手套、卫生纸、屏风。

(3)操作步骤:①洗手、戴口罩,备齐用物,携至床旁。②核对患者并解释目的。③协助患者取舒适卧位。④测体温:根据病情选择合适的测温方法。测腋温法:擦干汗液,将体温计放在患者腋窝,紧贴皮肤屈肘臂过胸,夹紧体温计。测量 10 分钟后,取出体温计,用纱布擦拭。测口温法:嘱患者张口,将口表汞柱端放于舌下热窝。嘱患者闭嘴用鼻呼吸,勿用牙咬体温计。测量时间 3～5 分钟。嘱患者张口,取出口表,用纱布擦拭。测肛温法:协助患者取合适卧位,露出臀部。

润滑肛表前端,戴手套用手垫卫生纸分开臀部,轻轻插入肛表 3～4 cm。测量时间 3～5 分钟。用卫生纸擦拭肛表。⑤检视读数,放体温计盒内,记录。⑥整理床单位。⑦洗手,绘制体温于体温单上。⑧消毒用过的体温计。

(4)注意事项:①测温前应注意有无影响体温波动的因素存在,如 30 分钟内有无进食、剧烈活动、冷热敷、坐浴等。②体温值如与病情不符,应重复测量。③腋下有创伤、手术或消瘦夹不紧体温计者不宜测腋温;腹泻、肛门手术、心肌梗死的患者禁测肛温;精神异常、昏迷、婴幼儿等不能合作者及口鼻疾病或张口呼吸者禁测口温;进热食或面颊部热敷者,应间隔 30 分钟后再测口温。④对小儿、重症患者测温时,护士应守护在旁。⑤测口温时,如不慎咬破体温计,应立即清除玻璃碎屑,以免损伤口腔黏膜。②口服蛋清或牛奶,以保护消化道黏膜并延缓汞的吸收。③病情允许者,进粗纤维食物,以加快汞的排出。

3.体温计的消毒与检查

(1)体温计的消毒:为防止测体温引起的交叉感染,保证体温计清洁,用过的体温计应消毒。先将体温计分类浸泡于含氯消毒液内 30 分钟后取出,再用冷开水冲洗擦干,放入清洁容器中备用。(集体测温后的体温计,用后全部浸泡于消毒液中)。①5 分钟后取出清水冲净,擦干后放入另一消毒液容器中进行第 2 次浸泡,半小时后取出清水冲净,擦干后放入清洁容器中备用。②消毒液的容器及清洁体温计的容器每周进行 2 次高压蒸汽灭菌消毒,消毒液每天更换一次,若有污染随时消毒。③传染病患者应设专人体温计,单独消毒。

(2)体温计的检查:在使用新的体温计前,或定期消毒体温计后,应对体温计进行校对,以检查其准确性。将全部体温计的水银柱甩至 35 ℃以下,同一时间放入已测好的 40 ℃水内,3 分钟后取出检视。若体温计之间相差 0.2 ℃以上或体温计上有裂痕者,取出不用。

二、脉搏

(一)正常脉搏及生理性变化

1.正常脉搏

随着心脏节律性收缩和舒张,动脉内的压力也发生周期性的波动,这种周期性的压力变化可引起动脉血管发生扩张与回缩的搏动,这种搏动在浅表的动脉可触摸到,临床简称为脉搏。正常人的脉搏节律均匀、规则,间隔时间相等,每搏强弱相同且有一定的弹性,每分钟搏动的次数为 60～100 次(即脉率)。脉搏通常与心率一致,是心率的指标。

2.生理性变化

脉率受许多生理性因素影响而发生一定范围的波动。

(1)年龄:一般新生儿、幼儿的脉率较成人快。

(2)性别:同龄女性比男性快。

(3)情绪:兴奋、恐惧、发怒时脉率增快,忧郁时则慢。

(4)活动:一般人运动、进食后脉率会加快;休息、禁食则相反。

(5)药物:兴奋剂可使脉搏增快,镇静剂、洋地黄类药物可使脉搏减慢。

(二)异常脉搏的观察

1.脉率异常

(1)速脉:成人脉率在安静状态下高于 100 次/分,又称为心动过速。见于高热、甲状腺功能亢进(甲亢,由于代谢率增加而使脉率增快)、贫血或失血等患者。正常人可有窦性心动过速,为一过性的生理现象。

(2)缓脉:成人脉率在安静状态下低于 60 次/分,又称心动过缓。颅内压增高、病窦综合征、二度以上房室传导阻滞,或服用某些药物如地高辛、普尼拉明、利血平、普萘洛尔等可出现缓脉。正常人可有生理性窦性心动过缓,多见于运动员。

2.脉律异常

脉搏的搏动不规则,间隔时间时长时短,称为脉律异常。

(1)间歇脉:在一系列正常均匀的脉搏中出现一次提前而较弱的脉搏,其后有一较正常延长的间歇(即代偿性间歇),也称期前收缩。见于各种心脏病或洋地黄中毒的患者;正常人在过度疲劳、精神兴奋、体位改变时也偶尔出现间歇脉。

(2)脉搏短绌:同一单位时间内脉率少于心率。绌脉是由于心肌收缩力强弱不等,有些心排血量少的搏动可发出心音,但不能引起周围血管搏动,导致脉率少于心率。脉律完全不规则,心率快慢不一,心音强弱不等。多见于心房颤动者。

3.强弱异常

(1)洪脉:当心排血量增加,血管充盈度和脉压较大时,脉搏强大有力,称洪脉。见于高热、甲状腺功能亢进、主动脉关闭不全等患者;运动后、情绪激动时也常触到洪脉。

(2)细脉:当心排血量减少,动脉充盈度降低时,脉搏细弱无力,扪之如细丝,称细脉或丝脉。见于大出血、主动脉瓣狭窄和休克、全身衰竭的患者,是一种危险的脉象。

(3)交替脉:节律正常而强弱交替时出现的脉搏,称为交替脉。交替脉是左心衰竭的重要体征。常见于高血压性心脏病、急性心肌梗死、主动脉关闭不全等患者。

(4)水冲脉:脉搏骤起骤落,有如洪水冲涌,故名水冲脉,主要见于主动脉关闭不全、动脉导管未闭、甲亢、严重贫血患者,检查方法是将患者前臂抬高过头,检查者用手紧握患者手腕掌面,可明显感知。

(5)奇脉:在吸气时脉搏明显减弱或消失为奇脉。其产生主要与吸气时,左心室的每搏输出量减少有关。常见于心包积液、缩窄性心包炎等患者,是心脏压塞的重要体征之一。

4.动脉壁异常

由于动脉壁弹性减弱,动脉变得迂曲不光滑,有条索感,如按在琴弦上,多见于动脉硬化的患者。

(三)测量脉搏的技术

1.部位

临床上常在靠近骨骼的动脉测量脉搏。最常用最方便的是桡动脉,患者也乐于接受。其次为颞动脉、颈动脉、肱动脉、腘动脉、足背动脉和股动脉等。如怀疑患者心搏骤停或休克时,应选择大动脉为诊脉点,如颈动脉、股动脉。

2.测脉搏的方法

(1)目的:通过测量脉搏,可间接了解心脏的情况,观察相关疾病发生、发展规律,为诊断、治疗提供依据。

(2)准备:治疗盘内备带秒钟的表、笔、记录本及听诊器。

(3)操作步骤:①洗手、戴口罩,备齐用物,携至床旁。②核对患者,解释目的。③协助患者取坐位或半坐卧位,手臂放在舒适位置,腕部伸展。④以示指、中指、无名指的指端按在桡动脉表面,压力大小以能清楚地触及脉搏为宜,注意脉律,强弱动脉壁的弹性。⑤一般情况下所测得的数值乘以 2,心脏病患者、脉率异常者、危重患者则应以 1 分钟记录。⑥协助患者取舒适体位。⑦将脉搏绘制在体温单上。

（4）注意事项：①诊脉前患者应保持安静,剧烈运动后应休息 20 分钟后再测。②偏瘫患者应选择健侧肢体测量。③脉搏细、弱难以测量时,用听诊器测心率。④脉搏短细的患者,应由两名护士同时测量,一人听心率,另一人测脉率,一人发出"开始""停止"的口令,记数 1 分钟,以分数式记录:心率/脉率,若心率每分钟 120 次,脉率 90 次,即应写成 120/90 次/分。

三、呼吸

（一）正常呼吸及生理变化

1.正常呼吸的观察

在安静状态下,正常成人的呼吸频率为 16～20 次/分。正常呼吸表现为节律规则,均匀无声且不费力。

2.生理性变化

（1）年龄：一般年龄越小,呼吸频率越快,小儿比成年人稍快,老年人稍慢。

（2）性别：同龄的女性呼吸频率比男性稍快。

（3）运动：运动后呼吸加深加快,休息和睡眠时减慢。

（4）情绪：强烈的情绪变化会刺激呼吸中枢,导致呼吸加快或屏气。如恐惧、愤怒、紧张等都可引起呼吸加快。

（5）其他：环境温度过高或海拔增加,均会使呼吸加深加快,呼吸的频率和深浅度还可受意识控制。

（二）异常呼吸的评估及护理

1.异常呼吸的评估

（1）频率异常。①呼吸过速:在安静状态下,成人呼吸频率超过 24 次/分,称为呼吸过速或气促。见于高热、疼痛、甲亢、缺氧等患者,因血液中二氧化碳积聚,血氧不足,可刺激呼吸中枢,使呼吸加快。发热时,体温每升高 1 ℃,每分钟呼吸增加 3～4 次。②呼吸过缓:在安静状态下,成人呼吸频率少于 10 次/分,称为呼吸过缓。常见于呼吸中枢抑制的疾病,如颅内压增高、麻醉剂及安眠药过量等患者。

（2）节律异常。①潮式呼吸:又称陈-施呼吸是一种周期性的呼吸异常,周期为 0.5～2 分钟,需观察较长时间才能发现。特点表现为开始时呼吸浅慢,以后逐渐加深加快,又逐渐由深快变为浅慢,然后呼吸暂停 5～30 秒后,再重复上述状态的呼吸,如此周而复始,呼吸运动呈潮水涨落样,故称潮式呼吸(图 2-1)。发生机制:当呼吸中枢兴奋性减弱或高度缺氧时,呼吸减弱至暂停,血中二氧化碳增高到一定程度时,通过颈动脉和主动脉的化学感受器反射性地刺激呼吸中枢,使呼吸恢复。随着呼吸的由弱到强,二氧化碳不断排出,使其分压降低,呼吸中枢又失去有效的刺激,呼吸再次减弱至暂停,从而形成了周期性呼吸。常见于中枢神经系统疾病,如脑炎、颅内压增高、酸中毒、巴比妥中毒等患者。②间断呼吸:又称毕奥呼吸,表现为呼吸和呼吸暂停现象交替出现的呼吸。特点是有规律地呼吸几次后,突然暂停呼吸,间隔时间长短不同,随后又开始呼吸,然后反复交替出现(图 2-2)。其发生机制同潮式呼吸,是呼吸中枢兴奋性显著降低的表现,但比潮式呼吸更为严重,多在呼吸停止前出现,预后不佳。常见于颅内病变、呼吸中枢衰竭等患者。

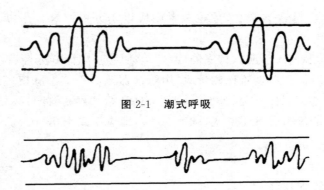

图 2-1　潮式呼吸

图 2-2　间断呼吸

（3）深浅度异常。①深度呼吸：又称库斯莫呼吸，是一种深而规则的大呼吸。见于尿毒症、糖尿病等引起的代谢性酸中毒等患者。②浮浅性呼吸：是一种浅表而不规则的呼吸。有时呈叹息样，见于呼吸肌麻痹或濒死的患者。

（4）音响异常。①蝉鸣样呼吸：吸气时有一种高音调的音响，声音似蝉鸣，称为蝉鸣样呼吸。其发生机制多由于声带附近有阻塞，使空气进入发生困难所致。见于喉头水肿、痉挛、喉头有异物等患者。②鼾声呼吸：呼气时发出粗糙的呼声。其发生机制由于气管或支气管内有较多的分泌物蓄积，多见于深昏迷等患者。

（5）呼吸困难：是指呼吸频率、节律和深浅度都有异常。呼吸困难的患者主观上表现空气不足、呼吸费力；客观上表现用力呼吸、张口耸肩、鼻翼翕动、发绀，辅助呼吸肌也参与呼吸运动，在呼吸频率、节律、深浅度上出现异常改变，根据临床表现可分为如下几种。①吸气性呼吸困难：由于上呼吸道部分梗阻，使得气体进入肺部不畅，肺内负压极度增高所致，患者感觉吸气费力，吸气时间显著长于呼气时间，辅助呼吸肌收缩增强，出现明显的三凹征（胸骨上窝、锁骨上窝和肋间隙及腹上角凹陷）。多见于喉头水肿或气管、喉头有异物等患者。②呼气性呼吸困难：由于下呼吸道部分梗阻，使得气体呼出肺部不畅所致，患者呼气费力，呼气时间显著长于吸气时间，多见于支气管哮喘和阻塞性肺气肿患者。③混合性呼吸困难：呼气和吸气均感费力，呼吸的频率加快而表浅。多见于重症肺炎、大片肺不张或肺纤维化的患者。

（6）形态异常。①胸式呼吸减弱，腹式呼吸增强。正常女性以胸式呼吸为主。当胸部或肺有疾病或手术时均使胸式呼吸减弱，腹式呼吸增强。②腹式呼吸减弱，胸式呼吸增强。正常男性及儿童以腹式呼吸为主。当有腹部疾病时，如腹膜炎、腹部巨大肿瘤、大量腹水等，使膈肌下降，腹式呼吸减弱，胸式呼吸增强。

2.异常呼吸的护理

（1）观察：密切观察呼吸状态及相关症状、体征的变化。

（2）吸氧：酌情给予氧气吸入，必要时可用呼吸机辅助呼吸。

（3）心理护理：根据患者的反应，有针对性地对患者做好患者的心理护理，合理解释及安慰患者，以消除患者的紧张、恐惧心理，有安全感，主动配合治疗和护理。

（4）卧床休息：调节室内温度和湿度，保持空气清新，禁止吸烟；根据病情安置舒适体位，以保证患者的休息，减少耗氧量。

（5）保持呼吸道通畅：及时清除呼吸道分泌物，必要时给予吸痰。

(6)给药治疗:根据医嘱给药治疗,注意观察疗效及变态反应。

(7)健康教育:讲解有效咳嗽和正确呼吸方法,指导患者戒烟。

(三)呼吸测量技术

1.目的

(1)测量患者每分钟的呼吸次数。

(2)协助临床诊断,为预防、治疗、护理提供依据。

(3)观察呼吸的变化,了解患者疾病的发生、发展规律。

2.评估

(1)患者的病情、治疗情况及合作程度。

(2)患者在 30 分钟内有无活动、情绪激动等影响呼吸的因素存在。

3.操作前准备

(1)用物准备:有秒针的表、记录本和笔。

(2)患者准备:情绪稳定,保持自然的呼吸状态。

(3)护士准备:着装整洁,修剪指甲,洗手,戴口罩。

(4)环境准备:安静、整洁、光线充足。

4.操作步骤

见表 2-2。

表 2-2 呼吸测量技术操作步骤

流程	步骤	要点说明
1.核对	携用物到床旁,核对床号、姓名	*确定患者
2.取体位	测量脉搏后,护士仍保持诊脉手势	*分散患者的注意力
3.测量呼吸	(1)观察患者胸部或腹部的起伏(一起一伏为一次呼吸),一般情况测 30 秒,将所测数值乘以 2 即为呼吸频率,如患者呼吸不规则或婴儿应测 1 分钟 (2)如患者呼吸微弱不易观察时,可用少许棉花放于患者鼻孔前,观察棉花纤维被吹动的次数,计数 1 分钟	*男性多为腹式呼吸,女性多为胸式呼吸,同时应观察呼吸的节律、深浅度、音响及呼吸困难的症状
4.记录	记录呼吸值:次/分,洗手	

5.注意事项

测量患者呼吸时,患者应处于自然呼吸的状态,以保证测量数值的准确性。

四、血压

血压是指血液在血管内流动时对血管壁的侧压力。一般指动脉血压,如无特别注明均指肱动脉的血压。当心脏收缩时,主动脉压急剧升高,至收缩中期达最高值,此时的动脉血压称收缩压。当心室舒张时,主动脉压下降,至心舒末期达动脉血压的最低值,此时的动脉血压称舒张压。

(一)正常血压及生理性变化

1.正常血压

在安静状态下,正常成人的血压范围为:$(12.0\sim18.5)/(8.0\sim11.9)$ kPa,脉压为 $4.0\sim5.3$ kPa。

血压的计量单位,过去多用 mmHg(毫米汞柱),后改用国际统一单位 kPa(千帕斯卡)。目前仍用 mmHg(毫米汞柱)。两者换算公式:1 kPa＝7.5 mmHg、1 mmHg＝0.133 kPa。

2.生理性变化

在各种生理情况下,动脉血压可发生各种变化,影响血压的生理因素有以下几种。

(1)年龄:随着年龄的增长血压逐渐增高,以收缩压增高较显著。儿童血压的计算公式如下:

$$收缩压＝80＋年龄×2$$

$$舒张压＝收缩压×2/3$$

(2)性别:青春期前的男女血压差别不显著。成年男子的血压比女性高 0.7 kPa(5 mmHg);绝经期后的女性血压又逐渐升高,与男性差不多。

(3)昼夜和睡眠:血压在上午 8～10 小时达全天最高峰,之后逐渐降低;午饭后又逐渐升高,下午 4～6 小时出现全天次高值,然后又逐渐降低;至入睡后 2 小时,血压降至全天最低值;早晨醒来又迅速升高。睡眠欠佳时,血压稍增高。

(4)环境:寒冷时血管收缩,血压升高;气温高时血管扩张,血压下降。

(5)部位:一般右上肢血压常高于左上肢,下肢血压高于上肢。

(6)情绪:紧张、恐惧、兴奋及疼痛均可引起血压增高。

(7)体重:血压正常的人发生高血压的危险性与体重增加呈正比。

(8)其他:吸烟、劳累、饮酒、药物等都对血压有一定的影响。

(二)异常血压的观察

1.高血压

目前基本上采用 1999 年世界卫生组织和国际抗高血压联盟高血压治疗指南的高血压定义:在未服抗高血压药的情况下,成人收缩压不低于 18.7 kPa(140 mmHg)和(或)舒张压不低于 12.0 kPa(90 mmHg)者。95％的患者为病因不明的原发性高血压,多见于动脉硬化、肾炎、颅内压增高等,最易受损的部位是心、脑、肾、视网膜。

2.低血压

一般认为血压低于正常范围且有明显的血容量不足表现如脉搏细速、心悸、头晕等,即可诊断为低血压。常见于休克、大出血等。

3.脉压异常

脉压增大多见于主动脉瓣关闭不全、主动脉硬化等;脉压减小多见于心包积液、缩窄性心包炎等。

(三)血压的测量

1.血压计的种类和构造

(1)水银血压计:分立式和台式两种,其基本结构都包括输气球、调节空气的阀门、袖带、能充水银的玻璃管、水银槽几部分。袖带的长度和宽度应符合标准:宽度比被测肢体的直径宽20％,长度应能包绕整个肢体。充水银的玻璃管上标有刻度,范围为 0～40.0 kPa(0～300 mmHg),每小格表示 0.3 kPa(2 mmHg);玻璃管上端和大气相通,下端和水银槽相通。当输气球送入空气后,水银由玻璃管底部上升,水银柱顶端的中央凸起可指出压力的刻度。水银血压计测得的数值相当准确。

(2)弹簧表式血压计:由一袖带与有刻度 2.7～4.0 kPa(20～30 mmHg)的圆盘表相连而成,表上的指针指示压力。此种血压计携带方便,但欠准确。

（3）电子血压计：袖带内有一换能器，可将信号经数字处理，在显示屏上直接显示收缩压、舒张压和脉搏的数值。此种血压计操作方便，清晰直观，不需听诊器，使用方便、简单，但欠准确。

2.测血压的方法

（1）目的：通过测量血压，了解循环系统的功能状况，为诊断、治疗提供依据。

（2）准备：听诊器、血压计、记录纸、笔。

（3）操作步骤：①测量前，让患者休息片刻，以消除活动或紧张因素对血压的影响；检查血压计，如袖带的宽窄是否适合患者、玻璃管有无裂缝、橡胶管和输气球是否漏气等。②向患者解释，以取得合作。患者取坐位或仰卧，被测肢体的肘臂伸直、掌心向上，肱动脉与心脏在同一水平。坐位时，肱动脉平第 4 软骨；卧位时，肱动脉平腋中线。如手臂低于心脏水平，血压会偏高；手臂高于心脏水平，血压会偏低。③放平血压计于上臂旁，打开水银槽开关，将袖带平整地缠于上臂中部，袖带的松紧以能放入一指为宜，袖带下缘距肘窝 2～3 cm。如测下肢血压。袖带下缘距腘窝 3～5 cm。将听诊器胸件置于腘动脉搏动处，记录时注明下肢血压。④戴上听诊器，关闭输气球气门，触及肱动脉搏动。易地听诊器胸件放在肱动脉搏动最明显的地方，但勿塞入袖带内，以一手稍加固定。⑤挤压输气球囊打气至肱动脉搏动音消失，水银柱又升高 2.7～4.0 kPa（20～30 mmHg）后，以每秒 0.5 kPa（4 mmHg）左右的速度放气，使水银柱缓慢下降，视线与水银柱所指刻度平行。⑥在听诊器中听到第一声动脉音时，水银柱所指刻度即为收缩压；当搏动音突然变弱或消失时，水银柱所指的刻度即为舒张压。当变音与消失音之间有差异时，或危重者应记录两个读数。⑦测量后，除尽袖带内的空气，解开袖带。安置患者于舒适卧位。⑧将血压计右倾 45°，关闭气门，气球放在固定的位置，以免压碎玻璃管；关闭血压计盒盖。⑨用分数式即：收缩压/舒张压 mmHg 记录测得的血压值，如 15.3/9.3 kPa（110/70 mmHg）。

（4）注意事项：①测血压前，要求安静休息 20～30 分钟，如运动、情绪激动、吸烟、进食等可导致血压偏高。②血压计要定期检查和校正，以保证其准确性，切勿倒置或震动。③打气不可过猛、过高，如水银柱里出现气泡，应调节或检修，不可带着气泡测量。④降至"0"，稍等片刻再行第二次测量。⑤对偏瘫、一侧肢体外伤或手术后患者，应在健侧手臂上测量。⑥排除影响血压值的外界因素，如袖带太窄、袖带过松、放气速度太慢测得的血压值偏高，反之则血压值偏低。⑦长期测血压应做到四定：定部位、定体位、定血压计、定时间。

（朱　霞）

第二节　休息与睡眠护理

休息与睡眠是人类最基本的生理需要。良好的休息和睡眠如同充分的营养和适度的运动一样，对保持和促进健康起着重要作用。作为护士，必须了解睡眠的分期、影响睡眠的因素及患者的睡眠习惯，切实解决患者的睡眠问题，帮助患者达到可能的最佳睡眠状态。

一、休息

休息是指在一段时间内，通过相对地减少机体活动，使身心放松，处于一种没有紧张和焦虑的松弛状态。休息包括身体和心理两方面的放松，通过休息，可以减轻疲劳和缓解精神紧张。

(一)休息的意义和方式

1.休息的意义

对健康人来说,充足的休息是维持机体身心健康的必要条件;对患者来说,充足的休息是促进疾病康复的重要措施。休息对维护健康具有重要的意义,具体表现为:①休息可以减轻或消除疲劳,缓解精神紧张和压力。②休息可以维持机体生理调节的规律性。③休息可以促进机体正常的生长发育。④休息可以减少能量的消耗。⑤休息可以促进蛋白质的合成及组织修复。

2.休息的方式

休息的方式是因人而异的,取决于个体的年龄、健康状况、工作性质和生活方式等因素。对不同的人而言,休息有着不同的含义。例如,对从事脑力劳动的人而言,他的休息方式可以是散步、打球、游泳等;而对于从事这些活动的运动员来讲,他的休息反而是读书、看报、听音乐。无论采取何种方式,只要达到缓解疲劳、减轻压力、促进身心舒适和精力恢复的目的,就是有效的休息。在休息的各种形式中,睡眠是最常见也是最重要的一种。

(二)休息的条件

要想得到充足的休息,应满足以下 3 个条件,即充足的睡眠、生理上的舒适和心理上的放松。

1.充足的睡眠

休息的最基本的先决条件是充足的睡眠。充足的睡眠可以促进个体精力和体力的恢复。虽然每个人所需要的睡眠时间有较大的区别,但都有最低限度的睡眠时数,满足了一定的睡眠时数,才能得到充足的休息。护理人员要尽量使患者有足够的睡眠时间和建立良好的睡眠习惯。

2.生理上的舒适

生理上的舒适也就是身体放松,是保证有效休息的前提。因此,在休息之前必须将患者身体上的不适降至最低程度。护理人员应为患者提供各种舒适服务,包括祛除或控制疼痛、提供舒适的体位或姿势、协助患者搞好个人卫生、保持适宜的温湿度、调节睡眠时所需要的光线等。

3.心理上的放松

要得到良好的休息,必须有效地控制和减少紧张和焦虑,心理上才能得到放松。患者由于生病、住院时个体无法满足社会上、职业上或个人角色在义务上的需要,加之住院时对医院环境及医护人员感到陌生,对自身疾病的担忧等,患者常常会出现紧张和焦虑。因此,护理人员应耐心与患者沟通,恰当地运用其知识和技能,提供及时、准确的服务,尽量满足患者的各种需要,才能帮助患者减少紧张和焦虑。

二、睡眠

睡眠是各种休息中最自然、最重要的方式。人的一生中有 1/3 的时间要用在睡眠上。任何人都需要睡眠,通过睡眠可以使人的精力和体力得到恢复,可以保持良好的觉醒状态,这样人才能精力充沛地从事劳动或其他活动。睡眠对于维持人的健康,尤其是促进疾病的康复,具有重要的意义。

(一)睡眠的定义

现代医学界普遍认为睡眠是一种主动过程,是一种知觉的特殊状态。睡眠时,人脑并没有停止工作,只是换了模式,虽然对周围环境的反应能力降低,但并未完全消失。通过睡眠,人的精力和体力得到恢复,睡眠后可保持良好的觉醒状态。

由此,可将睡眠定义为周期性发生的持续一定时间的知觉的特殊状态,具有不同的时相,睡眠时可相对地不做出反应。

（二）睡眠原理

睡眠是与较长时间的觉醒交替循环的生理过程。目前认为，睡眠由睡眠中枢控制。睡眠中枢位于脑干尾端，它向上传导冲动，作用于大脑皮质（也称上行抑制系统），与控制觉醒状态的脑干网状结构上行激动系统的作用相拮抗，引起睡眠和脑电波同步化，从而调节睡眠与觉醒的相互转化。

（三）睡眠分期

通过脑电图（EEG）测量大脑皮质的电活动，眼电图（EOG）测量眼睛的运动，肌电图（EMG）测量肌肉的状况，发现睡眠的不同阶段脑、眼睛、肌肉的活动处于不同的水平。正常的睡眠周期可分为两个相互交替的不同时相状态，即慢波睡眠和快波睡眠。成人进入睡眠后，首先是慢波睡眠，持续80～120分钟后转入快波睡眠，维持20～30分钟后，又转入慢波睡眠。整个睡眠过程中有四或五次交替，越近睡眠的后期，快波睡眠持续时间越长。两种睡眠时相状态均可直接转为觉醒状态，但在觉醒状态下，一般只能进入慢波睡眠，而不能进入快波睡眠。

1.慢波睡眠

脑电波呈现同步化慢波时相，伴有慢眼球运动，肌肉松弛但仍有一定张力，亦称正相睡眠或非快速眼球运动睡眠。在这段睡眠期间，大脑的活动下降到最低，使得人体能够得到完全的舒缓。此阶段又可分为4期。

（1）第Ⅰ期：为入睡期。是所有睡眠时相中睡得最浅的一期，常被认为是清醒与睡眠的过渡阶段，仅维持几分钟，很容易被唤醒。此期眼球有着缓慢的运动，生理活动开始减少，同时生命体征和新陈代谢逐渐减缓，在此阶段的人们仍然认为自己是清醒的。

（2）第Ⅱ期：为浅睡期。此阶段的人们已经进入无意识阶段，不过仍可听到声音，仍然容易被唤醒。此期持续10～20分钟，眼球不再运动，机体功能继续变慢，肌肉逐渐放松，脑电图偶尔会产生较快的宽大的梭状波。

（3）第Ⅲ期：为中度睡眠期。持续15～30分钟。此期肌肉完全放松，心搏缓慢，血压下降，但仍保持正常，难以唤醒并且身体很少移动，脑电图显示梭状波与δ波（大而低频的慢波）交替出现。

（4）第Ⅳ期：为深度睡眠期。持续15～30分钟。全身松弛，无任何活动，极难唤醒，生命体征比觉醒时明显下降，体内生长激素大量分泌，人体组织愈合加快，遗尿和梦游可能发生，脑电波为慢而高的δ波。

2.快波睡眠

快波睡眠亦称异相睡眠或快速眼球运动睡眠（rapid eye movement sleep，REM sleep）。此期的睡眠特点是眼球转动很快，脑电波活跃，与觉醒时很难区分。其表现与慢波睡眠相比，是各种感觉功能进一步减退，唤醒阈值提高，极难唤醒，同时骨骼肌张力消失，肌肉几乎完全松弛。此外，这一阶段还会有间断的阵发性表现，如眼球快速运动、部分躯体抽动，同时有心排血量增加、血压上升、心率加快、呼吸加快而不规则等交感神经兴奋的表现。多数在醒来后能够回忆的生动、逼真的梦境都是在此期发生的。

睡眠中的一些时相对人体具有特殊的意义，如在NREM第Ⅳ期的睡眠中，机体会释放大量的生长激素来修复和更新上皮细胞和某些特殊细胞，如脑细胞，故慢波睡眠有利于促进生长和体力的恢复。而REM睡眠则对于学习记忆和精力恢复似乎很重要。因为在快波睡眠中，脑耗氧量增加,脑血流量增多,且脑内蛋白质合成加快,有利于建立新的突触联系,可加快幼儿神经系统成熟。同时快波睡眠对保持精神和情绪上的平衡最为重要。因为这一时期的梦境都是生动的、充满感情色彩的,此梦境可减轻、缓解精神压力,使人将忧虑的事情从记忆中消除。非快速眼球运动睡眠与快速眼球运动睡眠的比较见表 2-3。

表 2-3 非快速眼球运动睡眠与快速眼球运动睡眠的比较

项目	非快速眼球运动睡眠	快速眼球运动睡眠
脑电图	(1)第Ⅰ期:低电压 α 节律 8~12 次/秒 (2)第Ⅱ期:宽大的梭状波 14~16 次/秒 (3)第Ⅲ期:梭状波与 δ 波交替 (4)第Ⅳ期:慢而高的 δ 波 1~2 次/秒	去同步化快波
眼球运动	慢的眼球转动或没有	阵发性的眼球快速运动
生理变化	(1)呼吸、心率减慢且规则 (2)血压、体温下降 (3)肌肉渐松弛 (4)感觉功能减退	(1)感觉功能进一步减退 (2)肌张力进一步减弱 (3)有间断的阵发性表现:心排血量增加,血压升高,呼吸加快且不规则,心率加快
合成代谢	人体组织愈合加快	脑内蛋白质合成加快
生长激素	分泌增加	分泌减少
其他	第Ⅳ期发生夜尿和梦游	做梦且为充满感情色彩、稀奇古怪的梦
给你	有利于个体体力的恢复	有利于个体精力的恢复

(四)睡眠周期

对大多数成人而言,睡眠是每 24 小时循环一次的周期性程序。一旦入睡,成人平均每晚经历 4~6 个完整的睡眠周期,每个睡眠周期由不同的睡眠时相构成,分别是 NREM 睡眠的四个时相和 REM 睡眠,持续 60~120 分钟,平均为 90 分钟。睡眠周期各时相按一定的顺序重复出现。这一模式总是从 NREM 第 1 期开始,依次经过第Ⅱ期、第Ⅲ期、第Ⅳ期之后,返回 NREM 的第Ⅲ期然后到第Ⅱ期,再进入 REM 期,当 REM 期完成后,再回到 NREM 的第Ⅱ期(图 2-3),如此周而复始。在睡眠时相周期的任一阶段醒而复睡时,都需要从头开始依次经过各期。

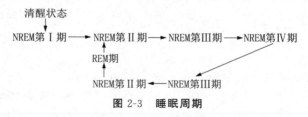

图 2-3 睡眠周期

在睡眠周期中,每一时相所占的时间比例随睡眠的进行而有所改变。一般刚入睡时,个体进入睡眠周期约 90 分钟后才进入 REM 睡眠,随睡眠周期的进展,NREM 第Ⅲ、Ⅳ时相缩短,REM 阶段时间延长。在最后一个睡眠周期中,REM 睡眠可达到 60 分钟。因此,大部分 NREM 睡眠发生在上半夜,REM 睡眠则多在下半夜。

(五)影响睡眠的因素

1.生理因素

(1)年龄:通常人睡眠的需要量与其年龄成反比,但有个体差异。新生儿期每天睡眠时间最长,可达 16～20 小时,成人 7～8 小时。

(2)疲劳:适度的疲劳,有助于入睡,但过度的精力耗竭反而会使入睡发生困难。

(3)昼夜节律:"睡眠-觉醒"周期具有生物钟式的节律性,如果长时间频繁地夜间工作或航空时差,就会造成该节律失调,从而影响入睡及睡眠质量。

(4)内分泌变化:妇女月经前期和月经期常出现嗜睡现象,绝经期妇女常失眠,与内分泌变化有关。

(5)寝前习惯:睡前的一些行为习惯,如看报纸杂志、听音乐、喝牛奶、洗热水澡或泡脚等,当这些习惯突然改变或被阻碍进行时,可能使睡眠发生障碍。

(6)食物因素:含有较多 L-色氨酸的食物,如肉类、乳制品和豆类都能促进入睡,缩短入睡时间,是天然的催眠剂;少量饮酒能促进放松和睡眠,但大量饮酒会干扰睡眠,使睡眠变浅;含有咖啡因的浓茶、咖啡及可乐饮用后使人兴奋,即使入睡也容易中途醒来,且总睡眠时间缩短。

2.病理因素

(1)疾病影响:几乎所有疾病都会影响睡眠。例如,各种原因引起的疼痛未能及时缓解时严重影响睡眠,精神分裂症、强迫性神经症等患者常处于过度觉醒状态。生病的人需要更多时间的睡眠来促进机体康复,却往往因为多种症状困扰或特殊的治疗限制而无法获得正常的睡眠。

(2)身体不适:身体的舒适是获得休息与安睡的先决条件,饥饿、腹胀、呼吸困难、憋闷、身体不洁、皮肤瘙痒、体位不适等都是常见的影响睡眠的原因。

3.环境因素

睡眠环境影响睡眠状况,适宜的温湿度、安静、整洁、舒适、空气清新的环境常可增进睡眠,反之则会对睡眠产生干扰。

4.心理因素

焦虑不安、强烈的情绪反应(如恐惧、悲哀、激动、喜悦)、家庭或人际关系紧张等常常影响患者的睡眠。

5.其他

食物摄入多少、体育锻炼情况、某些药物等也会影响睡眠型态。

(六)促进睡眠的护理措施

1.增进舒适

人们在感觉舒适和放松时才能入睡。为了使患者放松,对于一些遭受病痛折磨的患者采用有效镇痛的方法;做好就寝前的晚间护理,如协助患者洗漱、排便;帮助患者处于正确的睡眠姿势,妥善安置身体各部位的导管、引流管,以及牵引、固定等特殊治疗措施。

2.环境控制

人们睡眠时需要的环境条件包括适宜的室温和通风、最低限度的声音、舒适的床和适当的照明。一般冬季室温 18～22 ℃、夏季 25 ℃左右,相对湿度以 50％～60％为宜;根据患者需要,睡前开窗通风,清除病房内异味,使空气清新;保持病区安静,尽量减少晚间交谈;提供清洁、干燥的卧具和舒适的枕头、被服;夜间调节住院房间的灯光。

3.重视心理护理

多与患者沟通交流，找出影响患者休息与睡眠的心理社会因素，通过鼓励倾诉、正确指导，消除患者紧张和焦虑情绪，恢复平静、稳定的状态，提高休息和睡眠质量。

4.建立休息和睡眠周期

针对患者的不同情况，帮助患者建立适宜的休息和睡眠周期。患者入院后，原有的休息和睡眠规律被打乱，护士应在患者醒时进行评估、治疗和常规护理工作，避免因一些非必需任务而唤醒患者，同时鼓励患者合理安排日间活动，适当锻炼。

5.尊重患者的睡眠习惯

病情允许的情况下，护理人员应尽可能根据患者就寝前的一些个人习惯，选择如提供温热饮料，允许短时间的阅读、听音乐，协助沐浴或泡脚等方式促进睡眠。

6.健康教育

使患者了解睡眠对健康与康复的重要作用，身心放松的重要意义和一些促进睡眠的常用技巧。与患者一起讨论有关休息和睡眠的知识，分析困扰患者睡眠的因素，针对具体情况给予相应指导，帮助患者建立有规律的生活方式，养成良好的睡眠习惯。

（李余利）

第三节　清　洁　护　理

清洁是患者的基本需求之一，是维持和获得健康的重要保证，清洁可以清除微生物及污垢，防止细菌繁殖，促进血液循环，有利于体内废物排泄，同时清洁使人感到愉快、舒适。

一、口腔护理

口腔护理的目的有以下几方面。

（1）保持口腔的清洁、湿润，使患者舒适，预防口腔感染等并发症。

（2）防止口臭、口垢，促进食欲，保持口腔的正常功能。

（3）观察口腔黏膜和舌苔的变化、特殊的口腔气味，可提供病情的动态信息，如肝功能不全患者，出现肝臭，常是肝昏迷的先兆。

常用的漱口液有生理盐水、朵贝尔溶液（复方硼酸溶液）、1%～3%过氧化氢溶液、2%～3%硼酸溶液、1%～4%碳酸氢钠溶液、0.02%呋喃西林溶液、0.1%醋酸溶液。

（一）协助口腔冲洗

1.目的

协助口腔手术后使用固定器，或对有口腔病变的患者清洁口腔。

2.用物准备

治疗碗、治疗巾、弯盘、生理盐水、朵贝尔溶液、口镜、抽吸设备、压舌板、手电筒、20 mL 空针及冲洗针头。

3.操作步骤

（1）洗手。

（2）准备用物携至患者床旁。

（3）向患者解释。协助患者采取半坐位式,并于胸前铺治疗巾及放置弯盘。①装生理盐水及朵贝尔溶液于溶液盘内,并接上,用 20 mL 注射器抽吸并连接针头。②协助医师冲洗。③冲洗毕,擦干患者嘴巴。④整理用物后洗手。⑤记录。

4.注意事项

为了避免冲洗中弄湿患者,必要时给予手电筒照光,冲洗时需特别注意齿缝、前庭外,若有舌苔,可用压舌板外包纱布予以机械性刮除,冲洗中予以持续性的低压抽吸,必要时协助更换湿衣服。

（二）特殊口腔冲洗

1.用物准备

（1）治疗盘:治疗碗(内盛含有漱口液的棉球 12～16 个,棉球湿度以不能挤出液体为宜;弯血管钳、镊子)、压舌板、弯盘、吸水管、杯子、治疗巾、手电筒,需要时备张口器。

（2）外用药:按需准备,如液状石蜡、冰硼散、西瓜霜、金霉素甘油等,酌情使用。

2.操作步骤

（1）将用物携至床旁,向患者解释以取得合作。

（2）协助患者侧卧,面向护士,取治疗巾,围于颌下,置弯盘于口角边。

（3）先湿润口唇、口角,观察口腔黏膜有无出血、溃疡等现象。对长期应用抗生素、激素者应注意观察有无真菌感染。有活动义齿者,应取下。一般先取上面义齿,后取下面义齿,并放置容器内,用冷开水冲洗刷净,待患者漱口后戴上或浸入清水中备用(昏迷的患者的义齿应浸于清水中保存)。浸义齿的清水应每天更换。义齿不可浸在乙醇或热水中,以免变色、变形和老化。

（4）协助患者用温开水漱口后,嘱患者咬合上下齿,用压舌板轻轻撑开一侧颊部,以弯血管钳夹有漱口液的棉球由内向门齿纵向擦洗。同法擦洗对侧。

（5）嘱患者张口,依次擦洗一侧牙齿上内侧面、上颌面、下内侧面、下颌面,再弧形擦洗一侧颊部。同法擦洗另一侧。洗舌面及硬腭部(勿触及咽部,以免引起恶心)。

（6）擦洗完毕,帮助患者用洗水管以漱口水漱口,漱口后用治疗巾拭去患者口角处水。

（7）口腔黏膜如有溃疡,酌情涂药于溃疡处。口唇干裂可涂擦液状石蜡。

（8）撤去治疗巾,清理用物,整理床单。

3.注意事项

（1）擦洗时动作要轻,特别是对凝血功能差的患者要防止碰伤黏膜及牙龈。

（2）昏迷患者禁忌漱口,需用张口器时,应从臼齿放入(牙关紧闭者不可用暴力张口),擦洗时须用血管钳夹紧棉球,每次一个,防止棉球遗留在口腔内,棉球蘸漱口水不可过湿,以防患者将溶液吸入呼吸道。

（3）传染病患者的用物按隔离消毒原则处理。

二、头发护理

（一）床上梳发

1.目的

梳发、按摩头皮,可促进血液循环,除去污垢和脱落的头发、头屑,使患者清洁舒适和美观。

2.用物准备

治疗巾、梳子、30％乙醇溶液、纸袋(放脱落头发)。

3.操作步骤

(1)铺治疗巾于枕头上,协助患者把头转向一侧。

(2)将头发从中间梳向两边,左手握住一股头发,由发梢逐渐梳到发根。长发或遇有打结时,可将头发绕在示指上慢慢梳理。避免强行梳拉,造成患者疼痛。如头发成团,可用30％乙醇湿润后,再小心梳理,同法梳理另一边。

(3)长发酌情编辫或扎成束,发型尽可能符合患者所好。

(4)将脱落头发置于纸袋中,撤下治疗巾。

(5)整理床单,清理用物。

(二)床上洗发(橡胶马蹄形垫法)

1.目的

同床上梳发、预防头虱及头皮感染。

2.用物准备

治疗车上备一只橡胶马蹄形垫,治疗盘内放小橡胶单、大、中毛巾各一条,眼罩或纱布、别针、棉球两只(以不吸水棉花为宜)、纸袋、洗发液或肥皂、梳子、小镜子、护肤霜,水壶内盛 40～45 ℃热水,水桶(接污水)。必要时备电吹风。

3.操作步骤

(1)备齐用物携至床旁,向患者解释,以取得合作,根据季节关窗或开窗,室温以 24 ℃为宜。按需要给予便盆。移开床旁桌椅。

(2)垫小橡胶单及大毛巾于枕上,松开患者衣领向内反折,将中毛巾围于颈部,以别针固定。

(3)协助患者斜角仰卧,移枕于肩下,患者屈膝,可垫膝枕于两膝下,使患者体位安全舒适。

(4)置马蹄形垫垫于患者后颈部,使患者颈部枕于突起处,头在槽中,槽形下部接污水桶。

(5)用棉球塞两耳,用眼罩或纱布遮盖双眼或嘱患者闭上眼。

(6)洗发时先用两手掬少许水于患者头部试温,询问患者感觉,以确定水温是否合适,然后用水壶倒热水充分湿润头发,倒洗发液于手掌上,涂遍头发,用指尖揉搓头皮和头发,用力要适中,揉搓方向由发际向头顶部,使用梳子除去落发,置于纸袋中,用热水冲洗头发,直到冲净为止。观察患者的一般情况,注意保暖,洗发完毕,解下颈部毛巾,包住头发,一手托头,一手撤去橡胶马蹄垫。除去耳内棉球及眼罩,用患者自备的毛巾擦干脸部,酌情使用护肤霜。

(7)帮助患者卧于床正中,将枕、橡胶单、浴巾一起自肩下移至头部,用包头的毛巾揉搓头发,再用大毛巾擦干或电风吹干。梳理成患者习惯的发型,撤去上述用物。

(8)整理床单,清理用物。

4.注意事项

(1)要随时观察患者的病情变化,如脉搏、呼吸、血压有异常时应立即停止操作。

(2)注意室温和水温,及时擦干头发,防止患者受凉。

(3)防止水流入眼及耳内,避免沾湿衣服和床单。

(4)虚弱患者不宜洗发。

三、皮肤清洁与护理

（一）床上擦浴

1.用物准备

治疗车上备面盆两只、水桶两只（一桶盛热水，水温在 50～52 ℃，并按年龄、季节、习惯，增减水温，另一桶接污水）、治疗盘（内置小毛巾两条、大毛巾、浴皂、梳子、小剪刀、50％乙醇、爽身粉）、清洁衣裤、被服。另备便盆、便盆布和屏风。

2.操作步骤

（1）推治疗车至床边，向患者解释，以取得合作。

（2）将用物放在便于操作处，关好门窗调节室温，用屏风或拉布遮挡患者，按需给予便盆。

（3）将脸盆放于床边桌上，倒入热水 2/3 满，测试水温，根据病情放平床头及床尾支架，松开床尾盖被。

（4）将微湿小毛巾包在右手上，为患者洗脸及颈部，左手扶患者头顶部，先擦眼，然后像写"3"字样，依次擦洗一侧额部、颊部、鼻翼部、人中、耳后下颌，直至颈部。另一侧同法操作。用较干毛巾依次擦洗一遍，注意擦净耳郭，耳后及颈部皮肤。

（5）为患者脱下衣服，在擦洗部位下面铺上浴巾，按顺序擦洗两上肢、胸腹部。协助患者侧卧，背向护士依次擦洗后颈部、背臀部，为患者换上清洁裤子。擦洗中，根据情况更换热水，注意擦净腋窝及腹股沟等处。

（6）擦洗的方法为先用涂肥皂的小毛巾擦洗，再用湿毛巾擦去皂液。清洗毛巾后再擦洗，最后用浴巾边按摩边擦干。动作要敏捷，为取得按摩效果，可适当用力。

（7）擦洗过程中，如患者出现寒战、面色苍白等病情变化时，应立即停止擦浴，给予适当的处理，同时注意观察皮肤有无异常。擦洗毕，可在骨突处用 50％乙醇做按摩，扑上爽身粉。

（8）整理床单，必要时梳发、剪指甲及更换床单。

（9）如有特殊情况，需做记录。

3.注意事项

护士操作时，要站在擦浴的一边，擦洗完一边后再转至另一边，站立时两脚要分开，重心应在身体中央或稍低处，拿水盆时，盆要靠近身边，减少体力消耗；操作时要体贴患者，保护患者自尊，动作要敏捷、轻柔，减少翻动和暴露，防止受凉。

（二）压疮的预防及护理

压疮是指机体局部组织由于长期受压，血液循环障碍，造成组织缺氧、缺血、营养不良而致的溃烂和坏死，也称压疮。导致活动受限的因素一般都会增加压疮的发生。常见的因素有压力、剪力、摩擦力、潮湿等。好发部位为枕部、耳郭、肩胛部、肘部、骶尾部、髋部、膝关节内外侧、外踝、足跟。

1.预防措施

预防压疮在于消除其发生的原因。因此，要求做到勤翻身、勤按摩、勤整理、勤更换。交班时要严格细致的交接局部皮肤情况及护理措施。

（1）避免局部长期受压：①鼓励和协助卧床患者经常更换卧位，使骨骼突出部位交替的受压，翻身间隔时间应根据病情及局部受压情况而定。一般 2 小时翻身一次，必要时 1 小时翻身一次，建立床头翻身记录卡。②保护骨隆突处和支持身体空隙处，将患者体位安置妥当后，可在身体空隙处垫软枕、海绵垫。需要时可垫海绵垫、气垫褥等,使支持体重的面积宽而均匀,作用于患者身上的正压及作用力分布在一个较大的面积上,从而降低在隆突部位皮肤上所受的压强。③对使用石膏、夹板、牵引的患者,衬垫应平整、松软适度,尤其要注意骨骼突起部位的衬垫,要仔细观察局部皮肤和肢端皮肤颜色改变的情况,认真听取患者反映,适当给予调节,如发现石膏绷带凹凸不平,应立即报告医师,及时修正。

(2)避免潮湿、摩擦及排泄物的刺激:①保持皮肤清洁干燥。大小便失禁、出汗及分泌物多的患者应及时擦干,以保护皮肤免受刺激。床铺要经常保持清洁干燥,平整无碎屑,被服污染要随时更换。不可让患者直接卧于橡胶单上。小儿要勤换尿布。②不可使用破损的便盆,以防擦伤皮肤。

(3)增进局部血液循环:对易发生压疮的患者,要常检查,用温水擦澡、擦背或用湿毛巾行局部按摩。手法按摩:①全背按摩,协助患者俯卧或侧卧,露出背部,先以热水进行擦洗,再以两手或一手沾上少许50%乙醇按摩。按摩者斜站在患者右侧,左腿弯曲在前,右腿伸直在后,从患者骶尾部开始,沿脊柱两侧边缘向上按摩(力量要能够刺激肌肉组织)至肩部时用环状动作。按摩后,手再轻轻滑至尾骨处。此时,左腿伸直,右腿弯曲,如此有节奏按摩数次,再用拇指指腹由骶尾部开始沿脊柱按摩至第7颈椎。②受压处局部按摩:沾少许50%乙醇,以手掌大、小鱼际紧贴皮肤,压力均匀向心方向按摩,由轻至重,由重至轻,每次3~5分钟。

电动按摩器按摩:电动按摩器是依靠电磁作用,引导治疗器头震动,以代替各种手法按摩,操作者持按摩器根据不同部位选择合适的按摩头,紧贴皮肤,进行按摩。

(4)增进营养的摄入:营养不良是导致压疮的内因之一,又可影响压疮的愈合。蛋白质是身体修补组织所必需的物质,维生素也可促进伤口愈合,因此在病情允许时可给予高蛋白、高维生素膳食,以增进机体抵抗力和组织修复能力。此外,适当补充矿物质,可促进慢性溃疡的愈合。

2.压疮的分期及护理

(1)淤血红润期:为压疮初期,局部皮肤受压或受到潮湿刺激后,开始出现红、肿、热、麻木或有触痛。此期要及时除去致病原因,加强预防措施,如增加翻身次数以及防止局部继续受压、受潮。

(2)炎性浸润期:红肿部位如果继续受压,血液循环仍得不到改善,静脉回流受阻,局部静脉淤血,受压表面呈紫红色,皮下产生硬结,表面有水疱形成,对未破小水泡要减少摩擦,防破裂感染,让其自行吸收,大水疱用无菌注射器抽出泡内液体,涂以消毒液,用无菌敷料包扎。

(3)溃疡期:静脉血液回流受到严重障碍,局部淤血致血栓形成,组织缺血缺氧。轻者,浅层组织感染,脓液流出,溃疡形成;重者,坏死组织发黑,脓性分泌物增多,有臭味,感染向周围及深部扩展,可达骨骼,甚至可引起败血症。

四、会阴部清洁卫生的实施

(一)目的
保持清洁,清除异味,预防或减轻感染、增进舒适、促进伤口愈合。

(二)用物准备
便盆、屏风、橡胶单、中单、清洁棉球、大量杯、镊子、浴巾、毛巾、水壶(内盛50~52 ℃的温水)、清洁剂或呋喃西林棉球。

（三）操作方法

1.男患者会阴的护理

（1）携用物至患者床旁,核对后解释。

（2）患者取仰卧位。为遮挡患者,可将浴巾折成扇形盖在患者的会阴部及腿部。

（3）带上清洁手套,一手提起阴茎,一手取毛巾或用呋喃西林棉球擦洗阴茎头部、下部和阴囊。擦洗肛门时,患者可取侧卧位,护士一手将臀部分开,一手用浴巾将肛门擦洗干净。

（4）为患者穿好衣裤,根据情况更换衣、裤、床单。整理床单,患者取舒适卧位。

（5）整理用物,并记录。

2.女患者会阴部护理

（1）用物至患者床旁,核对后解释。

（2）患者取仰卧位。为遮挡患者可将浴巾折成扇形盖在患者的会阴部及腿部。

（3）先将橡胶单及中单置于患者臀下,再置便盆于患者臀下。

（4）护士一手持装有温水的量杯,一手持夹有棉球的大镊子,边冲水边用棉球擦洗。

（5）冲洗后擦干各部位。撤去便盆及橡胶单和中单。

（6）为患者穿好衣裤,根据情况更换衣、裤、床单。整理床单,患者取舒适卧位。

（7）整理用物,并记录。

（四）注意事项

（1）操作前应向患者说明目的,以取得患者的合作。

（2）在执行操作的原则上,尽可能尊重患者习惯。

（3）注意遮挡患者,保护患者隐私。

（4）冲洗时从上至下。

（5）操作完毕应及时记录所观察到的情况。

（吕　婧）

第四节　皮　内　注　射

一、目的

（1）进行药物过敏试验,以观察有无变态反应。

（2）预防接种。

（3）局部麻醉的起始步骤。

二、评估

（一）评估患者

（1）双人核对医嘱。

（2）核对患者床号、姓名、住院号和腕带（请患者自己说出床号和姓名）。

（3）评估患者病情、意识状态、配合能力、用药史、药物过敏史、不良反应史。

(4)向患者解释操作目的和过程,取得患者配合。

(5)查看注射部位皮肤情况(皮肤颜色,有无皮疹、感染和皮肤划痕阳性)。

(6)协助患者取舒适坐位或卧位。

(二)评估环境

安静整洁,宽敞明亮,必要时遮挡。

三、操作前准备

(一)人员准备

仪表整洁,符合要求。洗手,戴口罩。

(二)按医嘱配制药液

(1)操作台(治疗室):注射盘、无菌治疗巾、无菌镊子、1 mL 注射器、药液、安尔碘、75％乙醇、无菌棉签等。

(2)双人核对药液标签,药名、浓度、剂量、有效期、给药途径。

(3)检查瓶口有无松动、瓶身有无破裂、药液有无混浊、沉淀、絮状物和变质。

(4)检查注射器、安尔碘、75％乙醇、无菌棉签、包装无破裂、是否在有效期内。

(5)按正规操作抽吸药液,并贴好标识,置于无菌盘内。

(6)再次核对皮试液,并签名。

(三)物品准备

治疗车上层放置无菌盘(内置已抽吸好的药液)、治疗盘(75％乙醇、无菌棉签)、备用(1 mL注射器1支、0.1％盐酸肾上腺素 1 支,变态反应时用)、快速手消毒剂、注射单,以上物品符合要求,均在有效期内。治疗车下层放置生活垃圾桶、医疗废物桶、锐器盒。

四、操作程序

(1)携用物推车至患者床旁,核对床号、姓名、住院号、腕带和药物过敏史(请患者自己说出床号和姓名)。

(2)选择注射部位(过敏试验选择前臂掌侧下 1/3;预防接种选择上臂三角肌下缘;局部麻醉则选择麻醉处)。

(3)75％乙醇常规消毒皮肤。

(4)二次核对患者床号、姓名和药名。

(5)排尽空气,药液至所需刻度,且药液不能外溢。

(6)一手绷紧局部皮肤,一手持注射器,针头斜面向上,与皮肤呈 5°刺入皮内。

(7)待针头斜面完全进入皮内后,放平注射器,固定针栓并注入 0.1 mL 药液,使局部形成一个圆形隆起的皮丘(皮丘直径 5 mm,皮肤变白,毛孔变大)。

(8)迅速拔出针头,勿按揉和压迫注射部位。

(9)20 分钟后观察患者局部反应,做出判断。

(10)协助患者取舒适体位,整理床单位。

(11)快速手消毒剂消毒双手,签名。

(12)推车回治疗室,按医疗废物处理原则处理用物。

五、20 分钟后判断结果

（1）核对患者床号、姓名、住院号和腕带（请患者自己说出床号和姓名）。

（2）须经两人判断皮试结果，并将结果告知患者和家属。

（3）洗手，皮试结果记录在病历、护理记录单和病员一览表等处。阳性用红笔标记"＋"，阴性用蓝色或黑笔标记"－"。

（4）如对结果有怀疑，应在另一侧前臂皮内注入 0.1 mL 生理盐水做对照试验。

六、皮内试验结果判断

（一）阴性

皮丘无改变，周围无红肿，并无自觉症状。

（二）阳性

局部皮丘隆起，局部出现红晕、硬块，直径大于 1 cm 或周围有伪足；或局部出现红晕，伴有小水疱者；或局部发痒者为阳性。严重时可出现过敏性休克。观察反应的同时，应询问有无头晕、心慌、恶心、胸闷、气短、发麻等不适症状，如出现上述症状时不可使用青霉素。

七、注意事项

（1）皮试药液要现用现配，剂量准确。

（2）备好相应抢救设备与药物，及时处理变态反应。

（3）行皮试前，尤其行青霉素过敏试验前必须询问患者家族史、用药史和药物过敏史，如有药物过敏史者不可做试验。

（4）药物过敏试验时，患者体位要舒适，不可采取直立位。

（5）选择注射部位时应注意避开瘢痕和皮肤红晕处。

（6）皮肤试验时禁用碘剂消毒，对乙醇过敏者可用生理盐水消毒，避免反复用力涂擦局部皮肤。

（7）拔出针头后，注射部位不可用棉球按压揉擦，以免影响结果观察。

（8）进针角度以针尖斜面全部刺入皮内为宜，进针角度过大易将药液注入皮下，影响结果的观察和判断。

（9）如需做对照试验，应用另一注射器和针头，抽吸无菌生理盐水，在另一前臂相同部位皮内注射 0.1 mL，观察 20 分钟进行对照。告知患者皮试后 20 分钟内不要离开病房。如对结果有怀疑，应在另一侧前臂皮内注入 0.1 mL 生理盐水做对照试验。

（10）正确判断试验结果，对皮试结果阳性者，应在病历、床头或腕带、门诊病历和患者一览表上醒目标记，并将结果告知医师、患者和家属。

（11）特殊药物皮试，按要求观察结果。

（朱　霞）

第五节 皮下注射

一、目的

(1)注入小剂量药物,用于不宜口服给药而需在一定时间内发生药效时。

(2)预防接种。

(3)局部供药,如局部麻醉用药。

二、评估

(一)评估患者

(1)双人核对医嘱。

(2)核对患者床号、姓名、住院号和腕带(请患者自己说出床号和姓名)。

(3)评估患者病情、意识状态、配合能力、用药史、药物过敏史、不良反应史等。

(4)向患者解释操作目的和过程,取得患者配合。

(5)查看注射部位皮肤情况(皮肤颜色,有无皮疹、感染)。

(6)协助患者取舒适坐位或卧位。

(二)评估环境

安静整洁,宽敞明亮,必要时遮挡。

三、操作前准备

(一)人员准备

仪表整洁,符合要求。洗手,戴口罩。

(二)按医嘱配制药液

(1)操作台上放置注射盘、纸巾、无菌治疗巾、无菌镊子、2 mL 注射器、医嘱用药液、安尔碘、75%乙醇、无菌棉签。

(2)双人核对药液标签、药名、浓度、剂量、有效期、给药途径。

(3)检查瓶口有无松动、瓶身有无破裂、药液有无混浊、沉淀、絮状物和变质。

(4)检查注射器、安尔碘、75%乙醇、无菌棉签等,包装无破裂,在有效期内。

(5)按正规操作抽吸药液,并贴好标识,置于无菌盘内。

(6)再次核对药液,记录时间并签名。

(三)物品准备

治疗车上层放置无菌盘(内置抽吸好的药液)、治疗盘(安尔碘、75%乙醇)、注射单、快速手消毒剂,以上物品符合要求,均在有效期内。治疗车下层放置生活垃圾桶、医疗废物桶、锐器盒。

四、操作程序

(1)携用物推车至患者床旁,核对床号、姓名、住院号和腕带(请患者自己说出床号和姓名)。

(2)根据注射目的选择注射部位(上臂三角肌下缘、两侧腹壁、后背、股前侧和外侧等)。

(3)常规消毒皮肤,待干。

(4)二次核对患者床号、姓名和药名。

(5)排尽空气;取干棉签夹于左手示指与中指之间。

(6)一手绷紧皮肤,另一手持注射器,示指固定针栓,针头斜面向上,与皮肤成30°～40°(过瘦患者可捏起注射部位皮肤,并减少穿刺角度)快速刺入皮下,深度为针梗的1/2～2/3;松开紧绷皮肤的手,抽动活塞,如无回血,缓慢推注药液。

(7)注射毕用无菌干棉签轻压针刺处,快速拔针后按压片刻。

(8)再次核对患者床号、姓名和药名,注射器按要求放置。

(9)协助患者取舒适体位,整理床单位,并告知患者注意事项。

(10)快速手消毒剂消毒双手,记录时间并签名。

(11)推车回治疗室,按医疗废物处理原则处理用物。

(12)洗手,根据病情书写护理记录单。

五、注意事项

(1)遵医嘱和药品说明书使用药品。

(2)长期注射者应注意更换注射部位。

(3)注射中、注射后观察患者不良反应和用药效果。

(4)注射少于1 mL药液时须使用1 mL注射器,以保证注入药液剂量准确无误。

(5)持针时,右手示指固定针栓,但不可接触针梗,以免污染。

(6)针头刺入角度不宜超过45°,以免刺入肌层。

(7)尽量避免应用对皮肤有刺激作用的药物作皮下注射。

(8)若注射胰岛素时,需告知患者进食时间。

(王 珂)

第六节 肌 内 注 射

一、目的

注入药物用于不宜或不能口服或静脉注射,且要求比皮下注射更快发生疗效时。

二、评估

(一)评估患者

(1)双人核对医嘱。

(2)核对患者床号、姓名、住院号和腕带(请患者自己说出床号和姓名)。

(3)评估患者病情、治疗情况、意识状态、用药史、药物过敏史、不良反应史、肢体活动能力和合作程度。

(4)向患者解释操作目的和过程,取得患者配合。

(5)查看注射部位皮肤情况(皮肤颜色,有无皮疹、感染和皮肤划痕阳性)。

(6)协助患者取舒适坐位或卧位。

(二)评估环境

安静整洁,宽敞明亮,必要时遮挡。

三、操作前准备

(一)人员准备

仪表整洁,符合要求。洗手,戴口罩。

(二)按医嘱配制药液

(1)操作台:注射盘、无菌盘、2 mL注射器、5 mL注射器、医嘱所用药液、安尔碘、无菌棉签。如注射用药为油剂或混悬液,需备较粗针头。

(2)双人核对药物标签、药名、浓度、剂量、有效期、给药途径。

(3)检查瓶口有无松动、瓶身有无破裂、药液有无混浊、变质。

(4)检查无菌注射器、安尔碘、无菌棉签等,包装无破裂,在有效期内。

(5)按正规操作抽吸药液,并贴好标识,置于无菌盘内。

(6)再次核对药液,记录时间并签名。

(三)物品准备

治疗车上层放置无菌盘(内置抽吸好药液)、安尔碘、注射单、无菌棉签、快速手消毒剂,以上物品符合要求,均在有效期内。治疗车下层放置生活垃圾桶、医疗废物桶、锐器盒。

四、操作程序

(1)携用物推车至患者床旁,核对床号、姓名、住院号和腕带(请患者自己说出床号和姓名)。

(2)协助患者取舒适体位,暴露注射部位,注意保暖,保护患者隐私,必要时可遮挡。

(3)选择注射部位(臀大肌、臀中肌、臀小肌、股外侧和上臂三角肌)。

(4)常规消毒皮肤,待干。

(5)再次核对患者床号、姓名和药名。

(6)拿取药液并排尽空气,取干棉签,夹于左手示指与中指之间,以一手拇指和示指绷紧局部皮肤,另一手持注射器,中指固定针栓,将针头迅速垂直刺入,深度约为针梗的2/3。

(7)松开紧绷皮肤的手,抽动活塞。如无回血,缓慢注入药液,同时观察反应。

(8)注射毕,用无菌干棉签轻按进针处,快速拔针,按压片刻。

(9)再次核对患者床号、姓名和药名。

(10)协助患者取舒适体位,整理床单位,注射后观察用药反应。

(11)快速手消毒剂消毒双手,记录时间并签名。

(12)推车回治疗室,按医疗废物处理原则处理用物。

(13)洗手,根据病情书写护理记录单。

五、常用肌内注射定位方法

(一)臀大肌肌内注射定位法

注射时应避免损伤坐骨神经。

1.十字法

从臀裂顶点向左或右侧画一水平线,然后从髂嵴最高点作一垂线,将一侧臀部被划分为 4 个象限,其外上象限并避开内角为注射区。

2.连线法

从髂前上棘至尾骨做一连线,其外 1/3 处为注射部位。

(二)臀中肌、臀小肌肌内注射定位法

(1)以示指尖和中指尖分别置于髂前上棘和髂嵴下缘处,在髂嵴、示指、中指之间构成一个三角形区域,示指与中指构成的内角为注射部位。

(2)髂前上棘外侧三横指处(以患者手指的宽度为标准)。

(三)股外侧肌肌内注射定位法

在股中段外侧,一般成人可取髋关节下 10 cm 至膝关节的范围。此处大血管、神经干很少通过,且注射范围广,可供多次注射,尤适用于 2 岁以下的幼儿。

(四)上臂三角肌肌内注定位法

取上臂外侧,肩峰下 2～3 横指处。此处肌肉较薄,只可做小剂量注射。

(五)体位准备

1.卧位

臀部肌肉肌内注射时,为使局部肌肉放松,减轻疼痛与不适,可采用以下姿势。

(1)侧卧位:上腿伸直,放松,下腿稍弯曲。

(2)俯卧位:足尖相对,足跟分开,头偏向一侧。

(3)仰卧位:常用于危重和不能翻身的患者,采用臀中肌、臀小肌肌内注射法较为方便。

2.坐位

为门诊患者接受注射时常用体位。可供上臂三角肌或臀部肌肉肌内注射时采用。

六、注意事项

(1)遵医嘱和药品说明书使用药品。

(2)药液要现用现配,在有效期内,剂量要准确。选择两种药物同时注射时,应注意配伍禁忌。

(3)注射时应做到"两快一慢"(进针、拔针快,推注药液慢)。

(4)选择合适的注射部位,避免刺伤神经和血管,无回血时方可注射。

(5)注射时切勿将针梗全部刺入,以防针梗从根部衔接处折断。若针头折断,应先稳定患者情绪,并嘱患者保持原位不动,固定局部组织,以防断针移位,同时尽快用无菌血管钳夹住断端取出;如断端全部埋入肌肉,应速请外科医生处理。

(6)对需长期注射者,应交替更换注射部位,并选择细长针头,以避免减少硬结的发生。如因长期多次注射出现局部硬结时,可采用热敷、理疗等方法予以处理。

(7)2 岁以下婴幼儿不宜选用臀大肌注射,因其臀大肌尚未发育好,注射时有损伤坐骨神经的危险,最好选择臀中肌和臀小肌注射。

(王 珂)

第七节 静脉注射

一、目的

(1)所选用药物不宜口服、皮下、肌内注射,又需迅速发挥药效时。

(2)注入药物做某些诊断性检查,如对肝、肾、胆囊等造影时需静脉注入造影剂。

二、评估

(一)评估患者

(1)双人核对医嘱。

(2)核对患者床号、姓名、住院号和腕带(请患者自己说出床号和姓名)。

(3)了解患者病情、意识状态、配合能力、药物过敏史、用药史。

(4)评估患者穿刺部位的皮肤状况、肢体活动能力、静脉充盈度和管壁弹性。选择合适静脉注射的部位,评估药物对血管的影响程度。

(5)向患者解释静脉注射的目的和方法,告知所注射药物的名称,取得患者配合。

(二)评估环境

安静整洁,宽敞明亮。

三、操作前准备

(一)人员准备

仪表整洁,符合要求。洗手,戴口罩。

(二)物品准备

1.操作台

治疗单、静脉注射所用药物、注射器。

2.按要求检查所需用物,符合要求方可使用

(1)双人核对药物名称、浓度、剂量、有效期、给药途径。

(2)检查药物的质量、标签,液体有无沉淀和变色,有无渗漏、混浊和破损。

(3)检查注射器和无菌棉签的有效期、包装是否紧密无漏气,安尔碘的使用日期是否在有效期内。

3.配制药液

(1)安尔碘棉签消毒药物瓶口,掰开安瓿,瓶帽弃于锐器盒内。

(2)打开注射器,将外包装袋置于生活垃圾桶内,固定针头,回抽针栓,检查注射器,取下针帽置于生活垃圾桶内,抽取安瓿内药液,排气,置于无菌盘内。在注射器上贴上患者床号、姓名、药物名称、用药方法的标签。

(3)再次核对空安瓿和药物的名称、浓度、剂量、用药方法和时间。

4.备用物品

治疗车上层治疗盘内放置备用注射器一支、安尔碘、无菌棉签,无菌盘内放置配好的药液、垫巾。以上物品符合要求,均在有效期内。治疗车下层放置生活垃圾桶、医疗废物桶、锐器盒,含有效氯 250 mg/L 消毒液桶。

四、操作程序

(1)携用物推车至患者床旁,核对床号、姓名、住院号和腕带(请患者自己说出床号和姓名)。

(2)向患者说明静脉注射的方法、配合要点、注射药物的作用和不良反应。

(3)协助患者取舒适体位,充分暴露穿刺部位,放垫巾于穿刺部位下方。

(4)在穿刺部位上方 5~6 cm 处扎压脉带,末端向上,以防污染无菌区。

(5)安尔碘棉签消毒穿刺部位皮肤,以穿刺点为中心向外螺旋式旋转擦拭,直径大于 5 cm。

(6)再次核对患者床号、姓名和药名。

(7)嘱患者握拳,使静脉充盈,左手拇指固定静脉下端皮肤,右手持注射器与皮肤成 15°~30° 自静脉上方或侧方刺入,见回血可再沿静脉进针少许。

(8)保留静脉通路者安尔碘棉签消毒静脉注射部位三通接口,以接口处为中心向外螺旋式旋转擦拭。

(9)静脉注射过程中,观察局部组织有无肿胀,严防药液渗漏,如出现渗漏立即拔出针头,按压局部,另行穿刺。

(10)拔针后,指导患者按压穿刺点 3 分钟,勿揉,凝血功能差的患者适当延长按压时间。

(11)再次核对患者床号、姓名和药名。

(12)将压脉带与输液垫巾对折取出,输液垫巾置于生活垃圾桶内,压脉带放于含有效氯 250 mg/L 消毒液桶中。整理患者衣物和床单位,观察有无不良反应,并向患者讲明注射后注意事项。快速手消毒剂消毒双手,推车回治疗室,按医疗废物处理原则整理用物。

(13)洗手,在治疗单上签名并记录时间。按护理级别书写护理记录单。

五、注意事项

(1)严格执行查对制度,需双人核对医嘱。

(2)严格遵守无菌操作原则。

(3)了解注射目的、药物对血管的影响程度、给药途径、给药时间和药物过敏史。

(4)选择粗直、弹性好、易固定的静脉,避开关节和静脉瓣。常用的穿刺静脉为肘部浅静脉:贵要静脉、肘正中静脉、头静脉。小儿多采用头皮静脉。

(5)根据患者年龄、病情和药物性质掌握注入药物的速度,并随时听取患者主诉,观察病情变化。必要时使用微量注射泵。

(6)对需要长期注射者,应有计划地由小到大、由远心端到近心端选择静脉。

(7)根据药物特性和患者肝肾或心脏功能,采用合适的注射速度。随时听取患者主诉,观察体征和其病情变化。

(王　珂)

第三章

护 理 管 理

第一节　管理理论引入护理管理

护理管理学是管理学在护理事业中的具体应用,是一门系统而完整的管理分支学科。它结合护理工作的特点,研究护理的规律性,是实现护理学科目标的一种重要手段及根本保证。在大量的护理实践中,护理人员要运用科学的管理方法,组织履行护理职责、完成护理任务,因此,它也是护理中基本的、重要的工作内容。

一、概念

联合国世界卫生组织(WHO)护理专家委员会认为:"护理管理是发挥护士的潜在能力和有关人员及辅助人员的作用,或者运用设备和环境、社会活动等,在提高人类健康中系统地发挥这些作用的过程。"美国护理专家吉利斯(Gillies)认为:护理管理过程应包括资料收集、规划、组织、人事管理、领导与控制。他认为卓越的护理管理者若能具备规划、组织、领导、控制的能力,对人力、财力、物力、时间能做最经济有效的运用,必能达到最高工作效率与收到最大效果。

护理管理是以提高护理质量和工作效率为主要目的的活动过程。管理中要对护理工作的诸输入要素,进行科学的计划、组织、领导、控制、协调,以便使护理系统达到最优运转,放大系统的效能,为服务对象提供最优的护理服务输出,并同时提高工作人员的护理水平和得到一定的研究成果。

二、护理管理的任务

护理管理是应用现代管理理论,紧密结合我国卫生改革的实际和护理学科的发展,研究护理工作的特点,找出其规律性,对护理工作中的人员、技术、设备及信息等进行科学的管理,以提高护理工作的效率和效果,提高护理质量。所以,护理管理的任务如下:①向人们提供最良好的护理。②应用科学化的管理过程。

中国的护理管理学经过多年的建立和发展,已经有所成就,但距离国际先进管理理论和在实践中的应用仍有很大差距。目前,我国护理管理面临的任务仍很艰巨。今后应进一步加快步伐,加强科学研究,并将研究成果推广、应用到医疗卫生改革的实践中。主要研究方向可考虑:①我国卫生改革的发展形势和护理管理的环境特点。②我国护理管理实践中的成功经验和存在问题。③研究、学习现代护理管理的理论、经验和技能并加以运用。④结合我国实际,考虑护理管理发展战略和策略。⑤发展、完善具有中国特色的护理管理学科。

三、护理管理研究范围

根据管理学的研究内容和特点,凡护理学研究的领域或护理活动所涉及的范围都是护理管理学的研究范围。

美国护理专家 Barbara J Stevens 博士提出了一个护理管理模型(图 3-1)。

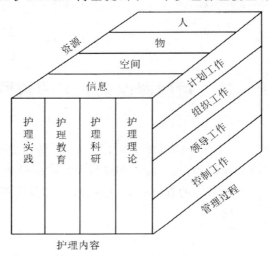

图 3-1　护理管理模型

该模型表示护理管理作为一个过程所涉及的范围。护理实践、护理教育、护理科研、护理理论都是管理应研究的部分。人、物、空间、信息是管理的要素,主要的资源。人力资源包括工作人员的数量、智力和类型;物质资源包括仪器、设备、物资和工程应用技术;空间资源包括建筑设计布局和规模;信息资源将提供社会和环境对护理服务的影响及反映等。

四、护理管理的特征

现代护理学已经发展为一门独立学科,护理服务的模式也发生了很大变化。护理服务面对的是人的健康和生命,它不同于工业、农业、商业等其他专业,有自己的学科特点。护理管理需要结合护理工作的实际特点和适应其规律性,因此要研究护理学科的特点,注意在实践中与之相适应。护理管理除具有一般管理学的特点外,还有以下特征。

(一)护理管理要适应护理作为独立性学科的要求

现代护理学综合应用了自然科学、社会科学、行为科学方面的知识,帮助、指导、照顾人们保持或重新获得体内外环境的相对平衡,以达到身心健康、精力充沛。护理工作有与医师协作进行诊断、治疗的任务,但主要是要独立地进行护理诊断和治疗人们现存的和潜在的健康问题,有区别于医疗实践,工作有相对独立性。由于医学模式的转变,促使护理工作发展更具有独立性、规律性的特点,这就要求在管理中应加以适应。例如,对患者的分类与护理、工作人员的分工与培养教育及质量管理都应适应整体护理模式的需要,管理体制和管理方法均需要适应独立性的要求。

(二)护理管理要适应护理与多专业集体协作的协同性要求

医院是多种专科技术人员和医护、医技分工协作的单位。护理工作需要与各级医师协作对患者进行诊断、治疗,同时与手术、理疗、药房、放射、其他各种功能检查等医技科室及后勤服务部门工作有密切的联系。大量的护理质量问题与各方协同操作、协调服务有关,需要与各方面加强协同管理,以便更好地发挥整体协调与合作功能。

(三)护理管理要适应专业对护士素质修养的伦理性要求

由于护理职业主要工作对象是患者,面对的是人的健康与生命,是服务性很强的工作。因此对护士素质修养提出了特殊的要求。①安心本职,有良好的医德,树立革命的人道主义精神。②要有高度的责任感和认真细致的工作作风。③业务技术上要精益求精,有严谨的科学态度。④仪表整洁、举止大方,使患者感到亲切、信赖、安全并能充分合作。培养和保持护士的良好伦理道德和素质修养是护理管理建设的重要内容之一。

(四)护理管理要适应护理工作的科学性和技术性的要求

现代护理理论和实践的不断发展,新技术、新知识的引入,提高了护理的科学性、技术性。由于护理是为人类健康服务的工作,尤其是临床护理是以患者为中心,具有较强的科学性、技术性和脑力劳动特征,要求护理管理中重视护理业务技术管理,加强专业化、信息化建设;通过继续教育和建立学习型组织,提高人员业务水平和终身学习的自觉性与能力,并培养一批专业带头人才;还要注意培养护理人员工作的责任心、主动性及创造精神。

(五)护理管理要适应护理人员人际沟通广泛性的要求

护理工作在医院内需要与各方协作,因此,与各部门广泛交往,与医师、后勤人员、患者及家属和社区人员的人际关系及沟通技巧甚为重要。培养护理人员良好的人际沟通技巧、准确表达能力与符合专业要求的礼仪也是护理管理建设的重要内容。

(六)护理管理要适应护理工作的连续性、时间性和性别特点的要求

护理工作连续性强,夜班多,操作技术多,接触患者密切,精神紧张,工作劳累,生活很不规律。

时间性对护理工作也非常重要。患者较多时要分清轻重缓急,治疗时要分清药物的时间性,所有治疗、护理必须按时间进行。没有时间概念也就没有护理质量。

护理人员中妇女又占绝大多数,身心均有特殊性,且一般在家庭中负担较重。

护理管理者实施管理措施时,一方面必须十分重视保证临床工作的连续性、时间性、重视护理效果和质量,另一方面也要重视适当解决护理人员各种困难,保证愉快、安心工作。

(七)护理管理要适应护理工作的安全性的要求

患者到医院首先需要在安全的基础上进行诊疗,保证护理安全性是护理管理的重要特点。护理工作中危险因素很多,经常会遇到一些突发或危机事件,造成大量患者同时就诊或住院,需要紧急抢救及护理。护理操作多和工作环节多,也容易发生护理差错和事故,或出现医疗护理纠纷等。这些都需要在管理中加强控制,时时处处把关,保证患者的治疗正确、及时、彻底、安全、有效。遇到危机情况,则需加强危机管理。

(八)护理管理综合性和实践性的特点

管理本身即有综合性和实践性,需综合利用有关的知识和理论。护理管理又是以管理学作为基础,在实践中还具有护理学科多种影响因素。例如基层护理管理者决策时,需综合考虑各方面影响因素。①医院内外环境因素:包括政策、法律、风俗习惯、地理位置、建筑条件、设备设施等。②组织机构因素：包括现行体制要求、自己的权限、成员编制数量及选择补充渠道、薪资和培训等管理措施、信息系统等。③组织目标宗旨：包括质量要求、工作效率、社会效益等。④人员状况：包括护理人员学历、经历、价值观、内聚力、工作动机及积极性等素质。⑤任务技术因素：包括医院任务的种类、计划，医疗护理技术水平、工作程序、要求的身体条件等。可见，实践中要综合考虑多方面因素，运用多方面业务和知识。

护理管理的实践性，即需要理论结合我国目前护理实践加以应用，积累自己的管理经验，增加对实际情况的切身体验。不断提高工作艺术性。

(九)护理管理广泛性的特点

护理管理涉及的范围广泛，包括行政管理、业务管理、教学管理、科研管理、信息管理等多方面广泛的内容。由于管理内容广泛，要求管理人员应具有相关的管理理论和较广泛的知识。

在医院内，几个层次护理管理人员各有自己的管理职责。护理副院长、护理部正副主任的职责主要是建立全院性的护理工作目标、任务和有关标准，组织和指导全院性护理工作，控制护理质量等；科护士长主要是组织贯彻执行上层管理部门提出的决策、任务，指导和管理本部门护理管理人员及所管辖的护理工作；基层护士长主要是管理和指导护士及患者工作；护士作为管理者也都有参与管理患者、管理病房、管理物品等职责，进行一定的管理活动。所以，护理中参加管理的人员较广泛。由于以上特点，要求护理管理知识的普及性及广泛性。

（姜金陈）

第二节　SWOT 分析

一、SWOT 分析模型简介

SWOT 分析法又称态势分析法，20 世纪 80 年代初由美国旧金山大学的管理学教授韦里克提出，经常被用于医疗机构战略制订、竞争对手分析等场合。在现在的战略规划报告里，SWOT 分析已经成为众所周知和必用的分析工具。SWOT 分析包括分析医疗机构的优势(strength)、劣势(weakness)、机会(opportunity)和威胁(threats)。因此，SWOT 分析实际上是对医疗机构内外部条件各方面内容进行综合和概括，进而分析组织的优劣势、面临的机会和威胁的一种方法。通过 SWOT 分析，可以帮助医疗机构把资源和行动聚集在自己的强项和有最多机会的地方。

二、SWOT 分析模型内容

优劣势分析主要是着眼于医疗机构自身的实力及其与竞争对手的比较，而机会和威胁分析将注意力放在外部环境的变化及对医疗机构的可能影响上。在分析时，应把所有的内部因素（即优劣势）集中在一起，然后用外部的力量来对这些因素进行评估。

(一)机会与威胁分析(OT)

随着经济、社会、科技等诸多方面的迅速发展，特别是世界经济全球化、一体化过程的加快，全球信息网络的建立和医疗消费需求的多样化，医疗机构所处的环境更为开放和动荡。这种变化几乎对所有医疗机构都产生了深刻的影响。环境分析成为一种日益重要的医疗机构的职能。环境发展趋势分为两大类：一类表示环境威胁；另一类表示环境机会。环境威胁指的是环境中一种不利的发展趋势所形成的挑战，如果不采取果断的战略行为，这种不利趋势将导致医院竞争地位受到削弱。环境机会就是对医院行为富有吸引力的领域，在这一领域中，该医院将拥有竞争优势。

(二)优势与劣势分析(SW)

每个医疗机构都要定期检查自己的优势与劣势，这可通过优劣势分析进行。医疗机构或医疗机构外的咨询机构都可利用"医疗机构经营管理检核表"的方式检查医疗机构的营销、财务、服务和组织能力等，每一方面都要按照强弱进行等级划分。两个医疗机构处在同一医疗服务市场，或者说它们向同一患者群体提供服务时，如果其中一个医疗机构有更高的服务能力或服务潜力，这个医疗机构就比另外一个医疗机构更具有竞争优势。换句话说，竞争优势是一个医疗机构超越其竞争对手的能力，这种能力有助于医疗机构战略目标的实现。竞争优势实际上说明了一个医疗机构比其竞争对手有更强的综合优势，但是实际上医疗机构更希望明确在哪一方面具有优势，因为可以扬长避短。

(三)SWOT 分析步骤

(1)确认当前的战略是什么。

(2)确认医疗机构外部环境的变化。

(3)根据医疗机构资源组合情况，确认医疗机构的关键能力和关键限制。

(4)按照通用矩阵或类似的方式打分评价。

(5)把识别出的所有优势分成两组，是与行业中潜在的机会有关，还是与潜在的威胁有关。用同样的办法把劣势分成两组：一组与机会有关；另一组与威胁有关。将结果在 SWOT 分析图上定位或者用 SWOT 分析表，将刚才的优势和劣势按机会和威胁分别填入表格，形成 SWOT 战略方针，见图 3-2、图 3-3。

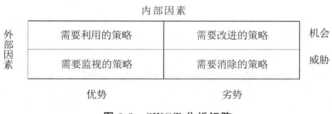

图 3-2　SWOT 分析矩阵

三、使用方法及注意事项

(一)成功应用 SWOT 分析法时应注意

(1)进行 SWOT 分析的时候必须对医院的优势与劣势有客观的认识。

(2)必须区分医院的现状与前景。

(3)必须全面考虑各种情况。

(4)必须与竞争对手进行比较，优于或劣于竞争对手的方面。

(5)保持 SWOT 分析法的简洁化，避免复杂化与过度分析。

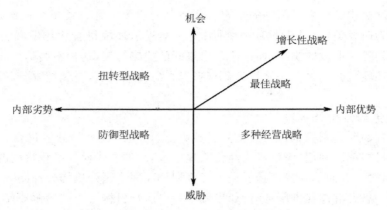

图 3-3　SWOT 分析结果的实施战略

（6）SWOT 分析法因人而异。

（二）整体观念

由于医疗机构是一个整体，而且竞争性优势来源十分广泛，所以，在做优劣势分析时必须从整个价值链的每个环节上，将医疗机构与竞争对手做详细的对比。如果一个医疗机构在某一方面或几个方面的优势正是该行业医疗机构应具备的关键成功要素，那么，该医疗机构的综合竞争优势就强些。衡量一个医疗机构及其服务是否具有竞争优势，只能站在患者角度上，而不是站在医疗机构的角度上。

（三）局限性

与很多其他的战略模型一样，SWOT 模型也带有时代的局限性。以前的医疗机构可能比较关注成本、质量，现在的医疗机构可能更强调组织流程。SWOT 没有考虑到医疗机构改变现状的主动性，医疗机构是可以通过寻找新的资源来创造医疗机构所需要的优势，从而达到过去无法达成的战略目标。

（张雅昕）

第三节　品　管　圈

一、品管圈的简介

品管圈（quality control circle，QCC）是由日本石川馨博士于 1962 年所创。指同一工作现场、工作性质相似的人员自动自发进行品质管理所形成的小组，这些小组作为全面质量管理环节的一环，在自我启发、相互启发的原则下，灵活运用各种统计工具，以全员参与的方式不断进行维护改善自己工作现场的活动。通过轻松愉快的现场管理方式，使护理人员自动自发地参与管理活动，在工作中获得满足感与成就感。

二、品管圈的主要内容

(一)组圈

由工作目标相同、场所相同、性质相同的 3～10 人组成品管圈,选出圈长。圈长通常由班长、组长或部门主管、技术骨干担任。圈名由圈员共同商讨决定,最好选择富有持久性及象征性工作性质和意义的名字。

(二)选定主题

在充分了解、掌握部门工作现场问题的基础上,选定主题。工作现场的问题大致有效率问题、服务问题、品质问题等。选定主题应该慎重,要考虑其共通性,是圈能力可以解决的,可以数据量化,可以收到预期效果并且符合主要目标方针的主题。

(三)拟定活动计划

主题选定后,应拟定活动计划,事先拟定计划表对品管活动能否顺利推行并取得显著成效具有十分重要的作用。计划表可以周为单位来拟定,在实施过程中,如发现实际与计划有出入或停止不前,应立即找出问题所在并及时加以改进。在拟定计划表时应明确各步骤具体负责人,在活动推进过程中,需明确标注实施线,且计划线应在实施线之上。

(四)现况把握与分析

对工作现场进行调查分析,分析需用数据说话,这种数据的客观性、可比性、时限性,通过数据整理,分层分析,找到问题的症结。针对存在的问题进行原因分析,对诸多原因进行鉴别,找到主要原因,为制订策略提供依据。

(五)制订活动目标并解析

设定与主题对应的改善目标,目标要明确,最好用数据表示目标值并说明制订目标值的依据。

(六)检查对策

确定对策,用 5W2H 做法,具体为做什么(what);为什么做(why);谁来做(who);何地进行(where);何时(when);如何做(how);成本如何(how much)。讨论出的改善计划内容应包括改善项目主题、发生原因、对策措施、责任人、预定完成时间。

(七)实施对策

拟定具体的实施方法,实施前召集相关人员进行适当培训。实施过程中,负责专项责任的圈员应该负担起交到的责任,并控制过程中正确的做法。小组成员严格按照对策表列出的改进措施计划加以实施。每条对策实施完毕,应再次收集数据,与对策表中锁定的目标进行比较,检查对策是否彻底实施并达到要求。

(八)确认成效

把对策实施后的数据与实施前的现状及小组置顶的目标进行比较,计算经济效益,鼓舞士气,增加成就感,调动积极性。

(九)标准化

评价活动效果,优秀或良好者应保持下去,并将实施方案标准化,写成标准操作程序,并经有关部门确定。已经标准化的作业方法,要进行认真培训,并确定遵守,确保活动收获成效。

（十）检讨与改进

据实评价活动开展过程中每个步骤的实施效果，分析其优缺点，总结经验，探讨今后应努力的方向，为下一圈活动的顺利推行提供经验。

三、使用方法及注意事项

（1）品管圈已广泛应用于病房管理、专科护理、健康教育等护理质量管理的层面，实现了护理质量管理以物为中心的传统管理模式向以人为中心的现代管理模式的转化，体现并强调了全员、全过程、全部门质量控制的全面质量管理理念，对促进护理人才队伍发展亦有重要实践意义。

（2）推行以单位为主的品管圈是护理人员作为改善护理工作问题的常用策略，通过活动的不断改进，提升医疗护理水平。品管圈方法的应用提高了全员质量意识，充分调动了基层护理人员的积极性，开发了管理潜能，引导他们在临床工作中以护理质量为核心，以满足患者需求为导向，发现及寻求方法解决工作中的一些实际问题，包括工作流程的改进、相关制度的落实、质量监控的方法、护理程序的应用、护理表格的制作等。通过品质改善活动，提高管理效益和执行力，提高护理质量。

（3）在护理质量管理过程中成功推行品管圈活动的关键是准确把握问题点。来自临床一线工作现场的问题点往往很多，以手术室护理质量管理为例，常见的护理质量相关的问题有手术体位安全摆放、术后标本正确处置等，当圈员从不同角度提出问题后，如何准确把握关键问题，确保品管圈活动能顺利推行并收获实效，首先需要把问题整理分类，从各个角度加以分析，确定上述哪些是将来可能解决的，哪些是当下亟须解决的，哪些是潜在问题；其次是要考虑问题的共通性；同时要兼顾圈能力，对上述问题的把握能定量化，可用数据表示；并且要评估项目实施的预期效果。只有通过这样严谨的流程确定的问题点，才是关键问题点，只有准确把握好关键问题点才能为品管圈活动顺利推行打下坚实基础。

（黄　静）

第四节　PDCA 循环

一、PDCA 循环简介

PDCA 循环又称戴明循环（Deming cycle）。20 世纪 20 年代美国著名统计学家有"统计质量控制之父"美名的沃特·阿曼德·休哈特，率先提出"计划—执行—检查（plan-do-see）"的概念，后由美国质量管理专家戴明发展成为计划—执行—检查—处理（plan-do-check-action）的 PDCA 模式，又被称为"戴明环"。PDCA 循环是计划、执行、检查、处理 4 个阶段的循环反复的过程，是一种程序化、标准化、科学化的管理方式，是发现问题和解决问题的过程。作为质量管理的基本方法，广泛应用于医疗和护理领域的各项工作中。

PDCA 循环的优点：①适用于日常管理，既适用于个人的管理，也适用于组织或团队管理。

②PDCA循环是发现问题、解决问题的过程,会随着一个问题的解决,随之产生新的变化演变出新的问题,也就可以使问题得到持续改进和提高。③适用于项目管理,在护理管理中特别适用于护理专项管理工作的改进,包括护理质量管理、护理人力资源管理等方面。④有助于持续改进和提高,因此也适用于护理服务的改进或护理新技术的研发和应用,如护理服务流程的不断改进,护理服务质量的不断提高。

二、PDCA循环的主要内容

PDCA循环是一个质量持续改进模型,包括持续改进与不断提高的4个阶段8个步骤。①计划阶段:第1步分析质量现状,找出存在的质量问题;第2步分析产生质量问题的原因或影响因素;第3步找出影响质量的主要因素;第4步针对影响质量的主要原因研究对策,制订相应的管理或措施,提出改进计划和行动方案,并预测实际效果。②实施阶段:将预定的质量计划、目标、措施及分工要求等,予以实施,成为PDCA循环的第5步。③检查阶段:根据计划要求,对实际执行情况进行检查,将实际效果与预计目标进行比较,寻找和发现计划执行中的问题并进行改进,作为PDCA循环的第6步。④处理阶段:对检查结果进行分析、评价和总结,具体分为两个步骤,第7步把结果和经验纳入有关标准和规范中。巩固已取得的成绩,防止不良结果再次发生。第8步把没有解决的质量问题或新发现的质量问题转入下一个PDCA循环,为制订下一轮循环计划提供信息。处理阶段通过总结经验,巩固成绩,工作结果标准化;提出尚未解决的问题,转入下一个循环。原有的问题解决了,又会产生新的问题,问题不断出现又被不断解决,使得PDCA循环周而复始地不停运转,使得管理问题得到不断完善。

三、使用方法及注意事项

(1)PDCA循环作为科学的工作程序,是一个有机的整体,缺少任何一个环节都不可能产生预期效果,工作都很难得到改善。PDCA循环作为科学的管理方法,是用于护理管理的各项工作和环节。对于循环过程的各个循环彼此联系,相互作用。护理质量管理作为医院质量管理的子循环,与医疗、医技、行政、后勤等部门的质量管理的子循环共同构成医院质量管理的大循环。各护理单元或护理服务项目又是医院护理质量体系中的子循环,这些大小循环相互影响,相互作用,整个医院的质量取决于各个子系统、各部门和各个环节的质量,而这些子系统、各个部门和环节又必须围绕医院的总的质量目标协同行动,因此,医院作为大循环是小循环的依据,小循环又是大循环的基础。PDCA循环将医院各系统、各部门、各项工作有机地组织起来,彼此影响和促进,持续改进和提高。

(2)PDCA循环是一个持续改进型,需要不断改进和完善,阶梯式、螺旋式提高,每次循环的结束,都意味着新的循环的开始,使管理的效果从一个水平上升到另一个水平。

(3)应用PDCA循环4个阶段8个步骤来解决质量问题时,需要收集和整理信息,要采用科学的方法进行数据分析,用数据说话,用事实说话。最常用的排列图、因果图、直方图、分层法、相关图、控制图及统计分析表七种统计方法,以数理统计为理论基础,科学可靠、直观地可以使PDCA循环建立在坚实的问题提出和分析的基础上。统计方法与PDCA循环关系见表3-1。

表 3-1　统计方法与 PDCA 循环关系表

阶段	步骤	主要方法
P	1.分析现状、找出问题	排列图、直方图、控制图
	2.分析各种影响因素或原因	因果图
	3.找出主要影响因素	排列图,相关图
	4.针对主要原因,制订措施计划	回答"5W1H"(why、what、where、when、who、how)
D	5.执行、实施计划	
C	6.检查计划执行结果	排列图、直方图、控制图
A	7.总结成功经验,制订相应标准	制订或修改工作规程,检查规程及有关规章制度
	8.把未解决或新出现问题转入下一个 PDCA 循环	

（孔　丽）

第四章

门诊相关护理

第一节　门诊岗位要求

一、门诊总体岗位要求

(一)岗位职责要求

(1)坚持以患者为中心,一切服务工作都要让患者满意。

(2)严格遵守医院作息时间,不迟到、早退,提前10分钟上岗,整理诊台,做好接诊准备。

(3)熟练掌握岗位要求,工作认真负责,坚守岗位。

(4)服务热情(微笑)、主动、周到,语言文明。

(5)执行首问负责制,耐心询问与解答患者,及时解决相关问题。不能解决的及时汇报科室主任/护士长。电话接听,记录详细、仔细,语气温和。

(6)遇危重、突发急症的患者,配合医师采取积极有效的抢救措施。

(7)就诊环境保持清洁、整洁、安静,做好患者就诊前、后的指导、宣教工作。

(8)维持就诊秩序,遇到高龄体弱、危重患者,与相关科室联系,合理安排就诊次序。危重患者、孤寡老人等特殊人员有专人护送。

(9)积极参加院、科组织的培训、学习和活动。

(二)仪表规范要求

(1)服装干净、整洁、衣扣齐全。内衣不外露,配穿护士鞋,白色棉袜或肉色丝袜。

(2)发型要求:长发使用统一的头花、发网盘起;短发不得过肩。头发前不过眉,不佩戴夸张头饰。不染颜色绚丽的发色,不留奇异发型。

(3)护士佩戴燕尾帽稳妥端正,前端距发际4~5 cm,用两个银白色或白色发夹固定于帽后,发夹不得显露于帽子正面。

(4)上班画淡妆,妆色端庄、淡雅。口红颜色接近唇色。不留长指甲和涂带色指(趾)甲油。

(5)工作时禁止佩戴戒指、手镯、脚链、耳饰,颈部不可佩戴粗大或夸张项链。

(三)服务基本用语要求

态度和蔼、亲切自然、语言文明、语气柔和、用词通俗、表达准确、耐心细致、体贴周全,杜绝生、冷、硬、顶、推或斥责患者的现象。

（1）文明用语：请、您好、谢谢、对不起、再见。

（2）称呼语：同志、先生、老师、女士、阿姨、叔叔、大姐、大哥、小朋友。

（3）公共用语：您好、对不起、不客气、谢谢、请进、请坐、请稍候、再见、我能帮您什么、请配合一下、谢谢合作、祝您早日康复、您走好、请多提宝贵意见。

二、门诊导诊护士

（一）岗位要求

（1）按照疫情防控要求，做好预检分诊工作。

（2）指导患者办理就诊卡及自助充值事项。

（3）维持门诊大厅就诊秩序，遇到高龄体弱、危重患者，与相关科室联系，合理安排就诊次序。危重患者、孤寡老人等患者主动护送。

（4）耐心解答电话咨询。

（5）提供便民服务，监督卫生工作。

（6）做好轮椅的集中发放和保管工作。

（7）站立式微笑服务，使用规范用语，热情接待咨询人员。

（8）完成门诊部主任、护士长交代的其他工作任务。

（二）服务语言要求

（1）患者首问咨询时，护士站立，说："您好！""您好，有什么可以帮到您？""您好，您有什么需要我来做？""您好，请您稍等，我……""您好，我帮您问一下，请稍等。""您好，这个地方在……"。

（2）送患者坐电梯、楼梯或出门时，说："请您慢走。""小心。""小心台阶。"或"您走好。"

（3）送患者到达诊区、诊室或其他辅助科室时等，说："您好，这里是……"回头交代到达区域工作人员"您好，这位…（称呼）需要……""您好，这里是某某诊区，现在患者比较多，请您耐心等一下。"

（4）帮助患者取号，说："很高兴为您服务。"

（5）患者送还轮椅、担架车物品时，说："您好，交给我吧，让我来。""不客气。""您还有什么需要吗？""请您慢走。"

三、分诊人员

（一）岗位要求

（1）按候诊号的先后顺序依次安排患者就诊，认真维持好候诊秩序，正确分流患者。

（2）分配诊室"一医一患一陪护"，以保护患者隐私，确保医师全神贯注地为患者诊治，提高工作效率。

（3）就诊前根据患者情况测量体温、脉搏、呼吸、血压，并记录于门诊病历上。

（4）全面观察候诊患者的病情变化，遇有高热、剧痛、出血、呼吸困难、休克等急性病症应立即安排患者提前就诊，必要时联系急诊科参与救治。

（5）如发现传染患者，应立即隔离诊治，及时向主管领导及时汇报，并做好消毒隔离工作。

（6）在诊疗过程中，要主动指导患者充值、取药、化验等，以缩短候诊时间，并使患者及时得到治疗。

(7)协助做好门诊安全保卫工作,候诊区禁止吸烟,为患者提供安静、舒适、安全的就诊环境。

(8)参与门诊病区的抢救工作。

(二)服务语言要求

面带微笑,站姿规范,主动热情,上前询问:"您有什么事情需要我帮忙吗?""您有哪些问题不清楚,我给您解释一下?""现在候诊患者较多,请不要着急。""请到 XX 诊室就诊。""请到这边坐一下。""看 X 科的患者较多,请您在此排队就诊,谢谢。""为保护患者隐私,请有序就诊,请在诊室外候诊! 谢谢您的配合。""同志,对不起,请在此排队挂号、就诊,请自觉遵守秩序,谢谢您的配合。""对不起,这位专家今天不坐诊,我帮您联系另选一名专家好吗?"

四、儿童诊疗中心护士

(一)岗位要求

(1)做好预检分诊工作,对危重患儿优先安排就诊,发现病情变化时,立即配合医师处理。

(2)保持工作区域干净、整洁。

(3)根据实际工作情况填写各项记录本,如药品、耗材清点记录、仪器设备保养记录等。

(4)协助医师工作,根据医嘱正确执行各项操作并登记。

(5)严格执行"三查九对",认真执行护理核心制度和操作规程。

(6)对中心内的区域进行消毒并记录。

(7)核对账目,不给患者多扣费和漏收费。

(8)及时巡视输液大厅,密切观察患儿在输液过程中病情变化,发现异常情况及时报告医师并记录。

(9)做好护理治疗的宣教工作。

(二)服务语言要求

面带微笑,主动热情,可说:"请您把药品给我,谢谢。""您把药品放在这里,我们会标记孩子姓名,不会出错,请放心。""请您帮孩子按压 5~10 分钟,谢谢您的配合。""输液过程中,请您不要随意调整输液滴数,如有需要,请及时联系我们工作人员。""小朋友用嘴含住这个管口,做深呼吸,然后用鼻子慢慢呼气,看阿姨怎么做。""小朋友雾化结束了,你感觉好点了吗?""家长您好,雾化结束后一定想着给孩子洗脸、漱口或者多喝水,以防声音嘶哑和口腔炎的发生。""小朋友你好,你以前吹过气球吗?""你过生日的时候吹蜡烛没有啊?""你不用紧张,没有一点疼痛的。"

五、健康管理中心

(一)岗位要求

服从主任/护士长的管理和工作安排,认真执行各项规章制度和操作流程。

1.机关、企事业单位来院体检

(1)检前:①根据各单位体检要求,打印发放体检指引单,引导受检者合理安排体检流程,另外要做好未按约定前来体检人员的工作安排。②组织、接待、引导、协调体检人员有序进行健康体检。③按照各科体检项目的要求,认真询问病史,并按各科体检程序进行检查,确保体检项目无遗漏。

(2)检中:①体检过程中对体检人员咨询的问题,要做好解答工作。②对体检中发现的阳性体征,应在体检表的相应栏目中要简明扼要地予以描述,防止简单下结论。

(3)检后:①发放体检结果时,执行保护性医疗制度,尊重受检客人的隐私权。②在健康管理师的指导下,针对管理客户提出并实施相关健康保健计划,以及临床医疗信息服务。③对体检人员的身体健康、日常生活、行为方式进行干预。④管理体检人员及体检团队,重点人群重点服务,建立良好的长期合作关系。

2.封闭式体检(征兵体检、公务员体检)

(1)负责确定相关单位体检时间、体检项目,协调各项目体检人员,布置封闭式体检场地。

(2)负责召开检前培训会,共同学习特殊体检项目标准、体检系统使用、体检结论下达等。

(3)负责物资准备(包括体检表、早餐等)、引导人员培训、报告整理汇总等。

(4)负责主检,统计体检人数及结果并反馈给单位,开具单位发票等。

(5)负责核对体检人数、钱数上报登记,统计参加体检人员考勤并上报人力资源科。

3.外出体检(高考学生体检、中小学生体检)

(1)负责沟通学校体检时间、体检项目,协调各项目体检人员,提前去学校布置体检场地。

(2)负责召开检前培训会,共同学习外出体检项目标准、体检系统使用、体检结论下达等。

(3)负责外出物资准备、引导人员培训、报告整理汇总、学生来院复查等。

(4)负责统计体检人数及结果、出具体检监测报告书,反馈给学校,开具单位发票等。

(5)负责核对体检人数、钱数上报登记,统计参加体检人员考勤并上报人力资源科。

4.其他事项

(1)每月与财务科核对团检单位结算费用的工作,并及时上报主任/护士长。

(2)每月双人核对个人体检人数及费用、各单位人员加项的工作,并及时上报主任/护士长。

(二)服务语言要求

(1)关于打印查体指引单,可采用:"您好,请问有什么可以帮您?""您是单位组织的查体吗?""提供一下您的身份证,好吗?""好的,请稍等。这是您的查体表,请您拿好进入各个诊室进行检查。等您检查完后,把体检表交回前台好吗?"

(2)关于前台导诊,可采用:"您好,请问有什么可以帮您?""XX 在走廊 X 边的位置,请您随我走。""不客气,您慢走。"

(3)关于彩超分号,可采用:"您好,请问有什么可以帮您?""您的彩超号是彩二 10 号,前面还有两个人,请稍等""请您进入彩超室等待区稍等,前面还有一人,一会医师会叫您。""您的彩超号是彩三 10 号,请您去西走廊进行彩超体检""您还有眼科等其他项目没有,就在您右手边方向,请您再去检查其他体检项目。""不客气,您慢走。"

(4)关于测量血压,可采用:"您好,请问有什么可以帮您?""请这边坐,我来帮您测一下。""请您坐好,伸出右胳膊,放松,别紧张。""马上开始测量,请不要动您的手臂,好吗?""您的血压正常。请您再去检查其他体检项目。""不客气,您慢走。"

(5)关于测肺功能,可采用:"您好,请问有什么可以帮您?""请这边坐,我来帮您测一下。""请您坐好,一只手捏着鼻子,嘴含着吹嘴,先吸一口气,再吹 6 秒(护士说 6 个吹)。""马上开始测量,请不要紧张,尽量配合我,好吗?""您的肺功能正常。请您再去检查其他体检项目。""不客气,您慢走。"

(6)关于测电测听,可采用:"您好,请问有什么可以帮您?""请这边坐,我来帮您测一下。""请您坐好,看一下检查示意图,先把耳机带上,右边是红色、左边是蓝色,听见声音无论大小一定要按。""马上开始测量,请不要紧张,尽量配合我,好吗?""您的电测听正常。请您再去检查其他体检项目。""不客气,您慢走。"

（7）关于测^{13}C、^{14}C呼气试验,可采用:"您好,请问有什么可以帮您?"。^{14}C:"请这边坐,请您把这个胶囊喝下去,15分钟之后撕开包装袋,大头套上进行吹气,吹气5分钟后给我就可以了,慢慢吹,正常呼吸就可以了。"。^{13}C:"请这边坐,请您先吹一口气把蓝袋子吹满,然后把这个胶囊喝下去,30分钟之后吹红袋子。""您的结果会直接放到体检报告中。请您再去检查其他体检项目。""不客气,您慢走。"

（8）关于领取胃肠镜药品,可采用:"您好,请问有什么可以帮您?""请您跟我来,我来帮您拿一下。""这是您的药品,里面有玻璃瓶药品、一定要轻拿轻放,放到背光地方,千万不要放到冰箱里。""您稍等,给您登记一下,请您签字确认""请您去二楼内镜室进行预约,二楼医务人员会给您一张明白纸,上面会有具体用药时间。""不客气,您慢走。"

（9）关于收回查体人员查体表(前台),可采用:"您好,请问有什么可以帮您?""您把体检表交到我这里就可以。""您坐这里照张相,好吗?""照好了,请您第二天下午两点以后到主检室领取您的体检报告。""若您不方便来取,可留下邮箱给您发送电子版,或者留下地址给您邮寄纸质版。""若您着急要结果,我们会给您尽快出具结果,这是我们的电话,请于今下午4点左右打电话咨询结果。""不客气,您慢走。"

（10）关于查体科领取体检报告,可采用:"您好,请问有什么可以帮您?""有我为您详细讲解您的体检报告。请问,还有什么可以帮助您的吗?""不客气,您慢走。"

六、彩超室分诊人员

（一）岗位要求

（1）按要求提前上班,做好开诊前的清洁工作。

（2）每天登记医师出诊时间,做好工作量统计工作。

（3）保持诊室安静,维持一医一患一诊室。

（4）主动、热情接待患者,有问必答,做好解释工作。

（5）熟悉本科医师特长及出诊时间,维护候诊室良好秩序,对高热、新生儿等特殊患者及急危重症患者优先做检查,并对其他患者做好解释工作。

（6）向候诊患者介绍有关本科室的情况。

（7）合理安排彩超预诊工作。

（二）服务语言要求

面带微笑,主动热情,可采用:"您好！请问有什么可以帮您?""请让我看一下您的申请单,好吗?""已经给您排上号了,请您在大厅座位上耐心等待,注意大屏喊号提示,听到您的名字后到相应诊室检查"。"系统有点慢,请您稍等。""您好,这个单子不清晰,您稍等,我问一下开单大夫。""您检查的项目不能吃饭喝水,您吃饭喝水了吗?""您检查的项目需要鼓尿,外面有饮水机,您可以多喝点水。"

七、门诊手术室

（一）岗位要求

（1）在主任/护士长的领导下进行工作。负责开诊、手术、治疗前后的准备工作。

（2）严格执行各项护理规章制度、无菌技术操作规程、查对制度,严防差错事故的发生。

（3）配合医师对患者进行检查，按医嘱给患者进行治疗、冲洗，手术配合与处置。

（4）负责手术室的整洁、保持安静，做好手术前后的健康宣教工作。

（5）负责手术室药品、物资、器材清点及保养、登记、统计工作。

（6）负责使用后的各种器械、物品的终末处理，严格执行消毒隔离制度。

（7）按照实施手术进行手术费用，术后做好各类登记工作，每月第一个工作日统计手术量并汇总上报护士长。

（8）完成上级领导交办的其他工作。

（二）服务语言要求

可采用："您好，请把手术单给我看一下。""您叫什么名字吗？马上就要给您手术了，请您躺（坐）好，不要太紧张，有什么不舒服，随时告诉我好吗？""您的手术做完了，谢谢合作。""给您取了病理标本，XX 时间到门诊三楼病理科取报告，谢谢合作。""这是门诊部的电话，您有任何问题可以电话联系。"

八、检验科护士

（一）岗位要求

（1）在主任/护士长的领导下，负责门诊患者的血液采集及采血室日常护理工作。

（2）严格执行无菌技术操作规程，熟练掌握静脉穿刺技术及外周采血技术。

（3）认真执行查对制度，核对患者的信息、检验项目，一旦发现有误，立即与开单医师核对，根据情况及时与检验人员有效沟通。

（4）严格执行一次性医疗用品使用管理制度，做到一人、一针、一管、一带。

（5）严格执行医疗废物管理有关规定，做好医疗废物的分类处理。

（6）做好当日工作量的核对、登记、统计工作。

（7）负责采血物品的请领和保管，并做好使用消耗登记负责采血室的清洁、消毒工作。

（8）采血后主动并详细告知患者及陪属领取报告的时间、地点及方法，必要时协助其领取报告。

（二）服务语言要求

可采用："您好，请把化验条码给我，谢谢。""您化验的项目需要空腹抽血，您吃饭了吗？""请放松，不要动，采血不会很疼，一会儿就好。""请您按压 5～10 分钟。""请您 X 时刻到诊室门口自助机打印报告单，谢谢您的配合。""这个检查在 X 楼 X 区，您可以到那里去检查。""请您取号后在大厅候诊座椅上等待叫号。""您好，请出示医保卡或就诊电子码。""请带好您的随身物品。""请拿好您的扣费收据及化验条码。"或"请拿好您的扣费收据及检查单。"

九、内镜室护理人员

（一）岗位要求

（1）在主任/护士长的领导下进行工作。

（2）认真执行医院和本科室的各项规章制度和技术操作常规，严格查对制度，严防差错发生。

（3）做好开诊前的准备工作，保持内镜室整洁、安静。热情接待患者，维护就诊秩序。向患者交代检查前和检查中的注意事项，同时做好心理护理等健康宣教工作，解除思想顾虑，使患者愉快地接受检查。

(4)观察候诊患者的病情变化,对病情较重者予以提前就诊,对年老体弱和远道来的患者给予关照。

(5)预约时了解患者的病史及必要的化验检查结果,并做好登记。

(6)注意保护患者的隐私权。

(7)检查后要向患者及家属交代注意事项,严防并发症的发生。

(8)严格执行消毒隔离制度,每次用后应消毒去污、清洁,经高效消毒剂消毒后备用。

(9)各种检查镜分类放置,定期检查,做好器械保养工作。

(10)科内抢救物品及药品定点放置,定期检查,处于备用状态。

(11)每天做好工作量统计工作。

(二)服务语言要求

可采用:"您好,请把申请单给我,谢谢。""您的内镜检查已经预约好,请问您是否选择做无痛内镜?""请你稍等,麻醉师会为您进行评估并开具无痛检查。""请您在候诊区等一下,按顺序检查,很快就会轮到您。""检查时我会陪着您,请您放松,不要紧张。""您是 XXX 吗?请您朝左侧身躺好,检查时会有点不舒服,请您配合一下,谢谢。""谢谢您的合作,请到候诊区休息,一会就可以取报告单。"或"给您取的病理标本,X 天后到内镜室来取报告单就行。您慢走。"

十、口腔门诊护理人员

(一)岗位要求

(1)在科主任/护士长的领导下认真完成诊室的常规护理工作。

(2)密切配合医师治疗工作,准备所需物品及器械。

(3)熟悉常用器械、药品、材料的作用和用法。

(4)负责口腔科整洁、安静、维持就诊秩序,并与患者保持好良好的沟通、宣教工作。

(5)做好器械的消毒、灭菌,及检查物品效期的工作。

(6)认真执行各项规章制度和技术操作规程,严格查对制度,严防事故的发生。

(7)负责领取、保管诊室的材料、器械,及时更换补充,保证完整配套及充足,使诊治工作方便高效。

(二)服务语言要求

可采用:"请您在候诊区稍等一会,按顺序检查,很快就会轮到您。""您是 XXX 吗?请您躺好,检查时会有点不舒服,请您配合一下,谢谢。""您好,您哪里不舒服,请问您是第一次来看牙吗?"或"您好,我是口腔科,请问有什么需要帮忙的吗?"

十一、影像科护理人员

(一)岗位要求

(1)在护士长领导下负责本科室的各项护理工作,做好各项预约、登记、划价、扣费、治疗等工作。

(2)严格执行各项规章制度和技术操作规程,认真做好各项护理查对,严防差错事故发生。

(3)负责申领、保管耗材及其他物资。按时检查抢救车药品、物品是否完好,并做好记录。

(4)保持候检有序,遵循先来先做原则,对急危重症患者做好解释工作的同时适当安排提前就诊。

（5）为预约增强患者解释检查前的准备工作。检查过程中严密观察患者的病情变化,发现异常情况及时配合医师做好急救处理并做好记录。

（6）检查结束后主动告知患者及家属注意事项。

（7）做好患者及家属的放射防护工作。

（8）做好消毒隔离工作,防止交叉感染。

（9）按要求参加院、科级安排的学习、会议及各种活动。

（二）服务语言要求

可采用:"您好,请把您的就诊卡或医保卡给我。""您好,请出示您的住院号或腕带。""对不起,您的余额不足,您可以用手机充值或自助机充值。""请问您需要帮助吗?""您好,您预约的时间还没到,请您于 XX 点 XX 分来分诊台登记取号。""请您在候诊区等待,按顺序检查,谢谢。""对不起,这位急诊患者需要马上做 XX 检查,请您稍等一会好吗?""检查时需要您配合机器做吸气、憋气的动作,请您听好机器的指令。""您的检查做完了,您可以先回医师处看病。""您如果需要取片,请到门诊大厅自助取片机扫码取片。""您需要做强化检查,请先做一个过敏试验。""注射药物时,可能会有血管发凉发胀的感觉,全身有发热的感觉,都是正常现象,请您不要紧张。""您已检查完毕,请在观察区观察半小时,如果有什么不适请及时告诉我们。"或"半小时已到,请问您有什么不适吗? 没有的话我给您拔针,针眼处请按压 10 分钟,回去后这两天多喝水,以促进造影剂排出。"

十二、血液净化科护理人员

（一）岗位要求

（1）在主任/护士长的领导下进行工作。

（2）严格遵守医院、科室的规章制度,执行各项工作流程和护理核心制度。

（3）热情接待血液透析的患者,合理安排、相对固定床位,保证血液净化护理工作有序开展。

（4）密切观察病情变化,定时巡视,保持良好的应急状态,发现问题及时汇报医师并采取相关措施。

（5）针对患者进行个案宣教,随时关注患者心理变化,做好心理护理。

（6）掌握各种仪器性能、熟练操作,做好日常维护,设备处于完好备用状态,保证治疗安全。

（7）积极进行专业学习,不断提升专业素养,为患者提供高质量透析。

（二）服务语言要求

可采用:"我是您的责任护士XXX,有事您说话。""您在透析过程中有任何不舒服的感觉,请及时告诉我。""请您按规定时间来院透析,有事请提前告知。""您的血压偏低,我把床头给您放平。""为了保护您的内瘘,请不要在内瘘侧肢体抽血、输液、测血压。""请不要用内瘘侧肢体提重物。""请不要把内瘘侧肢体放于枕下。""为了防止您的体重增长过快,请合理控制饮食。""穿刺失败,实在抱歉! 马上给您换高年资老师穿刺。""这是您的医保卡,请您收好。""请问您有牙龈出血、大便发黑、皮肤淤血等情况吗? 若有请及时告诉我们。""回家后若发现穿刺处肿胀请您立即冰敷,并拨打科室电话或通过肾友群联系,第一时间来院就诊。"或"疫情期间请您做好自我防护,正确佩戴口罩。"

十三、介入导管室护理人员

(一)岗位要求

(1)在护理部、护士长的直接领导下,配合手术医师,负责介入治疗术前的准备、介入术中的配合和介入治疗后的导管室整理工作。

(2)认真执行各项规章制度和无菌技术操作规程,并监督上台医师的无菌操作,负责导管室的清洁、消毒及感染监控的工作,防止感染和交叉感染。

(3)严格执行"三查九对",正确执行医嘱及时完成各项护理治疗。

(4)负责各种介入耗材及有关器械、药品、敷料的请领、保管、保养工作,放置应定点定位有序,出入账目要清楚。

(5)主动热情接待患者,态度和蔼,认真核对患者姓名、病案号、诊断、手术名称,并做好患者心理护理;保持环境安静、整洁、温湿度适宜,注意保护患者的隐私;返回病房时按照规定的程序严格逐项交接,并做好交接记录及签字确认。

(6)术前建立静脉通路、连接心电监护,协助手术医师对患者进行导尿、消毒铺巾等;密切配合手术,材料物品等传递准确、迅速;正确执行术中医嘱,正确配置术中药物,并做好职业防护工作;严密观察术中患者病情变化,发现异常情况及时报告医师。

(7)负责供氧、吸引器及心电监护仪、除颤仪等应急设备的日常保养维护,并熟悉使用方法,正确使用,使其处于备用状态;同时负责急救药品、物品的清点及完好性评估,做好记录,随时做好急救准备。

(8)每天检查介入导管室各项无菌物品是否在有效期内。

(9)术后负责对一次性医疗用品按照规定进行销毁处理。

(10)按要求参加院级安排的学习、会议及各种活动。

(二)服务语言要求

素质要求:服装、鞋帽整洁,仪表大方,举止端庄,态度和蔼,语言恰当,微笑服务。

(1)手术当日,至患者床旁,首先自我介绍、问候患者、说明目的,了解患者基本情况,同病房护士做好详细交接。可以说:"您好,我是介入手术室的护士,由我陪您去介入手术室做手术,如果您有疑问,请及时提出;您的家属会在等候区等待,请您不用担心。"

(2)进入手术室,手术室护士做好详细交接,动作轻柔地协助患者过床,为患者盖好棉被。可以说:"您好,我叫XXX,由我负责您的手术配合工作,我会一直在您身边陪着您,请您放心。由于手术床比较窄,为了保障您的安全,我们将用安全带为您固定好,请不要紧张!现在我要核对一下您的基本信息,请您配合;手术中我都会在您的身边,有什么不舒服告诉我,我会尽量帮您解决。"

(3)手术结束后,护士要以和蔼可亲的态度告诉患者:"您好,您的手术很顺利,谢谢您的配合。"

(4)用温水擦净患者身上的消毒液及血迹,为患者穿好衣裤或盖好被单,协助手术医师将患者平移到转运车上,减少因震荡带给患者的疼痛不适,将患者送回病房,与病房护士做好术中情况和术后皮肤的交接,并适时安慰、鼓励患者:"您好,您现在已回到病房,现在您的任务是好好休息,争取早日康复。"

十四、皮肤科门诊护理人员

(一)岗位要求

(1)在科主任的领导下认真完成诊室的常规护理工作。

(2)密切配合医师治疗工作,准备所需物品及器械。

(3)熟悉常用器械、药品、材料的作用和用法。

(4)负责皮肤科整洁、安静、维持就诊秩序,并与患者保持好良好的沟通、宣教工作。

(5)做好仪器清洁,检查药品、物品效期的工作。

(6)认真执行各项规章制度和技术操作规程,严格查对制度,严防事故的发生。

(7)负责领取、保管诊室的材料、器械,及时更换补充,保证完整配套及充足,使诊治工作方便高效。

(二)服务语言要求

可采用:"请您在候诊区稍等一会,按顺序检查,很快就会轮到您。"或"您是 XXX 吗？请您躺好,我帮您敷一下面膜,请您配合一下,谢谢。"

十五、耳鼻喉门诊护理人员

(一)岗位要求

(1)在科主任的领导下认真完成诊室的常规护理工作。

(2)密切配合医师治疗工作,准备所需物品及器械。

(3)熟悉常用器械、药品、材料的作用和用法。

(4)负责耳鼻喉科整洁、安静,维持就诊秩序,并与患者保持好良好的沟通、宣教工作。

(5)做好仪器清洁,检查药品、物品效期的工作。

(6)认真执行各项规章制度和技术操作规程,严格查对制度,严防事故的发生。

(7)负责领取、保管诊室的材料、器械,及时更换补充,保证完整配套及充足,使诊治工作方便高效。

(二)服务语言要求

可采用:"请您在候诊区稍等一会,按顺序检查,很快就会轮到您。""您是 XXX 吗？请您坐好,我帮您测一下听力,请您配合一下,谢谢。"

十六、儿童保健中心护理人员

(一)岗位要求

(1)在科主任/护士长的领导下,遵守医院各项规章制度。

(2)保持科室 6S,做好接种前的准备工作,接种后的整理工作。

(3)主动热情接待受种者,对年老体弱居民给予提供帮助。严格"三查七对一验证"制度,及时告知接种后的注意事项及下次疫苗的接种时间,严防差错事故发生。

(4)负责每天疫苗、注射器出入库记录,冷链设备的使用、保养记录。

(5)负责疫苗的清点、摆放、近效期检查。

(6)每周负责查漏补种及新生儿建档工作。

(7)按时完成日报表、月报表的填写。

（8）发现不良反应积极配合医师给予处置，并上报不良反应。

（9）做好科室物表、地面的消毒及记录。

（10）按时完成入学查验及统计报表。

（二）服务语言要求

可采用："您好，请问您今天来接种什么疫苗？""请您把您的接种证或者身份证给我，谢谢！""请问您近几天有没有感冒、发热或者是其他不舒服？""您今天的疫苗是收费的，请您到收款台交一下费用，谢谢！""请您阅读一下疫苗知情同意书，点一下签核，按指纹，谢谢！""马上要注射了，请您配合我一下，把住宝宝胳膊，我会轻轻地给宝宝接种的。"或"接种完疫苗请您留观 30 分钟，回家忌口三天，鱼虾牛羊肉先不吃，注射部位三天不能洗澡。"

十七、放射治疗科护理人员

（一）岗位要求

（1）在科主任及护士长的领导下进行工作。

（2）认真执行各项护理制度和技术操作规程，正确执行医嘱，准确及时地完成各项护理工作，做好查对，防止差错、事故的发生。

（3）做好基础护理和心理护理工作，密切观察患者病情，发现异常及时报告。

（4）做好科室消毒隔离，药品、物资、材料请领、保管等工作。

（5）认真做好危重患者的护理及抢救工作，做好急救物品管理。

（6）协助医师及技师进行各种治疗工作，保护患者隐私。

（7）做好接诊患者工作，负责患者预约、排号、登记，做好收费管理，负责监督、检查收费项目落实工作。

（8）参加护理教学，指导护生和保洁员工作。

（9）宣传放射治疗（简称放疗）知识，经常征求患者意见，改进护理工作。

（二）服务语言要求

可采用："您好，请把您的定位检查单给我，谢谢。""您好，请您稍等，马上就轮到您了。""您好，请问您是 XXX？马上进行定位，一般不会有不舒服的感觉，请您放松，我会陪着您。""您好，请问您是 XXX？马上进行治疗，请您放松，有什么不适请及时告诉我。""您好，治疗结束了，先到休息区休息会再回病房。"或"您的治疗已经全部结束，谢谢您的配合，祝您早日康复。要定期复查。"

十八、高压氧护理人员

（一）岗位要求

（1）在科主任领导下进行工作，认真执行各项规章制度和技术操作规程，严格执行医嘱，按时完成治疗、护理工作，严格遵守医院医德医风规范。

（2）认真做好进舱治疗的安全教育，严格对进舱人员进行安全检查。详细介绍进舱须知，指导正确使用氧气面罩。

（3）严格按照疫情防控要求做好进舱人员体温检测工作。

（4）负责氧舱操作，严格遵守操作规程和治疗方案。

（5）认真填写各项护理、治疗及操舱记录。

(6)参加教学和科研工作,努力学习专业知识,不断提高护理技术水平。

(7)做好清洁卫生和消毒隔离工作。

(二)服务语言要求

可采用:"请大家不要将手机、手表、打火机和带电的物品带入舱内,谢谢。""XXX患者(或陪属),请将您的面罩带好,谢谢。""您好,如果在吸氧过程中有什么不适,请及时告知我。"

十九、国医堂护理人员

(一)岗位要求

(1)在科主任的领导下认真完成科室的护理工作。

(2)热情接待来诊患者,患者诊疗完毕,有空的情况下送别人到电梯口。帮患者按下电梯按钮。

(3)负责科室整洁、安静,维持就诊秩序。

(4)密切配合医师的中医疗法,准备每天所需物品和器械。

(5)做好中医仪器清洁、检查物品、耗材效期的工作。

(6)每周更换被服,如有污染随时更换,保持被服清洁。

(7)认真执行各项规章制度和护理操作规程,严防差错事故的发生。

(8)负责领取、保管科室的耗材、器械和后勤物资。

(9)与患者进行良好的沟通,做好宣教工作。

(10)做好消毒隔离工作,避免交叉感染。

(二)服务语言要求

可采用:"您好,你是XXX老师吗?您是来针灸吗?请随我来针灸室。上床请稍等,大夫马上过来。""您好,你是XXX老师吗?你预约做督灸,请稍等,我马上做好准备工作。"或"您好,你做完督灸不要着凉,禁食生冷饮食。"

(王　珂)

第二节　门诊岗位职责

门诊分为预检(导诊)班、分诊班、中午班和主班,现将各岗位职责分述如下。

一、预检(导诊)班

(一)导诊台值班

每天7:45~11:45、13:30~16:50导诊台值班。

(1)站立式服务、热情、礼貌,讲普通话,文明用语。

(2)熟知各科室特色,做好预检分诊的工作,耐心听取问题,并给予正确解答,严禁推诿患者。

(3)负责分配人员进行患者的陪检、护送等工作并登记。

(4)维持好大厅秩序,帮助进行自助挂号、引导陪同、办理手续、代购药品等服务。护送需要提供帮助的患者进行住院手续的办理并送至病房。

(5)做好轮椅的借出及归还工作,保证患者安全使用。

(6)解决门诊发生的突发事件。

(7)医疗废物正确交接并填写交接记录表。

(8)维持大厅卫生,及时督促物业人员进行清洁。

(二)下班前准备工作

(1)物品、记录本摆放整齐。

(2)桌面、地面清洁消毒。

(三)下班

每天 11:50、17:00 下班。

二、分诊班

(一)开诊前准备工作

每天 7:20、13:30 左右,打开电脑及显示屏,检查大屏幕显示是否正常,检查声音是否正常。

(二)诊区、诊室清洁消毒

每天 7:25 左右。

(1)桌面、地面清洁、消毒。

(2)各种用物、记录本摆放整齐。

(3)诊室整洁,无杂物,及时更换诊断床罩。

(三)分诊患者

每天 7:30~11:45、13:35~16:20。

(1)站立式服务、热情、礼貌,讲普通话,文明用语。

(2)根据患者情况,合理进行分诊。

(3)维持好就诊秩序,及时提供帮助。

(4)随时观察候诊区患者状况,维持候诊秩序,如遇特殊情况及时处理。

(5)维持候诊区及公共卫生间卫生各种设施正常运转,及时督促物业、后勤人员进行清洁、维修。

(6)有需要护送的患者及时联系主班分配人员护送。

(四)下班前准备

每天 11:45、16:20 左右。

(1)诊区卫生清洁、消毒。

(2)整理分诊台,物品摆放整齐。

(五)下班

每天 11:50、16:30 下班。

三、中午班

(一)准备工作

每天 7:20 左右,清点轮椅并签字,准备好轮椅。

(二)桌面清洁、消毒

每天 7:30 左右。

(1)导诊台清洁并消毒,桌面及地面干净、整洁。

(2)分类整理好各类物品,归整到位。

(三)交接工作

每天 7:45、13:30 左右,与主班进行工作交接。

(四)接待、咨询

每天 7:50～11:00、11:50～13:30。

(1)站立式服务、热情、礼貌,讲普通话,文明用语。

(2)做好预检分诊、指引工作。

(3)负责院内(外)患者的咨询工作,耐心听取(接听电话),正确解答问题。

(4)预约电话接听及预约工作,确保患者预约成功。

(5)维持好大厅秩序,帮助进行自助挂号、引导陪同、办理手续、代购药品等服务。护送需要提供帮助的患者进行住院手续的办理送至病房并登记。

(6)做好轮椅的借出及归还工作,保证患者安全使用。

(7)维持大厅卫生,及时督促物业人员进行清洁。

(五)下班

每天 11:00、15:30 左右下班。

四、主班

(一)与中午班进行工作交接

每天 7:45、13:30 左右。

(1)与中午班进行工作交接

(2)打开电脑,电脑各个系统运行良好

(3)打开大屏,专家介绍显示正常

(4)配置含氯消毒液并贴好时间标签

(5)工作区域清洁、消毒并签名,桌面及地面干净、整洁

(6)分类整理好各类物品,归整到位

(二)接待、咨询

每天 8:00～11:45、13:40～16:50

(1)站立式服务、热情、礼貌,讲普通话,文明用语。

(2)熟知各科室特色,耐心听取院内(外)患者的咨询,并给予正确解答,严禁推诿患者。

(3)负责电话接听及预约工作,确保患者预约成功。

(4)向护士长或主任反馈患者提出的建议和意见,不断完善门诊工作。

(5)负责诊断证明审查、盖章工作。

(6)负责分配人员进行陪检、护送、驾驶员换证等临时性工作。

(三)做好下班前准备工作

每天 11:45、16:50 左右。

(1)整理桌面,物品摆放整齐。

(2)午休前,需与中午班进行工作交接。

(4)下午下班前,需进行桌面、地面清洁消毒并签字,以及清点轮椅及未归还通知的工作,并

做好记录。

（四）下班

每天 11:50、17:00 左右下班。下午下班后需确认关闭电脑、空调等电器，检查电源的关闭情况，并与急诊做好轮椅等的交接。

（王　珂）

第三节　门诊患者跌倒防范管理

跌倒是指突发、不自主、非故意的体位改变，倒在地面或比初始位置更低的平面，是患者生理、心理、病理、药物、环境、文化等多种因素综合作用的结果。国际医院评审（JCI）已将患者跌倒作为患者安全管理六大目标之一，我国卫生管理部门也将患者跌倒列入护理质量监测指标之一。国际患者安全 IPSG.6 中要求医院制定并实施流程，对所有患者及病情、诊断、情境或位置表明面临跌倒高风险的患者进行评估，以降低患者由于跌倒受到伤害的风险。

一、评估易跌倒的风险人群

加强预防患者跌倒的措施，主动识别跌倒高风险人群，及时为跌倒高风险人群提供宣教及帮助，能够更好地完成对跌倒高风险人群门诊就诊的护理工作。

门诊易跌倒的人群：年龄不低于 65 岁老年人及年龄不高于 14 岁的儿童及婴幼儿；肢体残障或行动不便人员；有跌倒史、服用易致跌倒药物的人员；康复科、血透室、眼科、保健病房等科室就诊患者，以及接受中深度镇静的患者。

分诊护士按易跌倒风险因素初步判断门诊患者是否具有跌倒风险，然后对初筛出的具有跌倒风险的患者按《门诊患者跌倒危险因子评估表》进行评估，明确是否为高风险跌倒患者。

二、患者跌倒防范措施

门诊是医院护患纠纷较多的部门，预防患者跌倒是护理工作中需要重视的一个环节。创造一个舒适、整洁、安静、空气新鲜的门诊环境，能够更好地完成对跌倒高风险人群的门诊就诊护理工作，并保证护理质量安全。

（一）制定防跌倒制度

在门诊接诊的时候要求做好警示工作，建立跌倒的报告和有效的防跌倒制度，告知患者注意事项，更要加强对员工的安全教育，努力改善医疗机构内部的建设，对医院的公共设施进行定期的整改，消除风险隐患。

（二）张贴宣传材料

医院应在候诊区张贴预防跌倒的宣传材料，向患者及家属进行预防跌倒的安全教育。诊室应布局合理，光线充足，走廊设有扶手。卫生间设防滑垫、扶手、呼叫铃，开水间放置防滑垫。易跌倒区域有醒目的提醒标识。医院可制作一些提示标识，在征得跌倒高风险患者同意后，护士在患者上臂等明显位置粘贴"小心跌倒"标识。将跌倒高风险患者安排在距离分诊台较近的区域，集中管理。根据需要提供轮椅等辅助用具，并指导使用，必要时提供平车。

三、患者不慎发生跌倒时的应急处理

首位发现跌倒患者的人员应立即通知就近医护人员,由医护人员评估患者的神志、瞳孔、生命体征及受伤情况,妥善处置,并做好交接工作。若发现跌倒患者病情危重,则按《全院急救紧急呼叫及处理作业标准规范》执行基本生命支持(BLS)或高级生命支持(ACLS)程序。及时报告护士长及科主任,门诊护士长接到报告后,首先应评估与分析患者跌倒的危险因素,加强防范。同时向患者及家属做好耐心细致的解释与安慰,避免医患冲突。

加强医务人员培训,提高人员素质,并对出现问题进行分析,做出相关防范措施,才能更好地预防和减少患者跌倒的发生。

(王　珂)

第四节　门诊采血护理

一、采血器材的选择

(一)静脉采血器材

1.一次性多管采集双向针及蝶翼针

多管采集双向针由双向不锈钢针和螺纹接口组成。一般根据针头直径大小的不同,将双向针分为不同的针号。针号越大,针尖直径越小。采血时可根据患者的具体情况选择合适的针号。采集正常成年人血液标本通常选择 21 G 采血针,困难采血人群建议选择 22 G 采血针。

与双向针相比,蝶翼针拥有更加灵活的穿刺角度,更适合困难采血人群和细小静脉采血。但蝶翼针存在软管,会造成第一支采血管的采血量不足。因此,当使用蝶翼针采血,且第一支试管为枸橼酸钠抗凝管或小容量真空管时,建议先用废弃管(如凝血管、没有添加剂的采血管等)采血,以填充蝶翼针软管中的"死腔",确保试管中血液/抗凝剂的适当比例和试管中血液标本量的准确。

2.持针器

持针器可与采血针连接,不仅能更好地控制采血针,降低静脉采血难度,而且还可有效地防止采血过程中的血液暴露,提高静脉采血的安全性。无论使用直针或蝶翼针均应使用配套的持针器,以保证血液标本采集顺利和采血人员的安全。

3.真空采血管

真空采血管是最常用的一次性采血容器,其内部必须是无菌,负压应准确(图 4-1)。采血管标签上应明确标注/打印批号和失效日期、制造商名称或商标和地址、添加剂的种类和是否灭菌等信息。管体材料应符合下列要求:①能看清内容物(暴露在紫外线或可见光下会造成管内的内容物或采集后的血液样本受到损害的情况除外);②能够耐受常规采血、保存、运输和处理时产生的机械压力;③能够耐受说明书中列出的离心条件;④采血管的任何部分不得有可割伤、刺伤或划伤使用者皮肤或手套的锋利边缘、凸起或粗糙的表面。采血管中所有溶剂均应达到美国药典(USP)规定的或相当的"纯水"标准。此外,采血管应保证有足够的上部空腔以便充分混匀。

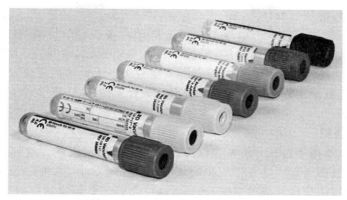

图 4-1 一次性使用真空采血管

真空采血管使用过程中应注意以下几点：①使用在有效期内的采血管，以保证其具有准确的真空度；②采血量应准确，以保证添加剂与血样的比例正确；③采血管应与离心机转头相匹配，以防止离心时发生破碎/泄漏；④真空采血管应保证与采血系统的其他各组件（如持针器、针头保护装置、采血组件、血液转注组件等）之间相互匹配。

根据是否含有添加剂和添加剂种类的不同，真空采血管可分为血清管、血清分离胶管、肝素管、EDTA 管、血凝管、血沉管、血糖管和血浆准备管八大类。

（1）血清管：血清管内含促凝剂或不含有任何添加剂，适用于常规血清生化、血型血清学等相关检验的标本收集。为减少血细胞挂壁和溶血现象的发生，血清管管壁需经硅化处理。含有促凝剂的血清管可以加快血液凝固速度，缩短样本周转时间（TAT）。

（2）血清分离胶管：血清分离胶管内含促凝剂与分离胶，适用于血清生化、免疫、TDM 检验。分离胶是一种聚合高分子物质，其密度介于血清与血细胞之间，离心后可在血清与血细胞间形成隔层，从而将血清与细胞隔开。与传统血清管相比，血清分离胶管分离血清速度快（通常竖直静置 30 分钟），分离出的血清产量高、质量好。对于大部分生化、免疫以及 TDM 项目，使用血清分离胶管标本可在 4 ℃条件下保存 7 天，且方便留样复检。

（3）肝素管：肝素管含肝素锂（或肝素）添加剂，适用于生化、血液流变学、血氨等项目检测。肝素抗凝管无需等待血液凝固，可以直接上机，适合急诊检验。

（4）EDTA 管：乙二胺四乙酸（EDTA）盐与血液中钙离子或其他二价离子发生螯合作用，阻断这些离子发挥凝血酶的辅因子作用，从而防止血液凝固。EDTA 盐对血液细胞成分具有保护作用，不影响白细胞计数，对红细胞形态影响最小，还能抑制血小板聚集，适用于一般血液学检验。国际血液学标准化委员会（ICSH）推荐血细胞计数和分类首选 EDTA 二钾盐作为抗凝剂。喷雾态 EDTA 二钾盐抗凝能力更强。

（5）血凝管：血凝管内含枸橼酸钠抗凝剂。枸橼酸钠主要通过与血液中钙离子螯合而起抗凝作用。CLSI 推荐抗凝剂浓度是 3.2%，相当于 0.109 mol/L，抗凝剂与血液比例为 1∶9。为了防止血小板激活，保证凝血检测结果准确，建议使用无效腔真空采血管。

（6）血沉管：血沉试验要求枸橼酸钠浓度是 3.2%（相当于 0.109 mol/L），抗凝剂与血液比例为 1∶4。

（7）血糖管：血糖管内的添加剂为草酸钾/氟化钠或 EDTA-Na$_2$/氟化钠。氟化钠是一种弱抗凝剂，同时也是血糖测定的优良保存剂，可保证室温条件下血糖值 24 小时内稳定。血糖管适用于血糖、糖化血红蛋白等项目的检测。

(8)血浆准备管:血浆准备管内添加了分离胶和 EDTA 二钾盐抗凝剂,离心时,凝胶发生迁移并在血浆和细胞组分之间形成隔离层,隔绝细胞污染,保证血浆纯度,且能保证室温条件下24 小时血浆性质稳定、6 小时全血性质稳定和 4 ℃条件下 5 天血浆性质稳定,主要适用于 HBV、HCV 和 HIV 等病毒核酸定量或定性检测。血浆准备管实现了方便、安全的全血采集和血浆分离一体化。

(二)动脉采血器材

动脉血液标本主要用于血气分析。建议选择专业动脉采血器进行动脉血液标本采集,以保证血气结果的准确性(图 4-2)。由于空气中的氧分压高于动脉血,二氧化碳分压低于动脉血,因此,动脉血液采集过程中应注意隔绝空气,采血后应立即排尽针筒里所有的气泡,并封闭针头,以避免因血液中 PaO_2 和 $PaCO_2$ 的改变所致的测定结果无价值。标本采集后应立即送检,不得放置过久,否则血细胞继续新陈代谢,影响检验结果。

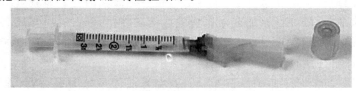

图 4-2　动脉采血器

(三)末梢采血器材

1.采血器

推荐使用触压式一次性末梢采血器。触压式一次性末梢采血器具有一步式触压、快速、精确、穿刺稳定、针/刀片永久回缩,患者痛感低等特点。

2.末梢采血管

末梢采血管是一种主要用于婴幼儿和其他采血困难患者使用的采血管。其采集血样较少,主要用于血常规等血样需求较少的检验项目。末梢采血管应符合下列要求:①采血管内添加剂要分布均匀,以便混匀,防止微血块的形成;②采血管的管壁要光滑,防止挂壁和损坏细胞;③末梢采血管必须能够容易地取下管盖并能够牢固地重新盖上,不会发生泄漏(图 4-3)。

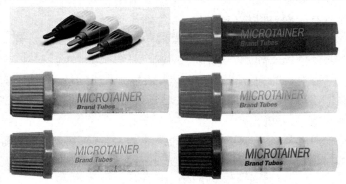

图 4-3　末梢采血器及采血管

二、采集容器及其标识

目前,用于采集血液标本的真空采血管已有权威的国际和国内标准,很大程度上规范了真空采血管的制备和使用,保证了血液标本的质量。使用时,应该注意依据检验目的选择相应的真空采血管并做好正确的标识。

（一）采集容器标识基本要求

条形码应打印清晰规范、无折痕,粘贴应正确、牢固、平整无皱褶。建议使用专用条码打印机和热敏标签打印纸。粘贴条形码后,采血管上应留有能够直接观察血液标本状态的透明血窗位置。未贴条形码、使用纸质申请单的样本,容器/试管上需清晰写明姓名、性别、病区/床号、住院号/门诊号,并与申请单上信息完全一致。如果有编号,编号也应保持一致。保证容器上有患者的唯一性标识。

（二）采集容器添加剂和容量的识别

标本采集人员可根据检验项目所预期的标本类型和要求的采集量选择不同的采血容器（采血管/瓶）。可通过粘贴在采血容器外壁标签的颜色、管盖的颜色或直接印在容器上的颜色来识别不同类型的采血容器;也可通过容器标签上给出内装添加剂的字母代码或文字描述区别不同类型的采血容器,如"K_2E"代表"EDTA 二钾盐"。此外,采血量应与采血容器标签上的所标注的公称液体容量（体积）相一致。

（三）采集容器患者标本信息的标识要求

标本采集人员应在其所选择的采血容器上标识出与待采集标本相关的信息,通常采用在采血容器上粘贴患者检验项目医嘱条形码的方式做标识。如果不具备生成条形码的条件,也应采用手工填写必要信息的方式对采血容器进行标识。

1.检验申请医嘱条形码的基本要求

医嘱条形码应有唯一性标识,主要包含以下内容:检验条形码号、患者姓名、性别、门诊号/住院号、病区/床号、检验项目、标本类型、医嘱申请人、医嘱申请时间。要求待采集的标本类型应与条形码上标注的类型相一致。医嘱条形码应打印清晰,建议使用专用条码打印机和热敏标签打印纸。条形码应正确、完整、牢固地黏贴在采血容器上（这里以采血管为例,如下图 4-4～图 4-6）。若有多张条形码粘贴,需将条码上信息完整暴露,不能遮盖或缺失。

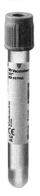

图 4-4 真空采血管(未贴条形码)

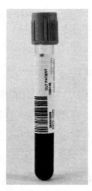

图 4-5　贴条形码的正确方法

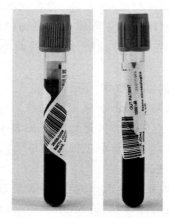

图 4-6　贴条形码的错误方法

2.使用纸质申请单的采血管标识要求

对于未粘贴条形码、使用纸质申请单的样本,采血管上需清晰写明姓名、性别、住院号或门诊号等唯一性标识。

三、门诊患者采样信息确认

门诊患者采集血样前,应认真核对患者姓名、性别、检验项目等基本信息,了解患者是否空腹等情况,对于餐后两小时血糖等特殊的检验项目还应了解其采样时间是否符合规定。对于成年人和神志清醒者,应通过与患者交流,核对申请单(或者条形码)上的信息;对于年幼患者或交流有困难者,应与监护人、陪伴者交流核对信息。

门诊就诊者多,流动性很大,就诊主要持病历本和就诊卡,辨别患者身份存在困难。冒用他人就诊卡不仅涉及套用医保费用,还带来医疗安全隐患。应用合适的方式教育和提醒患者使用本人的就诊卡进行检验,在检验报告单上注明"检验结果仅对送检标本负责"等字样。

采血人员依靠申请条形码、申请单上显示的患者信息来识别门诊患者身份是不够的。遇到患者身份可疑时,采集员须进一步检查患者有效证件(如身份证)、病历本等。有条件的单位应采集患者的人头像予以保存。

四、静脉采血的一般流程

抽血室护士应严格执行无菌操作技术规程，业务熟练。抽血前，护士要洗手，戴口罩、帽子、乳胶手套。

(一)相关用品及患者准备

1.物品准备

采血器具必须符合国家的安全规范，检查各种可能出现的失效情况和有效期。

(1)穿刺托盘准备：内容包括所有采血用具(真空采血管、无菌采血针、持针器、压脉带、手套、消毒液、棉签、纱布等)。检查穿刺针头是否锐利平滑，有否空气和水分，采血管头盖是否有松动、裂缝。准备好锐器盒、污盆、医用垃圾桶等。

(2)采血系统：采血人员必须选择正确的种类和规格的采血管，采用颜色编码和标识有助于简化步骤和操作。如果采血系统各组件来自不同的生产厂家，应进行检查以保证其相容性。

(3)采血管准备：仔细阅读受试者申请单并在采血管上贴上标签或条码，包括患者姓名、项目名称、采集日期、门诊号或住院号，决定采血量。准备每个试验所需的采血管，并按一定顺序排列。

2.患者准备

原则上，患者应在平静、休息状态下采集样本，患者在接受采血前 24 小时内应避免运动和饮酒，不宜改变饮食习惯和睡眠习惯。一般主张在进食 12 小时后空腹取血，门诊患者提倡静坐 15 分钟后再采血。同时要注意采血时间、体位、生活方式、情绪、输液、生理周期等因素的影响。

(二)患者体位

协助患者取舒适自主体位，应舒适地坐在椅子上或平躺后采血。

(三)绑扎压脉带以及采血部位的选择

采血前要求受试者坐在采血台前，将前臂放在实验台上，掌心向上，并在肘下放一枕垫，卧床受检者要求前臂伸展，暴露穿刺部位。将压脉带绕手臂一圈打一活结，压脉带末端向上。要求患者紧握和放松拳头几次，使静脉隆起。压脉带应能减缓远端静脉血液回流，但又不能紧到压迫动脉血流。

仔细选择受检者血管，多采用位于体表的浅静脉，通常采用肘部静脉(图 4-7)，因其粗大容易辨认。常用肘窝部贵要静脉、肘正中静脉、头静脉及前臂内侧静脉，或内踝静脉或股静脉，小儿可采颈外静脉血液。

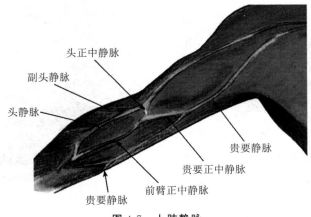

图 4-7 上肢静脉

(四)确定静脉位置,确定穿刺部位

1.选择静脉

适于采血的部位为手臂肘前区,位于手臂前侧略低于肘弯的区域,这个区域内皮下浅表处有多条较大的静脉,这些血管通常接近皮肤表面,位置更加稳定,进针时痛感较小。

2.确定穿刺部位

典型的方式是利用压脉带帮助选择静脉穿刺部位,静脉粗大且容易触及时并非必须使用压脉带,触及静脉一般用示指。采血人员拇指上有脉搏,因此不应用于触及静脉。当无法在肘前区的静脉进行采血时,从手背的静脉采血也可以(图 4-8)。要尽量避免在静脉给药的同一手背上采血。

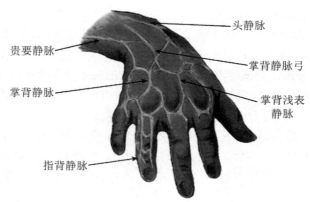

图 4-8　手背静脉

一般在受试者穿刺位以上约 7.5~10.0 cm 处绑扎压脉带,但不能太紧以致受试者不舒服,压脉带的捆绑时间不应超过 1 分钟,当轻压或轻拍时能感觉其回弹的静脉即为合适血管。如果压脉带在一个位置使用超过 1 分钟,应松开压脉带,等待 2 分钟后重新绑扎(图 4-9,图 4-10)。

(五)佩戴手套、消毒穿刺部位

佩戴手套(图 4-11),以进针点为中心,先用 30 g/L 碘酊棉签自所选静脉穿刺处从内向外顺时针消毒皮肤,范围大于 5 cm。待碘酊挥发后,再用 75%乙醇棉签以同样方法拭去碘迹(图 4-12)。

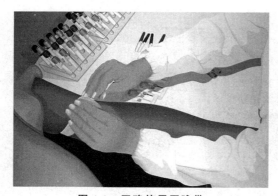

图 4-9　正确使用压脉带

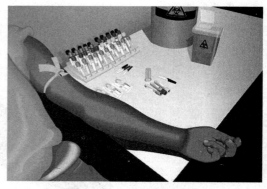

图 4-10　正确使用压脉带

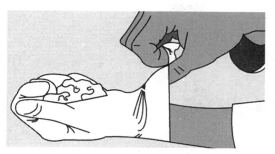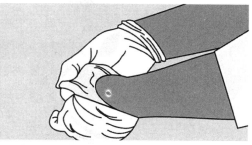

图 4-11　佩戴手套

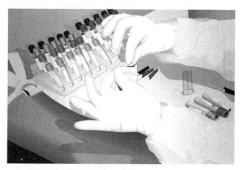

图 4-12　使用消毒剂进行消毒

(六)静脉穿刺

1.组合采血针和持针器

静脉穿刺前,按规章将采血针与持针器进行组合(图 4-13)。

嘱受检者握紧拳头,使静脉充盈显露。在即将进行静脉采血的部位下方握住患者手臂,以左手拇指固定静脉穿刺部位下方 2.5～5.0 cm,右手拇指持穿刺针,穿刺针头斜面向上,呈 15°～30°穿刺入皮肤,然后呈 5°向前穿刺静脉壁进入静脉腔(图 4-14)。见回血后,将针头顺势探入少许,以免采血时针头滑出,但不可用力深刺,以免造成血肿,见少量回血后,松开压脉带(图 4-15)。真空采血管插入持针器采血管端,因采血管内负压作用,血液自动流入采血管,在血液停止流动即真空负压耗尽时,从采血针/持针器上拔出/分离采血管,将下一支采血管推入/连接到采血针/持针器上,重复上述采血过程直至最后一支采血管。

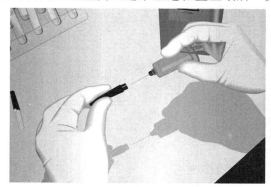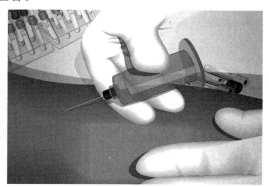

图 4-13　将采血针安装在持针器上　　　　　图 4-14　进针角度

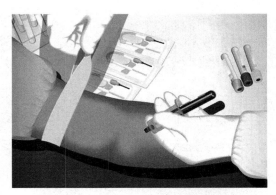

图 4-15　血流进入采血管,松开压脉带

2.混匀血标本

混匀采血后每支含有添加剂的采血管应立即轻柔且充分混匀,颠倒混匀次数应按照生产厂商说明书的要求(图 4-16、图 4-17)。不要剧烈混匀和搅拌以避免出现溶血。

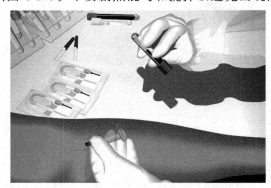

图 4-16　颠倒采血管混匀血样

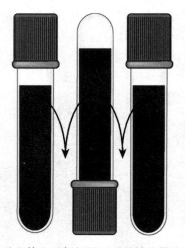

图 4-17　采血管上下颠倒再回到原始位置为颠倒 1 次

(七)采血顺序

按照正确的采血顺序进行采血,以免试管间的添加剂交叉污染。根据 WHO 采血指南推

荐,任何时候都应遵循表 4-1 中列出的顺序进行采血。采血后即刻按需颠倒混匀采血管,垂直放入试管架。

表 4-1 静脉采血顺序

试管类型	添加剂	作用方式	适用范围
血培养瓶 无添加剂的试管	肉汤混合剂	保持微生物活性	微生物学,需氧菌、厌氧菌、真菌
凝血管	枸橼酸钠	形成钙盐以去除钙离子	血凝检测(促凝时间和凝血酶原时间),需要滴管采集
血沉管	枸橼酸钠		血沉
促凝管	血凝活化剂	血液凝集,离心分离血清	生化、免疫学和血清学、血库(交叉配血)
血清分离管	分离胶合促凝剂	底部凝胶离心分离出血清	生化、免疫学和血清学
肝素管	肝素或肝素锂	使凝血酶和促凝血酶原激酶失活	测锂水平用肝素,测氨水平都可以
血浆分离肝素管	分离胶合肝素锂	肝素锂抗凝,分离胶分离血浆	化学检测
乙二胺四乙酸(EDTA)管	乙二胺四乙酸(EDTA)	形成钙素以去除钙离子	血液学、血库(交叉配型)需要满管采血
氟化钠/草酸钾或氟化钠/EDTA抗凝管	氟化钠/草酸钾或氟化钠/EDTA	氟化钠抑制糖酵解,草酸钾/EDTA抗凝	血糖

(八)按压止血,拔出和废弃针头

嘱受检者松拳,以医用棉签轻压在静脉穿刺部位上(图 4-18)。

按照器械生产厂家的使用说明拔出针头并开启安全装置(图 4-19)。将采血器具安全投入锐器盒中,锐器盒应符合现行规章要求(图 4-20)。针头不应重新戴上保护鞘、弯曲、折断或剪断,也不应在废弃前从所在注射器上卸下。

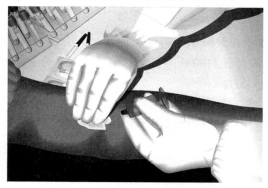

图 4-18 拔出针头,按压止血

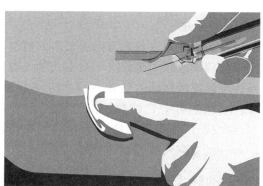

图 4-19 采血结束立刻激活安全装置

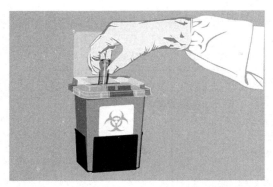

图 4-20　采血结束立刻激活安全装置

(九)给患者止血固定(必要时绑扎绷带)

1.正常情况

嘱受检者中等力度按压针孔 3~5 分钟,不应让患者弯曲手臂以增加额外的压力,勿揉搓针孔处,以免穿刺部位淤血(图 4-21)。检查止血情况、观察血肿并在静脉穿刺部位上粘贴创可贴或包扎绷带。

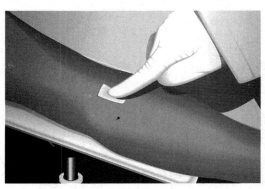

图 4-21　压住穿刺部位

2.止血困难

采血人员应观察是否有出血较多的情况,如果出现血肿或出血持续时间超过 5 分钟,应告知护士以便接诊医师了解情况。在采血部位覆盖纱布块并保持按压直到血流停止,在手臂上绑紧纱布绷带保持纱布块的位置,并告知患者原位保留 15 分钟以上。

(十)核对并登记信息,及时送检

再次核对,并登记信息,不同标本应在规定的时间内及时送检。脱手套,整理用物。

若一次穿刺失败,重新穿刺需更换部位。

五、动脉采血的一般流程

(一)采血准备

(1)常规准备所有必需的器材和物品,见采血器材的选择。

(2)采集动脉血气标本之前,使用动脉血气针,先把动脉血气针的针栓推到底然后再拉回到预设位置。其目的在于:确认针栓的工作状态;帮助抗凝剂在管壁上均匀分布。使用空针时,注射器必须先抽少量肝素,以湿润、肝素化注射器,然后排尽。其目的在于:①防止送检过程中血液凝集;②在注射器管壁形成液体膜,防止大气和血样的气体交换;③填充无效腔。动脉穿刺拔针后,针尖斜面刺入专用针塞隔绝空气。并应注意观察穿刺点有无渗血,局部有无肿胀、血肿,并注意观察有无供血不足的情况。动脉采血成功后,在按压止血的同时,立即检查动脉血气针或注射器中有无气泡,如发现气泡,应小心按照生产厂家的建议排出所有滞留的气泡。转动或颠倒采血器数次,并用手向两个维度搓动采血器使血液与抗凝剂充分混匀防止红细胞凝集(图 4-22),保证充分抗凝,防止样本中出现血凝块。标本即刻送检(15 分钟内)。

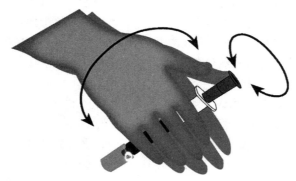

图 4-22 混匀

(二)桡动脉穿刺

(1)桡动脉穿刺前需做改良 Allen 试验,如改良 Allen 试验阳性,可在桡动脉进行穿刺;改良 Allen 试验阴性,不得选择桡动脉作为动脉穿刺部位,应该选择其他动脉。

(2)根据患者病情取平卧位或半卧位,手掌向上伸展手臂,腕部外展 30°绷紧,手指自然放松。必要时可以使用毛巾卷或小枕头以帮助腕部保持过伸和定位。

(3)操作者左手示指、中指,定位桡动脉搏动最明显部位。使用光纤光源进行手腕透照有助于小年龄婴儿桡动脉定位并确定掌弓轮廓。手指轻柔放在动脉上,感觉动脉的粗细、走向和深度。使用光线光源时应防止烫伤婴儿的皮肤。

(4)常规消毒穿刺区皮肤和操作者的示指、中指,消毒面积要大,患者皮肤消毒区域以预穿刺点为中心直径应在 5 cm 以上。

(5)桡动脉穿刺分斜刺和直刺两种方法。①斜刺:逆动脉血流方向穿刺,单手以类似持标枪的姿势持采血器或注射器,用以消毒的另一只手的手指触桡动脉搏动最明显的准确位置即针头刺入动脉(不是刺入皮肤的)的位置,使动脉恰在手指的下方。在距桡动脉上方的手指远端 5~19 mm 的位置上,针头斜面向上与血流成 30°~45°刺入动脉,缓慢进针,见血后固定针头,待动脉血自动充盈针管至预设位置后拔针(动脉血气针)或待动脉血自动充盈针管 1~2 mL 后拔针(空针)。②直刺:示指、中指在桡动脉搏动最明显处纵向两侧相距约 1 cm 固定桡动脉,持采血器在两指之间垂直刺入,刺入皮肤后,缓慢进针一般 0.5~1.0 cm,见血后固定针头,待动脉血自动充盈针管至预设位置后拔针(动脉血气针)或待动脉血自动充盈针管 1~2 mL 后拔针(空针)。③注意事项:如果使用比 6 号更细的针头,可能需要轻柔地抽动针栓使血液进入针筒,但用力不应过大,以免形成过大负压造成针筒内气泡产生。

(6)拔针后,局部立即用无菌棉签或干燥的无菌纱布按压 3~5 分钟止血。如果患者正在接受抗凝药物治疗或凝血时间较长,应在穿刺部位保持更长时间的按压。松开后立即检查穿刺部位。如果未能止血或开始形成血肿,重新按压2分钟。重复此步骤直到完全止血。如果在合理的时间内无法止血,应要求医疗救助。不能用加压包扎替代按压止血。

(三)肱动脉穿刺

(1)患者平卧或半卧位,手臂完全伸展并转动手腕,手心向上。必要时肘关节下可以使用手巾卷或小枕头,以使患者手臂进一步舒适伸直和帮助肢体定位。

(2)以示指或中指在肘窝上方内侧2~3 cm,感觉附近的动脉搏动,搏动最明显处为穿刺点。

(3)以预穿刺点为中心,常规消毒采血区域皮肤,直径应在5 cm以上。

(4)斜刺用中指、示指触及动脉搏动明显确定的位置,沿动脉走向将两指分开。针尖斜面向上成45°从远侧的手指(示指)下方位置刺入皮肤,针头方向为连接两指直线位置。缓缓进针,待有回血,固定针头,让动脉血自然充盈针管至预设位置后拔针(动脉血气针)或待动脉血自动充盈针管1~2 mL后拔针(空针)。

(5)直刺以肘横纹为横轴,肱动脉搏动为纵轴交叉点上0.5 cm为穿刺点,在动脉搏动最明显处垂直进针刺入肱动脉,同斜刺方法采集动脉血。

(6)穿刺后用棉签或无菌纱布尽可能在肱骨上按压动脉5分钟或更长时间止血。有时肱动脉的有效按压止血比较困难,但在肱骨上按压往往十分有效。

(四)股动脉穿刺

(1)采取适当措施(如屏风)遮挡,嘱患者脱去内裤。患者应当平卧伸直双腿;或将穿刺一侧大腿稍向外展外旋,小腿屈曲成90°,呈蛙式。

(2)术者用示指和中指在腹股沟三角区内触及股动脉搏动最明显处为穿刺点。

(3)此区域通常污染比较严重,故采血部位应充分消毒。以穿刺点为中心,消毒面积应在8 cm×10 cm以上,必要时应剃除穿刺部位的阴毛。

(4)以搏动点最明显处为穿刺点,示指、中指放在股动脉两侧,然后触按动脉的示指、中指沿动脉走向分开约2 cm固定血管。在示指与中指之间中点,穿刺针头与皮肤垂直或45°逆血流方向进针。见回血后固定穿刺针的方向和深度,动脉血充盈针管至预设位置后拔针(动脉血气针)或待动脉血自动充盈针管1~2 mL后拔针(空针)。

(5)穿刺后用棉签或无菌纱布按压股动脉止血3~5分钟。

(五)足背动脉穿刺

(1)患者足背过伸绷紧。

(2)示指在内、外踝连线中点触及动脉搏动最明显处为穿刺点。

(3)以穿刺点为中点常规消毒皮肤面积直径为10 cm以上。

(4)以已消毒的示指触足背动脉的准确位置,使动脉恰在示指的下方,逆动脉血流方向,针头与皮肤表面成45°~60°进针,见回血固定针头,血液充盈针管至预设位置后拔针(动脉血气针)或待动脉血自动充盈针管1~2 mL后拔针(空针)。

(5)棉签或无菌纱布压迫穿刺部位止血3~5分钟。

(六)胫后动脉穿刺

(1)婴儿平卧位,穿刺前按摩足部,改善血液循环。

(2)术者左手固定足部,绷紧足跟内侧面皮肤,右手示指尖与跟腱及内踝间触摸胫后动脉搏动点,确定穿刺点。

（3）以穿刺点为中心常规消毒皮肤面积直径为 10 cm 以上。

（4）右手持 5.5 号头皮针，针头斜面向上，进针点在距动脉搏动最强处后 0.5 cm 刺入皮肤，进针角度，足月儿针头与皮肤成 45°，早产儿针头与皮肤成 30°，逆动脉血流方向刺入动脉。见回血后，可能需要轻柔地抽动针栓使血液进入针筒，但用力不应过大，采血至预设位置后拔针（动脉血气针）或待动脉血自动充盈针管 1～2 mL 后拔针（空针）。

（5）穿刺部位棉签或纱布压迫止血 3～5 分钟。

（七）头皮动脉穿刺

（1）剃净患儿头部预穿刺部位毛发，以穿刺点为中心，面积约 10 cm×12 cm。

（2）用左手示指触摸颞浅动脉搏动最明显处为穿刺点。

（3）以穿刺点为中心常规消毒皮肤面积约 8 cm×10 cm。

（4）用 5.5 号头皮针连接 1 mL 动脉血气针或注射器，示指触摸搏动最明显动脉，于示指下方针头斜面向上，针头与皮肤成 30°～45°穿刺动脉，待动脉血流至采血器预设位置时，立刻用小止血钳分别夹住头皮针塑料管两端，然后拔出针头，样本立刻送检。

（5）穿刺局部棉签压迫止血 5～10 分钟。

六、末梢采血的一般流程

末梢血采集流程涉及采集对象的选择，采集前的准备（物品和患者），采集人员的个人防护（手卫生、戴手套），选择合适的穿刺部位，采集部位的消毒，穿刺、去除第一滴血、穿刺部位的止血、标本的标识、恰当处理废弃物、核对送检等步骤。

（一）采集流程

1.采集对象选择

静脉取血有困难的患者，如新生儿、婴幼儿、大面积烧伤或频繁取血的患者。

2.采集前准备

（1）物品准备采血针、玻片和采血管、乳胶手套、口罩、一次性垫巾、棉签、消毒液和废弃物容器等。

（2）患者准备：核对患者身份信息等。

3.采集人员的个人防护

采血时必须佩戴手套。手部卫生要求：对每一患者操作前按规定用消毒液消毒，采集完成后脱去手套，并进行手部清洁卫生

4.选择穿刺部位

新生儿：足后跟。其他：手指。

5.采集部位的消毒

（1）用施有消毒液的棉签由内向外消毒整个进针区域。

（2）等待片刻，空气晾干，充分挥发残留乙醇。

（3）禁止对消毒部位吹干、扇干，清毒后禁止再次触摸。

（4）不推荐用碘/聚维酮清洁和消毒皮肤穿刺部位，因其会使钾、磷或尿酸假性升高。

6.穿刺、去除第一滴

准确迅速地穿刺皮肤保证顺利采血，避免多次穿刺。用无落干棉球或纱布垫擦去第一滴血

因第一滴血含有过量的组织液。

7.标本采集

(1)从采集点的下方担住穿刺位点,轻柔、间歇性地对周围组织施加压力,增加血流量。

(2)用微量采集装置尖端接触到第二滴血液,血液自行流入管内。如果血滴卡在采集管顶部,可轻轻弹一下试管表面,促使其流入试管底部。

(3)如为全血标本,在采集样本时须立即混匀,防止血液凝固。

8.穿刺部位止血

门诊患者或陪同人员帮助压迫穿刺点5~10分钟。

9.标本的标识

样本采集、混匀后,立即进行标识之后方可离开患者;每个微量采集装置必须单独进行标识。

10.穿刺装置处置

(1)采血后告知患者或家属将止血棉球放置入医疗垃圾桶内。

(2)存在锐器刺伤风险的穿刺装置,应弃于有盖锐器废物桶中,容器应清晰地标识为生物危险品。

(3)儿童和新生儿患者采血后应注意收拾操作中使用的所有设备,小心处理掉患者床上的所有物品,决不能遗漏任何东西,以免意外发生。

11.核对送检

采集完成后核对、登记信息并及时送检。

(二)采集顺序

微量采集标本的顺序与静脉穿刺的不同,采集多种标本时应按照以下顺序:①动脉血气(ABG)标本;②乙二胺四乙酸(EDTA)标本(血液学检测);③其他抗凝剂的标本;④分离血清的标本(生化检测标本)。

由于末梢管不是真空管,无须经过采血针穿刺进样,因此添加剂之间没有交叉污染的机会。将EDTA管放在第一管采集是因为如果延迟采集,有可能增加血小板聚集的概率,进而导致血小板计数假性降低。随着时间的延长,血小板聚集以及纤维蛋白原激活的概率增加,即微血栓形成的可能性增加,而血浆管内含抗凝剂,期望得到的是抗凝充分的血液,因此要先于血清管采集。血清管内含促凝剂或不含添加剂,因此可放于最后采集。

(三)末梢血标本识别和标记

样本采集、混匀后,立即进行标识,之后方可离开患者。必须建立身份确认系统记录采血人员的姓名。每个微量采集装置必须单独进行标识。当使用微量血细胞比容管进行末梢血标本采集时,应把每个患者采集的密封好的毛细管放入独立的大试管中,并标记试管。或者,如果从一位患者采集多个毛细管时,标签可以围绕在试管上,像旗帜那样,然后将标识好的一组毛细管放入同一个大试管中。标签上必须注明患者的姓名、识别码、标本采集日期和时间,以及采集标本人员的姓名首字母。如果使用条形码标识,按照相应的操作程序规范粘贴条形码。

（王　珂）

第五节 门诊换药护理

一、伤口换药

换药又称更换敷料,包括检查伤口、除去脓液和分泌物、清洁伤口及覆盖敷料。是预防和控制创面感染,消除妨碍伤口愈合因素,促进伤口愈合的一项重要外科操作。

(一)伤口换药适应证

(1)观察和检查伤口局部情况后需要更换敷料。

(2)缝合伤口拆线或拔除引流管的同时,需要更换敷料。

(3)伤口有渗出、出血等液体湿透敷料。

(4)污染伤口、感染伤口、烧伤创面、肠造口、肠瘘、慢性溃疡、窦道等,根据不同情况每天换药一次或多次。

(二)伤口换药禁忌证

危重症需要抢救患者。

(三)伤口换药前患者准备

(1)精神准备:安抚患者情绪,避免患者过度紧张。

(2)体位:安全,舒适,便于操作,文明暴露,保暖。

(四)伤口换药中配合

(1)消除患者顾虑,做好心理指导。

(2)协助患者取合适体位,充分暴露换药部位。

(3)术中询问患者感受,交代注意事项,随时观察患者反应,必要时及时处理。

(五)伤口换药后注意事项

1.伤口保护

要根据不同情况采取止血和保护伤口的措施。

2.止痛

疼痛虽然不直接影响愈合,但会干扰睡眠和食欲,故可酌情使用镇痛药。

3.保持伤口清洁干燥

如有污染,要及时清洁伤口,更换敷料。

4.饮食指导

食用富含维生素食物,不要吃过于刺激的辛辣食物。

二、伤口拆线

伤口拆线是指在缝合的皮肤切口愈合以后或手术切口发生某些并发症时(如切口化脓性感染、皮下血肿压迫重要器官等)拆除缝线的操作过程。

(一)伤口拆线适应证

(1)无菌手术切口,局部及全身无异常表现,已到拆线时间,切口愈合良好者。

(1)伤口术后有红、肿、热、痛等明显感染者,应提前拆线。

（二）伤口拆线禁忌证

遇有下列情况,应延迟拆线:①严重贫血、消瘦,轻度恶病质者;②严重失水或水电解质紊乱尚未纠正者;③老年患者及婴幼儿;④咳嗽没有控制时,胸、腹部切口应延迟拆线。

（三）伤口拆线前的准备

1.器械准备

无菌换药包,小镊子 2 把,拆线剪刀及无菌敷料等。

2.评估患者

了解患者伤口缝合时间,根据不同的部位确定拆线时间。

(1)面颈部 4～5 天拆线;下腹部、会阴部 6～7 天;胸部、上腹部、背部、臀部 7～9 天;四肢 10～12 天,近关节处可延长一些;减张缝线 14 天方可拆线。

(2)眼袋手术、面部瘢痕切除手术在手术后 4～6 天拆线。

(3)乳房手术在手术后 7～10 天拆线。

(4)关节部位及复合组织游离移植手术在手术后 10～14 天拆线。

(5)重睑手术、除皱手术在手术后 7 天左右拆线。

对营养不良、切口张力较大等特殊情况可考虑适当延长拆线时间。青少年可缩短拆线时间,年老、糖尿病患者、有慢性疾病者可延迟拆线时间。

（四）伤口拆线的配合

(1)消除患者顾虑,做好心理指导。

(2)协助患者取合适体位,充分暴露拆线部位。

(3)术中询问患者感受,交代注意事项,随时观察患者反应,必要时及时处理。

（五）伤口拆线后注意事项

(1)拆线后短期内避免剧烈活动,以免伤口裂开。

(2)保持伤口干燥,短期内避免淋湿伤口。

(3)拆线 3 天后去除伤口敷料,如出现伤口愈合不良的情况要及时就医。

三、脓肿切开引流术

（一）脓肿切开引流术的适应证

(1)表浅脓肿形成,查有波动者,应切开引流。

(2)深部脓肿穿刺证实有脓液者。

(3)口底蜂窝织炎、手部感染及其他特殊部位的脓肿,应于脓液尚未聚集成明显脓肿前切开引流。

（二）脓肿切开引流术的禁忌证

(1)结核性寒性脓肿无合并感染。

(2)急性化脓性蜂窝织炎,未形成脓肿者。

(3)合并全身脓毒血症,处于休克期者。

(4)血液系统疾病或凝血机制严重不全者。

(5)唇、面部疖痈虽有脓栓形成,也不宜广泛切开引流。

(三)脓肿切开引流的术前准备

(1)洗净局部皮肤,必要时剃毛。

(2)术前治疗并发症,如糖尿病、结核病。

(3)合理应用抗生素,防止炎症扩散。

(4)对重危患者或合并败血症者,应积极提高全身抵抗力。

(四)脓肿切开引流术中的配合

(1)消除患者顾虑,做好心理指导。

(2)协助患者取合适体位,充分暴露手术部位。

(3)术中询问患者感受,交代注意事项,随时观察患者反应,如有不适及时处理。

(五)脓肿切开引流术后的注意事项

(1)嘱患者术后第2天起更换敷料,拔除引流条,检查引流情况,并重新放置引流条后包扎。

(2)保持患处干燥,定时清洁换药。

(3)给予饮食指导,食用富含维生素的食物,不要吃过于刺激的辛辣食物。

(4)注意休息,避免过劳。

四、拔甲术

(一)拔甲术的适应证

(1)顽固性甲癣、嵌甲,甲下感染等。

(2)甲周疣、甲下外生骨疣、甲下血管瘤的治疗。

(二)拔甲术的禁忌证

禁忌证包括:①瘢痕;②炎症性皮肤病,如慢性放射性皮炎、化脓性皮肤病、复发性单纯疱疹、炎症明显的痤疮、着色性干皮病等;③出血倾向;④精神病;⑤严重内脏疾病;⑥白癜风活动期。

(三)拔甲术的术前准备

(1)医护人员会与患者进行术前谈话,交代拔甲术的目的、方法及可能出现的并发症。

(2)做出血、凝血时间及血常规检查。

(3)排除重要脏器疾病。

(4)局部清洁处理。

(四)拔甲术中的配合

(1)协助患者取平卧位,充分暴露手术部位。

(2)操作中患肢要保持适当位置,避免活动。

(3)当术中有心悸、憋气、疼痛难忍时,应及时告诉医护人员。

(五)拔甲术后的注意事项

(1)保持患处干燥,及时清洁换药。

(2)给予饮食指导,食用富含维生素的食物,促进指甲生长,不要吃过于刺激的辛辣食物。

(3)如果拔除足趾甲,需穿宽松鞋子,以免挤伤患趾再次出血。

五、关节腔穿刺术

关节腔穿刺术是指在无菌技术操作下,用注射器刺入关节腔内抽取积液,了解积液性质,为临床诊断提供依据,并可向关节内注射药物以治疗关节疾病。

（一）关节腔穿刺术的适应证

(1)感染性关节炎关节肿胀积液。

(2)关节创伤所致关节积液、积血。

(3)骨性关节炎、滑膜炎所致关节积液。

(4)关节腔内药物注射治疗或向关节腔内注射造影剂行关节造影检查。

(5)不明原因的关节积液行滑液检查。

（二）关节腔穿刺术的禁忌证

(1)穿刺部位局部皮肤有破溃、严重皮疹或感染。

(2)严重凝血机制障碍、出血性疾病,如血友病等。

(3)严重的糖尿病,血糖控制不好。

(4)非关节感染患者,但体温升高,伴有其他部位的感染病灶者。

（三）关节腔穿刺的术前准备

术前一天,用肥皂水清洗穿刺局部,术前医师会向患者及家属说明穿刺的目的和可能出现的情况,做好心理准备。

（四）关节腔穿刺术中的配合

患者放松心情,术中轻微的酸胀感是正常的,但如果有难以忍受的疼痛感,应立即告知医护人员。

（五）关节腔穿刺术后注意事项

(1)24 小时内,尽量保持注射部位干燥无菌,避免冲淋或洗澡。

(2)可在医护人员指导下活动关节,让药液均匀分布。

(3)24 小时内,不建议进行剧烈活动。

(4)2～3 天内建议多休息,清淡饮食。

(5)个别患者可能出现关节轻或中度疼痛和肿胀,一般都能耐受,不需特殊治疗,也可以对症处理,2～3 天后症状消失。

(6)避免长时间的跑、跳、蹲,减少和避免爬楼梯,选择能够增加关节灵活性、伸展度以及加强肌肉力度的运动项目,如游泳、散步等。

(7)注意关节腔保暖,勿使关节腔受凉。

(8)可使用手杖、助步器等工具提升独立生活能力,避免因关节疼痛而活动受限。

（王　珂）

第五章

急诊科疾病护理

第一节 颅脑创伤

颅脑创伤是一种常见的外伤,在全身的创伤中仅次于四肢创伤,但由于常与其他部位的创伤并存,所以其伤残率及死亡率均居创伤首位。多见于交通事故、自然灾害、坠落和暴力伤害等,一旦发生则病情较重,如不及时抢救,将给伤员带来严重的后果,其预后取决于颅脑创伤的程度及处理的效果。

一、分类

(一)按创伤部位分类

1.头皮创伤

头皮血肿、头皮挫裂伤、头皮撕脱伤。

2.颅骨骨折

根据解剖部位可分为颅顶骨折和颅底骨折。颅骨骨折严重者可损伤硬脑膜,导致脑脊液外漏或内漏,也可能合并脑损伤而加重病情。

3.脑损伤

脑损伤是由于脑膜、脑组织、脑血管及脑神经损伤而引起的脑震荡、脑挫裂伤、脑干损伤、颅内血肿等。其中颅内血肿是脑损伤最严重的并发症,按血肿的部位又可分为硬脑膜下血肿、硬脑膜外血肿、脑内血肿等,以硬脑膜下血肿相对多见。各种类型的脑损伤都可能会出现脑水肿,主要表现为颅内压增高,严重的可发生脑疝,从而危及伤员生命。

(二)按伤情分类

1.轻型

单纯性脑震荡伴或不伴颅骨骨折。①原发性昏迷0～30分钟。②仅有轻度头昏、头痛等症状。③神经系统和脑脊液检查无明显改变。④GCS计分13～15分(表5-1)。

表 5-1　GCS 计分标准

睁眼反应	计分	言语反应	计分	运动反应	计分
自动睁眼	4	回答正确	5	按吩咐动作	6
呼唤睁眼	3	回答错误	4	刺痛能定位	5
刺激睁眼	2	胡言乱语	3	刺痛肢体回缩	4
不能睁眼	1	只能发音	2	刺痛肢体屈曲	3
		不能发音	1	刺痛肢体伸直	2
				刺痛无反应	1

2.中型

轻度脑挫裂伤伴有颅骨骨折。①原发性昏迷时间在 12 小时之内。②有轻度神经系统阳性体征,如脑膜刺激征等。③生命体征有轻度改变。④GCS 计分 9～12 分。

3.重型

广泛粉碎性颅骨骨折,重度脑挫裂伤。①出现急性颅内血肿、脑干伤及脑疝,昏迷在 12 小时以上,持续性昏迷或进行性昏迷加重。②有明显神经系统阳性体征。③生命体征有明显改变。④GCS计分 5～8 分。

4.特重型

严重脑干伤或脑干衰竭者,伤员预后极差。①伤后持续性深昏迷,有去大脑强直或伴有其他部位的脏器伤、休克等。②已有晚期脑疝,包括双侧瞳孔散大,生命体征严重紊乱或呼吸停止。③GCS 计分 3～4 分。

二、病情评估

(一)临床表现

颅脑创伤伤员的临床表现与创伤的性质、部位、程度等有关。

1.意识障碍

伤后绝大多数立即出现不同程度的意识障碍,这是判断伤员有无脑损伤的重要依据。脑震荡可表现为一过性脑功能障碍,伤后立即表现为短暂意识障碍,一般不超过 30 分钟,清醒后不能回忆伤前及当时情况,神经系统检查无阳性体征。脑挫裂伤的伤员,伤后立即出现意识障碍,其程度和持续时间与损伤程度和范围有关;颅内血肿可导致颅内压增高或脑疝形成,表现为意识障碍持续加重,如硬膜外血肿的患者表现为原发性意识障碍,经过中间清醒期,再度意识障碍,并逐渐加重。

2.头痛、呕吐

头痛、呕吐是头部外伤的常见症状之一。头痛由头皮创伤、颅骨骨折、颅内出血、颅内压过高或过低,或脑血管的异常舒缩等直接引起。早期呕吐多为迷走神经或前庭神经等结构受影响所致,后期频繁呕吐有可能因颅内压进行性增高而引起,表现为特征性的喷射状呕吐。

3.瞳孔变化

伤后一段时间才出现的进行性一侧瞳孔散大,伴意识障碍加重、生命体征紊乱和对侧肢体瘫痪,是脑疝的典型改变;双侧瞳孔散大、对光反应消失、眼球固定伴深昏迷或去大脑强直,多为脑干损伤或临终表现;双侧瞳孔大小多变、对光反应消失伴眼球分离或异位,多表示中脑损伤;眼球震颤多见于小脑或脑干损伤。

4.肢体偏瘫

伤后一侧肢体少动或不动、肌力减退,对疼痛刺激反应迟钝或无反应,有锥体束征,并进行性加重,应考虑血肿引起脑疝或血肿压迫运动中枢,一般是肢体偏瘫的对侧大脑受到损伤。

5.生命体征变化

颅脑损伤时可伴有生命体征的改变,如颅内出血时血压升高、心率缓慢、呼吸深慢、体温升高,合并脑疝时则血压下降、心率较弱、呼吸快而不规则。

6.脑疝

颅内压增高可引起颅内各腔室间压力不均衡,导致某些部位的脑组织受压向邻近的解剖间隙移位,并危及伤员生命,其中小脑幕切迹疝最为常见。

（二）辅助检查

1.脑脊液检查

脑挫裂伤时,脑脊液常有红细胞。颅内压增高时,可进行测压。

2.X线检查

X线头颅摄片能较好地显示受力部位、颅骨骨折、有无异物等,有一定诊断价值。

3.CT检查

CT是颅脑外伤伤员的首选检查。可显示脑挫裂伤的部位、范围,脑水肿程度和有无脑室受压及路线结构移位等;可明确定位颅内血肿,并计算出血量,了解损伤的病理及范围;可动态地观察病变的发展与转归。对开放性脑损伤,可了解伤道及碎骨片、进行异物定位等。

4.颅脑超声检查

对颅内血肿有诊断价值。

5.脑血管造影

对颅内出血有定位诊断意义,典型征象为无血管区。

三、救治与护理

（一）救治原则

1.伤情判断

通过对受伤时间、受伤原因及过程的重点了解,立即对头部及全身情况进行认真检查,结合伤员意识、瞳孔、生命体征情况,作出及时、正确的判断。

2.头位与体位

颅内高压者采用头高位（15°～30°角）,有利于静脉血回流和减轻脑水肿。意识不清并伴有呕吐或舌后坠者,应采用平卧位,头偏向一侧,或采用侧卧位,以利呕吐物和口腔分泌物的排出;休克者宜采用平卧位,有脑脊液耳、鼻漏者应避免头低位,采用半卧位常能明显减轻脑脊液漏。

3.保持呼吸道通畅

颅脑损伤患者尤其是伴有意识功能障碍者,丧失了正常的咳嗽反射及吞咽功能,呼吸道分泌物不能有效排出,血液、脑脊液、呕吐物等可引起误吸,舌根后坠可引起窒息,从而加重脑缺氧,导致颅内压增高,使病情加重,因此保持呼吸道通畅至关重要,必要时气管切开和机械给氧。

4.控制出血

对开放性及闭合性颅脑损伤采取相应措施。

(1)开放性颅脑损伤。迅速包扎头部和其他部位伤口,减少出血,应争取在伤后 6 小时内进行清创缝合,最迟不超过 72 小时。按要求冲洗伤口,清除异物,切除不整齐创缘,并逐层缝合,然后妥善包扎,如有插入颅腔的异物要加以固定保护,有条件时手术取出;有脑膨出时,用敷料绕其周围,保护脑组织,以免污染和增加损伤。

(2)闭合性颅脑损伤。头皮血肿多数可自行吸收消退,如血肿较大,长期不消散或继续扩散,可穿刺抽吸,并加压包扎;颅内血肿或重度脑挫裂伤合并脑水肿引起的颅内高压和脑疝,常规采取降温、脱水等措施降低颅内压;如出血量大,常用手术开颅血肿清除术、去骨瓣减压术、钻孔引流术。

5.控制脑水肿

主要应用物理降温,如冰帽、冰袋,有助于降低脑代谢率和脑耗氧量,增加脑组织对缺氧的耐受性,改善细胞的通透性,防止脑水肿的发展。同时快速给予脱水利尿药及激素类药物,常用甘露醇、呋塞米等,配合使用激素类药物,常用地塞米松等,具有稳定膜结构的作用,减少因自由基引发的脂质过氧化反应,从而降低脑血管通透性、恢复血-脑屏障功能,增加损伤区的血流量,使脑水肿得到改善。

6.纠正休克

对有休克先兆或有休克症状的伤员,要根据医嘱及时采取补液、输血等措施,适当选用血管升压药。

(二)护理要点

1.气道护理

保持呼吸道通畅,及时清除呼吸道分泌物,维持气道正常功能;气管切开者,保持吸入气的温度和湿度,注意无菌操作,定期作呼吸道分泌物细菌培养,防止呼吸道感染。

2.加强病情观察

严密观察伤员的意识、瞳孔、肢体活动及生命体征,加强颅内压监测,注意脑疝等并发症的发生。

3.加强病情监护

注意观察引流液的颜色、流出量和速度,警惕脑室内活动性出血和感染等;加强颅内压监测,便于诊断颅内血肿、判断手术时机、术中监护、指导治疗和估计预后;加强心电图、呼吸、中心静脉压、血气分析、血氧饱和度、血糖、脑电图等指标的监测。

4.饮食护理

一般伤后 2~3 天禁饮食,注意补钾,24 小时尿量保持在 600 mL 以上。不能进食者,可给予鼻饲饮食,满足机体的营养需要,维持水、电解质及酸碱平衡。

5.用药护理

按医嘱应用脱水利尿药、激素、神经营养等药物。休克患者快速准备配血、输血或输液,但对烦躁不安的患者应做好安全护理,禁用吗啡、哌替啶镇静,可按医嘱给予地西泮。

颅脑创伤救护流程见图 5-1。

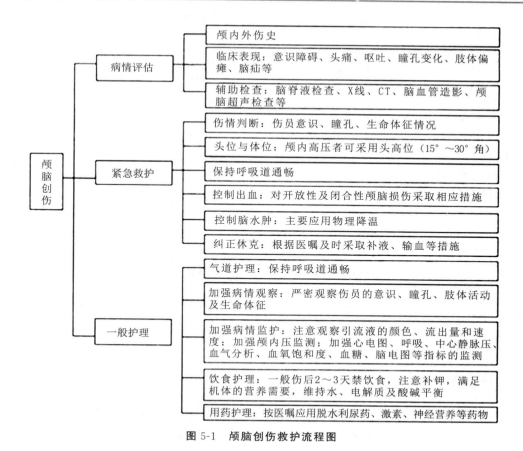

图 5-1 颅脑创伤救护流程图

（牛晓红）

第二节 胸 部 创 伤

胸部创伤无论在平时还是战时都比较常见,包括胸壁、胸腔内脏器和膈肌的直接性损伤及由此产生的继发性病变,如连枷胸、血气胸、纵隔气肿、心包填塞等。重伤和多发伤是胸部创伤的重要特点,由于心肺及大血管位于胸腔内,故胸部创伤后容易发生呼吸和循环功能障碍,对生命构成较大威胁,使胸部创伤成为仅次于脑创伤的重要死因。

一、分类

（一）按致伤原因和伤情分类

1.闭合性损伤

受暴力撞击或挤压所致的胸部组织和脏器损伤,但胸膜腔与外界大气不直接相通。常见的致伤原因有挤压伤、钝器打击伤、高空坠落伤、爆震伤等。胸部闭合性损伤的严重程度取决于受伤组织、器官的数量和伤情,以及有无胸外合并损伤。

2.开放性损伤

损伤穿破胸膜,使胸膜腔与外界相通,造成气胸、血胸或血气胸,有时还可穿破膈肌或伤及腹内脏器。主要见于战时的火器伤,在平时多为锐器刺伤。

(二)按损伤程度分类

1.非穿透伤

只伤及胸壁,而胸膜或纵隔完整无损。

2.穿透伤

损伤穿通胸膜腔或纵隔。

(三)按伤道情况分类

1.贯通伤

损伤既有入口又有出口,常伴有内脏损伤。

2.非贯通伤

伤道只有入口而无出口,往往有异物存留,易致继发感染。

3.切线伤

伤道仅切过胸壁或胸膜腔周缘。

二、病情评估

(一)临床表现

1.疼痛

受伤部位剧烈疼痛,深呼吸、咳嗽或转动体位时疼痛加剧,伤员往往呈痛苦面容,严重者可导致休克。

2.出血

胸壁有伤口时可导致外出血,与损伤的程度及是否损伤大血管有关。如损伤动脉,则出血量大;当损伤面积较大或损伤程度较重时,即使没有损伤大动脉也会出现大量出血。内出血可引起血胸,血胸患者一般出血量较多,压迫肺脏造成肺萎陷,从而引起呼吸困难、伤侧呼吸音减弱、呼吸运动减弱、胸部叩诊浊音,同时伴有面色苍白、出冷汗、血压降低、脉搏细速、呼吸加快等症状,严重者可致失血性休克。由于内出血的伤情及出血量难以估计,只能根据症状加以判断,病情相对危险。

3.咯血

较大的支气管损伤和深部肺组织损伤后带有咯血;肺表面挫伤可无咯血或伤后数天才于痰内出现陈旧性血块;肺爆震伤者,在口、鼻腔内可见血性泡沫样分泌物。

4.呼吸困难

气胸、血胸、连枷胸、反常呼吸、肺损伤、纵隔气肿、呼吸道梗阻均可引起不同程度的呼吸困难,严重者会导致呼吸频率的增快和节律的改变,呈端坐呼吸,出现烦躁不安,严重者出现呼吸衰竭。连枷胸的伤员,出现胸壁反常呼吸运动,常伴有明显的呼吸困难。

5.休克

严重胸廓创伤及心脏和大血管创伤引起的大量失血、心包填塞、心力衰竭均可导致休克。伤员表现为面色苍白或发绀、出冷汗、血压下降、脉搏细速、呼吸困难、少尿或无尿等症状,严重者可出现昏迷。

6.皮下气肿及纵隔气肿

空气来源于肺、气管、支气管或食管的裂伤,经裂伤的壁层胸膜、纵隔胸膜或肺泡细支气管周围疏松间隙沿支气管树蔓延至皮下组织,胸壁皮下气肿最先出现,纵隔气肿先出现在颈根部。严重时(如存在张力性气胸)气肿可迅速沿皮下广泛蔓延,上达颈面部,下达腹壁、阴囊及腹股沟区。张力性纵隔气肿可压迫气管及大血管而引起呼吸、循环功能障碍。

7.胸壁伤口、伤道

开放性胸部创伤的患者在胸壁可见伤口,根据伤口、伤道在胸壁的位置可判断可能被伤及的胸内脏器,以及是否同时有腹腔内脏器的损伤。

8.体征

(1)连枷胸(外伤性浮动胸壁):胸部创伤时可出现伤侧呼吸运动减弱或消失,多根多处肋骨骨折时可出现胸壁软化。

(2)反常呼吸:浮动胸壁在呼吸时与其他部位的正常胸壁运动正好相反。

(3)纵隔摆动:开放性气胸由于两侧胸膜压力不等使纵隔移位,并可随呼吸运动而左右摆动。

(二)辅助检查

1.X 线

X 线是胸部创伤诊断中最常用的方法,也是最可靠的诊断方法。胸部骨折可显示骨折断裂线和断端错位,肋软骨骨折不显示骨折线征象;气胸者可显示不同程度的胸膜腔积气征象,纵隔移向健侧;血胸者可显示大片密度增高阴影,可见气液平面。

2.穿刺

胸腔穿刺和心包穿刺是一种简便又可靠的诊断方法。对怀疑气胸、血胸、血心包的伤员,通过穿刺抽出积血或积气,既可迅速明确诊断,又可缓解心、肺受压迫的症状。

3.血气分析

通过血气分析可了解伤员的缺氧情况,有利于指导治疗,尤其是危重伤员。

4.心电监护

对疑有心肌损伤的伤员或危重症伤员可进行监测。

三、救治与护理

(一)救治原则

(1)体位

胸部创伤伤员一般取半卧位或伤侧在下的低斜坡卧位,可减轻疼痛,保持有效呼吸,同时也可将积血或积液限制在局部范围。

2.保持呼吸道通畅

及时清除口咽部的痰液、血块、呕吐物等异物,吸净气管、支气管中的血液和分泌物,防止窒息,给予高流量吸氧。清醒伤员可鼓励或协助其有效咳嗽排痰,痰多不易咳出者,可给予祛痰剂、雾化吸入;对无力排痰或昏迷伤员,可行鼻导管吸痰、纤维支气管镜吸痰,必要时作气管插管或气管切开术。

3.给氧

低氧是初始阶段就有的重要症状,因此对有皮肤发绀、气急、呼吸频率和节律异常的伤员,应尽早给予氧气吸入,可采用鼻导管或面罩给氧;对由严重连枷胸、重度肺挫伤等引起呼吸衰竭的伤员,应给予气管插管或气管切开行呼吸机辅助呼吸,以纠正低氧血症。

4.疼痛的处理

胸部创伤伤员常有明显的胸痛,在咳嗽咳痰时,协助用双手按压患侧胸壁,以减轻胸廓活动引起的疼痛,必要时可服用地西泮;对疼痛剧烈者可通过肋间神经阻滞或镇痛泵持续注入镇痛药,如吗啡 5～10 mg,但对有呼吸困难、低血压者禁用或慎用。

5.休克的救治

对有失血性休克表现的伤员,迅速建立 2 条静脉通道,可在中心静脉压的监测下快速、大量输液,纠正休克;对于严重肺挫伤、创伤性湿肺的伤员,应限制输液量,每天输液量控制在 1 000 mL 以下,多补给胶体液,以提高胶体渗透压,防止肺水肿。同时要纠正水、电解质紊乱及酸碱平衡失调,并做好血型鉴定、交叉配血试验,为输血做准备。

6.气胸、血胸的处理

开放性气胸先将伤口闭合,再按闭合性气胸处理。张力性气胸易危及生命,先用粗针头穿刺胸腔减压,变张力性为开放性,再作胸腔闭式引流。

7.连枷胸的处理

多根肋骨多处骨折致胸壁软化者需立即用包扎、牵引或内固定法固定胸壁,纠正反常呼吸,以减轻低氧血症。

8.创伤性窒息的处理

创伤性窒息可无明显的胸部损伤,但多伴有多发性肋骨骨折和血气胸、脊柱骨折或心肌挫伤等合并伤。受伤时伤员可能发生呼吸暂停或窒息,全身发绀或神志不清,但一般均能恢复,仅有少数伤员因呼吸停止过久而发生心搏骤停。急救时症状多能自行恢复,预后良好,主要治疗其合并伤,伤员应休息、吸氧.疑有脑水肿时应限制进液量。

(二)护理要点

1.加强病情观察

密切观察生命体征变化,注意意识、瞳孔、胸部、腹部情况和肢体活动;观察患者呼吸功能,注意有无气促、发绀,呼吸频率、节律、幅度等的改变,听诊呼吸音,监测脉搏血氧饱和度,注意有无低氧血症;观察有无纵隔受压、气管移位等,注意触诊皮下气肿的范围和程度;观察尿量、末梢循环、皮肤色泽及温度的情况,了解循环系统及肾功能变化。

2.饮食护理

一般伤员可进流质、半流质饮食,伤情不明、疑有食管损伤或胸腹联合伤者应禁饮食。

3.用药护理

按医嘱合理用药,合理调整输液、输血速度。

4.胸腔闭式引流的护理

应保持管道通畅,注意观察引流液的颜色、性质及量。气胸伤员,若引流管内不断有大量气体溢出,呼吸困难无好转或加重,则提示可能有肺及支气管的严重损伤,应剖胸探查并修补裂口;血胸伤员,若引流管引流血量持续较多,提示胸内有活动性出血,应及时采取相应措施止血。要注意无菌操作并做好引流管的护理,加强感染的预防和控制。

5.并发症的预防及护理

(1)感染:要注意卧床休息,及时、有效地排痰,合理应用抗生素。

(2)肾衰竭:严重失血者,除应积极止血外,应尽早输血、补液、应用利尿剂,同时加强尿量的观察。

（3）肺水肿：避免输液过快、过量，记录出入液量，尽早脱水利尿。

6.加强心理护理

胸部创伤的伤员易产生紧张、焦虑情绪，应做好心理护理，使其消除紧张情绪，配合治疗。

胸部创伤救护流程见图 5-2。

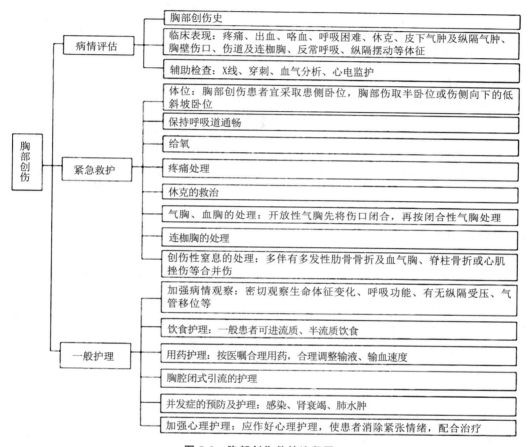

图 5-2　胸部创伤救护流程图

（李晓燕）

第三节　腹　部　创　伤

腹部包括腹壁和腹腔脏器，由于腹腔脏器多，腹部损伤常伴有内脏损伤，易引起大出血和严重感染，发生休克和呼吸衰竭，死亡率可高达 10% 左右。早期、正确的诊断和及时、有效的救护是减少腹部损伤患者死亡的关键。

101

一、发病机制

腹部创伤多见于交通事故、生活意外、斗殴、凶杀等,通常分为两类。

(一)闭合性损伤

闭合性损伤为受钝性暴力所致,若损伤仅造成单纯腹壁损伤,一般病情较轻;若合并内脏损伤,大多为严重创伤。空腔脏器破损引起弥漫性腹膜炎;实质性脏器破裂出血引起失血性休克。

(二)开放性损伤

开放性损伤分为贯穿伤和非贯穿伤,大多伴有腹内脏器损伤。

二、病情评估

(一)受伤史

了解腹部受伤史,根据受伤的部位、方式及其临床表现评估判断有无腹内脏器损伤。

(二)全身情况

(1)神志:单纯腹部伤者大多神志清楚;车祸或腹内大血管伤伴休克者,表情淡漠、紧张、烦躁不安。

(2)休克者面色苍白、四肢冰凉、口渴、尿少。

(3)呼吸:腹内脏器伤常呈胸式呼吸。

(4)脉搏与血压:有内出血和腹膜炎时脉搏增快,严重休克者血压甚至测不出。

(5)休克:实质性器官伤出血量超过 1 500 mL、出血速度快者,伤后早期即有低血容量性休克;空腔脏器损伤如超过 12 小时,易并发中毒性休克。

(6)腹痛:一般单纯内出血腹痛较轻,而空腔脏器穿孔致腹膜炎者,腹痛严重。

(7)恶心、呕吐:腹壁伤无此症状,腹内脏器损伤大多伴有恶心及呕吐。

(三)体征

(1)局部体征:闭合伤腹部大多无明显创伤伤痕,少数仅见下胸腹壁淤血。开放伤应检查致伤入口。

(2)腹膜刺激征:是腹内脏器损伤的重要体征,压痛最明显的部位常是受伤脏器所在。但多器官损伤或受伤较久时,全腹均有压痛、肌紧张和反跳痛。引起腹膜炎时,腹壁呈板状强直。

(3)肠鸣音减弱或消失。

(4)移动性浊音:腹内液体多行,腹部有移动性浊音,但休克患者不宜检查移动性浊音。

(四)腹腔穿刺术

若穿刺抽出不凝固血液,提示腹腔内出血;如抽出胃内容物或胆汁,提示胃肠或胆囊损伤;如抽出尿液,则为膀胱损伤;如无液体抽出,并不能完全排除无内脏损伤的可能,仍应严密观察病情。

三、急救护理

腹部损伤救治成功与否,与现场急救,伤情的准确判断、及时处理有密切的关系,处理危及生命的情况,迅速建立静脉通路,积极采取抗休克措施等。

(1)绝对卧床休息,无休克者取半卧位,使胸腔容积扩大,有利于改善呼吸和循环功能,减轻腹胀、腹痛,可使腹腔渗液局限,有利于引流和吸收。严密观察病情变化。

（2）保持呼吸道通畅,吸氧,防止窒息,及时清除呼吸道分泌物,有气道阻塞、喉部或气管外伤者应立即处理,必要时行气管内插管或气管切开。

（3）即建立 2～3 条静脉通道,必要时深静脉置管,输液、输血,防止休克,快速术前准备,交叉配血等,肌内注射破伤风抗毒素血清。

（4）心理护理:腹部损伤的伤员均有不同程度的恐惧心理,因此,对神志清醒伤员,安慰和鼓励患者,树立战胜疾病的信心。

（5）禁食、胃肠减压、留置导尿管,密切观察引流液的颜色、量并详细记录。

（6）如有活动性出血,应采取有效的止血措施。

（7）开放性腹部损伤且有内脏脱出,不可将脱出物收纳腹腔内,以免加重腹腔污染,要用干净的纱布、器皿覆盖包扎,初步包扎伤口后,待进一步处理。

（8）对闭合性损伤患者,未明确诊断者禁用止痛剂,以免掩盖病情。

（9）手术治疗:开放性腹部损伤需紧急手术,应存严密观察患者病情变化的同时做好术前准备,单纯非穿透伤,可行腹壁清创缝合,有内脏损伤时,应手术止血、修补、清除异物,对闭合性腹部损伤患者,早期剖腹探查是治疗腹内脏器损伤的关键措施。

（杨　洋）

第四节　中　暑

一、中暑的病因、发病机制与分类

中暑广义上类似于热病,泛指高温高湿环境对人体的损伤。按严重程度递增顺序可细分为热昏厥、热痉挛、热衰竭和热射病（也就是狭义的中暑概念）。其他还有先兆中暑、轻症中暑等概念,因较含糊或与许多夏季感染性疾病的早期表现难以鉴别,仅用热昏厥、热痉挛、热衰竭和热射病等诊断已可描述各种中暑类型,故本节不做介绍。

民间喜欢将暑天发生的大部分疾病往中暑上套,事实上很多仅为病毒或细菌感染的早期表现（如感冒、胃肠炎等）,需注意鉴别。同时民间还盛传中暑不能静脉补液的谬论,需注意与患者沟通解释。2010 年7 月,中暑已被列入了国家法定职业病目录。

（一）病因及发病机制

下丘脑通过调节渴感、肌张力、血管张力、汗腺来平衡产热与散热。

1.散热受限

散热机制有三种:出汗、传导对流、辐射。辐射为通过红外线散射,正常时占散热的 65％,其与传导对流方式相比优点在于基本不耗能,但在高温环境下失效。而出汗在正常时占散热的 20％,在高温环境下则成为主要散热方式,但需消耗水、电解质与能量,并在高湿环境性能下降,100％相对湿度时完全失效。

（1）环境因素:高温、高湿环境如日晒、锅炉房及厚重、不透气的衣物。一般温度超过 32 ℃或湿度超过 70％就有可能发生。

（2）自身体温调节功能下降:①自身出汗功能下降。肥胖、皮肤病如痂皮过厚、汗腺缺乏、皮肤血供不足、脱水、低血压、心脏病导致的心排血量下降如充血性心力衰竭导致皮肤水肿散热不良及老年人或体弱者等。②抑制出汗。酗酒、抗胆碱药如阿托品等、抗精神病药物、三环抗抑郁药、抗组胺药、单胺氧化酶抑制剂、缩血管药和β受体阻滞剂等。③脱水。饮水不足、利尿药、泻药等。④电解质补充不足。

2.产热过多

强体力活动时多见于青壮年或健康人,或药物如苯环利定、麦角酸二乙酰胺、苯异丙胺、可卡因、麻黄素类和碳酸锂等的使用。

3.脱水、电解质紊乱

中暑时因大量出汗、呼吸道水分蒸发和摄入水分不足造成大量失水,同时电解质丢失。但是往往丢水大于丢钠造成高渗性脱水。不同类型的脱水之间也可相互转化,如若伤员单纯补充饮用淡水会导致低渗性脱水。

(二)不同的中暑类型

1.热昏厥

脑血供不足。皮肤血管扩张及血容量不足导致突然低血压,脑及全身血供不足而意识丧失,多为体力活动后。此时皮肤湿冷,脉弱。收缩压低于 13.3 kPa(100 mmHg)。

2.热痉挛

低钠血症。为大量出汗而脱水、电解质损失,血液浓缩,然后单纯饮淡水导致稀释性低钠血症,引起骨骼肌缓慢的、痛性痉挛、颤搐,一般持续 1~3 分钟。由于体温调节、口渴机制正常,此时血容量尚未明显不足,生命体征一般尚稳定,如体温多正常或稍升高,皮肤多湿冷。

3.热衰竭

脱水、电解质缺乏。脱水、电解质缺乏造成发热、头晕、恶心、头痛、极度乏力,但体温调节系统尚能工作,治疗不及时会转变为热射病。与热射病在表现上的主要区别在于没有严重的中枢神经系统紊乱。此时口渴明显,肛温>37.8 ℃,皮肤湿,大量出汗,脉细速,可有轻度的中枢神经症状(头痛、乏力、焦虑、感觉错乱、歇斯底里),高通气(为了排出热量)而导致呼吸性碱中毒。其他症状还有恶心、呕吐、头晕、眼花、低血压及热晕厥、热痉挛的症状。治疗关键是补液。

4.热射病

体温调节功能失调。为在热衰竭基础上再进一步发展,体温调节功能失调而引起的高热及中枢神经系统症状在内的一系列症状体征,在热衰竭的症状基础上会有典型的热射病症状:超高热、标志性特点、肛温>41 ℃。意识改变是标志性特点,神志恍惚并继发突发的癫痫、谵妄或昏迷;无汗,在早期可能有汗,但很快会进展到无汗。除以上 3 点外还有以下表现:血压先升后降,高通气导致呼吸性碱中毒,伴随心、肝、凝血、肾等损伤。热射病可分为两型:经典型,以上症状在数天时间内慢慢递增,多见于湿热环境或老年、慢性病伤员,此型无汗;劳累型,以上症状可迅速发生,多为青壮年,伴有体力活动,但可能还会继续出汗。治疗关键是降温补液并处理并发症。

二、现场评估与救护

(一)病史、查体

了解发病原因:①环境,包括环境温度与湿度、通风情况、持续时间、动作强度、身体状况及个体适应力等。②症状:如口干、乏力、恶心、呕吐、头晕、眼花、神志恍惚等。③查体:测量生命体征,如肛温、脉搏和血压等。

（二）评估体温

接诊可能为中暑的伤员后首先评估体温,如体温是否 39 ℃以上。

(1)若否,并考虑可能为热晕厥时。通过平卧位、降温、补充水分(肠内,必要时静脉)可恢复,必要时需观察监护以发现某些潜在的疾病。

体位治疗:平卧位,可将腿抬高,保证脑血供。

(2)若否,并考虑可能为热痉挛时。通过阴凉处休息、补充含电解质及糖分的饮料可恢复,在恢复工作前一般需休息 1～3 天并持续补充含钠饮料直到症状完全缓解。同时可通过被动伸展运动、冰敷或按摩来缓解痉挛。

口服补液方法:神志清时,饮用冷的含电解质及糖分的饮料(稀释的果汁、牛奶、市场上卖的运动饮料或稀盐汤等)来补充。

(3)若是,则可能为热衰竭或热射病。

（三）评估意识状态

若意识改变,可能为热射病,否则为热衰竭。

（四）热衰竭救护

若为热衰竭,马上开始静脉补液。

补液方法:严重时需要静脉输液来补充等张盐水,0.9％生理盐水、5％葡萄糖或林格液均可。2～4 小时内可补充 1 000～2 000 mL 液体;并根据病情判断脱水的类型,判断后续补液种类。严重的低钠血症可静脉滴注最高 3％的高张盐水。有横纹肌溶解风险时可加用甘露醇或碱化尿液,监测出入量,留置导尿管,维持尿量 50 mL/h 以上,来预防肾衰竭。神志清时也可口服补液。

（五）热射病救护

若为热射病,在气道管理、维持呼吸、维持循环的基础上马上降温到 39 ℃(蒸发降温),处理并发症。

1.评估气道、保持呼吸道通畅,维持呼吸

注意气道的开放,必要时气管插管;置鼻胃管,可用于神志不清时补液及预防误吸。给氧,高流量给氧如 100％氧气吸入直到体温降到 39 ℃。

2.降温方法

脱离湿热环境,防止病情加重。置于凉快、通风的地点(室内、树荫下);松开去除衣物,尽量多的暴露皮肤。

(1)蒸发法降温:用冷水(15 ℃)喷到全身,并用大风量风扇对着伤员吹。其他方法还有腋窝、颈部、腹股沟、腘窝等浅表动脉处放置降温物品如冰袋等,以及冷水洗胃或灌肠,但效果不及蒸发法。有条件的使用降温毯。必要时可将身体下巴以下或仅四肢浸入冷水,直到体温降到 39 ℃就停止浸泡,这对降温非常有效,但很可能会导致低血压及寒战,甚至可考虑使用肌肉松弛药来辅助降温。

(2)寒战的控制:氯丙嗪 25～50 mg 静脉注射或静脉滴注,或地西泮 5～10 mg 静脉注射,减少产热,注意血压呼吸监护。目标是迅速(1 小时内)控制体温。

非甾体抗炎药应禁用(如阿司匹林、吲哚美辛、对乙酰氨基酚等),因中暑时非甾体抗炎药已无法通过控制体温调节中枢来达到降温效果,反而会延误其他有效治疗措施的使用。但可考虑使用糖皮质激素。

3.补液方法

参见热衰竭。但在神志障碍时口服补液要慎用,防止误吸。

三、进一步评估与救护

(一)辅助检查

辅助检查主要用来了解电解质及评估脏器损伤。血电解质(热痉挛:低钠;热射病:高钠、低钠、低钾、低钙、低磷均可能)、肾功能(肌酐、血尿素氮升高,高尿酸)、血气分析(呼吸性碱中毒、代谢性酸中毒、乳酸酸中毒)、尿常规(比重)、血常规(白细胞增多、血小板减少)、心肌酶学、转氨酶、出血和凝血时间(凝血酶原时间延长,弥散性血管内凝血)、心电图(心肌缺血,ST-T改变),必要时血培养。评估肾衰竭、心力衰竭、呼吸窘迫、低血压、血液浓缩、电解质平衡、凝血异常的可能。

(二)评估脱水的类型

根据病情判断是等渗、高渗还是低渗性脱水。中暑时多为高渗性脱水,但若伤员单纯饮用淡水会导致低渗性脱水。

(三)鉴别是否为药物或其他疾病引起

比如恶性综合征,如抗精神病药物引起的高烧、强直及昏迷;恶性高热,如麻醉药引起;血清素综合征,如5-羟色胺选择性重摄取抑制剂与单胺氧化酶抑制剂合用引起;抗胆碱药、三环抗抑郁药、抗组胺药、吸毒、甲状腺功能亢进毒症、持续长时间的癫痫、感染性疾病引起的发热。

(四)注意病情进展

热衰竭伤员体温进一步升高并出汗,停止时会转为热射病。

(五)各种并发症的处理

呼吸衰竭如低氧、气道阻力增加时若考虑ARDS,需呼吸机PEEP模式支持人工呼吸。监测血容量及心源性休克的可能,血流动力学监测如必要时漂浮导管测肺动脉楔压、中心静脉压等,低血压、心力衰竭时补液、使用血管活性药物如多巴酚丁胺。持续的昏迷癫痫需进一步查头颅CT、腰穿、气管插管、呼吸机支持。凝血异常如紫癜、鼻衄、呕血或弥散性血管内凝血等,监测出血和凝血血小板等,考虑输注血小板及凝血因子,若考虑弥散性血管内凝血早期给予肝素。少尿、无尿、肌酐升高、肌红蛋白尿等肾衰竭表现:补液维持足够尿量,必要时透析治疗。

若在急性期得到恰当及时治疗,没有意识障碍或血清酶学升高的伤员多数能在1～2天内恢复。

四、健康教育

最重要的是预防。教育公众,中暑是可预防的。避免长时间暴露于湿热环境,使用遮阳设备,多休息。在进入湿热环境前及期间多饮含电解质及糖分的冷饮如稀释的果汁、市场上卖的运动饮料或1%稀盐汤、非碳酸饮料来补充水分电解质。特别是告知一些老年人不要过分限制食盐摄入。避免含咖啡因的饮料,因其会兴奋导致产热增多。教育高危人群:体力劳动者、运动员、老年、幼儿、孕妇、肥胖、糖尿病、酗酒、心脏病等,以及使用吩噻嗪类、抗胆碱能类等药时的人都是高危人群,不要穿厚重紧身衣物,认识中暑的早期症状体征。告知中暑伤员,曾经中暑过,以后也容易中暑,如对热过敏,起码4周内避免再暴露。暑天有条件地使用空调降温。在暑天不能把儿童单独留在车内。

(周婧婧)

第五节　淹　溺

一、疾病概论

淹溺又称溺水,是指人淹没于水中,水和水中污泥、杂草堵塞呼吸道或反射性喉、支气管痉挛引起通气障碍而窒息。如跌入粪池、污水池和化学物品池中,可引起皮肤和黏膜损伤及全身中毒。

(一)病因及发病机制

1.病因

淹溺最常见的原因是溺水,造成淹溺的主要因素包括以下几点。

(1)游泳时或意外事件时落入水中,可发生淹溺。如游泳中换气过度,体内 CO_2 排出过多,引起呼吸性碱中毒,导致手足抽搐;疲劳过度、水温过低等原因可引起腓肠肌痉挛而发生淹溺。

(2)水下作业时潜水用具发生故障,发生潜水病,或潜水时间过长、过度疲劳,而使体内血氧饱和度过低,引起意识障碍而发生淹溺。

(3)人不慎跌入粪池、污水池、化学物质储存池中,造成淹溺,并引起皮肤和黏膜损伤及全身中毒。

2.发病机制

(1)人淹没于水中,多因紧张、惊恐、寒冷等因素的强烈刺激,反射性地引起喉头和支气管痉挛,声门紧闭,造成缺氧。

(2)由于缺氧,淹溺者被迫进行深呼吸。吸入的水越多,肺顺应下降越明显,最终出现呼吸衰竭,产生低氧血症、高碳酸血症及呼吸性酸中毒,并可伴有代谢性酸中毒。低氧血症及组织缺氧最终导致肺水肿甚至脑水肿。

(3)如呼吸道吸入淡水,水可迅速经肺泡被吸收入血液循环,使血容量增加,血液稀释而发生血、电解质平衡失常,红细胞破裂引起血管内溶血,血钾浓度增高,血钠、血钙、血氯浓度降低,血浆蛋白减少。如海水进入呼吸道和肺泡,引起血容量减少,造成血液浓缩,血钠、血氯、血钙、血镁浓度增加。高钙血症可引起心动过缓和传导阻滞,甚至心脏停搏;高镁血症可抑制中枢神经和周围神经,扩张血管,而血容量减少又使血压下降,动脉血氧分压降低,机体缺氧,引起脑水肿、代谢性酸中毒,最终导致心力衰竭、循环障碍。两者的病理特点比较见表5-2。

表 5-2　淡水淹溺与海水淹溺病理特点比较

项目	淡水淹溺	海水淹溺
血液总量	增加	减少
血液渗透压	降低	增加
电解质变化	钾离子增加,钠离子、钙离子、镁离子减少	钠离子、钙离子、镁离子、氯离子增加
心室颤动发生率	常见	少见
主要死因	急性肺水肿、脑水肿、心力衰竭、心室颤动	急性肺水肿、脑水肿、心力衰竭

(二)临床表现

患者从水中被救上岸后,主要表现有:①神志不清。②皮肤发绀、四肢冰冷。③呼吸、心跳微弱或已停止,血压测不到。④口旁、鼻内充满泡沫状液体。⑤胃扩张。

(三)救治原则

(1)立即清理口、鼻中的污泥、水草等杂物,保持呼吸道畅通。若呼吸道被水阻塞,要立即取俯卧位,头偏向一侧,腹下垫高,救护者用手按压其背部;或救护者一腿跪地一腿屈膝,将淹溺者腹部置于救护者屈膝的腿上,头部向下并偏向一侧,救护者用手按压其背部,可使呼吸道和胃部的积水倒出;也可将淹溺者扛在救护者的肩上,肩顶住淹溺者的腹部,上下抖动以达到排水的目的。注意排水时间不可过长,倒出口、咽、气管内的水分即可,以免延误抢救的时机。如为海水淹溺,高渗性液体使血浆渗入肺部,此时应取低头仰卧位,以利水分引流。

(2)呼吸、心脏停搏者立即行心肺脑复苏。

(3)输氧:几乎所有的患者都存在低氧血症。可吸入高浓度氧或进行高压氧治疗,如有条件可使用人工呼吸机。

(4)复温:如患者体温过低,根据情况做好体外或体内复温措施。

(5)维持水、电解质平衡:淡水淹溺者,适当限制入水量,并积极补充氯化钠溶液;海水淹溺者,因血容量低,不宜过分限制入水量,并注意补液,纠正低血容量;根据患者病情,酌情补充碳酸氢钠。以纠正代谢性酸中毒。

(6)防治并发症:如肾上腺糖皮质激素可防治肺水肿、脑水肿、ARDS及溶血等。如合并急性肾功能不全、心律失常、心功能不全、弥散性血管内凝血等,应及时做出相应处理。

二、护理评估

(一)病史

淹溺最常见于儿童、青少年。应详细了解淹水的时间、水温、被救起的方式、现场处理情况等。

(二)身心状况

1.症状与体征

患者常有意识障碍,牙关紧闭,呼吸、心脏搏动微弱或停止。皮肤黏膜苍白或发绀,四肢发冷,口腔、鼻腔内可充满泡沫、泥沙、水草等,上腹部膨胀、隆起伴胃扩张。复苏过程中可出现各种心律失常、心力衰竭、ARDS、脑水肿、弥散性血管内凝血及急性肾衰竭等,病程中常合并肺部感染。淹溺发生在寒冷水中,可出现低温综合征。

2.心理与社会

患者苏醒后,常可出现焦虑、恐惧、失眠,甚至出现短时记忆丧失。

(三)辅助检查

1.血常规

淡水淹溺者可出现血红蛋白下降。

2.血气分析

可出现低氧血症、高碳酸血症、呼吸性酸中毒合并代谢性酸中毒。

3.电解质

淡水淹溺者可出现血清钠、血清氯降低,血清钾增高;海水淹溺者,血清钠、血清氯、血清镁、血清钙可增高。

4.胸部 X 线检查

可见肺不张或肺水肿,肺野可见大片絮状炎性渗出物。

三、护理诊断

(一)液体量过多

液体量过多与淹溺者吸入的水可迅速经肺泡进入血液循环,使血容量增加有关。

(二)意识障碍

意识障碍与低氧血症、脑组织缺氧、肺水肿、脑水肿有关。

(三)潜在并发症:心脏停搏

心脏停搏与心肌严重缺氧、电解质紊乱、心律失常有关。

四、护理目标

(1)清除患者体内过多体液,恢复正常呼吸。

(2)患者意识清楚,反应正常,生活自理。

(3)患者未发生心脏停搏,或心脏停搏经心肺脑复苏后恢复正常。

五、护理措施

(一)一般护理

(1)迅速清除呼吸道异物。

(2)吸氧:对于心肺复苏有效者,给予高流量氧气吸入。

(3)迅速建立静脉通道,并保持输液畅通。

(4)加强基础护理:对昏迷患者要注意皮肤护理,定时翻身,以预防压疮;呼吸道分泌物较多者,应吸痰、翻身、拍背,以利排痰;定时清洁口腔。可留置胃管,用于胃肠减压和防止呕吐。

(二)急救护理

(1)立即行心肺脑复苏,直至出现自主呼吸和心律。如心脏搏动、呼吸未恢复者,继续行人工呼吸和胸外心脏按压,边转运边抢救。

(2)注意患者的神志变化,昏迷患者要观察瞳孔的大小、对光反射,注意有无散大、固定。

(3)监测每小时尿量。出入量相差过多时应通知医师,便于及时发现肾脏损害和心力衰竭。

(4)严密观察生命体征的变化。随时采取应急措施,做好观察记录。

(5)对于神志已经清醒,肺部检查正常,但还存在缺氧、酸中毒或低温者,应注意保温,并继续留在观察室,以防止病情反复和恶化。对于淹溺的危重患者,呼吸、心脏搏动没有恢复或已恢复但不稳定者,应送重症监护病房抢救。对于心电监护的心律、血压、血氧饱和度的变化,随时通知医师,及时处理。

(6)对复苏成功者,要观察 24~48 小时,防止患者出现病情反复。

(三)心理护理

患者清醒后,精神可能受到极大刺激和创伤,甚至留下遗忘症、惊恐等精神症状。针对患者的具体情况,护士应针对患者的具体情况,给予患者精心的心理护理。培养患者的自理能力,使心理重新康复。

六、护理评价

(1)患者肺水肿消退,呼吸频率、节律正常,低氧血症被纠正。

(2)患者神志清楚,思维敏捷,恐怖心理消除。

(3)未发生心脏停搏,或经复苏术后心律恢复正常,生命体征平稳。

（周婧婧）

第六章

呼吸内科疾病护理

第一节　急性气管-支气管炎

一、概述

（一）疾病概述

急性气管-支气管炎是由生物、物理、化学刺激或过敏等因素引起的急性气管-支气管黏膜炎症。多为散发，无流行倾向，年老体弱者易感。临床症状主要为咳嗽和咳痰。常发生于寒冷季节或气候突变时。也可由急性上呼吸道感染迁延不愈所致。

（二）相关病理生理

由病原体、吸入冷空气、粉尘、刺激性气体或因吸入致敏原引起气管-支气管急性炎症反应。其共同的病理表现为气管、支气管黏膜充血水肿，淋巴细胞和中性粒细胞浸润；同时可伴纤毛上皮细胞损伤，脱落；黏液腺体肥大增生。合并细菌感染时，分泌物呈脓性。

（三）急性气管-支气管炎的病因与诱因

病原体导致的感染是最主要病因，过度劳累、受凉、年老体弱是常见诱因。

1.病原体

病原体与上呼吸道感染类似。常见病毒为腺病毒、流感病毒（甲、乙）、冠状病毒、鼻病毒、单纯疱疹病毒、呼吸道合胞病毒和副流感病毒。常见细菌为流感嗜血杆菌、肺炎链球菌、卡他莫拉菌等，近年来衣原体和支原体感染明显增加，在病毒感染的基础上继发细菌感染亦较多见。

2.物理、化学因素

冷空气、粉尘、刺激性气体或烟雾（如二氧化硫、二氧化氮、氨气、氯气等）的吸入，均可刺激气管-支气管黏膜引起急性损伤和炎症反应。

3.变态反应

常见的吸入致敏原包括花粉、有机粉尘、真菌孢子、动物毛皮排泄物；或对细菌蛋白质的过敏，钩虫、蛔虫的幼虫在肺内的移行均可引起气管-支气管急性炎症反应。

（四）临床表现

临床主要表现为咳嗽咳痰。一般起病较急，通常全身症状较轻，可有发热。初为干咳或少量黏液痰,随后痰量增多,咳嗽加剧,偶伴血痰。咳嗽、咳痰可延续 2～3 周,如迁延不愈,可演变成慢性支气管炎。伴支气管痉挛时,可出现程度不等的胸闷气促。

(五)辅助检查

1.血液检查

病毒感染时,血常规检查白细胞计数多正常;细菌感染较重时,白细胞计数和中性粒细胞计数增高。血沉检查可有血沉快。

2.胸部 X 线检查

多无异常,或仅有肺纹理的增粗。

3.痰培养

细菌或支原体衣原体感染时,可明确病原体;药物敏感试验可指导临床用药。

(六)治疗要点

1.对症治疗

咳嗽无痰或少痰,可用右美沙芬、喷托维林(咳必清)镇咳。咳嗽有痰而不易咳出,可选用盐酸氨溴索、溴己新、桃金娘油提取物化痰,也可雾化帮助祛痰。较为常用的为兼顾止咳和化痰的棕色合剂,也可选用中成药止咳祛痰。发生支气管痉挛时,可用平喘药如茶碱类、β_2 受体激动剂等。发热可用解热镇痛药对症处理。

2.抗菌药物治疗

有细菌感染证据时应及时使用。可以首选新大环内酯类、青霉素类,亦可选用头孢菌素类或喹诺酮类等药物。多数患者口服抗菌药物即可,症状较重者可经肌内注射或静脉滴注给药,少数患者需要根据病原体培养结果指导用药。

3.一般治疗

多休息,多饮水,避免劳累。

二、护理评估

(一)病因评估

主要评估患者健康史和发病史,近期是否有受凉、劳累、是否有粉尘过敏史、是否有吸入冷空气或刺激性气体史。

(二)一般评估

1.生命体征

患者体温可正常或发热;有无呼吸频率加快或节律异常。

2.患者主诉

有无发热、咳嗽、咳痰、喘息等症状。

3.相关记录

体温、痰液颜色、性状和量等情况。

(三)身体评估

听诊有无异常呼吸音;有无双肺呼吸音变粗,两肺可否闻及散在的干湿啰音,湿啰音部位是否固定,咳嗽后湿啰音是否减少或消失。有无闻及哮鸣音。

(四)心理-社会评估

患者在疾病治疗过程中的心理反应与需求,家庭及社会支持情况,引导患者正确配合疾病的治疗与护理。

(五)辅助检查结果评估

1.血液检查

有无白细胞总数和中性粒细胞百分比升高,有无血沉加快。

2.胸部 X 线检查

有无肺纹理增粗。

3.痰培养

有无致病菌生长,药敏试验结果如何。

(六)治疗常用药效果的评估

1.应用抗生素的评估要点

(1)记录每次给药的时间与次数,评估有无按时,按量给药,是否足疗程。

(2)评估用药后患者发热、咳嗽、咳痰等症状有否缓解。

(3)评估用药后患者是否出现皮疹、呼吸困难等变态反应。

(4)评估用药后患者有无较明显的恶心、呕吐、腹泻等不良反应。

2.应用止咳祛痰剂效果的评估

(1)记录每次给药的时间与次量。

(2)评估用祛痰剂后患者痰液是否变稀,是否较易咳出。

(3)评估用止咳药后,患者咳嗽频繁是否减轻,夜间睡眠是否改善。

3.应用平喘药后效果的评估

(1)记录每次给药的时间与量。

(2)评估用药后,患者呼吸困难是否减轻,听诊哮鸣音有否消失。

(3)如应用氨茶碱时间较长,需评估有无茶碱中毒表现。

三、主要护理诊断/问题

(一)清理呼吸道无效

与呼吸道感染、痰液黏稠有关。

(二)气体交换受损

与过敏、炎症引起支气管痉挛有关。

四、护理措施

(一)病情观察

观察生命体征及主要症状,尤其咳嗽,痰液的颜色、性质、量等的变化;有无呼吸困难与喘息等表现;监测体温情况。

(二)休息与保暖

急性期应减少活动,增加休息时间,室内空气新鲜,保持适宜的温度和湿度。

(三)保证充足的水分及营养

鼓励患者多饮水,必要时由静脉补充。给予易消化营养丰富的饮食,发热期间进食流质或半流质食物为宜。

（四）保持口腔清洁

由于患者发热、咳嗽、痰多且黏稠,咳嗽剧烈时可引起呕吐,故要保持口腔卫生,以增加舒适感,增进食欲,促进毒素的排泄。

（五）发热护理

热度不高不需特殊处理,高热时要采取物理降温或药物降温措施。

（六）保持呼吸道通畅

观察呼吸道分泌物的性质及能否有效地咳出痰液,指导并鼓励患者有效咳嗽;若为细菌感染所致,按医嘱使用敏感的抗生素。若痰液黏稠,可采用超声雾化吸入或蒸气吸入稀释分泌物;对于咳嗽无力的患者,宜经常更换体位,拍背,使呼吸道分泌物易于排出,促进炎症消散。

（七）给氧与解痉平喘

有咳喘症状者可给予氧气吸入或按医嘱采用雾化吸入平喘解痉剂,严重者可口服。

（八）健康教育

1.疾病预防指导

预防急性上呼吸道感染的诱发因素。增强体质,可选择合适的体育活动,如健康操、太极拳、跑步等,可进行耐寒训练,如冷水洗脸、冬泳等。

2.疾病知识指导

患病期间增加休息时间,避免劳累;饮食宜清淡、富含营养;按医嘱用药。

3.就诊指标

如两周后症状仍持续应及时就诊。

五、护理效果评估

（1）患者自觉症状好转（咳嗽咳痰、喘息、发热等症状减轻）。

（2）患者体温恢复正常。

（3）患者听诊时双肺有无闻及干湿啰音。

（王丽丽）

第二节　慢性支气管炎

慢性支气管炎是由于感染或非感染因素引起气管、支气管黏膜及其周围组织的慢性非特异性炎症。临床以咳嗽、咳痰或伴有喘息反复发作为特征,每年持续 3 个月以上,且连续 2 年以上。

一、病因和发病机制

慢性支气管炎的病因极为复杂,迄今尚有许多因素还不够明确,往往是多种因素长期相互作用的综合结果。

（一）感染

病毒、支原体和细菌感染是本病急性发作的主要原因。病毒感染以流感病毒、鼻病毒、腺病毒和呼吸道合胞病毒常见;细菌感染以肺炎链球菌、流感嗜血杆菌和卡他莫拉菌及葡萄球菌常见。

(二)大气污染

化学气体如氯气、二氧化氮、二氧化硫等刺激性烟雾,空气中的粉尘等均可刺激支气管黏膜,使呼吸道清除功能受损,为细菌入侵创造条件。

(三)吸烟

吸烟为本病发病的主要因素。吸烟时间的长短与吸烟量决定发病率的高低,吸烟者的患病率较不吸烟者高 2～8 倍。

(四)过敏因素

喘息型支气管患者,多有过敏史。患者痰中嗜酸性粒细胞和组胺的含量及血中 IgE 明显高于正常。此类患者实际上应属慢性支气管炎合并哮喘。

(五)其他因素

气候变化,特别是寒冷空气对慢支的病情加重有密切关系。自主神经功能失调,副交感神经功能亢进,老年人肾上腺皮质功能减退,慢性支气管炎的发病率增加。维生素 C 缺乏,维生素 A 缺乏,易患慢性支气管炎。

二、临床表现

(一)症状

患者常在寒冷季节发病,出现咳嗽、咳痰,尤以晨起显著,白天多于夜间。病毒感染痰液为白色黏液泡沫状,继发细菌感染,痰液转为黄色或黄绿色黏液脓性,偶可带血。慢性支气管炎反复发作后,支气管黏膜的迷走神经感受器反应性增高,副交感神经功能亢进,可出现过敏现象而发生喘息。

(二)体征

早期多无体征。急性发作期可有肺底部闻及干、湿啰音。喘息型支气管炎在咳嗽或深吸气后可闻及哮鸣音,发作时,有广泛哮鸣音。

(三)并发症

(1)阻塞性肺气肿:为慢性支气管炎最常见的并发症。

(2)支气管肺炎:慢性支气管炎蔓延至支气管周围肺组织中,患者表现寒战、发热、咳嗽加剧、痰量增多且呈脓性;白细胞总数及中性粒细胞增多;X 线胸片显示双下肺野有斑点状或小片阴影。

(3)支气管扩张症。

三、诊断

(一)辅助检查

1.血常规

白细胞总数及中性粒细胞数可升高。

2.胸部 X 线

单纯型慢性支气管炎,X 线片检查阴性或仅见双下肺纹理增多、增粗、模糊、呈条索状或网状。继发感染时为支气管周围炎症改变,表现为不规则斑点状阴影,重叠于肺纹理之上。

3.肺功能检查

早期病变多在小气道,常规肺功能检查多无异常。

(二)诊断要点

凡咳嗽、咳痰或伴有喘息,每年发作持续 3 个月,连续 2 年或 2 年以上者,并排除其他心、肺疾病(如肺结核、肺尘埃沉着病、支气管哮喘、支气管扩张症、肺癌、肺脓肿、心脏病、心功能不全等)、慢性鼻咽疾病后,即可诊断。如每年发病不足 3 个月,但有明确的客观检查依据(如胸部 X 线片、肺功能等)亦可诊断。

(三)鉴别诊断

1.支气管扩张

多于儿童或青年期发病,常继发于麻疹、肺炎或百日咳后,并有咳嗽、咳痰反复发作的病史,合并感染时痰量增多,并呈脓性或伴有发热,病程中常反复咯血。在肺下部周围可闻及不易消散的湿啰音。晚期重症患者可出现杵状指(趾)。胸部 X 线上可见双肺下野纹理粗乱或呈卷发状。薄层高分辨 CT(HRCT)检查有助于确诊。

2.肺结核

活动性肺结核患者多有午后低热、消瘦、乏力、盗汗等中毒症状。咳嗽痰量不多,常有咯血。老年肺结核的中毒症状多不明显,常被慢性支气管炎的症状所掩盖而误诊。胸部 X 线上可发现结核病灶,部分患者痰结核分枝杆菌检查可获阳性。

3.支气管哮喘

支气管哮喘常为特质性患者或有过敏性疾病家族史,多于幼年发病。一般无慢性咳嗽、咳痰史。哮喘多突然发作,且有季节性,血和痰中嗜酸性粒细胞常增多,治疗后可迅速缓解。发作时双肺布满哮鸣音,呼气延长,缓解后可消失,且无症状,但气道反应性仍增高。慢性支气管炎合并哮喘的患者,病史中咳嗽、咳痰多发生在喘息之前,迁延不愈较长时间后伴有喘息,且咳嗽、咳痰的症状多较喘息更为突出,平喘药物疗效不如哮喘等可资鉴别。

4.肺癌

肺癌多发生于 40 岁以上男性,并有多年吸烟史的患者,刺激性咳嗽常伴痰中带血和胸痛。X 线胸片检查肺部常有块影或反复发作的阻塞性肺炎。痰脱落细胞及支气管镜等检查,可明确诊断。

5.慢性肺间质纤维化

慢性咳嗽,咳少量黏液性非脓性痰,进行性呼吸困难,双肺底可闻及爆裂音(Velcro 啰音),严重者发绀并有杵状指。X 线胸片见中下肺野及肺周边部纹理增多紊乱呈网状结构,其间见弥漫性细小斑点阴影。肺功能检查呈限制性通气功能障碍,弥散功能减低,PaO_2 下降。肺活检是确诊的手段。

四、治疗

(一)急性发作期及慢性迁延期的治疗

以控制感染、祛痰、镇咳为主,同时解痉平喘。

1.抗感染药物

及时、有效、足量,感染控制后及时停用,以免产生细菌耐药或二重感染。一般患者可按常见致病菌用药。可选用青霉素 G 80 万 U 肌内注射;复方磺胺甲噁唑(SMZ),每次 2 片,2 次/天;阿莫西林2～4 g/d,3～4次口服;氨苄西林2～4 g/d,分4次口服;头孢氨苄2～4 g/d或头孢拉定1～2 g/d,分4次口服;头孢呋辛2 g/d或头孢克洛0.5～1 g/d,分2～3次口服。亦可选择新一代大环内酯类抗生素,如罗红霉素,0.3 g/d,2次口服。抗菌治疗疗程一般7～10天,反复感染病例可适当延长。严重感染时,可选用氨苄西林、环丙沙星、氧氟沙星、阿米卡星、奈替米星或头孢菌素类联合静脉滴注给药。

2.祛痰镇咳药

刺激性干咳者不宜单用镇咳药物,否则痰液不易咳出。可给盐酸溴环己胺醇30 mg或羧甲基半胱氨酸500 mg,3次/天口服。乙酰半胱氨酸(富露施)及氯化铵甘草合剂均有一定的疗效。α-糜蛋白酶雾化吸入亦有消炎祛痰的作用。

3.解痉平喘

解痉平喘主要为解除支气管痉挛,利于痰液排出。常用药物为氨茶碱0.1～0.2 g,8次/小时口服;丙卡特罗50 mg,2次/天;特布他林2.5 mg,2～3次/天。慢性支气管炎有可逆性气道阻塞者应常规应用支气管舒张剂,如异丙托溴铵(异丙阿托品)气雾剂、特布他林等吸入治疗。阵发性咳嗽常伴不同程度的支气管痉挛,应用支气管扩张药后可改善症状,并有利于痰液的排出。

（二）缓解期的治疗

应以增强体质,提高机体抗病能力和预防发作为主。

（三）中药治疗

采取扶正固本原则,按肺、脾、肾的虚实辨证施治。

五、护理措施

（一）常规护理

1.环境

保持室内空气新鲜,流通,安静,舒适,温湿度适宜。

2.休息

急性发作期应卧床休息,取半卧位。

3.给氧

持续低流量吸氧。

4.饮食

给予高热量、高蛋白、高维生素易消化饮食。

（二）专科护理

(1)解除气道阻塞,改善肺泡通气。及时清除痰液,神志清醒患者应鼓励咳嗽,痰稠不易咯出时,给予雾化吸入或雾化泵药物喷入,减少局部淤血水肿,以利痰液排出。危重体弱患者,定时更换体位,叩击背部,使痰易于咯出,餐前应给予胸部叩击或胸壁震荡。方法:患者取侧卧位,护士两手手指并拢,手背隆起,指关节微屈,自肺底由下向上,由外向内叩拍胸壁,震动气管,边拍边鼓励患者咳嗽,以促进痰液的排出,每侧肺叶叩击3～5分钟。对神志不清者,可进行机械吸痰,需注意无菌操作,抽吸压力要适当,动作轻柔,每次抽吸时间不超过15秒,以免加重缺氧。

(2)合理用氧减轻呼吸困难。根据缺氧和二氧化碳潴留的程度不同,合理用氧,一般给予低流量、低浓度、持续吸氧,如病情需要提高氧浓度,应辅以呼吸兴奋剂刺激通气或使用呼吸机改善通气,吸氧后如呼吸困难缓解、呼吸频率减慢、节律正常、血压上升、心率减慢、心律正常、发绀减轻、皮肤转暖、神志转清、尿量增加等,表示氧疗有效。若呼吸过缓,意识障碍加深,需考虑二氧化碳潴留加重,必要时采取增加通气量措施。

（王丽丽）

第三节　支气管扩张

支气管扩张是指直径大于 2 mm 支气管由于管壁的肌肉和弹性组织破坏引起的慢性异常扩张。临床表现为慢性咳嗽,咳大量脓性痰和(或)反复咯血。患者多有童年麻疹、百日咳或支气管肺炎等病史。由于生活条件的改善,麻疹和百日咳疫苗的预防接种及抗生素的应用等,本病的发病率已明显减少。

一、病因及发病机制

（一）支气管-肺组织感染和阻塞

婴幼儿期支气管-肺组织感染是支气管扩张最常见的原因。由于儿童支气管管腔细和管壁薄,易阻塞,反复感染导致支气管壁各层组织,尤其是平滑肌和弹性纤维的破坏,削弱了对管壁的支撑作用。支气管炎症使支气管黏膜充血、水肿,分泌物阻塞管腔,致使引流不畅而加重感染。另外,支气管内膜结核引起管腔狭窄和阻塞、肺结核纤维组织增生和收缩牵拉、吸入腐蚀性气体、支气管曲霉感染等均可损伤支气管壁,反复继发感染也可引起支气管扩张。肿瘤、异物、感染、支气管周围肿大的淋巴结或肺癌的压迫可使支气管阻塞导致肺不张,胸腔负压直接牵拉支气管管壁,导致支气管扩张。感染引起支气管阻塞,阻塞又加重感染,两者互为因果,促使支气管扩张的发生与发展。

（二）支气管先天性发育障碍和遗传因素

支气管先天发育障碍,如巨大气管-支气管症、Kartagener 综合征(支气管扩张、鼻窦炎及内脏转位),先天性软骨缺失症、支气管肺隔离症、肺囊性纤维化、遗传性 α1-抗胰蛋白酶缺乏症、先天性免疫缺乏症等与发育和遗传因素有关的疾病也可伴有支气管扩张。

（三）全身性疾病

全身性疾病如类风湿关节炎、克罗恩病、溃疡性结肠炎、系统性红斑狼疮、人免疫缺陷病毒(HIV)感染等疾病可同时伴有支气管扩张。心肺移植术后也可因移植物慢性排斥发生支气管扩张。有些不明原因的支气管扩张患者体液免疫和(或)细胞免疫功能有不同程度的改变,提示支气管扩张可能与机体免疫功能失调有关。

二、临床表现

（一）症状

1.慢性咳嗽、大量脓痰

痰量与体位改变有关,这是由于分泌物积储于支气管的扩张部位,改变体位时分泌物刺激支气管黏膜引起咳嗽和排痰。严重度可用痰量估计:低于 10 mL/d 为轻度;10～50 mL/d 为中度;高于 150 mL/d 为重度。感染急性发作时,黄绿色脓痰量明显增加,每天可达数百毫升。感染时痰液静置后出现分层的特征:上层为泡沫,下悬脓性成分,中层为浑浊黏液,下层为坏死组织沉淀物。厌氧菌感染时痰有臭味。

2.反复咯血

50%~70%的患者有不同程度的咯血,可为痰中带血或大量咯血,咯血量与病情严重程度、病变范围有时不一致。部分患者无咳嗽、咳痰,仅以反复咯血为唯一症状,临床上称为"干性支气管扩张",其病变多位于引流良好的上叶支气管,常见于结核性支气管扩张。

3.反复肺部感染

其特点为同一肺段反复发生感染并迁延不愈。

4.慢性感染中毒症状

可出现发热、乏力、食欲缺乏、消瘦、贫血等全身中毒症状。

(二)体征

早期或干性支气管扩张肺部体征可无异常,病变重或继发感染时,在下胸部、背部可闻及固定而持久的局限性粗湿啰音,有时可闻及哮鸣音,部分慢性患者有杵状指(趾)。

三、护理

(一)护理目标

患者能掌握有效咳痰技巧,营养得到改善,未发生并发症。

(二)护理措施

1.一般护理

(1)休息与活动:休息能减少肺活动度,避免因活动诱发咯血。急性感染或病情严重者应卧床休息。保持室内空气流通,维持适宜的温湿度,注意保暖。

(2)饮食护理:提供高热量、高蛋白质、富含维生素饮食,避免冰冷食物诱发咳嗽,少食多餐。指导患者在咳痰后及进食前后漱口,祛除痰臭,保持口腔清洁,促进食欲。为了稀释痰液,利于排痰,应鼓励患者多饮水,每天不少于1 500 mL。合并充血性心力衰竭或肾脏疾病者应指导患者低盐饮食。

2.病情观察

观察痰液的量、颜色、性质、气味,及与体位的关系,痰液静置后是否有分层现象,记录24小时痰液排出量。观察咯血的颜色、性质及量。病情严重者需观察患者的缺氧情况,是否有呼吸困难、发绀、面色的改变。密切观察病情变化,警惕窒息的各种症状,并备好抢救药品和用品;注意患者有无发热、消瘦、贫血等全身症状。

3.体位引流

体位引流是利用重力作用促使呼吸道分泌物流入气管、支气管排出体外。应根据病变部位采取相应的体位进行引流。如体位引流排痰效果不理想可经纤维支气管镜吸痰及用生理盐水冲洗痰液,也可局部注入抗生素。

(1)引流前准备:引流前向患者说明体位引流的目的、过程和注意事项,消除顾虑,取得合作。同时监测生命体征和肺部听诊,明确病变部位。对于痰液黏稠者,可先用生理盐水雾化吸入。

(2)引流体位:根据病变部位和患者耐受程度采取适当的体位。原则上应使病变部位处于高处,引流支气管开口在下,利于痰液流入大支气管和气管排出。

(3)引流时间:要视病变部位、患者身体状况而定,一般每天1~3次,每次15~20分钟;在空腹下进行。

(4)引流时的观察:引流时应有护士或家人协助,观察患者有无出汗、脉搏细弱、头晕、疲劳、面色苍白等症状,如出现咯血、头晕、发绀、心悸、呼吸困难等情况,应及时停止引流。评估患者对体位引流的耐受程度,在体位引流过程中,鼓励并指导患者作腹式深呼吸,辅以胸部叩击或震荡等措施。同时指导患者进行有效咳嗽,以提高引流效果。

(5)引流后的护理:引流后,协助患者休息,给予漱口,并记录痰量和性质,复查生命体征和肺部呼吸音及啰音变化。评价体位引流的效果。

4.咯血的护理

(1)饮食护理:大量咯血者暂时禁食,小量咯血者或大咯血停止后,宜进少量凉或温的流质饮食,多饮水、多食含纤维素食物,保持大便通畅,避免排便时增加腹压而引起再度咯血。

(2)休息与体位:小量咯血者应静卧休息,中量和大量咯血者需绝对卧床休息,保持病室安静,避免搬动患者。协助患者取平卧位,头偏向一侧,及时咯出或吸出呼吸道积血,防止血块阻塞呼吸道;或取患侧卧位(如肺结核),减少患侧活动度,防止病灶向健侧扩散,有利于健侧肺的通气功能。如若有窒息征象立即采取头低脚高体位,轻叩背部,排出血块,必要时做好气管插管或气管切开的准备。

(3)其他:告诉患者咯血时不能屏气,以免诱发喉头痉挛,血液引流不畅形成血块,导致窒息。保持呼吸道的通畅,嘱患者轻轻将气管内存留的积血咯出。及时为患者擦净血迹,漱口,保持口腔清洁、舒适,以防口腔异味刺激,再度引起咯血。

5.防止窒息的护理

(1)备好抢救物品,如吸引器、氧气、鼻导管、气管切开包、止血药、呼吸兴奋剂、升压药等抢救设备和药品。

(2)注意观察患者有无胸闷、气急、发绀、烦躁、面色苍白、大汗淋漓等异常表现,监测生命指征。

(3)痰液黏稠咳痰无力者,可经鼻腔吸痰,为防止吸痰引起低氧血症,重症患者应在吸痰前后加大吸氧浓度。

(4)咯血时劝告患者身心放松,不要屏气,防止声门痉挛,应将气管内痰液和积血轻轻咳出,保持气道通畅。

(5)大咯血出现窒息征象时,立即取头低脚高 45°俯卧位,面部偏向一边,轻拍背部以利血块排出,迅速清除口鼻腔血凝块,必要时行气管插管或气管切开。

6.用药护理

治疗原则:保持呼吸道引流通畅,控制感染,处理咯血,必要时手术治疗。

(1)保持呼吸道通畅:遵医嘱应用祛痰药及支气管舒张药稀释脓痰和促进排痰,再经体位引流清除痰液,痰液引流和抗生素治疗同等重要,以减少继发感染及减轻全身中毒症状。祛痰药可选用溴己新或盐酸氨溴索。支气管舒张药在支气管痉挛时,用 β_2 受体激动剂、异丙托溴铵喷雾吸入或口服氨茶碱及其缓释制剂。

(2)控制感染:是急性感染期的主要治疗措施。轻症者可口服阿莫西林或第一、二代头孢菌素、喹诺酮类药物、磺胺类药物。重症患者特别是假单胞菌属细菌感染者,常选用抗假单胞菌抗生素,常需静脉给药,如头孢他啶、头孢吡肟和亚胺培南等。如有厌氧菌混合感染,加用甲硝唑、替硝唑或克林霉素。雾化吸入庆大霉素或妥布霉素可改善气道分泌和炎症。

(3)抗生素、祛痰剂、支气管舒张药,掌握药物的疗效、剂量、用法和不良反应。

7.心理护理

该病迁延不愈,患者易产生悲观、焦虑心理;咯血时,又感到对生命造成严重威胁,会出现恐惧,甚至绝望的心理。医护人员态度应亲切,多与患者交谈,说明支气管扩张反复发作的原因及治疗进展,来帮助患者树立战胜疾病的信心,消除焦虑不安心理。咯血时,医护人员应陪伴及安慰患者,使患者情绪稳定,避免因情绪波动加重出血。

8.健康指导

(1)预防呼吸道感染:支气管扩张与感染密切相关。积极防治百日咳、麻疹、支气管肺炎、肺结核等呼吸道感染;及时治疗上呼吸道慢性病灶(如龋齿、扁桃体炎、鼻窦炎),避免受凉,预防感冒;减少刺激性气体吸入等措施。戒烟、避免烟雾和灰尘刺激有助于避免疾病的复发,防止病情恶化。

(2)疾病及保健知识的指导:帮助患者和家属了解疾病发生、发展与治疗、护理过程。与患者及家属共同制订长期防治的计划。指导患者自我监测病情,患者和家属应学会识别病情变化的征象,学会识别支气管扩张典型的临床表现;一旦发现症状加重,如痰量增多、血痰、呼吸困难加重、发热、寒战和胸痛等,应及时就诊。掌握有效咳嗽、雾化吸入、体位引流方法,以及抗生素的作用、用法、不良反应等。

(3)生活指导:讲明营养对机体康复的作用,使患者能主动摄取必需的营养素,以增加机体抗病能力。鼓励患者参加体育锻炼,建立良好的生活习惯,劳逸结合,消除紧张心理,防止病情进一步恶化。以维护心、肺功能状态。

(三)护理评价

患者能进行有效的咳嗽,将痰液咳出,保持呼吸道的通畅。能识别咯血的先兆,并采取有效的预防措施。症状消失或明显改善,未发生窒息。

(王丽丽)

第四节 慢性阻塞性肺疾病

慢性阻塞性肺疾病(chronic obstructive pulmonary disease,COPD)是一种以不完全可逆性气流受限为特征,呈进行性发展的肺部疾病。COPD是呼吸系统疾病中的常见病和多发病,由于其患病人数多,病死率高,社会经济负担重,已成为一个重要的公共卫生问题。

一、病因及发病机制

确切的病因不清,可能与下列因素有关。

(一)吸烟

吸烟是最危险的因素。国内外的研究均证明吸烟与慢支的发生有密切关系,吸烟者慢性支气管炎的患病率比不吸烟者高2～8倍,吸烟时间越长,量越大,COPD患病率越高。烟草中的多种有害化学成分,可损伤气道上皮细胞使巨噬细胞吞噬功能降低和纤毛运动减退;黏液分泌增加,使气道净化能力减弱;支气管黏膜充血水肿、黏液积聚,而易引起感染。慢性炎症及吸烟刺激黏膜下感受器,引起支气管平滑肌收缩,气流受限。烟草、烟雾还可使氧自由基增多,诱导中性粒细胞释放蛋白酶,抑制抗蛋白酶系统,使肺弹力纤维受到破坏,诱发肺气肿形成。

(二)职业性粉尘和化学物质

职业性粉尘及化学物质,如烟雾、变应原、工业废气及室内污染空气等,浓度过大或接触时间过长,均可导致与吸烟无关的COPD。

(三)空气污染

大气污染中的有害气体(如二氧化硫、二氧化氮、氯气等)可损伤气道黏膜,并有细胞毒作用,使纤毛清除功能下降,黏液分泌增多,为细菌感染创造条件。

(四)感染

感染是COPD发生发展的重要因素之一。长期、反复感染可破坏气道正常的防御功能,损伤细支气管和肺泡。主要病毒为流感病毒、鼻病毒和呼吸道合胞病毒等;细菌感染以肺炎链球菌、流感嗜血杆菌、卡他莫拉菌及葡萄球菌为多见,支原体感染也是重要因素之一。

(五)蛋白酶-抗蛋白酶失衡

蛋白酶对组织有损伤和破坏作用;抗蛋白酶对弹性蛋白酶等多种蛋白酶有抑制功能。在正常情况下,弹性蛋白酶与其抑制因子处于平衡状态。其中 α_1-抗胰蛋白酶(α_1-AT)是活性最强的一种。蛋白酶增多和抗蛋白酶不足均可导致组织结构破坏产生肺气肿。

(六)其他

机体内在因素如呼吸道防御功能及免疫功能降低、自主神经功能失调、营养、气温的突变等都可能参与COPD的发生、发展。

二、临床表现

(一)症状

1.慢性咳嗽

晨间起床时咳嗽明显,白天较轻,睡眠时有阵咳或排痰。随病程发展可终生不愈。

2.咳痰

一般为白色黏液或浆液性泡沫痰,偶可带血丝,清晨排痰较多。急性发作伴有细菌感染时,痰量增多,可有脓性痰。

3.气短或呼吸困难

早期仅在体力劳动或上楼等活动时出现,随着病情发展逐渐加重,日常活动甚至休息时也感到气短。气短或呼吸困难是COPD的标志性症状。

4.喘息和胸闷

重度患者或急性加重时出现喘息,甚至静息状态下也感气促。

5.其他

晚期患者有体重下降,食欲减退等全身症状。

(二)体征

早期可无异常,随疾病进展慢性支气管炎病例可闻及干啰音或少量湿啰音。有喘息症状者可在小范围内出现轻度哮鸣音。肺气肿早期体征不明显,随疾病进展出现桶状胸,呼吸活动减弱,触觉语颤减弱或消失;叩诊呈过清音,心浊音界缩小或不易叩出,肺下界和肝浊音界下移,听诊心音遥远,两肺呼吸音普遍减弱,呼气延长,并发感染时,可闻及湿啰音。

三、COPD 严重程度分级及病程分期

(一)COPD 严重程度分级

根据第一秒用力呼气容积占用力肺活量的百分比($FEV_1/FVC\%$)、第一秒用力呼气容积占预计值百分比($FEV_1\%$预计值)和症状对 COPD 的严重程度做出分级(表 6-1)。

表 6-1　慢性阻塞性肺疾病的严重程度分级

分级	分级标准	分级	分级标准
0 级:高危	有罹患 COPD 的危险因素 肺功能在正常范围 有慢性咳嗽、咳痰症状	Ⅲ级:重度	$FEV_1/FVC<70\%$ $30\%\leqslant FEV_1<50\%$预计值 有或无慢性咳嗽、咳痰症状
Ⅰ级:轻度	$FEV_1/FVC<70\%$ $FEV_1\geqslant80\%$预计值 有或无慢性咳嗽、咳痰症状	Ⅳ级:极重度	$FEV_1/FVC<70\%$ $FEV_1<30\%$预计值 或 $FEV_1<50\%$预计值,伴慢性呼吸衰竭
Ⅱ级:中度	$FEV_1/FVC<70\%$ $50\%\leqslant FEV_1<80\%$预计值 有或无慢性咳嗽、咳痰症状		

(二)COPD 病程分期

COPD 按病程可分为急性加重期和稳定期,前者指在短期内咳嗽、咳痰、气短和(或)喘息加重、脓痰量增多,可伴发热等症状;稳定期指咳嗽、咳痰、气短症状稳定或轻微。

四、护理

(一)护理目标

患者痰能咳出,喘息缓解;活动耐力增强;营养得到改善;焦虑减轻。

(二)护理措施

1.一般护理

(1)休息和活动:患者采取舒适的体位,晚期患者宜采取身体前倾位,使辅助呼吸肌参与呼吸。发热、咳喘时应卧床休息,视病情安排适当的活动量,活动以不感到疲劳、不加重症状为宜。室内保持合适的温湿度,冬季注意保暖,避免直接吸入冷空气。

(2)饮食护理:呼吸功的增加可使热量和蛋白质消耗增多,导致营养不良。应制订出高热量、高蛋白、高维生素的饮食计划。正餐进食量不足时,应安排少量多餐,避免餐前和进餐时过多饮水。餐后避免平卧,有利于消化。为减少呼吸困难,保存能量,患者饭前至少休息 30 分钟。每天正餐应安排在患者最饥饿、休息最好的时间。指导患者采用缩唇呼吸和腹式呼吸减轻呼吸困难。为促进食欲,提供给患者舒适的就餐环境和喜爱的食物,餐前及咳痰后漱口,保持口腔清洁;腹胀的患者应进软食,细嚼慢咽。避免进食产气的食物,如汽水、啤酒、豆类、马铃薯和胡萝卜等;避免易引起便秘的食物,如油煎食物、干果、坚果等。如果患者通过进食不能吸收足够的营养,可应用管喂饮食或全胃肠外营养。

2.病情观察

观察咳嗽、咳痰的情况,痰液的颜色、量及性状,咳痰是否顺畅;呼吸困难的程度,能否平卧,与活动的关系,有无进行性加重;患者的营养状况、肺部体征及有无慢性呼吸衰竭、自发性气胸、

慢性肺源性心脏病等并发症产生。监测动脉血气分析和水、电解质、酸碱平衡情况。

3.氧疗的护理

呼吸困难伴低氧血症者,遵医嘱给予氧疗。一般采用鼻导管持续低流量吸氧,氧流量 $1\sim$ 2 L/min。COPD 患者因长期二氧化碳潴留,主要靠缺氧刺激呼吸中枢,如果吸入高浓度的氧,反而会导致呼吸频率和幅度降低,引起二氧化碳潴留。而持续低流量吸氧维持 $PaO_2 \geqslant 8.0$ kPa (60 mmHg),既能改善组织缺氧,也可防止因缺氧状态解除而抑制呼吸中枢。护理人员应密切注意患者吸氧后的变化,如观察患者的意识状态、呼吸的频率及幅度、有无窒息或呼吸停止和动脉血气复查结果。氧疗有效指标:患者呼吸困难减轻、呼吸频率减慢、发绀减轻、心率减慢、活动耐力增加。

对 COPD 慢性呼吸衰竭者提倡进行长期家庭氧疗(LTOT)。LTOT 为持续低流量吸氧,它能改变疾病的自然病程,改善生活质量。LTOT 是指一昼夜吸入低浓度氧 15 小时以上,并持续较长时间,使 $PaO_2 \geqslant 8.0$ kPa(60 mmHg),或 SaO_2 升至 90% 的一种氧疗方法。LTOT 指征:①$PaO_2 \leqslant 7.3$ kPa(55 mmHg)或 $SaO_2 \leqslant 88\%$,有或没有高碳酸血症。②PaO_2 为 $7.3\sim 8.0$ kPa (55~60 mmHg)或 $SaO_2 < 88\%$,并有肺动脉高压、心力衰竭所致的水肿或红细胞增多症(血细胞比容大于 0.55)。LTOT 对血流动力学、运动耐力、肺生理和精神状态均会产生有益的影响,从而提高 COPD 患者的生活质量和生存率。

4.用药护理

(1)稳定期治疗用药。①支气管舒张药:短期应用以缓解症状,长期规律应用预防和减轻症状。常选用 β_2 肾上腺素受体激动剂、抗胆碱药、氨茶碱或其缓(控)释片。②祛痰药:对痰不易咳出者可选用盐酸氨溴索或羧甲司坦。

(2)急性加重期的治疗用药:使用支气管舒张药及对低氧血症者进行吸氧外,应根据病原菌类型及药物敏感情况合理选用抗生素治疗。如给予 β 内酰胺类/β 内酰胺酶抑制剂;第二代头孢菌素、大环内酯类或喹诺酮类。如出现持续气道阻塞,可使用糖皮质激素。

(3)遵医嘱应用抗生素,支气管舒张药,祛痰药物,注意观察疗效及不良反应。

5.呼吸功能锻炼

COPD 患者需要增加呼吸频率来代偿呼吸困难,这种代偿多数是依赖于辅助呼吸肌参与呼吸,即胸式呼吸,而非腹式呼吸。然而胸式呼吸的有效性要低于腹式呼吸,患者容易疲劳。因此,护理人员应指导患者进行缩唇呼气、腹式呼吸、膈肌起搏(体外膈神经电刺激)、吸气阻力器等呼吸锻炼,以加强胸、膈呼吸肌肌力和耐力,改善呼吸功能。

(1)缩唇呼气:缩唇呼气的技巧是通过缩唇形成的微弱阻力来延长呼气时间,增加气道压力,延缓气道塌陷。患者闭嘴经鼻吸气,然后通过缩唇(吹口哨样)缓慢呼气,同时收缩腹部。吸气与呼气时间比为 1:2 或 1:3。缩唇大小程度与呼气流量,以能使距口唇 15~20 cm 处,与口唇等高点水平的蜡烛火焰随气流倾斜又不至于熄灭为宜。

(2)膈式或腹式呼吸:患者可取立位、平卧位或半卧位,两手分别放于前胸部和上腹部。用鼻缓慢吸气时,膈肌最大程度下降,腹肌松弛,腹部凸出,手感到腹部向上抬起。呼气时用口呼出,腹肌收缩,膈肌松弛,膈肌随腹腔内压增加而上抬,推动肺部气体排出,手感到腹部下降。

另外,可以在腹部放置小枕头、杂志或书锻炼腹式呼吸。如果吸气时,物体上升,证明是腹式呼吸。缩唇呼吸和腹式呼吸每天训练 3~4 次,每次重复 8~10 次。腹式呼吸需要增加能量消耗,因此指导患者只能在疾病恢复期如出院前进行训练。

6.心理护理

COPD 患者因长期患病,社会活动减少、经济收入降低等方面发生的变化,容易形成焦虑和压抑的心理状态,失去自信,躲避生活。也可由于经济原因,患者可能无法按医嘱常规使用某些药物,只能在病情加重时应用。医护人员应详细了解患者及其家庭对疾病的态度,关心体贴患者,了解患者心理、性格、生活方式等方面发生的变化,与患者和家属共同制订和实施康复计划,定期进行呼吸肌功能锻炼、合理用药等,减轻症状,增强患者战胜疾病的信心;对表现焦虑的患者,教会患者缓解焦虑的方法,如听轻音乐、下棋、做游戏等娱乐活动,以分散注意力,减轻焦虑。

7.健康指导

(1)疾病知识指导:使患者了解 COPD 的相关知识,识别和消除使疾病恶化的因素,戒烟是预防 COPD 的重要且简单易行的措施,应劝导患者戒烟;避免粉尘和刺激性气体的吸入;避免和呼吸道感染患者接触,在呼吸道传染病流行期间,尽量避免去人群密集的公共场所。指导患者要根据气候变化,及时增减衣物,避免受凉感冒。学会识别感染或病情加重的早期症状,尽早就医。

(2)康复锻炼:使患者理解康复锻炼的意义,充分发挥患者进行康复的主观能动性,制订个体化的锻炼计划,选择空气新鲜、安静的环境,进行步行、慢跑、气功等体育锻炼。在潮湿、大风、严寒气候时,避免室外活动。教会患者和家属依据呼吸困难与活动之间的关系,判断呼吸困难的严重程度,以便合理的安排工作和生活。

(3)家庭氧疗:对实施家庭氧疗的患者,护理人员应指导患者和家属做到以下几点。①了解氧疗的目的、必要性及注意事项;注意安全,供氧装置周围严禁烟火,防止氧气燃烧爆炸;吸氧鼻导管需每天更换,以防堵塞,防止感染;氧疗装置定期更换、清洁、消毒。②告诉患者和家属宜采取低流量(氧流量 $1\sim2$ L/min 或氧浓度 $25\%\sim29\%$)吸氧,且每天吸氧的时间不宜少于15小时,因夜间睡眠时,部分患者低氧血症更为明显,故夜间吸氧不宜间断;监测氧流量,防止随意调高氧流量。

(4)心理指导:引导患者适应慢性病并以积极的心态对待疾病,培养生活乐趣,如听音乐、养花种草等爱好,以分散注意力,减少孤独感,缓解焦虑、紧张的精神状态。

(三)护理评价

患者 PaO_2 和 $PaCO_2$ 维持在正常范围内;能坚持药物治疗;能演示缩唇呼吸和腹式呼吸技术;呼吸困难发作时能采取正确体位,使用节能法;清除过多痰液,保持呼吸道通畅;使用控制咳嗽方法;增加体液摄入;减少症状恶化;根据身高和年龄维持正常体重;减少急诊就诊和入院的次数。

(王丽丽)

第五节　肺　炎

肺炎是指终末气道、肺泡和肺间质的炎症,可由病原微生物、理化因素、免疫损伤、过敏及药物所致。细菌性肺炎是最常见的肺炎,也是最常见的感染性疾病之一。尽管新的强效抗生素不断投入应用,但其发病率和病死率仍很高。

一、概述

(一)分类

1.解剖分类

(1)大叶性(肺泡性)肺炎:为肺实质炎症,通常并不累及支气管。病原体先在肺泡引起炎症,经肺泡间孔向其他肺泡扩散,导致部分或整个肺段、肺叶发生炎症改变。致病菌多为肺炎链球菌。

(2)小叶性(支气管)肺炎:指病原体经支气管入侵,引起细支气管、终末细支气管和肺泡的炎症。病原体有肺炎链球菌、葡萄球菌、病毒、肺炎支原体以及军团菌等。常继发于其他疾病,如支气管炎、支气管扩张、上呼吸道病毒感染以及长期卧床的危重患者。

(3)间质性肺炎:以肺间质炎症为主,病变累及支气管壁及其周围组织,有肺泡壁增生及间质水肿。可由细菌、支原体、衣原体、病毒或肺孢子菌等引起。

2.病因分类

(1)细菌性肺炎:如肺炎链球菌、金黄色葡萄球菌、甲型溶血性链球菌、肺炎克雷伯菌、流感嗜血杆菌、铜绿假单胞菌、棒状杆菌、梭形杆菌等引起的肺炎。

(2)非典型病原体所致肺炎:如支原体、军团菌和衣原体等。

(3)病毒性肺炎:如冠状病毒、腺病毒、呼吸道合胞病毒、流感病毒、麻疹病毒、巨细胞病毒、单纯疱疹病毒等。

(4)真菌性肺炎:如白念珠菌、曲霉、放射菌等。

(5)其他病原体所致的肺炎:如立克次体、弓形虫、寄生虫等。

(6)理化因素所致的肺炎:如放射性损伤引起的放射性肺炎、胃酸吸入、药物等引起的化学性肺炎等。

3.患病环境分类

(1)社区获得性肺炎:是指在医院外罹患的感染性肺实质炎症,也称院外肺炎,包括具有明确潜伏期的病原体感染而在入院后平均潜伏期内发病的肺炎。常见致病菌为肺炎链球菌、流感嗜血杆菌、卡他莫拉菌和非典型病原体。

(2)医院获得性肺炎:简称医院内肺炎,是指患者入院时既不存在、也不处于潜伏期,而于入院48小时后在医院(包括老年护理院、康复院等)内发生的肺炎,也包括出院后48小时内发生的肺炎。无感染高危因素患者的常见病原体依次为肺炎链球菌、流感嗜血杆菌、金黄色葡萄球菌、铜绿假单胞菌、大肠埃希菌、肺炎克雷伯菌等;有感染高危因素患者的常见病原体依次为金黄色葡萄球菌、铜绿假单胞菌、肠杆菌属、肺炎克雷伯菌等。

(二)病因及发病机制

正常的呼吸道免疫防御机制(支气管内黏液-纤毛运载系统、肺泡巨噬细胞防御的完整性等)使气管隆凸以下的呼吸道保持无菌。肺炎的发生主要由病原体和宿主两个因素决定。如果病原体数量多、毒力强和(或)宿主呼吸道局部和全身免疫防御系统损害,即可发生肺炎。病原体可通过空气吸入、血行播散、邻近感染部位蔓延、上呼吸道定植菌的误吸引起社区获得性肺炎。医院获得性肺炎还可通过误吸胃肠道的定植菌(胃食管反流)和通过人工气道吸入环境中的致病菌引起。

二、肺炎链球菌肺炎

肺炎链球菌肺炎或称肺炎球菌肺炎,是由肺炎链球菌或由肺炎球菌所引起的肺炎,约占社区获得性肺炎的半数以上。通常急骤起病,以高热、寒战、咳嗽、血痰及胸痛为特征。X 线胸片呈肺段或肺叶急性炎性实变,近年来因抗菌药物的广泛使用,致使本病的起病方式、症状及 X 线改变均不典型。

(一)临床表现

1.症状

起病多急骤,高热、寒战、全身肌肉酸痛,体温通常在数小时内升至 39～40 ℃,高峰在下午或傍晚,或呈稽留热,脉率随之增速。可有患侧胸部疼痛,放射到肩部或腹部,咳嗽或深呼吸时加剧。痰少,可带血或呈铁锈色,食欲锐减,偶有恶心、呕吐、腹痛或腹泻,易被误诊为急腹症。

2.体征

患者呈急性病容,面颊绯红,鼻翼扇动,皮肤灼热、干燥,口角及鼻周有单纯疱疹;病变广泛时可出现发绀。有败血症者,可出现皮肤、黏膜出血点,巩膜黄染。早期肺部体征无明显异常,仅有胸廓呼吸运动幅度减小,叩诊稍浊,听诊可有呼吸音减低及胸膜摩擦音。肺实变时叩诊浊音、触觉语颤增强并可闻及支气管呼吸音。消散期可闻及湿啰音。心率增快,有时心律不齐。重症患者有肠胀气,上腹部压痛多与炎症累及膈、胸膜有关。重症感染时可伴休克、急性呼吸窘迫综合征及神经精神症状,表现为神志模糊、烦躁、呼吸困难、嗜睡、谵妄、昏迷等。累及脑膜时有颈抵抗及出现病理性反射。

本病自然病程大致 1～2 周。发病 5～10 天,体温可自行骤降或逐渐消退;使用有效的抗菌药物后可使体温在 1～3 天恢复正常。患者的其他症状与体征亦随之逐渐消失。

(二)护理

1.护理目标

体温恢复正常范围;患者呼吸平稳,发绀消失;症状减轻呼吸道通畅;疼痛减轻,感染控制未发生休克。

2.护理措施

(1)一般护理。①休息与环境:保持室内空气清新,病室保持适宜的温、湿度,环境安静、清洁、舒适。限制患者活动,限制探视,避免因谈话过多影响体力。要集中安排治疗和护理活动,保证足够的休息,减少氧耗量,缓解头痛、肌肉酸痛、胸痛等症状。②体位:协助或指导患者采取合适的体位。对有意识障碍患者,如病情允许可取半卧位,增加肺通气量;或侧卧位,以预防或减少分泌物吸入肺内。为促进肺扩张,每 2 小时变换体位 1 次,减少分泌物淤积在肺部而引起并发症。③饮食与补充水分:给予高热量、高蛋白质、高维生素、易消化的流质或半流质饮食,以补充高热引起的营养物质消耗。宜少食多餐,避免压迫膈肌。若有明显麻痹性肠梗阻或胃扩张,应暂时禁食,遵医嘱给予胃肠减压,直至肠蠕动恢复。鼓励患者多饮水(1～2 L/d),来补充发热、出汗和呼吸急促所丢失的水分,并利于痰液排出。轻症者无须静脉补液,脱水严重者可遵医嘱补液,补液有利于加快毒素排泄和热量散发,尤其是食欲差或不能进食者。心脏病或老年人应注意补液速度,过快过多易导致急性肺水肿。

(2)病情观察:监测患者神志、体温、呼吸、脉搏、血压和尿量,并做好记录。尤其应注意密切观察体温的变化。观察有无呼吸困难及发绀,及时适宜给氧。重点观察儿童、老年人、久病体弱者的病情变化,注意是否伴有感染性休克的表现。观察痰液颜色、性状和量,如肺炎球菌肺炎呈铁锈色,葡萄球菌肺炎呈粉红色乳状,厌氧菌感染者痰液多有恶臭等。

(3)对症护理。①高热的护理:体温超过 37.5 ℃,应每 4 小时测体温 1 次,观察体温过高的早期症状和体征,体温突然升高或骤降时,应随时测量和记录,并及时报告医师。体温超过 39 ℃时,要采取物理降温。降温效果不好可遵照医嘱选用适当的解热剂进行降温。患者出汗后应及时处理,保持皮肤的清洁和干燥,并注意保暖。鼓励多饮水。②咳嗽、咳痰的护理:协助和鼓励患者有效咳嗽、排痰,及时清除口腔和呼吸道内痰液、呕吐物。痰液黏稠不易咳出时,在病情允许情况下可扶患者坐起,给予拍背,协助咳痰,遵医嘱应用祛痰药以及超声雾化吸入,稀释痰液,促进痰的排出。必要时吸痰,预防窒息。吸痰前,注意告知病情。③气急发绀的护理:监测动脉血气分析值,给予吸氧,提高血氧饱和度,改善发绀,增加患者的舒适度。氧流量一般为每分钟 4~6 L,若为 COPD 患者,应给予低流量低浓度持续吸氧。注意观察患者呼吸频率、节律、深度等变化,皮肤色泽和意识状态有无改变,如果病情恶化,准备气管插管和呼吸机辅助通气。④胸痛的护理:维持患者舒适的体位。患者胸痛时,常随呼吸、咳嗽加重,可采取患侧卧位,在咳嗽时可用枕头等物夹紧胸部,必要时用宽胶布固定胸廓,以降低胸廓活动度,减轻疼痛。疼痛剧烈者,遵医嘱应用镇痛、止咳药,缓解疼痛和改善肺通气,如口服可待因。⑤其他:鼓励患者经常漱口,做好口腔护理。口唇疱疹者局部涂液体石蜡或抗病毒软膏,防止继发感染。烦躁不安、谵妄、失眠者酌情使用地西泮或水合氯醛,禁用抑制呼吸的镇静药。

(4)感染性休克的护理。①观察休克的征象:密切观察生命体征、实验室检查和病情的变化。发现患者神志模糊、烦躁、发绀、四肢湿冷、脉搏细数、脉压变小、呼吸浅快、面色苍白、尿量减少(<30 mL/h)等休克早期症状时,及时报告医师,采取救治措施。②环境与体位:应将感染性休克的患者安置在重症监护室,注意保暖和安全。取仰卧中凹位,抬高头胸部 20°,抬高下肢约 30°,有利于呼吸和静脉回流,增加心排血量。尽量减少搬动。③吸氧:应给高流量吸氧,维持动脉氧分压在 8.0 kPa(60 mmHg)以上,改善缺氧状况。④补充血容量:快速建立两条静脉通路,遵医嘱给予右旋糖酐或平衡液以维持有效血容量,降低血液的黏稠度,防止弥散性血管内凝血。随时监测患者一般情况、血压、尿量、尿比重、血细胞比容等;监测中心静脉压,作为调整补液速度的指标,中心静脉压小于 0.49 kPa(5 cmH$_2$O)可放心输液,达到 0.98 kPa(10 cmH$_2$O)应慎重。以中心静脉压不超过 0.98 kPa(10 cmH$_2$O)、尿量每小时在 30 mL 以上为宜。补液不宜过多过快,以免引起心力衰竭和肺水肿。若血容量已补足而 24 小时尿量仍小于 400 mL、尿比重小于 1.018 时,应及时报告医师,注意是否合并急性肾衰竭。⑤纠正酸中毒:有明显酸中毒可静脉滴注 5%的碳酸氢钠,因其配伍禁忌较多,宜单独输入。随时监测和纠正电解质和酸碱失衡等。⑥应用血管活性药物的护理:遵医嘱在应用血管活性药物,如多巴胺、间羟胺(阿拉明)时,滴注过程中应注意防止液体溢出血管外,引起局部组织坏死和影响疗效。可应用输液泵单独静脉输入血管活性药物,根据血压随时调整滴速,维持收缩压在 12.0~13.3 kPa(90~100 mmHg),保证重要器官的血液供应,改善微循环。⑦对因治疗:应联合、足量应用强有力的广谱抗生素控制感染。⑧病情转归观察:随时监测和评估患者意识、血压、脉搏、呼吸、体温、皮肤、黏膜、尿量的变化,判断病情转归。如患者神志逐渐清醒、皮肤及肢体变暖、脉搏有力、呼吸平稳规则、血压回升、尿量增多,预示病情已好转。

(5)用药护理:遵医嘱及时使用有效抗感染药物,注意观察药物疗效及不良反应。

抗菌药物治疗:一经诊断即应给予抗菌药物治疗,不必等待细菌培养结果。首选青霉素 G,

用药途径及剂量视病情轻重及有无并发症而定。对于成年轻症患者,可用 240 万 U/d,分 3 次肌内注射,或用普鲁卡因青霉素每 12 小时肌内注射 60 万 U;病情稍重者,宜用青霉素 G 每天 240 万～480 万 U,每 6～8 小时静脉滴注 1 次;重症及并发脑膜炎者,可增至每天 1 000 万～3 000 万 U,分 4 次静脉滴注;对青霉素过敏者或耐青霉素或多重耐药菌株感染者,可用呼吸氟喹诺酮类、头孢噻肟或头孢曲松等药物,多重耐药菌株感染者可用万古霉素、替考拉宁等。药物治疗 48～72 小时后应对病情进行评价,治疗有效表现为体温下降、症状改善、白细胞数量逐渐降低或恢复正常等。如用药 72 小时后病情仍无改善,需及时报告医师并作相应处理。药物不良反应及护理措施可参见表 6-2。

表 6-2　治疗肺炎常用抗感染药物的剂量用法、主要不良反应及护理措施

药名	剂量及用法	主要不良反应	注意事项和(或)护理措施
青霉素 G	40 万～80 万单位/次,肌内注射或静脉滴注,每天 1～2 次,重症患者每天剂量可增至 1 000 万～3 000 万 U	变态反应最常见,以荨麻疹、药疹和血清样反应多见。最严重的是过敏性休克,另外可出现局部红肿、疼痛和硬结	1.仔细询问病史,对青霉素过敏者禁用,使用前要进行皮试;避免滥用和局部用药,避免在饥饿时注射,注射液要现用现配,同时要准备好急救药物和抢救设备,用药后需观察 30 分钟。一旦发生过敏性休克,立即组织抢救 2.避免快速给药,注意皮疹及局部反应情况
苯唑西林	每次 0.5～1 g,空腹口服或肌内注射或静脉滴注,每 4～6 小时一次	不良反应少,除与青霉素 G 有交叉变态反应外,少数患者可出现口干、恶心、腹痛、腹胀、胃肠道反应	1.观察药物疗效及胃肠道反应,反应较重者可遵医嘱服用制酸剂等药物 2.注意变态反应的发生,变态反应的注意事项和(或)护理措施同上
头孢呋辛	每次 0.75～1.5 g,肌内注射或静脉滴注,每天 3 次	不良反应较少,常见的是变态反应,多表现为皮疹,过敏性休克少见	注意观察用药疗效及皮疹出现情况
左氧氟沙星	每次 0.1 g,口服,每天 3 次	胃肠道反应	1.嘱患者餐后服药,注意观察用药效果,胃肠道反应较重者可遵医嘱加服制酸剂 2.儿童、孕妇、哺乳期妇女慎用或禁用
红霉素	每次 0.25～0.5 g,口服,每天 3～4 次	胃肠道反应较多见,少数患者可发生肝损害、药疹、耳鸣、耳聋等反应	1.嘱患者餐后服药以减轻胃肠道反应,反应较重者及时报告医师 2.注意有无黄疸及肝大等情况,同时要检测肝功能 3.注意有无过敏性药疹、耳鸣、耳聋等反应
利巴韦林	0.8～1.0 g/d,分 3～4 次口服;或肌内注射或静脉滴注每天 10～15 mg/kg,分 2 次缓慢静脉滴注	少数患者可出现口干、稀便、白细胞减少等症状,另动物试验有致畸作用	注意监测血常规及消化道反应,发现异常及时向医师汇报。妊娠初期 3 月内孕妇禁用

支持疗法:患者应卧床休息,注意补充足够蛋白质、热量及维生素。密切监测病情变化,注意防止休克。剧烈胸痛者,可酌情用少量镇痛药,如可待因 15 mg。不用阿司匹林或其他解热药,以免过度出汗、脱水及干扰真实热型,导致临床判断错误。鼓励饮水每天 1～2 L,轻症患者不需要常规静脉输液,确有失水者可输液,保持尿比重小于 1.020,血清钠小于 145 mmol/L。中等或

重症患者[PaO_2<8.0 kPa(60 mmHg)或有发绀]应给氧。若有明显麻痹性肠梗阻或胃扩张,应暂时禁食、禁饮和胃肠减压,直至肠蠕动恢复。烦躁不安、谵妄、失眠者酌用地西泮 5 mg 或水合氯醛 1~1.5 g,禁用抑制呼吸的镇静药。

并发症的处理:经抗菌药物治疗后,高热常在 24 小时内消退,或数天内逐渐下降。若体温降而复升或 3 天后仍不降者,应考虑肺炎链球菌的肺外感染,如脓胸、心包炎或关节炎等。持续发热的其他原因尚有耐青霉素的肺炎链球菌(PRSP)或混合细菌感染、药物热或并存其他疾病。肿瘤或异物阻塞支气管时,经治疗后肺炎虽可消散,但阻塞因素未除,肺炎可再次出现。有 10%~20%肺炎链球菌肺炎伴发胸腔积液者,应酌情取胸液检查及培养以确定其性质。若治疗不当,会有约 5%的患者并发脓胸,应积极排脓引流。

(6)心理护理:患病前健康状态良好的患者会因突然患病而焦虑不安;病情严重或患有慢性基础疾病的患者则可能出现消极、悲观和恐慌的心理反应。要耐心给患者讲解疾病的有关知识,解释各种症状和不适的原因,讲解各项诊疗、护理操作目的、操作程序和配合要点,使患者清楚大部分肺炎治疗、预后良好。询问和关心患者的需要,鼓励患者说出内心感受,与患者进行有效的沟通。帮助患者祛除不良心理反应,树立治愈疾病的信心。

(7)健康指导。①疾病知识指导:让患者及家属了解肺炎的病因和诱因,有皮肤疖、痈、伤口感染、毛囊炎、蜂窝织炎时应及时治疗。避免受凉、淋雨、酗酒和过度疲劳,特别是年老体弱和免疫功能低下者,如糖尿病、慢性肺病、慢性肝病、血液病、营养不良、艾滋病等。天气变化时随时增减衣服,预防上呼吸道感染。可注射流感或肺炎免疫疫苗,使之产生免疫力。②生活指导:劝导患者要注意休息,劳逸结合,生活有规律。保证摄取足够的营养物质,适当参加体育锻炼,增强机体抗病能力。对有意识障碍、慢性病、长期卧床者,应教会家属注意帮助患者经常改变体位、翻身、拍背,协助并鼓励患者咳出痰液,有感染征象时及时就诊。③出院指导:出院后需继续用药者,应指导患者遵医嘱按时服药,向患者介绍所服药物的疗效、用法、疗程、不良反应,不能自行停药或减量。教会患者观察疾病复发症状,如出现发热、咳嗽、呼吸困难等不适表现时,应及时就诊。告知患者随诊的时间及需要准备的有关资料,如 X 线胸片等。

3.护理评价

患者体温恢复正常;能进行有效咳嗽,痰容易咳出,显示咳嗽次数减少或消失,痰量减少;休克发生时及时发现并给予及时的处理。

三、其他类型肺炎

(一)葡萄球菌肺炎

葡萄球菌肺炎是由葡萄球菌引起的急性肺部化脓性炎症。葡萄球菌的致病物质主要是毒素与酶,具有溶血、坏死、杀白细胞和致血管痉挛等作用。其致病力可用血浆凝固酶来测定,阳性者致病力较强,是化脓性感染的主要原因。但其他凝固酶阴性的葡萄球菌亦可引起感染。随着医院内感染的增多,由凝固酶阴性葡萄球菌引起的肺炎也不断增多。医院获得性肺炎中,葡萄球菌感染占 11%~25%。常发生于有糖尿病、血液病、艾滋病、肝病或慢性阻塞性肺疾病等原有基础疾病者。若治疗不及时或不当,病死率甚高。

1.临床表现

(1)症状:起病多急骤,寒战、高热,体温高达 39~40 ℃,胸痛,咳大量脓性痰,带血丝或呈脓血状。全身肌肉和关节酸痛,精神萎靡,病情严重者可出现周围循环衰竭。院内感染者常起病隐袭,体温逐渐上升,咳少量脓痰。老年人症状可不明显。

(2)体征:早期可无体征,晚期可有双肺散在湿啰音。病变较大或融合时可出现肺实变体征。但体征与严重的中毒症状和呼吸道症状不平行。

2.治疗要点

早期清除原发病灶,积极抗感染治疗,加强支持疗法,预防并发症。通常首选耐青霉素酶的半合成青霉素或头孢菌素,如苯唑西林、头孢呋辛等。用法、剂量等可见表6-1。对甲氧西林耐药株可用万古霉素、替考拉宁等治疗。疗程为2~3周,有并发症者需4~6周。

(二)肺炎支原体肺炎

肺炎支原体肺炎是由肺炎支原体引起的呼吸道和肺部的急性炎症。常同时有咽炎、支气管炎和肺炎。肺炎支原体是介于细菌和病毒之间,兼性厌氧,能独立生活的最小微生物。健康人吸入患者咳嗽、打喷嚏时喷出的口鼻分泌物可感染,即通过呼吸道传播。病原体通常吸附宿主呼吸道纤毛上皮细胞表面,不侵入肺实质,抑制纤毛活动和破坏上皮细胞。其致病性可能与患者对病原体及其代谢产物的变态反应有关。支原体肺炎占非细菌性肺炎的1/3以上,或各种原因引起的肺炎的10%。以秋冬季发病较多,可散发或小流行,患者以儿童和青年人居多,婴儿间质性肺炎亦应考虑本病的可能。

1.临床表现

(1)症状:通常起病缓慢,潜伏期2~3周,症状主要为乏力、咽痛、头痛、咳嗽、发热、食欲缺乏、肌肉酸痛等。多为刺激性咳嗽,咳少量黏液痰,发热可持续2~3周,体温恢复正常后可仍有咳嗽。偶伴有胸骨后疼痛。

(2)体征:可见咽部充血、颈部淋巴结肿大等体征。肺部可无明显体征,与肺部病变的严重程度不相称。

2.治疗要点

肺炎支原体肺炎首选大环内酯类抗生素,如红霉素,用法、剂量等可见表6-1。疗程一般为2~3周。

(三)病毒性肺炎

病毒性肺炎是由上呼吸道病毒感染,向下蔓延所致的肺部炎症。常见病毒为甲、乙型流感病毒、腺病毒、副流感病毒、呼吸道合胞病毒和冠状病毒等。患者可同时受一种以上病毒感染,气道防御功能降低,常继发细菌感染。病毒性肺炎为吸入性感染,常有气管-支气管炎。呼吸道病毒通过飞沫与直接接触而迅速传播,可暴发或散发流行。病毒性肺炎约占需住院的社区获得性肺炎的8%,大多发生于冬春季节。密切接触的人群或有心肺疾病者、老年人等易受感染。

1.临床表现

(1)症状:一般临床症状较轻,与支原体肺炎症状相似。起病较急,发热、头痛、全身酸痛、乏力等较突出。有咳嗽、少痰或白色黏液痰、咽痛等症状。老年人或免疫功能受损的重症患者,可表现为呼吸困难、发绀、嗜睡、精神萎靡,甚至并发休克、心力衰竭和呼吸衰竭,严重者可发生急性呼吸窘迫综合征。

(2)体征:本病常无显著的胸部体征,病情严重者有呼吸浅速、心率增快、发绀、肺部干湿啰音。

2.治疗要点

病毒性肺炎以对症治疗为主,板蓝根、黄芪、金银花、连翘等中药有一定的抗病毒作用。对某

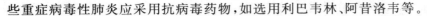

些重症病毒性肺炎应采用抗病毒药物,如选用利巴韦林、阿昔洛韦等。

(四)真菌性肺炎

肺部真菌感染是最常见的深部真菌病。真菌感染的发生是机体与真菌相互作用的结果,最终取决于真菌的致病性、机体的免疫状态及环境条件对机体与真菌之间关系的影响。广谱抗生素、糖皮质激素、细胞毒药物及免疫抑制剂的广泛使用,人免疫缺陷病毒(HIV)感染和艾滋病增多使肺部真菌感染的机会增加。

1.临床表现

真菌性肺炎多继发于长期应用抗生素、糖皮质激素、免疫抑制剂、细胞毒药物或因长期留置导管、插管等诱发,其症状和体征无特征性变化。

2.治疗要点

真菌性肺炎目前尚无理想的药物,两性霉素 B 对多数肺部真菌仍为有效药物,但由于其不良反应较多,使其应用受到限制。其他药物尚有氟胞嘧啶、米康唑、酮康唑、制霉菌素等也可选用。

(五)重症肺炎

目前重症肺炎还没有普遍认同的标准,各国诊断标准不一,但都注重肺部病变的范围、器官灌注和氧合状态。我国制定的重症肺炎标准为:①意识障碍。②呼吸频率＞30 次/分。③PaO_2＜8.0 kPa(60 mmHg),PO_2/FiO_2＜300,需行机械通气治疗。④血压低于 12.0/8.0 kPa(90/60 mmHg)。⑤胸片显示双侧或多肺叶受累,或入院 48 小时内病变扩大不低于 50%。⑥少尿:尿量小于 20 mL/h,或每 4 小时小于 80 mL,或急性肾衰竭需要透析治疗。

(王丽丽)

第七章

两腺外科疾病护理

第一节　甲状腺功能亢进症

一、疾病概述

(一)概念

甲状腺功能亢进简称甲亢,是由于各种原因导致甲状腺素分泌过多而引起的以全身代谢亢进为主要特征的内分泌疾病。根据发病原因可分为:①原发性甲亢。最常见,腺体呈弥漫性肿大,两侧对称,常伴有突眼,又称为"突眼性甲状腺肿"。患者年龄多在 20～40 岁之间,男女之比约 1:4。②继发性甲亢。较少见,患者先有结节性甲状腺肿多年,以后才出现甲状腺功能亢进症状。腺体肿大呈结节状,两侧多不对称,无突眼,容易发生心肌损害,患者年龄多在 40 岁以上。③高功能腺瘤。少见,腺体内有单个自主性高功能结节,其外周的甲状腺组织萎缩。

(二)相关病理生理

甲亢的病理学改变为甲状腺腺体内血管增多、扩张、淋巴细胞浸润。滤泡壁细胞多呈高柱状并发生增生,形成突入滤泡腔内的乳头状体,滤泡腔内的胶体含量减少。

(三)病因与诱因

原发性甲亢的病因迄今尚未完全阐明。目前多数认为原发性甲亢是一种自身免疫性疾病,患者血中有两类刺激甲状腺的自身抗体:一类抗体的作用与促甲状腺素(TSH)相似,能刺激甲状腺功能活动,但作用时间较 TSH 持久,称为"长效甲状腺激素";另一类为"甲状腺刺激免疫球蛋白"。两类物质均属 G 类免疫球蛋白,都能抑制 TSH,且与 TSH 受体结合,从而增强甲状腺细胞的功能,分泌大量甲状腺激素,即 T_3 和 T_4。

(四)临床表现

典型的表现有高代谢群、甲状腺肿及眼征三大主要症状。

1.甲状腺激素分泌过多症候群

患者性情急躁、容易激动、失眠、双手颤动、怕热、多汗;食欲亢进但消瘦、体重减轻;心悸、脉快有力,脉搏常在 100 次/分以上,休息及睡眠时仍快,脉压增大;可出现内分泌功能紊乱,如月经失调、停经、易疲劳等。其中脉搏增快及脉压增大尤为重要,常可作为判断病情严重程度和治疗效果的重要标志。

2.甲状腺肿

甲状腺多呈对称性、弥漫性肿大;由于腺体内血管扩张、血流加速,触诊可扪及震颤,听诊可闻及杂音。

3.眼征

突眼是眼征中重要且较特异的体征之一,可见双侧眼裂增宽、眼球突出、内聚困难、瞬目减少等突眼征。

(五)辅助检查

1.基础代谢率测定

用基础代谢率测定器测定,较可靠。也可根据脉压和脉搏计算。计算公式:基础代谢率(%)=(脉搏+脉压)-111。基础代谢率正常值为±10%,增高至20%～30%为轻度甲亢,30%～60%为中度甲亢,60%以上为重度甲亢。注意此计算方法不适用于心律不齐者。

2.甲状腺摄^{131}I率测定

正常甲状腺24小时内摄取^{131}I的量为进入人体总量的30%～40%,吸^{131}I高峰在24小时后。如果2小时内甲状腺摄^{131}I量超过进入人体总量的25%,或在24小时内超过进入人体总量的50%,且摄^{131}I高峰提前出现,都提示有甲亢。

3.血清中T_3和T_4含量测定

甲亢时血清T_3可高于正常值4倍,而血清T_4仅为正常值的2.5倍,所以T_3的增高对甲亢的诊断较T_4更为敏感。

(六)治疗原则

1.非手术治疗

严格按医嘱服药治疗。

2.手术治疗

甲状腺大部切除术仍是目前治疗中度以上甲亢最常用而有效的方法。手术适应证:①继发性甲亢或高功能腺瘤;②中度以上的原发性甲亢,经内科治疗无明显疗效;③腺体较大伴有压迫症状,或胸骨后甲状腺肿伴甲亢;④抗甲状腺药物或^{131}I治疗后复发者;⑤坚持长期用药有困难者。另外,甲亢可引起妊娠患者流产、早产,而妊娠又可加重甲亢;因此,凡妊娠早、中期的甲亢患者具有上述指征者,仍应考虑手术治疗。手术禁忌证为青少年患者;症状较轻者;老年患者或有严重器质性疾病不能耐受手术者。

二、护理评估

(一)一般评估

1.健康史

患者一般资料,如年龄、性别;询问患者是否曾患有结节性甲状腺肿或其他免疫系统的疾病;有无甲状腺疾病的用药或手术史并了解患者发病的过程及治疗经过;有无甲亢疾病的家族史。

2.生命体征

患者心悸、脉快有力,脉搏常在100次/分以上,休息及睡眠时仍快,脉压增大。

3.患者主诉

睡眠状况;有无疲倦、乏力、咳嗽与心慌气短等症状。

4.相关记录

甲状腺肿大的情况;体重;饮食、皮肤、情绪等记录结果。

(二)身体评估

1.术前评估

术前评估包括:①患者有无自觉乏力、多食、消瘦、怕热、多汗、急躁易怒及排便次数增多等异常改变。②甲状腺多呈弥漫性肿大,可有震颤或血管杂音。③伴有眼征者眼球可向前突出。④病情严重变化时可出现甲亢危象。

2.术后评估

了解麻醉和手术方法、手术经过是否顺利、术中出血情况;了解术后生命体征、切口及引流情况等;观察是否出现甲状腺危象、呼吸困难和窒息、喉返神经损伤、喉上神经损伤和手足抽搐等并发症。

(三)心理-社会评估

患者主要表现为敏感、急躁易怒、焦虑,处理日常生活事件能力下降,家庭人际关系紧张。患者也可因甲亢所致突眼、甲状腺肿大等外形改变,产生自卑心理。部分老年患者可表现为抑郁、淡漠,重者可有自杀行为。

(四)辅助检查阳性结果评估

包括基础代谢率测定、甲状腺摄^{131}I率测定及血清中 T_3 和 T_4 含量测定的结果,以助判断病情。

(五)治疗效果的评估

1.非手术治疗评估要点

评估患者服药治疗后的效果,如心率、基础代谢率的变化等。

2.手术治疗评估要点

监测患者生命体征、切口、引流等,观察是否出现甲状腺危象、呼吸困难和窒息、喉返神经损伤、喉上神经损伤和手足抽搐等并发症。根据病情、手术情况及术后病理检查结果,评估预后状况。

三、主要护理诊断

(一)营养失调

营养低于机体需要量,与基础代谢率增高有关。

(二)有受伤危险

有受伤危险与突眼造成眼角不能闭合、有潜在的角膜溃疡、感染而致失明的可能有关。

(三)潜在并发症

(1)窒息与呼吸困难:与全麻未醒、手术刺激分泌物增多误入气管,术后出血压迫气管有关。

(2)甲状腺危象:与术前准备不充分、甲亢症状未能很好控制及手术应激有关。

(3)手足抽搐:与术中误切甲状旁腺,术后出现低血钙有关。

(4)神经损伤:与手术操作误伤神经有关。

四、主要护理措施

(一)术前护理

1.完善各项术前检查

对甲亢或甲状腺巨大肿块患者应行颈部透视或摄片、心脏检查、喉镜检查和基础代谢率测定等,了解气管受压或移位情况及心血管、声带功能和甲亢的程度。

2.提供安静舒适的环境

保持环境安静、舒适,减少活动,避免体力消耗,尽可能限制会客,避免过多外来刺激,对精神紧张或失眠者遵医嘱给予镇静剂,保证患者充足的睡眠。

3.加强营养,满足机体代谢需要

给予高热量、高蛋白、富含维生素的食物;鼓励多饮水以补充出汗等丢失的水分。忌用对中枢神经有兴奋作用的咖啡、浓茶等刺激性饮料。每周测体重一次。

4.术前药物准备的护理

通过药物降低基础代谢率,以满足手术的必备条件,是甲亢患者术前准备的重要环节。常用的方法:①碘剂。术前准备开始即可服用,碘剂能抑制甲状腺素的释放,使腺体充血减少而缩小变硬,有利于手术。常用复方碘化钾溶液,每天 3 次,口服,第 1 天每次 3 滴,第 2 天每次 4 滴,以后每天逐次增加 1 滴至每次 16 滴,然后维持此剂量至手术。②抗甲状腺药物。先用硫脲类药物,通过抑制甲状腺素的合成,以控制甲亢症状;待甲亢症状基本控制后,再改服碘剂 1～2 周,然后行手术治疗。少数患者服用碘剂 2 周后症状改善不明显,可同时服用硫脲类药物,待甲亢症状基本控制后,再继续单独用碘剂 1～2 周后手术。③普萘洛尔。为缩短术前准备时间,可单独使用或与碘剂合用,每 6 小时口服 1 次,每次 20～60 mg,连服 4～7 天脉搏降至正常水平时,即可施行手术。最后一次服用应在术前 1～2 小时,术后继续口服 4～7 天。此外,术前禁用阿托品,以免引起心动过速。

术前准备成功的标准:患者情绪稳定,睡眠好转,体重增加,脉搏稳定在每分钟 90 次以下,脉压恢复正常,基础代谢率在 20% 以下,腺体缩小变硬。

5.突眼护理

对于原发性甲亢突眼患者要注意保护眼睛,卧床时头部垫高,减轻眼部肿胀;眼睑闭合不全者,可戴眼罩,睡眠前用抗生素眼膏涂眼,防止角膜干燥、溃疡。

6.颈部术前常规准备

术前戒烟,教会患者深呼吸、有效咳嗽及咳痰方法;对患者进行颈过伸体位训练,以适应手术时体位改变;术前 12 小时禁食,4 小时禁水。床旁备引流装置、无菌手套、拆线包及气管切开包等急救物品。

(二)术后护理

1.体位

取平卧位,血压平稳后给予半卧位。

2.饮食

麻醉清醒,病情平稳后,协助患者主动饮少量温水,若无不适,鼓励其进食流质,但不可过热,逐步过渡为半流质及软食。

3.病情观察

病情观察包括：①术后密切监测患者的生命体征，尤其是呼吸、脉搏变化；②观察患者有无声音嘶哑、误吸、呛咳等症状；③妥善固定颈部引流管，保持引流通畅，观察并记录引流液的量、颜色及性状；④保持创面敷料清洁干燥，注意渗液流向肩背部，及时通知医师并配合处理。

4.用药护理

继续服用碘剂，每天3次，每次10滴，共1周左右；或由每天3次，每次16滴开始，逐日每次减少1滴，至每次3～5滴为止。年轻患者术后常规口服甲状腺素，每天30～60 mg，连服6～12个月，预防复发。

5.颈部活动指导

术后床上变换体位时注意保护颈部；术后第2天床上坐起，或弯曲颈部时，将手放于颈后支撑头部重量，并保持头颈部于舒适位置，减少因震动而引起的疼痛；手术2～4天后，进行点头、仰头、伸展和左右旋转等颈部活动，防止切口挛缩。逐渐增加活动范围和活动量。

（三）术后并发症的观察及护理

1.呼吸困难和窒息

多发生于术后48小时内，是术后最危急的并发症。表现为进行性呼吸困难、烦躁、发绀，甚至窒息；可有颈周肿胀、切口渗出鲜血等。常见原因和处理：①切口内血肿压迫气管。立即拆线，敞开切口，清除血肿，如呼吸仍无改善则吸氧、气管切开，再急送手术室止血。②喉头水肿。由于手术创伤、气管插管引起。先用激素静脉滴注，无效者行气管切开。③痰液阻塞气道，有效吸痰。④气管塌陷。气管壁长期受肿大的甲状腺压迫，气管软化所致。行气管切开术。⑤双侧喉返神经损伤，气管切开。

2.喉返神经损伤

大多数是由于术中不慎将喉返神经切断、缝扎、钳夹或牵拉过度而致永久性或暂时性损伤；少数由于血肿或瘢痕组织压迫或牵拉而致。前者在术中立即出现症状，后者在术后数小时或数天才出现症状。切断、缝扎会引起永久性损伤，钳夹、牵拉过度、血肿压迫所引起的多数为暂时性，一般经3～6个月理疗可恢复或好转。单侧喉返神经损伤引起声音嘶哑，可由健侧声带过度地向患侧内收而代偿。双侧喉返神经损伤导致双侧声带麻痹，可引起失声、呼吸困难，甚至窒息，应立即行气管切开。

3.喉上神经损伤

喉上神经外支损伤可使环甲肌瘫痪，引起声带松弛、声调降低；内支损伤可使喉部黏膜感觉丧失，患者进食、特别是饮水时容易发生误咽、呛咳。应协助患者取坐位进半流质饮食，一般于术后数天可恢复正常。

4.手足抽搐

术中甲状旁腺被误切、挫伤或其血液供应受累可引起甲状旁腺功能低下，血钙降低，神经肌肉的应激性提高。症状一般出现在术后1～2天内，轻者面部、口唇或手足部针刺感、麻木感或强直感，2～3周后症状消失。严重者面肌和手足持续性痉挛、疼痛，频繁发作，每次持续10～20分钟或更长，甚至可发生喉和膈肌痉挛，引起窒息死亡。护理措施：①抽搐发作时，立即静脉注射10％葡萄糖酸钙或5％氯化钙10～20 mL。②症状轻者，可口服葡萄糖酸钙或乳酸钙；症状重或长期不恢复者,加服维生素 D_3,以促进钙在肠道内的吸收。③每周测血钙和尿钙 1 次。④限制肉类、乳类和蛋类等高磷食品,多吃绿叶蔬菜、豆制品和海味等高钙低磷食物。

5.甲状腺危象

甲状腺危象是甲亢的严重并发症,死亡率为 $20\%\sim30\%$。其发生可能与术前准备不充分、甲亢症状未能很好控制及手术应激有关。主要表现为术后 $12\sim36$ 小时内高热(超过 39 ℃)、脉搏细速(超过 120 次/分)、大汗、烦躁不安、谵妄甚至昏迷,常伴有呕吐、腹泻。若处理不及时或不当可迅速发展为昏迷、虚脱、休克甚至死亡。甲亢患者基础代谢率降至正常范围再实施手术,是预防甲状腺危象的关键。

护理措施:①碘剂。口服复方碘化钾溶液 $3\sim5$ mL,紧急时将 10% 碘化钠 $5\sim10$ mL 加入 10% 葡萄糖溶液 500 mL 中静脉滴注,以降低血液中甲状腺素水平。②激素治疗。给予氢化可的松 $200\sim400$ mg/d,分次静脉滴注,以拮抗过量甲状腺素的反应。③镇静剂。常用苯巴比妥钠 100 mg 或冬眠 Ⅱ 号半量,$6\sim8$ 小时肌内注射一次。④肾上腺素能阻滞剂。可用利血平 $1\sim2$ mg 肌内注射或胍乙啶 $10\sim20$ mg 口服,还可用普萘洛尔 5 mg 加入 $5\%\sim10\%$ 葡萄糖溶液 100 mL 中静脉滴注,以降低外周组织对肾上腺素的反应。⑤降温。物理或药物降温,使患者体温维持在 37 ℃ 左右。⑥静脉滴注大量葡萄糖溶液补充能量。⑦吸氧,以减轻组织缺氧。⑧心力衰竭者,遵医嘱应用洋地黄类制剂。⑨保持病室安静,避免刺激。

(四)心理护理

有针对性与患者沟通,了解其心理状态,满足患者需要,消除其顾虑和恐惧心理,避免情绪激动。

(五)健康教育

(1)鼓励患者早期下床活动,但注意保护头颈部。拆线后教会患者做颈部活动,促进功能恢复,防止瘢痕挛缩;声音嘶哑者,指导患者做发音训练。讲解有关甲状腺术后并发症的临床表现和预防措施。

(2)用药指导:讲解甲亢术后继续服药的重要性并督促执行。如将碘剂滴在饼干、面包等固体食物上同服,既能保证剂量准确,又能避免口腔黏膜损伤。

(3)出院康复指导:注意休息,保持心情愉快;加强颈部活动,防止瘢痕粘连;定期门诊复查,术后第 3、第 6、第 12 个月复诊,以后每年 1 次,共 3 年;若出现心悸、手足震颤、抽搐等情况及时就诊。

五、护理效果评估

(1)患者是否出现甲状腺危象,或已发生的危象能否得到及时发现和处理。

(2)患者营养需要是否得到满足。

(3)患者术后能否有效咳嗽,保持呼吸道通畅。

(4)患者术后生命体征是否平稳,是否出现各种并发症;一旦发生,能否及时发现和处理。

(李　丹)

第二节 急性乳腺炎

一、疾病概述

(一)概念

急性乳腺炎是乳腺的急性化脓性感染。多发生于产后3～4周的哺乳期妇女,以初产妇最常见。主要致病菌为金黄色葡萄球菌,少数为链球菌。

(二)相关病理生理

急性乳腺炎开始时局部出现炎性肿块,数天后可形成单房或多房性的脓肿。表浅脓肿可向外破溃或破入乳管自乳头流出;深部脓肿不仅可向外破溃,也可向深部穿至乳房与胸肌间的疏松结缔组织中,形成乳房后脓肿。感染严重者,还可并发脓毒血症。

(三)病因与诱因

1.乳汁淤积

乳汁是细菌繁殖的理想培养基,引起乳汁淤积的主要原因:①乳头发育不良(过小或凹陷)妨碍哺乳;②乳汁过多或婴儿吸乳过少导致乳汁不能完全排空;③乳管不通(脱落上皮或衣服纤维堵塞),影响乳汁排出。

2.细菌入侵

当乳头破损时,细菌沿淋巴管入侵是感染的主要途径。细菌也可直接侵入乳管,上行至腺小叶而致感染。细菌主要来自婴儿口腔、母亲乳头或外周皮肤。多数发生于初产妇,因其缺乏哺乳经验;也可发生于断奶时,6个月以后的婴儿已经长牙,易致乳头损伤。

(四)临床表现

1.局部表现

初期患侧乳房红、肿、胀、痛,可有压痛性肿块,随病情发展症状进行性加重,数天后可形成单房或多房性的脓肿。脓肿表浅时局部皮肤可有波动感和疼痛,脓肿向深部发展可穿至乳房与胸肌间的疏松结缔组织中,形成乳房后脓肿和腋窝脓肿,并出现患侧腋窝淋巴结肿大、压痛。局部表现可有个体差异,应用抗生素治疗的患者,局部症状可被掩盖。

2.全身表现

感染严重者,可并发败血症,出现寒战、高热、脉快、食欲减退、全身不适、白细胞计数上升等症状。

(五)辅助检查

1.实验室检查

白细胞计数及中性粒细胞比例增多。

2.B超检查

确定有无脓肿及脓肿的大小和位置。

3.诊断性穿刺

在乳房肿块波动最明显处或压痛最明显的区域穿刺,抽出脓液可确诊脓肿已经形成。脓液应做细菌培养和药敏试验。

(六)治疗原则

主要原则为控制感染,排空乳汁。脓肿形成以前以抗菌药治疗为主,脓肿形成后,需及时切开引流。

1.非手术治疗

(1)一般处理:①患乳停止哺乳,定时排空乳汁,消除乳汁淤积。②局部外敷,用25%硫酸镁湿敷,或采用中药蒲公英外敷,也可用物理疗法促进炎症吸收。

(2)全身抗菌治疗:原则为早期、足量应用抗生素。针对革兰阳性球菌有效的药物,如青霉素、头孢菌素等。由于抗生素可被分泌至乳汁,故避免使用对婴儿有不良影响的抗菌药,如四环素、氨基苷类、磺胺类和甲硝唑。如治疗后病情无明显改善,则应重复穿刺以了解有无脓肿形成,或根据脓液的细菌培养和药敏试验结果选用抗生素。

(3)中止乳汁分泌:患者治疗期间一般不停止哺乳,因停止哺乳不仅影响婴儿的喂养,且提供了乳汁淤积的机会。但患侧乳房应停止哺乳,并以吸乳器或手法按摩排出乳汁,局部热敷。若感染严重或脓肿引流后并发乳瘘(切口常出现乳汁)需回乳,常用方法:①口服溴隐亭 1.25 mg,每天 2 次,服用 7~14 天;或口服己烯雌酚 1~2 mg,每天 3 次,2~3 天。②肌内注射苯甲酸雌二醇,每次 2 mg,每天 1 次,至乳汁分泌停止。③中药炒麦芽,每天 60 mg,分 2 次煎服或芒硝外敷。

2.手术治疗

脓肿形成后切开引流。于压痛、波动最明显处先穿刺抽吸取得脓液后,于该处切开放置引流,脓液做细菌培养及药物敏感试验。脓肿切开引流时注意:①切口一般呈放射状,避免损伤乳管引起乳瘘;乳晕部脓肿沿乳晕边缘做弧形切口;乳房深部较大脓肿或乳房后脓肿,沿乳房下缘做弧形切口,经乳房后间隙引流。②分离多房脓肿的房间隔以利引流。③为保证引流通畅,引流条应放在脓腔最低部位,必要时另加切口作对口引流。

二、护理评估

(一)一般评估

1.生命体征

评估是否有体温升高,脉搏加快。急性乳腺炎患者通常有发热,可有低热或高热;发热时呼吸、脉搏加快。

2.患者主诉

询问患者是否为初产妇,有无乳腺炎、乳房肿块、乳头异常溢液等病史;询问有无乳头内陷;评估有无不良哺乳习惯,如婴儿含乳睡觉、乳头未每天清洁等;询问有无乳房胀痛,浑身发热、无力、寒战等症状。

3.相关记录

体温、脉搏、皮肤异常等记录结果。

(二)身体评估

1.视诊

乳房皮肤有无红、肿、破溃、流脓等异常情况;乳房皮肤红肿的开始时间、位置、范围、进展情况。

2.触诊

评估乳房乳汁淤积的位置、范围、程度及进展情况；乳房有无肿块，乳房皮下有无波动感，脓肿是否形成,脓肿形成的位置、大小。

(三)心理-社会评估

评估患者心理状况,是否担心婴儿喂养与发育、乳房功能及形态改变。

(四)辅助检查阳性结果评估

患者血常规检查示血白细胞计数及中性粒细胞比例升高提示有炎症的存在;根据 B 超检查的结果判断脓肿的大小及位置,诊断性穿刺后方可确诊脓肿形成;根据脓液的药物敏感试验选择抗生素。

(五)治疗效果的评估

1.非手术治疗评估要点

应用抗生素是否有效果,乳腺炎症是否得到控制,患者体温是否恢复正常;回乳措施是否起效,乳汁淤积情况有无改善,患者乳房肿胀疼痛有无减轻或加重;患者是否了解哺乳卫生和预防乳腺炎的知识,情绪是否稳定。

2.手术治疗评估要点

手术切开排脓是否彻底;伤口愈合情况是否良好。

三、主要护理诊断

(一)疼痛

疼痛与乳汁淤积、乳房急性炎症使乳房压力显著增加有关。

(二)体温过高

体温过高与乳腺急性化脓性感染有关。

(三)知识缺乏

与不了解乳房保健和正确哺乳知识有关。

(四)潜在并发症

乳瘘。

四、主要护理措施

(一)对症处理

定时测患者体温、脉搏、呼吸、血压,监测白细胞计数及分类变化,必要时做血培养及药物敏感试验。密切观察患者伤口敷料引流、渗液情况。

(1)高热者,给予冰袋、乙醇擦浴等物理降温措施,必要时遵医嘱应用解热镇痛药;脓肿切开引流后,保持引流通畅,定时更换切口敷料。

(2)缓解疼痛:①患乳暂停哺乳,定时用吸乳器吸空乳汁。若乳房肿胀过大,不能使用吸乳器,应每天坚持用手揉挤乳房以排空乳汁,防止乳汁淤积。②用乳罩托起肿大的乳房以减轻疼痛。③疼痛严重时遵医嘱给予止痛药。

(3)炎症已经发生:①消除乳汁淤积用吸乳器吸出乳汁或用手顺乳管方向加压按摩,使乳管通畅。②局部热敷,每次 20～30 分钟,促进血液循环,利于炎症消散。

（二）饮食与运动

给予高蛋白、高维生素、低脂肪食物,保证足量水分摄入。注意休息,适当运动,劳逸结合。

（三）用药护理

遵医嘱早期使用抗菌药,根据药物敏感试验选择合适的抗菌药,注意评估患者有无药物不良反应。

（四）心理护理

观察了解患者心理状况,给予必要的疾病有关的知识宣教,抚慰其紧张急躁情绪。

（五）健康教育

1.保持乳头和乳晕清洁

每次哺乳前后清洁乳头,保持局部干燥清洁。

2.纠正乳头内陷

妊娠期每天挤捏、提拉乳头。

3.养成良好的哺乳习惯

定时哺乳,每次哺乳时让婴儿吸净乳汁,如有淤积及时用吸乳器或手法按摩排出乳汁;培养婴儿不含乳头睡眠的习惯;注意婴儿口腔卫生,及时治疗婴儿口腔炎症。

4.及时处理乳头破损

乳晕破损或皲裂时暂停哺乳,用吸乳器吸出乳汁哺乳婴儿;局部用温水清洁后涂以抗菌药软膏,待愈合后再行哺乳;症状严重时及时诊治。

五、护理效果评估

（1）患者的乳汁淤积情况有无改善,是否学会正确排出淤积乳汁的方法,是否坚持每天挤出已经淤积的乳汁,回乳措施是否产生效果,乳房胀痛有无逐渐减轻。

（2）患者乳房皮肤的红肿情况有无好转,乳房皮肤有无溃烂,乳房肿块有无消失或增大。

（3）患者应用抗生素后体温有无恢复正常,炎症有无消退,炎症有无进一步发展为脓肿。

（4）患者脓肿有无及时切开引流,伤口愈合情况是否良好。

（5）患者是否了解哺乳卫生和预防乳腺炎的知识,焦虑情绪是否改善。

（李　丹）

第三节　乳腺囊性增生症

乳腺囊性增生症也称慢性囊性乳腺病,或称纤维囊性乳腺病,是乳腺间质的良性增生。增生可发生于腺管周围,并伴有大小不等的囊肿形成;也可发生在腺管内而表现为上皮的乳头样增生,伴乳管囊性扩张;另一类型是小叶实质增生。本病是妇女的常见病之一,多发生于 30～50 岁妇女,临床特点是乳房胀痛、乳房肿块及乳头溢液。

一、病因病理

本病的症状常与月经周期有密切关系,且患者多有较高的流产率。一般多认为其发病与卵巢功能失调有关,可能是黄体素的减少及雌激素的相对增多,致使两者比例失去平衡,使月经前的乳腺增生变化加剧,疼痛加重,时间延长,月经后的"复旧"也不完全,日久就形成了乳腺囊性增生症。主要病理改变是导管、腺泡以及间质的不同程度的增生;病理类型可分为乳痛症型(生理性的单纯性乳腺上皮增生症)、普通型腺病小叶增生症型、纤维腺病型、纤维化型和囊肿型(即囊肿性乳腺上皮增生症),各型之间的病理改变都有不同程度的移行。

二、临床表现

乳房胀痛和肿块是本病的主要症状,其特点是部分患者具有周期性。疼痛与月经周期有关,往往在月经前疼痛加重,月经来潮后减轻或消失,有时整个月经周期都有疼痛,部分患者可伴有月经紊乱或既往有卵巢或子宫病史。体检发现一侧或两侧乳腺有弥漫性增厚,可局限于乳腺的一部分,也可分散于整个乳腺;肿块呈颗粒状、结节状或片状,大小不一,质韧而不硬;增厚区与周围乳腺组织分界不明显,与皮肤无粘连。少数患者可有乳头溢液,本病病程较长,发展缓慢。

三、治疗

主要是对症治疗,绝大多数患者不需要外科手术治疗。一般首选具有疏肝理气、调和冲任、软坚散结及调整卵巢功能的中药或中成药,如逍遥散等。由于本病有少数可发生癌变,确诊后应注意密切观察、随访。乳房胀痛严重,肿块较多、较大者,可酌情应用维生素 E 及激素类药物。在治疗过程中还应注意情志疏导,配合应用局部外敷药物、激光局部照射、磁疗等方法也有一定疗效。

四、护理评估

(一)健康史和相关因素

本病的发生与内分泌失调有关。一是体内雌、孕激素比例失调,黄体素分泌减少、雌激素量增多导致乳腺实质增生过度和复旧不全;二是部分乳腺实质中女性雌激素受体的质与量的异常,导致乳腺各部分发生不同程度的增生。

(二)身体状况

1.临床表现

(1)乳房疼痛特点是胀痛,具有周期性,常于月经来潮前疼痛发生或加重,月经来潮后减轻或消失,有时整个月经周期都有疼痛。

(2)乳房肿块一侧或双侧乳腺有弥漫性增厚,可呈局限性改变,对位于乳房外上象限,轻度触痛;也可分散于整个乳腺。肿块呈结节状或片状,大小不一。质韧而不硬,增厚区与周围乳腺组织分界不明显。

(3)乳头溢液少数患者可有乳腺溢液,呈黄绿色或血性,偶有无色浆液。

2.辅助检查

钼靶 X 线摄片、B 型超声波或组织病理学检查等均有助于本病的诊断。

(三)处理原则

主要是观察、随访和对症治疗。

1.非手术治疗

主要是观察和药物治疗。观察期间可用中医中药调理,或口服乳康片、乳康宁等;抗雌激素治疗仅在症状严重时采用,可口服他莫昔芬。由于本病有恶变可能,应嘱患者每隔2~3个月到医院复查,有对侧乳腺癌或有乳腺癌家族史者应密切随访。

2.手术治疗

若肿块周围乳腺组织局灶性增生较为明显、形成孤立肿块,或B超、钼靶X线摄片发现局部有沙粒样钙化灶者,应尽早手术切除肿块并做病理学检查。

五、常见护理诊断问题

疼痛与内分泌失调致乳腺实质过度增生有关。

六、护理措施

(一)减轻疼痛

(1)解释疼痛发生的原因,消除患者的思想顾虑,保持心情舒畅。

(2)用宽松胸罩托起乳房。

(3)遵医嘱服用中药调理或其他对症治疗药物。

(二)定期复查

遵医嘱定期复查,以便及时发现恶性变。

(三)乳腺增生的日常护理

为预防乳腺疾病,成年女性每月都要自检。月经正常的妇女,月经来潮后第2~11天是检查的最佳时间。下面介绍几种自检的方法。

1.对镜向照法

面对镜子,将双臂高举过头,观察乳房的形状和轮廓有无变化,皮肤有无异常(主要是有无红肿、皮疹、浅静脉曲张、发肤皱褶、橘皮样改变等),观察乳头是否在同一水平线上,是否有抬高、回缩、凹陷等现象,用拇指和食指轻轻挤捏乳头,检查是否有异常分泌物从乳头溢出,乳晕颜色是否改变。

2.平卧触摸法

平卧,右臂高举过头,并在右肩下垫一小枕头,使右侧乳房变平。左手四指并拢,用指端掌面检查乳房各部位是否有肿块或其他变化。

3.淋浴检查法

淋浴时,因皮肤湿润更易发现问题,用一手指指端掌面慢慢滑动,仔细检查乳房的各个部位及腋窝处是否有肿块。

(李　丹)

第八章

肛肠外科疾病护理

第一节　痔

痔是肛垫的病理性肥大、移位及肛周皮下血管丛血流淤滞形成的团块。痔是一种常见病、多发病,其发病率占肛门直肠疾病的首位,约为 80.6％。随着年龄的增长,发病率逐渐增高。任何年龄皆可发病,但以 20～40 岁为最多。主要表现为便血、肿物脱出及肛缘皮肤突起三大症状。

一、病因与发病机制

痔的确切病因尚不完全明了,可能与以下学说有关。

(一)肛垫下移学说

1975 年,Thomson 提出肛垫病理性肥大和下移是内痔的原因,亦是目前临床上最为接受的痔的原因学说。肛垫具有协助肛管闭合、节制排便。若肛垫发生松弛,导致肛垫病理性肥大、移位,从而形成痔。

(二)静脉曲张学说

早在 18 世纪,Huter 在解剖时发现痔内静脉中呈连续扩张为依据,认为痔静脉扩张是内痔发生的原因。但现代解剖已证实痔静脉丛的扩张属生理性扩张,内痔的好发部位与动脉的分支类型无直接联系。

(三)血管增生学说

其认为痔的发生是由于黏膜下层类似勃起的组织化生而成。

(四)慢性感染学说

直肠肛管区的感染易引起静脉炎,使周围的静脉壁和周围组织纤维化、失去弹性、扩张而形成痔。

此外,长期饮酒、嗜食刺激性食物、肛周感染、长期便秘、慢性腹泻、妊娠分娩及低膳食纤维饮食等因素都可诱发痔的发生。

二、临床表现

临床上,痔分为内痔、外痔、混合痔及环形痔 4 种(图 8-1)。

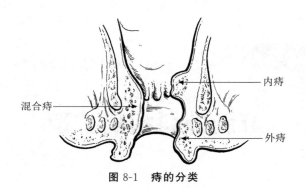

图 8-1　痔的分类

（一）内痔

临床上最多见，占 64.1％。主要临床表现是无痛性便血和肿物脱出。常见于右前、右后和左侧。根据内痔的脱出程度，将内痔分为 4 期。Ⅰ期：便时带血、滴血或喷射状出血，色鲜红，便后自行停止，无肛内肿物脱出。Ⅱ期：常有便血，色鲜红，排便时伴有肿物脱出肛外，便后可自行还纳。Ⅲ期：偶有便血，便后或久站、久行、咳嗽、劳动用力、负重远行增加腹压时肛内肿物脱出，不能自行还纳，需休息或手法还纳。Ⅳ期：痔体增大，肛内肿物脱出肛门外，不能还纳，或还纳后又脱出。

1.便血

其便血特点是无痛性、间歇性便后出鲜血，是内痔及混合痔的早期的常见症状。便血较轻时表现为大便表面附血或手纸上带血，继而滴血，严重时则可出现喷射状出血。长期出血可导致患者发生缺铁性贫血。

2.肿物脱出

常是晚期症状。轻者可自行回纳，重者需手法复位，严重时，因不能还纳，常可发生嵌顿、绞窄。

3.肛门疼痛

单纯性内痔无疼痛，当合并有外痔血栓形成内痔、感染或嵌顿时，可出现肛门剧烈疼痛。

4.肛门瘙痒

痔块外脱时常有黏液或分泌物流出，可刺激肛周皮肤引起肛门瘙痒。

（二）外痔

平时无感觉，仅见肛缘皮肤突起或肛门异物感。当排便用力过猛时，肛周皮下静脉破裂形成血栓或感染，出现剧烈疼痛。

（三）混合痔

兼有内痔和外痔的症状同时存在。

三、辅助检查

（一）直肠指诊

内痔早期无阳性体征，晚期可触到柔软的痔块。其意义在于除外肛管直肠肿瘤性疾病。

（二）肛门镜检查

肛门镜检查是确诊内痔的首选检查方法。不仅可见到痔的情况，还可观察到直肠黏膜有无充血、水肿、溃疡、肿块等，以及排除其他直肠疾病。

（三）直肠镜检查

图文并茂，定位准确，防止医疗纠纷，可准确诊断痔、直肠肿瘤等肛肠疾病。

（四）肠镜检查

对于年龄超过 45 岁便血者，应建议行电子结肠镜检查，除外结直肠肿瘤及炎症性肠病等。

四、治疗要点

痔的治疗遵循 3 个原则。①无症状的痔无须治疗，仅在合并出血、痔块脱出、血栓形成和嵌顿时才需治疗；②有症状的痔重在减轻或消除其主要症状，无须根治；③首选保守治疗，失败或不宜保守治疗时才考虑手术治疗。

（一）非手术治疗

1.一般治疗

一般治疗适用于痔初期及无症状静止期的痔。

（1）调整饮食：多饮水，多吃蔬菜、水果，如韭菜、菠菜、地瓜、香蕉、苹果等，忌食辣椒、芥末等辛辣刺激性食物。多进食膳食纤维性食物，改变不良的排便习惯。

（2）热水坐浴：改善局部血液循环，有利于消炎及减轻瘙痒症状。便后热水坐浴擦干、便纸宜柔软清洁、肛门要保温、坐垫要柔软。

（3）保持大便通畅：通过食物来调整排便，养成定时排便，每 1～2 天排出一次软便，防止便秘或腹泻。

（4）调整生活方式，改变不良的排便习惯，保持排便通畅，禁烟酒。

2.药物治疗

药物治疗是内痔首选的治疗方法，能润滑肛管，促进炎症吸收，减轻疼痛，解除或减轻症状。局部用痔疾洗液或硝矾洗剂（张有生方）熏洗坐浴，可改善局部血液循环，有消肿、止痛作用；肛内注入痔疮栓剂（膏）或奥布卡因凝胶，有止血、止痛和收敛作用。

3.注射疗法

较常用，适用于Ⅰ期、Ⅱ期内痔。年老体弱、严重高血压、有心、肝、肾等内痔患者均可适用。常用的硬化剂有聚桂醇注射液、芍倍注射液、消痔灵注射液等。

4.扩肛疗法

扩肛疗法适用于内痔、嵌顿或绞窄性内痔剧痛者。

5.胶圈套扎疗法

胶圈套扎疗法适用于单发或多发Ⅰ～Ⅲ期内痔的治疗。

6.物理治疗

物理治疗包括 HCPT 微创技术、激光治疗及铜离子电化学疗法等。

（二）手术治疗

当非手术治疗效果不满意，痔出血、脱出严重时，则有必要采用手术治疗。常用的方法主要有以下 6 种。

1.内痔结扎术

内痔结扎术常用于Ⅱ～Ⅲ期内痔。

2.血栓外痔剥离术

血栓外痔剥离术适用于血栓较大且与周围粘连者或多个血栓者。

3.外剥内扎术

目前临床上最常用的术式,是在外切内扎术(Milligan-Morgan)和中医内痔结扎术基础上发展演变而成,简称外剥内扎术。适用于混合痔和环状痔。

4.分段结扎术

分段结扎术适用于环形内痔、环形外痔、环形混合痔。

5.吻合器痔上黏膜环切术

该方法微创、无痛,是目前国内外首选的治疗方法(图 8-2)。主要适用于Ⅱ～Ⅳ期环形内痔、多发混合痔、以内痔为主的环状混合痔,也适用于直肠前突和直肠内脱垂。由于此手术保留了肛垫,不损伤肛门括约肌,故与传统手术相比具有术后疼痛轻、住院时间短、恢复快、无肛门狭窄及大便失禁、肛门外形美观等优点,临床效果显著。

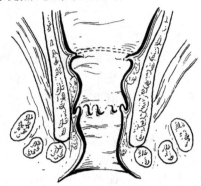

图 8-2　术后吻合口示意图

6.选择性痔上黏膜切除术

选择性痔上黏膜切除术是一种利用开环式微创痔吻合器进行治疗的手术方式。适用于Ⅱ～Ⅳ期内痔、混合痔、环状痔、严重脱垂痔、直肠前突、直肠黏膜脱垂等。可准确定位目标组织,做到针对性切除,并保护非痔脱垂区黏膜组织,该术式更加符合肛管形态和生理,有效预防术后大出血、肛门狭窄等并发症,值得临床推广应用。

五、护理评估

(一)术前评估

1.健康史

(1)了解患者有无长期饮酒的习惯,有无喜食刺激性食物或低纤维素饮食的习惯。

(2)有无长期便秘、腹泻史,长期站立、坐位或腹压增高等因素。或有痔疮药物治疗、手术史;有无糖尿病、血液疾病史。

(3)了解患者有无肛隐窝炎、肛周感染、营养不良等情况促进痔的形成。

(4)家族中有无家族性息肉、家族中有无大肠癌或其他肿瘤患者。

(5)既往是否有溃疡性结肠炎、克罗恩病、腺瘤病史、手术治疗史及用药情况。

2.身体状况

(1)注意观察患者的生命体征、神志、尿量、皮肤弹性等。

(2)排便时有无疼痛及排便困难,大便是否带鲜血或便后滴血、喷血,有无黏液,有无脓血、便血量、发作次数等。

（3）注意患者的营养状况,有无消瘦、头晕、眼花、乏力等贫血的体征。

（4）肛门有无肿块脱出,能否自行回纳或用手推回,有无肿块嵌顿史。

（5）直肠指诊肛门有无疼痛、指套退出有无血迹、直肠内有无肿块等。

3.心理-社会状况

（1）疾病认知:了解患者及家属对疾病相关知识的认知程度,评估患者及家属对所患疾病及站立方法的认识,对手术的接受程度,对痔传统手术或微创手术知识及手术前配合知识的了解和掌握程度。

（2）心理承受程度:患者和家属对接受手术及手术可能导致的并发症带来的自我形象紊乱和生理功能改变的恐惧、焦虑程度和心理承受能力。

（3）经济情况:家庭对患者手术及并发症进一步治疗的经济承受能力。

（二）术后评估

1.手术情况

了解麻醉方式、手术方式,手术过程是否顺利,术中有无出血、出血部位、出血量,有无输血及输血量。

2.病情评估

观察患者神志和生命体征变化,生命体征是否平稳,切口敷料是否渗血,出血量多少,引流是否通畅,引流液的颜色、性质和引流量,切口愈合情况,大便是否通畅,有无便秘或腹泻等情况。

3.切口情况

切口渗出、愈合情况,有无肛缘水肿、切口感染,引流是否通畅,有无假性愈合情况。定期进行血常规、血生化等监测,以及时发现出血、切口感染、吻合口出血、吻合口瘘等并发症的发生。

4.评估手术患者的肛门直肠功能

有无肛门狭窄、肛门失禁,包括排便次数、控便能力等。

5.心理-社会状况

患者对手术后康复知识的了解程度。评估患者有无焦虑、失眠,家庭支持系统等。

六、护理诊断

（一）恐惧

恐惧与出血量大或反复出血有关。

（二）便秘

便秘与不良饮食、排便习惯及惧怕排便有关。

（三）有受伤的危险

出血与血小板减少、凝血因子缺乏、血管壁异常有关。

（四）潜在并发症

尿潴留、肛门狭窄、排便失禁等。

七、护理措施

（一）非手术治疗护理/术前护理

1.调整饮食

嘱患者多饮水,多进食新鲜蔬菜、水果,多食粗粮,少食辛辣刺激性食物,忌烟酒。养成良好生活习惯。适当增加运动量,促进肠蠕动,切忌久站、久坐、久蹲。

2.热水坐浴

便后及时清洗,保持局部清洁舒适。必要时用1:5 000高锰酸钾溶液或复方荆芥熏洗剂熏洗坐浴,控制温度在43～46 ℃,每天2次,每次20～30分钟,可有效改善局部血液循环,减轻出血、疼痛症状。

3.痔块还纳

痔块脱出时应及时还纳,嵌顿性痔应尽早行手法复位,防止水肿、坏死;不能复位并有水肿及感染者用复方荆芥熏洗剂坐浴,局部涂痔疮膏,用手法再将其还纳,嘱其卧床休息。注意动作轻柔,避免损伤。

4.纠正贫血

缓解患者的紧张情绪,指导患者进少渣食物,术前排空大便,必要时灌肠,做好会阴部备皮及药敏试验,贫血患者应及时纠正。贫血体弱者,协助完成术前检查,防止排便或坐浴时晕倒受伤。

5.肠道准备

术前1天予全流质饮食,手术当天禁食,术前晚口服舒泰清4盒,饮水2 500 mL或术晨2小时甘油灌肠剂110 mL灌肠,以清洁肠道。

(二)术后护理

1.饮食护理

术后当天应禁食或给无渣流食,次日半流食,以后逐渐恢复普食。术后6小时内尽量卧床休息,减少活动。6小时后可适当下床活动,如厕排尿、散步等,逐渐延长活动时间,并指导患者进行轻体力活动。

2.疼痛护理

因肛周末梢神经丰富,痛觉十分敏感,或因括约肌痉挛、排便时粪便对创面的刺激、敷料堵塞过多导致大多数肛肠术后患者创面剧烈疼痛。疼痛轻微者可不予处理,但疼痛剧烈者应给予处理。指导患者采取各种有效止痛措施,如分散注意力、听音乐等,必要时遵医嘱予止痛药物治疗。

3.局部坐浴

术后每次排便或换药前均用1:5 000高锰酸钾溶液或痔疾洗液熏洗坐浴,控制温度在43～46 ℃,每天2次,每次20～30分钟,坐浴后用凡士林油纱覆盖,再用纱垫盖好并固定。

4.保持大便通畅

术后早期患者有肛门下坠感或便意,告知其是敷料压迫刺激所致;术后3天内尽量避免解大便,促进切口愈合,可于术后48小时内口服阿片酊以减少肠蠕动,控制排便。术后第2天应多吃新鲜蔬菜和水果,保持大便通畅。如有便秘,可口服液体石蜡或麻仁软胶囊等润肠通便药物,宜用缓泻剂,忌用峻下剂或灌肠。避免久站、久坐、久蹲。

5.避免剧烈活动

术后7～15天应避免剧烈活动,防止大便干燥,以防痔核或吻合钉脱落而造成继发性大出血。

6.并发症的观察与护理

(1)尿潴留:因手术、麻醉刺激、疼痛等原因造成术后尿潴留。若术后8小时仍未排尿且感下腹胀痛、隆起时,可行诱导、热敷或针刺帮助排尿。对膀胱平滑肌收缩无力者,肌内注射新斯的明1 mg(1支),增强膀胱平滑肌收缩,可以排尿。必要时导尿。

(2)创面出血:术后 7～15 天为痔核脱落期,因结扎痔核脱落、吻合钉脱落、切口感染、用力排便等导致创面出血。如患者出现恶心、呕吐、头昏、眼花、心慌、出冷汗、面色苍白等并伴肛门坠胀感和急迫排便感进行性加重,敷料渗血较多,应及时通知医师行相应消除处理。

(3)切口感染:直肠肛管部位由于易受粪便、尿液等的污染,术后易发生切口感染。应注意术前改善全身营养状况;术后 2 天内控制好排便;保持肛门周围皮肤清洁,便后用 1∶5 000 高锰酸钾液坐浴;切口定时换药,充分引流。

(4)肛门狭窄:术后观察患者有无排便困难及大便变细,以排除肛门狭窄。术后 15 天左右应行直肠指诊如有肛门狭窄,定期扩肛。

八、护理评价

(1)患者便血、脱出明显减轻或消失。

(2)患者及家属知晓所患疾病名称、手术术式、优缺点及相关知识,能复述并遵从护士指导。

(3)患者是否能正确面对手术,积极参与手术的自我护理并了解手术并发症的预防和处理,如大出血、切口感染、肛门狭窄等。未发生并发症或并发症被及时发现和处理。

(4)患者排便正常、顺畅,无腹泻、便秘或排便困难。肛周皮肤完整清洁无损。

九、健康教育

(1)指导患者合理搭配饮食,多饮水,多食蔬菜,水果及富含纤维素的食物,少食辛辣等刺激性食物,忌烟酒。

(2)指导患者养成良好的排便习惯,保持排便通畅,避免久蹲、久坐。

(3)便秘时,应增加粗纤维食物,必要时口服适量蜂蜜或润肠通便药物。

(4)出院后近期可坚持熏洗坐浴,保持会阴部卫生清洁,并有利于创面愈合。

(5)术后适当活动,切勿剧烈活动。若出现创面出血,随时与医师联系,以及早处理。

(6)术后早期做提肛运动,每天 2 次,每次 30 分钟,促进局部血液循环。一旦出现排便困难或便条变细情况时,应及时就诊,定期进行肛门扩张。

(吕　婧)

第二节　肛　　裂

肛裂是指齿状线以下肛管皮肤全层破裂形成的慢性溃疡,主要表现为便后肛门疼痛、便血、便秘三大症状。其发病率仅次于痔位居第二位,可发生于任何年龄,但多见于青壮年。具有"四最"特点:病变最小、痛苦最大、诊断最易、治法最多。

一、病因与发病机制

(一)解剖因素

肛门外括约肌浅部在肛门后方形成肛尾韧带,较硬,伸缩性差,并且皮肤较固定,肛直角在此部位呈 90°,且肛门后方承受压力较大,故后正中处易受损伤。

（二）外伤因素

大便干硬，排便时用力过猛，可损伤肛管皮肤，反复损伤使裂伤深及全层皮肤，形成溃疡。肛门镜等内镜检查或直肠指检方法不当，也容易造成肛管后正中的皮肤损伤，形成肛裂。

（三）感染因素

齿状线附近的慢性炎症，如发生在肛管后正中处的肛窦炎，可向下蔓延而致肛管皮下脓肿，脓肿破溃后形成溃疡，加之肛门后正中的血供较其他部位差，肛管直肠的慢性炎症易引起内括约肌痉挛又加重了缺血，致使溃疡不易愈合。

肛裂与肛管纵轴平行，其溃疡直径小于 1 cm。一般地，将肛管裂口、前哨痔和肛乳头肥大称为肛裂三联征（图 8-3）。按病程分为急性（早期）肛裂：可见裂口边缘整齐，底浅，呈红色并有弹性，无瘢痕形成；慢性（陈旧性）肛裂：因反复发作，底深，边缘不整齐、增厚纤维化，肉芽灰白，伴有肛乳头肥大、前哨痔及皮下瘘形成。

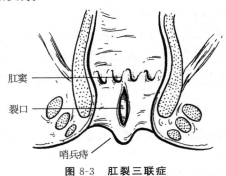

肛窦

裂口

哨兵痔

图 8-3　肛裂三联症

二、临床表现

肛裂患者的典型临床表现是疼痛、便秘和便血。

（一）疼痛

肛裂可因排便引起肛门周期性疼痛，这是肛裂的主要症状。排便时，粪块刺激溃疡面的神经末梢，立刻感到肛门灼痛或剧痛，便后数分钟疼痛缓解，此期称疼痛间歇期。

（二）便血

排便时常在粪便表面或便纸上有少量新鲜血迹或滴鲜血。出血的多少与裂口的大小，深浅有关，但很少发生大出血。

（三）便秘

因肛门疼痛不愿排便，久而久之引起便秘，粪便变得更为干硬，排便时会使肛裂进一步加重，形成恶性循环。这种恐惧排便现象可导致大便嵌塞。

三、辅助检查

（1）用手牵开肛周皮肤视诊，可看见裂口或溃疡，此时，应避免强行直肠指诊或肛门镜检查。

（2）若发现侧位的慢性溃疡，应想到有否结核、癌、克罗恩病及溃疡性结肠炎等罕见病变，必要时行活组织病理检查。

四、治疗要点

（一）非手术治疗

1.调整饮食

对于急性新鲜肛裂,通过调整饮食、软化大便,可以缓解肛裂症状,促使裂口愈合。增加多纤维食物如蔬菜、水果等,增加每天饮水量,纠正便秘。

2.局部坐浴

用温热盐水或中药坐浴,温度 43～46 ℃,每天 2～3 次,每次 20～30 分钟。温水坐浴可松弛肛门括约肌,改善局部血液循环,促进炎症吸收,减轻疼痛,并清洁局部,以利创口愈合。

3.口服药物

口服缓泻剂如福松或液状石蜡,使大便松软、润滑,以利排便。

4.外用药物

通过局部用药物如太宁栓可缓解内括约肌痉挛以达到手术效果。新近用于临床的奥布卡因凝胶可有效缓解肛管括约肌痉挛性疼痛,改善局部血液循环,促进肛裂愈合,疼痛剧烈者可以选用。必要时局部应用长效麻药封闭治疗,可有效缓解疼痛,部分病例可以使溃疡愈合。

5.扩肛疗法

适用于急性或慢性肛裂不伴有肛乳头肥大及前哨痔者。优点是操作简便,不需要特殊器械,疗效迅速。

（二）手术治疗

对经久不愈,非手术治疗无效的慢性肛裂可采用以下手术方法治疗。目前国内常用的术式:①肛裂切除术;②肛裂切除术加括约肌切断术;③V-Y 肛门成形术;④肛裂切除纵切横缝术等。实践证明,肛裂切除术加括约肌切断术的效果较好,可作为首选术式。

五、护理评估

（一）术前评估

1.健康史

了解患者疼痛部位多与病灶位置及疾病性质有关。注意询问患者疼痛的部位、持续的时间、急缓、性质及病程长短,有无明确的原因或诱因;了解患者有无长期便秘史,便秘发生的时间、病程长短、有无便意感,起病原因或诱因;排便的次数和量;有无便血、肛门疼痛、腹痛、腹胀、嗳气、食欲减退、肛门坠胀、排便不尽、反复排便等伴随症状,甚至用手挖便的情况;有无用药史,效果如何。有无焦虑、烦躁、失眠、抑郁,乃至性格改变等精神症状。评估患者有无肛窦炎、直肠炎等诱发肛管溃疡的因素。

2.身体评估

（1）便秘的原因很多,有功能性便秘和器质性便秘两种,应加以区分。

（2）有无便后肛周出现烧灼样或刀割样剧烈疼痛,缓解后又再次出现剧痛,持续 30 分钟至数小时不等。

（3）因惧怕肛周疼痛而不敢排便。便后滴新鲜血,或便中带新鲜血。

（4）肛裂便秘,多伴便后手纸染血、肛门剧痛,呈周期性。

（5）了解肛门局部检查结果,有无发现裂口、肛乳头肥大、哨兵痔、肛窦炎、皮下瘘、肛门梳硬结。

3.心理-社会状况

评估患者及家属对肛裂相关知识的了解程度及心理承受能力,以及对治疗、护理等的配合程度。

(二)术后评估

1.手术情况

了解患者术中采取的麻醉方式、手术方式,手术过程是否顺利,术中有无出血及其量。

2.康复状况

观察患者生命体征是否平稳,手术切口愈合情况,有无发生出血、肛门狭窄、排便失禁等并发症。

3.心理-社会状况

评估患者有无焦虑、失眠,家庭支持系统等。了解患者及其家属对术后康复知识的掌握程度;是否担心并发症及预后等。

六、护理诊断

(一)排便障碍

排便障碍与患者惧怕疼痛不愿排便有关。

(二)急性疼痛

急性疼痛与粪便刺激及肛管括约肌痉挛、手术创伤有关。

(三)潜在并发症

增加了结直肠肿瘤发生的风险。

七、护理措施

(一)非手术治疗护理/术前护理

1.心理支持

向患者详细讲解有关肛裂知识,鼓励患者克服因害怕疼痛而不敢排便的情绪,配合治疗。

2.调理饮食

增加膳食中新鲜蔬菜、水果及粗纤维食物的摄入,少食或忌食辛辣和刺激性食物,多饮水,以促进胃肠蠕动,防止便秘。

3.热水坐浴

每次排便后应热水坐浴,清洁溃疡面或创面,减少污染,促进创面愈合,水温 43～46 ℃,每天 2～3 次,每次 20～30 分钟。

4.肠道准备

术前 3 天少渣饮食,术前 1 天流质饮食,术前日晚灌肠,尽量避免术后 3 天内排便,有利于切口愈合。

5.疼痛护理

遵医嘱适当应用止痛剂,如肌内注射吗啡、消炎栓纳肛等。

（二）术后护理

1.术后观察

有无渗血、出血、血肿、感染和尿潴留并发症发生，如有急事报告医师，并协助处理。

2.保持大便通畅

鼓励患者多饮水，多进食新鲜蔬菜、水果、粗纤维食物，指导患者养成每天定时排便的习惯，进行适当的户外锻炼，防止便秘。便秘者可服用缓泻剂或液体石蜡等，也可选用蜂蜜、番泻叶等泡茶饮用，以润滑、松软大便利于排便。

3.局部坐浴

术后每次排便或换药前均用 1∶5 000 高锰酸钾溶液或痔疾洗液熏洗坐浴，控制温度在 43～46 ℃，每天 2 次，每次 20～30 分钟，坐浴后用凡士林油纱覆盖，再用纱垫盖好并固定。

4.术后常见并发症的预防和护理

（1）切口出血：多发生于术后 7～12 天，常见原因多为术后大便干结、用力排便、换药粗暴等导致创面裂开、出血。预防措施包括：保持大便通畅，防止便秘；避免腹内压增高的因素如剧烈咳嗽、用力排便等；切忌换药动作粗暴，轻轻擦拭。密切观察创面的变化，一旦出现创面大量渗血，紧急压迫止血，并报告医师处理。

（2）肛门狭窄：大便变细或肛门狭窄者，遵医嘱可于术后 10～15 天行扩肛治疗。

（3）排便失禁：多由于术中不慎损伤肛门括约肌所致。询问患者排便前有无便意，每天的排便次数、量及性状。若为肛门括约肌松弛，可于术后 3 天开始指导患者进行提肛运动，每天 2 次，每次 30 分钟；若发现患者会阴部皮肤常有黏液及粪便污染，或无法随意控制排便时，立即报告医师，以及时处理。

八、护理评价

（1）患者术后焦虑情绪得到缓解，心态平和，积极配合治疗。

（2）术后患者疼痛、便血得到缓解，自诉伤口疼痛可耐受，疼痛评分为 2～3 分。

（3）未发生肛门狭窄、肛门失禁等并发症，或得到及时发现和处理。

九、健康教育

（1）指导患者养成定时排便的习惯，避免排便时间延长。保持排便通畅，鼓励患者有便意时，尽量排便，纠正便秘。

（2）多饮水，多吃蔬菜、水果及富含纤维素的食物，禁止饮酒及食辛辣等刺激性食物。

（3）出现便秘时，应增加粗纤维食物，必要时口服适量蜂蜜或润肠通便药物。

（4）出院时如创面尚未完全愈合者，便后温水坐浴，保持创面清洁，促进创面早期愈合。

（5）大便变细或肛门狭窄者，遵医嘱可于术后 10～15 天行扩肛治疗。

（6）肛门括约肌松弛者，手术 3 天后做肛门收缩舒张运动，大便失禁者需二次手术。

（吕　婧）

第三节　肛　瘘

肛瘘是指肛门直肠因肛门周围间隙感染、损伤、异物等病理因素形成的与肛门周围皮肤相通,形成异常通道的一种疾病。肛瘘是常见的直肠肛管疾病之一,发病年龄以20～40岁青壮年为主,男性多于女性。

一、病因与发病机制

大多数肛瘘由直肠肛周脓肿发展而来。由内口、瘘管和外口三部分组成。内口即原发感染灶,外口为脓肿破溃处或手术切开引流部位,内外口之间由脓腔周围增生的纤维组织包绕的管道即瘘管,近管腔处有炎性肉芽组织。其内口多在肛窦内及其附近,外口位于肛门周围的皮肤上,内、外口既可为单个,也可以为多个。由于致病菌不断由内口进入,而瘘管迂曲,少数存在分支,常引流不畅,且外口皮肤生长速度较快,常发生假性愈合并形成脓肿。脓肿可从原外口溃破,也可从他处穿出形成新的外口,反复发作,发展为有多个瘘管和外口的复杂性肛瘘。

二、临床表现

肛门周围流脓水、潮湿、瘙痒,甚至出现湿疹。外口处有脓性、血性、黏液性分泌物流出,有时有粪便及气体排出。外口因假性愈合或暂时封闭时,脓液积存,形成脓肿,可出现肛周肿痛、发热、寒战、乏力等症状。脓肿破溃或切开引流后,脓液排出,症状缓解,上述症状反复发作是肛瘘的特点。

三、辅助检查

(一)直肠指诊
在内口处有轻压痛,瘘管位置表浅时可触及硬结内口及条索样肛瘘。

(二)探针检查
探针检查是最常用、最简便、最有效的方法。自外口处插入,沿瘘管轻轻探向肠腔,可找到内口的位置。

(三)染色检查
自外口注入1%亚甲蓝溶液,检查确定内口位置。

(四)实验室检查
发生肛周脓肿时,血常规中可出现白细胞计数及中性粒细胞比例增高。

(五)X线造影
碘油造影或70%泛影葡胺造影,适用于高位复杂性肛瘘的检查。检查自外口注入造影剂,可判定瘘管的分布、多少、位置、走行和内口的位置。

(六)MRI检查
MRI检查可清晰显示瘘管位置及括约肌间的关系,明确肛瘘分型。

另外,特别注意复杂性肛瘘青年患者是否合并炎症性肠病可能,必要时行肠镜检查。

四、治疗要点

肛瘘一般不能自愈,必须手术治疗。手术成败的关键在于:①准确寻找和处理内口;②切除或清除全部瘘管和无效腔;③合理处理肛门括约肌;④创口引流通畅。

(一)堵塞法

堵塞法适用于单纯性肛瘘。瘘管用1‰甲硝唑、生理盐水冲洗后,自外口注入生物蛋白胶。治愈率较低。

(二)手术治疗

1.肛瘘切开术

肛瘘切开术主要应用于单纯性括约肌间型肛瘘和低位经括约肌间型肛瘘。用探针自外口进入瘘管,沿瘘管到达位于齿状线附近的内口。将探针上方的组织切开,将肉芽组织用刮匙刮除,若存在高位盲道或继发分支,则需彻底清除。

2.肛瘘切除术

在瘘管切开的基础上,将瘘管壁全部切除,直至健康组织,并使创面呈内小外大,以利引流。

3.肛瘘切开挂线术

肛瘘切开挂线术适用于距肛缘3~5 cm,有内外口的单纯性肛瘘、高位单纯性肛瘘,或坐位复杂性肛瘘切开、切除的辅助治疗。利用橡皮筋或有腐蚀作用药线的机械性压迫作用,使结扎处组织发生血运障碍而坏死,以缓慢切开肛瘘。

4.经肛直肠黏膜瓣内口修补术

经肛直肠黏膜瓣内口修补术是治疗复杂性肛瘘的一种保护括约肌的技术,切除内口及其周围约1 cm的全厚直肠组织,然后游离其上方的直肠瓣,并下移修复内口处缺损。通过清除感染灶,游离内口上方直肠黏膜肌瓣或内口下方肛管皮瓣覆盖缝合于内口上,阻碍直肠内容物使之不能进入瘘管管道。

五、护理评估

(一)术前护理评估

1.健康史

了解有无肛管直肠周围脓肿自行溃破或切开引流的病史。

2.病情评估

(1)肛门皮肤有无红、肿。

(2)肛周外口有无反复流脓及造成皮肤瘙痒感。

(3)了解直肠指检、内镜及钡灌肠造影等检查结果。

3.心理-社会状况

对肛瘘的认知程度及心理承受能力。

4.其他

自理能力。

(二)术后护理评估

(1)肛门皮肤有无红、肿、疼痛,肛周外口有无反复流脓及造成皮肤瘙痒感。

(2)了解辅助检查结果及手术方式。

（3）患者的饮食及排便情况。

（4）评估患者对术后饮食、活动、疾病预防的认知程度。

六、护理诊断

（一）急性疼痛

急性疼痛与肛周炎症及手术有关。

（二）皮肤完整性受损

皮肤完整性受损与肛周脓肿破溃、皮肤瘙痒、手术治疗等有关。

（三）潜在并发症

肛门狭窄、肛门松弛。

七、护理措施

（一）术前护理措施

（1）观察患者有无肛门周围皮肤红、肿、疼痛，流脓或排便困难。症状明显时，嘱其卧床休息，肛门局部给予热水坐浴，以减轻疼痛，利于大便的排出。

（2）鼓励患者进高蛋白、高热量、高维生素、易消化的少渣饮食，多食新鲜蔬菜、水果及脂肪类食物，保持大便通畅。

（3）急性炎症期，遵医嘱给予抗生素，每次排便后用清水冲洗干净，再用 1：5 000 高锰酸钾溶液温水坐浴，每次 20 分钟，3 次/天。

（4）术前一天半流质饮食，术前晚进食流质，视所采取的麻醉方式决定术前是否禁食禁饮。术前晚按医嘱给予口服泻药，但应具体应用时视患者有无长期便秘史进行调整。若排便不充分时，可考虑配合灌肠法，洗至粪便清水样，肉眼无粪渣为止。

（5）准备手术区域皮肤，保持肛门皮肤清洁，予修剪指甲。

（二）术后护理措施

（1）腰麻、硬膜外麻醉，术后需去枕平卧 6 小时，避免脑脊液从蛛网膜下腔针眼处漏出，致脑脊液压力降低引起头痛。监测脉搏、呼吸、血压 6～8 小时，至生命体征平稳。

（2）加强伤口换药，避免假性闭合。伤口距离肛门近，有肠黏液或粪便污染时，需拆除敷料，温水冲洗、1：5 000 的高锰酸钾溶液或中药熏洗坐浴，洗净沾在伤口上的粪渣和脓血水；伤口换药要彻底、敷料填塞要达深部，保证有效引流，避免无效腔。如行挂线术的患者创面换药至挂线脱落后 1 周。

（3）做好排便管理术前给予口服泻药或清洁灌肠，术后给予轻泻软便药乳果糖或麻仁丸及纤维增加剂，使粪便松软，易于排出。排便后及时坐浴和换药，以保持伤口和肛门周围皮肤清洁。

（4）肛门括约肌松弛者，术后 3 天可指导患者进行提肛运动。

八、护理评价

（1）能配合坐浴、换药，肛周皮肤清洁，术后伤口未发生二次感染。

（2）能配合术后的饮食、活动及提肛训练技巧。

（3）掌握复诊指征。

九、健康教育

(1)饮食指导:术后1～2天少渣半流饮食,之后正常饮食,忌辛辣刺激性食物如辣椒及烈性酒等,多食粗纤维富营养的食物,如新鲜蔬菜、水果等,切忌因惧怕疼痛而少吃饭或不吃饭。鼓励患者多饮水,防止便秘。

(2)肛门伤口的清洁:每天排便后用1∶5 000高锰酸钾溶液或痔疮洗液坐浴,坐浴时应将局部创面全部浸入药液中,药液温度适中。平时排便后,可用温水清洗肛门周围,由周边向中间洗净分泌物。

(3)术后活动指导:手术创面较大,而伤口尚未完全愈合期间,应尽量少走路,避免伤口边缘因用力摩擦而形成水肿,延长创面愈合时间。创面愈合后3个月左右不要长时间骑自行车,以防愈合的创面因摩擦过多而引起出血。

(4)如发现排便困难或大便失禁,应及时就诊。

(吕 婧)

第四节 肛 门 失 禁

肛门失禁又称大便失禁,是指因各种原因引起的肛门自制功能紊乱,以致不能随意控制排气和排便,不能辨认直肠内容物的物理性质,不能保持排便能力。它是多种复杂因素参与而引起的一种临床症状。据国外文献报道,大便失禁在老年人中的发生率高达1.5%,女性多于男性。

一、病因及发病机制

(一)先天异常
肛门闭锁、直肠发育不全、脊椎裂、脊髓膜突出等先天性疾病均可造成肛门失禁。

(二)解剖异常
医源性损伤、产科损伤(阴道分娩)、直肠肛管手术、骨盆骨折、肠道切除手术后、肛门撕裂、直肠脱垂、内痔脱出等。

(三)神经源性
各种精神及中枢、外周神经病变和直肠感觉功能改变如痴呆、脑动脉硬化、运动性共济失调、脑萎缩、精神发育迟缓;中风、脑肿瘤、脊柱损伤、多发性硬化、脊髓瘤;马尾损伤,多发性神经炎,肛门、直肠、盆腔及会阴部神经损伤、"延迟感知"综合征等疾病均能导致肛门失禁。

(四)平滑肌功能异常
放射性肠炎、炎症性肠病、直肠缺血、粪便嵌顿、糖尿病、儿童肛门失禁。

(五)骨骼肌疾病
重症肌无力、肌营养不良、硬皮病、多发性硬化等。

(六)其他
精神疾病、全身营养不良、躯体残疾、肠套叠、肠易激综合征、特发性甲状腺功能减退等。

二、临床表现

(一)症状特点

患者不能随意控制排便和排气。完全失禁时,粪便自然流出,污染内裤,睡眠时粪便排出污染被褥;肛门、会阴部经常潮湿,粪性皮炎、疼痛瘙痒、湿疹样改变。不完全失禁时,粪便干时无失禁,粪便稀时和腹泻时则不能控制。

(二)专科体征

1.视诊

(1)完全性失禁:视诊常见肛门张开呈圆形,或有畸形、缺损、瘢痕、肛门部排出粪便、肠液,肛门部皮肤可有湿疹样改变或粪性皮炎的发生。

(2)不完全失禁:肛门闭合不紧,腹泻时可在肛门部有粪便污染。

2.直肠指诊

肛门松弛,收缩肛管时括约肌及肛管直肠环收缩不明显和完全消失,如损伤引起,则肛门部可扪及瘢痕组织,不完全失禁时指诊可扪及括约肌收缩力减弱。

3.肛门镜检查

可观察肛管部有无畸形,肛管皮肤黏膜状态,肛门闭合情况。

三、辅助检查

(一)肛管直肠测压

肛管直肠测压可判断内、外括约肌及耻骨直肠肌有无异常。肛门直肠抑制反射,了解其他基础压、收缩压和直肠膨胀耐受容量。失禁患者肛管基础、收缩压降低,内括约肌反射松弛消失,直肠感觉膨胀耐受容量减少。

(二)肌电图测定

肌电图可测定括约肌功能范围,确定随意肌、不随意肌及其神经损伤恢复程度。

(三)肛管超声检查

应用肛管超声检查,能清晰显示出肛管直肠黏膜下层、内外括约肌及其周围组织结构,可协助诊断肛门失禁,观察有无括约肌受损。

四、治疗要点

(一)非手术治疗

1.提肛训练

通过提肛训练以改进外括约肌、耻骨直肠肌、肛提肌随意收缩能力,从而锻炼盆底功能。

2.电刺激治疗

常用于神经性肛门失禁。将刺激电极置于内、外括约肌和盆底肌,使之有规律收缩和感觉反馈,提高患者对大便的感受,增加直肠顺应性,调节局部反射,均可改善肛门功能。

3.生物反馈治疗

生物反馈治疗是一种有效的治疗肛门失禁的方法。生物反馈仪监测到肛周肌肉群的生物信号,并将信号以声音传递给患者,患者通过声音和图片高低形式显示进行模拟排便的动作,达到锻炼盆底肌功能的作用。生物反馈的优点是安全无痛,但需要医患双方的耐心和恒心。

（二）手术治疗

由于手术损伤或产后、外力暴力损伤括约肌致局部缺陷。先天性疾病、直肠癌术后肛管括约肌切除等则需要进行手术治疗,手术方式较多,根据情况选用。包括肛管括约肌修补术、括约肌折叠术、肛管成形术等。

五、护理评估

（一）焦虑

焦虑与大便不受控制影响生活质量有关。

（二）自我形象紊乱

自我形象紊乱与大便失禁污染有关。

（三）粪性皮炎

粪性皮炎与大便腐蚀肛周皮肤有关。

（四）睡眠形态紊乱

睡眠形态紊乱与大便失禁影响睡眠质量有关。

（五）疼痛

疼痛与术后伤口有关。

（六）潜在并发症

尿潴留、出血、伤口感染。

六、护理措施

（一）焦虑护理

（1）术前患者心理护理:与患者及家属进行沟通,向患者及家属讲解所患疾病发生的原因、治疗方法、护理要点、影响手术效果的因素、可能出现的并发症和不适,使其对肛门失禁有正确的认识,积极配合手术治疗,对术后出现的并发症有心理准备。

（2）术后做好家属宣教使其亲人陪护在身边,使患者有安全感。向患者讲解手术的过程顺利使其放心,护士在护理过程中以耐心、细心的优质服务理念贯穿整个护理工作中让患者感到安心。

（二）自我形象紊乱的护理

护士做好患者基础护理,保持肛周及会阴清洁。及时协助患者更换衣裤及病床。护理操作过程中注意保护患者隐私。

（三）粪性皮炎护理

（1）一旦患者发生粪性皮炎护士应指导患者正确清洗肛周的方法。

（2）及时更换被粪便污染的衣裤。

（3）保持肛周、会阴局部清洁干燥。需要在护理粪性皮炎时同压疮做好鉴别。

（四）睡眠形态紊乱护理

病房保持安静,定时通风,鼓励患者养成良好的睡眠习惯。向患者及家属做好沟通,使其放松心情,评估影响患者睡眠的因素,帮助其排除,并讲解良好的睡眠质量对术后恢复的重要性。

（五）疼痛护理

术后建立疼痛评分表,根据评分值采取相应的护理措施,必要时常规使用镇痛泵。给予患者心理疗法,让其分散注意力,以缓解疼痛。

(六)并发症的护理

1.尿潴留

嘱患者小便时可听流水声、热敷小腹诱导排便。

2.出血

严密观察患者伤口敷料是否有渗血渗液;严密观察患者的生命体征、脉搏、心率、呼吸、神志、体温;观察患者排便时有无带血,嘱患者勿用力排便,以免引起伤口出血。如患者伤口敷料有鲜红色血液渗出,应立即通知医师并协助医师进行止血甚至抢救处理。

3.伤口感染

每天给予伤口换药,严密观察患者伤口愈合情况及有无发热等症状。

七、护理评价

患者围术期细致的护理不仅是提高患者满意度,也是提高手术成功的重要保障,通过相应的护理措施可促进患者早日康复,在治疗护理过程中,心理护理尤为重要,可帮助患者及家属减轻心理负担,减少和消除患者术后不必要的并发症,提高患者的生活质量,使患者早日回归社会。

八、健康教育

(1)嘱患者清淡饮食避免刺激辛辣等食物。

(2)指导患者正确的提肛运动。

(3)向患者讲解扩肛的目的、方法、注意事项。

(4)以多种形式的健康教育指导患者包括口头讲解、书面法、操作示范等,使患者充分掌握自我观察和自我调护的方法。

(5)对出院患者进行出院指导,并讲解随访时间,定期随访。

(6)告知患者适当活动,不可进行剧烈运动,保持肛周局部清洁干燥。

(吕　婧)

第五节　出口梗阻型便秘

出口梗阻型便秘又称直肠型便秘或盆底肌功能不良,是指排便出口组织、器官发生形态结构改变,导致大便不能顺利通过肛门排出,约占慢性便秘的 60%,本病以青壮年女性为多见、直肠无力型见于老年人。在传统分类所指的出口梗阻型便秘中,有相当比例的患者存在或合并存在肛门直肠形态结构异常,特别是在与手术有关的研究报道中。

一、病因与发病机制

在导致出口梗阻型便秘的常见病因中,临床将其分型为以下 3 种。

(一)盆底松弛综合征

包括直肠内脱垂、直肠前突、直肠内套叠、直肠瓣肥大。

（二）盆底失弛缓综合征

包括耻骨直肠肌综合征、盆底痉挛综合征（包括耻骨直肠肌痉挛、肛门痉挛）、会阴下降综合征、内括约肌失弛缓症则与罗马Ⅲ标准中的功能性排便障碍中的不协调排便属于同义词。不协调性排便是指在试图排便时耻骨直肠肌、肛门括约肌未能松弛，或松弛不足，或反而收缩；既往也有将不协调收缩翻译为矛盾收缩。

（三）肠外梗阻型

如子宫后倾、盆底肿瘤、炎症等。部分出口梗阻患者同时存在形态结构改变和排便功能障碍，临床上难以区分两者在慢传输型便秘的症状产生中孰因孰果，或各自所占百分比，这也是在现阶段一些学者仍主张沿着出口梗阻型便秘来表述这类慢性便秘的理由。出口梗阻型便秘包括了比功能性排便障碍更广泛的疾病谱。

二、临床表现

（1）排便困难、费时费力。
（2）排便肛门有不尽感及肛门坠胀。
（3）排便时肛门有持续压力下降感。
（4）会阴部有下坠感。
（5）排便大多数需灌肠。
（6）需在肛门周围加压才能排便，或者需用手指插入阴道或直肠才能排便。
（7）将卫生纸卷插入直肠诱导排便。
（8）肛门处有疝或陷窝的感觉。
（9）肛门直肠指检时肠内可存在泥样粪便，用力排便时，肛门外括约肌呈矛盾性收缩。
（10）结肠慢传输试验中，72小时多数标志物滞留在直肠内不能排除。
（11）肛门直肠测压时显示：①肛管直肠静息压升高；②用力排便时肛门外括约肌矛盾性收缩或直肠壁的感觉阈异常。

三、辅助检查

便秘患者除了血、尿、便三大常规，以及血生化、腹部彩超、胸片、心电图等检查外，为了明确诊断，还需要完善以下专科检查。

（一）直肠指诊

通过检查患者模拟排便的动作，对其肛门内外括约肌、耻骨直肠肌的张力情况及功能是否协调有一个基本评估。

（二）肛门镜或直肠镜检查

通过肛门镜或直肠镜经肛门缓缓进入检查肛管直肠局部之病变，有无痔疮、肛乳头纤维、溃疡、炎症、直肠瓣变异等，必要时可取组织病理检查。

（三）电子结肠镜

通过安装于肠镜前端的电子摄像探头观察大肠黏膜颜色有无变化、肠腔有无狭窄、有无溃疡、炎症、息肉、肿瘤等，此检查需要完全清洁灌肠，否则不能检查彻底。

（四）钡灌肠

通过肛门注入钡剂拍片观察大肠的长短、有无冗长、下垂、盘曲、有无畸形、狭窄、扩张、袋形是否正常及大肠位置是否正常等来判断是否存在巨结肠、结肠冗长症、脾曲综合征、盆底疝等,此检查前后需要清洁灌肠。

(五)胃肠运输实验

通过口服含有特殊标志物的胶囊并服后 8 小时、24 小时、48 小时、72 小时拍片观察标志物的位置来判断胃肠蠕动功能的异常。若 72 小时拍片标志物不能超过 80% 即可诊断为结肠慢传输型便秘,此检查期间不能应用任何影响胃肠道的药物。

(六)排粪造影检查

排粪造影检查又称为动态性或排空型造影检查,是一种模拟排便的过程。它是通过向患者直肠内注入造影剂(硫酸钡),动态观察静息、提肛、力排及排空后状态下直肠及肛管形态、功能位置及位置变化的特殊造影检查方法。用以了解直肠、肛管及盆底结构有无功能性及器质性改变,明确引起出口梗阻型便秘诊断的重要依据。

1.静息状态

直肠注入钡剂后,患者保持静息自然状态。

2.提肛状态

遵医师嘱咐,患者用力向上收紧肛门病适时保持。

3.力排状态

遵医师嘱咐,患者用力将钡剂排出肛门。

(七)肛门直肠压力测定

为研究某些肛门直肠疾病和排便异常提供病理生理依据。正常排便应该有内外括约肌、盆底肌同步迟缓,排便压的有效升高及排便通道的畅通无阻。排便时,结肠及直肠松弛,内外括约肌、耻骨直肠肌均处于张力收缩状态,排便阻力大于排便动力,粪便得以储存;排便时,结、直肠肌收缩,肠腔内压力增高,腹肌亦收缩使腹压增高,而内括约肌、耻骨直肠肌、外括约肌均反射性松弛,肛管压力迅速降低,上述压力梯度逆转,排便动力大于排便阻力,粪便排出肛门。这两种状态下肛管、直肠、盆底的功能变化及各器官协调功能均能通过压力变化而表现出来,通过测压的方法,了解并量化评估肛门直肠维持自制和排便功能,对诊断出口梗阻型便秘有重要临床意义。评估流程:①安静状态下测压;②持续收缩肛门,收缩状态下测压;③持续用力排便,模拟排便测压;④肛管功能长度测定。肛门直肠测压。

(八)盆底表面肌电评估

盆底肌电图是一种无创的,应用于表面电极测量盆底横纹肌复合体的表面肌电活动水平,以此研究盆底横纹肌综合肌动作电位的活动方式。对整个盆底肌群Ⅰ、Ⅱ型肌纤维功能进行评估,辅助诊断、鉴别诊断盆底疾病,指导治疗方案的设定,了解患者盆底肌功能恢复进展及评价治疗的效果。同时有助于判断便秘有无肌源性和神经源性病变,了解有无直肠-肛门括约肌协调运动异常。

(九)球囊逼出试验

球囊逼出试验是检查直肠排便功能的一项辅助检查,其对判断盆底肌功能和直肠感觉功能有重要意义。

(十)盆腔动态多重造影

通过腹腔穿刺,向腹腔内注入造影剂(碘普罗胺),安置尿管,排空小便,向膀胱内注入造影剂(碘普罗胺),在阴道(女性)内放置造影纱布(碘普罗胺),直肠内注入造影剂(硫酸钡),在患者行排便动作中,动态拍片,了解整个盆腔内组织器官在排便过程中的改变,能全面了解盆底的功能状态,此项检查前后需清洁灌肠。

(十一)胃肠心理评估

心理评估对治疗慢性便秘非常重要,有研究显示近50%的功能性便秘患者均存在不同程度的心理异常,如通过焦虑评估量表、抑郁评估量表、气质量表等评分,综合评估患者是否存在因便秘疾病本身造成的心理精神异常、影响的程度如何,是否需要药物干预等。

在出口型便秘检查中其中排粪造影检查、肛门直肠测压、球囊逼出实验、盆腔多重造影检查对诊断出口梗阻型便秘尤为重要,也是诊断与鉴别慢传输型便秘的重要辅助检查。

四、治疗要点

(一)保守治疗

1.合理饮食

(1)保证充足的水分摄入,晨起空腹温水或蜂蜜水 500 mL,每天至少 1 500～2 000 mL。

(2)保证膳食纤维摄入,成人每天摄入纤维含量 25～35 g,如糙米、玉米、大麦、米糠等杂粮,胡萝卜、薯类、四季豆等根茎和海藻类食物。

(3)每天摄入 1～2 个香蕉、苹果。

(4)每天一杯酸牛奶。

(5)建议不饮酒及服用咖啡因的饮料,它们会加重大便的干燥。

(6)优质蛋白:每天保证鸡蛋 1 个,瘦肉 100～150 g,牛奶 250～500 mL 和豆腐 100 g。

(7)油脂:适量增加烹饪油用量(心血管疾病慎用)。

2.适当运动

每天达到 30 分钟,每周能有 5 天时间。

(1)健康散步,40 分钟以上,坚持 12 周,其他全是运动跑步、跳绳、游泳等。

(2)锻炼腹肌训练:如仰卧起坐、吹气球。

(3)锻炼肛门括约肌力量:如提肛运动。

(4)促进肠蠕动:仰卧,顺时针方向,自右下腹开始,顺时针按摩腹部,2～3 指,用力中等,每次约 1 分钟,每天重复 10 次。

3.生物反馈治疗

生物反馈治疗作为便秘的一线疗法,具有无痛苦、治愈率高、安全无不良反应等特点。每个患者耐受力不同,直肠感觉阈值不同,盆底肌力不同,接受电刺激、肌电促发电刺激及 Kegel 模板训练治疗方案不同。在治疗过程中通过让患者充分认识所患疾病的病情,强调患者自主盆底肌肉训练,增强患者自我意识和自我调节能力,改善盆底血供,增强盆底神经肌肉兴奋性,改善盆底松弛、痉挛的病症,促进肠蠕动,增加便意,最终达到治疗的目的。一般推荐 2～3 个月为 1 个疗程,病情严重,反复发作者建议适当延长疗程,每个疗程 10 次,每天 1 次,每次 30～40 分钟。如果配合规范的球囊训练,可取得较好的治疗效果和稳定的愈合。

4.小球囊盆底肌功能锻炼

小球囊盆底肌功能训练前期准备同小球囊逼出实验,将球囊置于离患者肛门 5～10 cm 处,指导患者做收缩和放松肛门肌肉,时间为 20 分钟,每天总共 60 次。

5.每天晨起坚持锻炼

时间为 20～30 分钟。

6.建立正确的排便习惯

(1)养成正确的排便习惯,每天晨起或餐后 2 小时内尝试排便,因为此时肠活动最活跃,即使无便意每次排便 5～10 分钟,养成排便习惯。

(2)不能抑制便意及刻意忍耐,有便意应立即去排便。

(3)排便时集中精力,不可阅读、玩手机、吸烟等。

7.合理使用泻剂

在医师指导下使用泻剂,长期服用泻剂易引起药物依赖,加重便秘。

(1)益生菌:双歧杆菌,也可服用妈咪爱、酸奶等益生菌制剂。

(2)乳果糖:每次 15～30 mL,15～45 mL/d。普芦卡必利(力洛)每天半片或 1 片(若能正常排便无须继续服用)。上述药物无效可加福松,应避免长期服用刺激性泻药如番泻叶、果导片等。

8.精神心理治疗

在治疗过程中应强调精神心理治疗的重要性,包括健康教育、心理治疗、认知行为治疗、药物治疗等。必要时遵医嘱给予抗焦虑抑郁药物治疗。

(二)手术治疗

经肛手术治疗,包括经肛吻合器直肠切除术、直肠瓣缝扎悬吊术、经会阴直肠前突修补术、盆底抬高术等。

五、护理评估

(1)患者的职业、饮食习惯、排便习惯及诱发饮食。

(2)患者年龄、对疾病的认识及心理状况。

(3)排便需服泻药及其他方式辅助排便。

(4)患者有无便意或便意淡漠。

(5)患者肛门有无坠胀、有无腹胀等症状。

六、护理诊断

(一)焦虑、恐惧

焦虑、恐惧与患者对自身疾病及手术效果有关。

(二)疼痛

疼痛与术后切口有关。

(三)部分生活自理能力缺陷

部分生活自理能力缺陷与手术伤口及卧床有关。

(四)知识缺乏

知识缺乏对便秘相关知识及术后康复知识。

(五)睡眠形态紊乱

睡眠形态紊乱与伤口疼痛有关。

(六)自我形象紊乱

自我形象紊乱与手术部位有关。

（七）潜在并发症

尿潴留、出血、感染、排便困难、肛门坠胀。

七、护理措施

（一）术前护理

1.心理护理

患者手术前常有情绪紧张、焦虑、注意力高度集中或恐惧,对治疗心存顾虑,对治疗相关知识缺乏,担心手术后恢复效果。护士应帮助患者做好充分的心理准备,耐心讲解疾病相关知识,对疾病进行健康宣教,讲解手术的优点,并向患者成功手术案例,使患者接受手术,树立战胜疾病的信心。

2.术前常规准备及肠道准备

（1）饮食:术前1天清淡易消化饮食,术前6小时禁食、4小时禁饮。

（2）皮肤、肠道准备:术前备皮,术前晚、术晨行清洁灌肠。

（3）术前建立静脉通道给予术前抗生素及林格液静脉滴注。

（二）术后护理

1.一般护理

观察患者意识、面色,测量患者体温、脉搏、呼吸、血压,注意观察创口敷料有无渗血、脱落,发现异常及时报告医师,以及时给予更换敷料并加压包扎,严密观察病情变化。

2.体位

术后回病房遵医嘱去枕平卧4小时,禁饮、禁食。手术当天减少活动,除需下床如厕外需在床上休息,避免早坐位或下蹲,防止肛内缝合处裂开。下床时需动作缓慢、搀扶,不可离人。

3.饮食护理

嘱患者4小时后麻醉清醒后可适量饮水,若无恶心、呕吐等不适,给予正常饮水同时可给予半流质饮食,如稀饭、面条、藕粉等,避免进食刺激或胀气的食物,如豆类、牛奶、洋葱等。术后第2天遵医嘱给予普食,进食富含纤维素的食物和足够的水分,禁辛辣燥热食物。

4.疼痛护理

术后伤口疼痛是肛肠手术患者最常见的症状,也是患者最担心的,麻醉作用消失后患者会开始感觉到疼痛。

（1）术后应定时评估患者有无疼痛、疼痛的性质、症状。通过建立疼痛评分表,以及时、准确、客观地对患者术后疼痛做出评分,根据评分采取相应的护理措施。

（2）术后必要时给予患者镇痛泵使用,此方法止痛效果明显,在使用镇痛泵的过程中,观察患者有无头晕、恶心欲吐等症状,镇痛泵一般在72小时停用。

（3）若患者疼痛不能耐受者,应立即报告医师,遵医嘱给予肌内注射止痛针。

（4）给予患者心理支持,分散其注意力,嘱患者听音乐、看书等,疏导不良心理,消除疑虑,保持乐观情绪。

5.小便护理

（1）观察患者术后有无便意感,有无小腹胀痛,叩诊膀胱是否充盈。嘱患者下床小便时可听流水声、按摩腹部诱导排便。

(2)若观察患者小便自解困难,叩诊膀胱充盈,给予热敷小腹,并报告医师,遵医嘱给予口服特拉唑嗪,或肌内注射新斯的明。仍不能自解者遵医嘱给予床旁留置导尿管。

6.大便护理

一般情况下患者术后当天不会有大便排出,术后第一天嘱患者尽量不排便。

(1)嘱患者每天清晨温水或蜂蜜水温服,嘱患者养成排便习惯,晨起或餐后2小时如厕排便,避免久蹲。

(2)术后的患者常因精神紧张,由于伤口疼痛惧怕排便,担心大便影响伤口愈合,护士应加强患者健康宣教,讲解疼痛的机制,解释术后排便的重要性,消除患者的紧张、顾虑情绪,嘱患者自然放松,是肛门括约肌处于松弛状态,改变肛直角,使大便顺利排出,必要时给予止痛药。便后给予中药坐浴,换药。

7.睡眠形态紊乱的护理

(1)评估导致患者不寐的具体原因,尽量减少或消除患者睡眠形态的因素。

(2)为患者安排合理的运动、活动,减少白天卧床、睡眠时间,帮助患者适应环境及生活方式的改变,夜间患者睡眠时,除必要的操作,不宜干扰患者休息。

(3)有计划性地对患者进行心理疏导,减轻患者焦虑、抑郁、恐惧等心理状态,从而改善患者的睡眠。

(4)药物指导给予抗抑郁药物(草酸艾司西酞普兰片)。

8.自我形象紊乱的护理

护士在为患者进行操作时应注意保护患者的隐私。

9.术后并发症的护理

(1)出血:严密观察患者伤口敷料,是否有渗血渗液。严密观察患者的生命体征、脉搏、心率、呼吸、神志、体温。观察患者排便时有无带血,嘱患者勿用力排便,以免引起伤口出血。如患者伤口敷料有鲜红色血液渗出,应立即通知医师并协助医师进行止血甚至抢救处理。

(2)排便困难:术后患者因恐惧排便引起伤口疼痛,担心伤口愈合,刻意忍耐便意,导致粪便干硬不易排出。观察患者术后第二日起有无自行排大便,有无腹胀,有无强烈的便意感,如3～4天仍未排便必要时遵医嘱给予清洁灌肠。

(3)肛门坠胀:术后1周观察患者有无肛门坠胀感,指导患者适当的提肛运动或膝胸卧位,以减轻患者肛门坠胀感。

八、护理评价

患者术后焦虑情绪得到缓解,心态平和,积极配合治疗。术后患者疼痛得到缓解,自诉伤口疼痛可耐受,疼痛评分为2～3分。小便均自解、通畅,偶有大便排出困难的患者,遵医嘱给予清洁灌肠后,腹胀等不适均缓解,至患者出院大便每天1～2次。通过以上护理措施,对提出的护理诊断均得到缓解和消除。

九、健康教育

(1)保持心情舒畅,适量活动、避免久蹲、久坐。

(2)饮食原则宜食清淡易消化食物,可食粗纤维食物,适量水果。

（3）每天水的摄入量在 2 000～2 500 mL，清晨空腹温水或蜂蜜水 500 mL。

（4）保持大便通畅，并观察有无便血，发现异常及时报告医师。

（5）腹部按摩嘱患者仰卧，按摩者以顺时针方向，自右下腹开始，沿结肠走行方向缓慢进行，一般使用 2～3 根手指，用力中等，每一圈用时约 1 分钟，每天重复 10 次。

（6）每天坚持做提肛运动，缓解肛门坠胀，促进伤口愈合；院外指导督促患者排便训练，注意劳逸结合，避免过度劳累，定期随访。

（吕　婧）

第九章

新生儿科疾病护理

第一节　正常足月新生儿的护理

正常足月新生儿是指出生时胎龄满 37～42 周,体重在 2 500 g 以上,无畸形和疾病的活产婴儿。

一、足月新生儿特点

(一)外观特点

正常足月儿体重在 2 500 g 以上,身长 47 cm 以上,哭声响亮,肌肉有一定张力,四肢屈曲,皮肤红润,胎毛少,耳壳软骨发育良好,乳晕清楚,乳头突起,乳房可扪及结节,整个足底有较深的足纹,男婴睾丸下降,女婴大阴唇覆盖小阴唇。

(二)呼吸系统

胎儿在宫内不需要肺的呼吸,但有微弱的呼吸运动。胎儿肺内充满液体,出生时经产道挤压,1/3 肺液由口鼻排出,其余由肺间质毛细血管和淋巴管吸收,如吸收延迟,则出现湿肺症状。分娩后新生儿在第 1 次吸气后紧接着啼哭,肺泡张开。其呼吸较浅快,频率为 40 次/分左右,常呈腹式呼吸。

(三)循环系统

胎儿出生后血液循环发生巨大变化:①脐带结扎。②肺血管阻力降低。③卵圆孔和动脉导管出现功能性关闭。心率波动较大,100～160 次/分,平均 120～140 次/分,血压平均为 9.3/6.7 kPa(70/50 mmHg)。

(四)消化系统

足月儿消化道面积相对较大,有利于吸收。而胃呈水平位,贲门括约肌发育较差,幽门括约肌发育较好,易发生溢乳和呕吐。新生儿肠壁较薄,通透性高,有利于吸收母乳中营养物质,也易使肠腔内毒素及消化不全产物通过肠壁而进入血液循环,引起中毒症状和过敏现象。足月儿除胰淀粉酶不足外,其余消化酶均能满足生理需要。胎粪呈墨绿色,由肠黏膜脱落上皮细胞、羊水及消化液组成。出生后 12 小时内开始排泄,3～4 天内排完,若超过 24 小时还未见胎粪排出,应检查是否为肛门闭锁。足月儿肝葡萄糖醛酸转移酶的活力较低,是出现生理性黄疸及对某些药物解毒能力低下的原因之一。

(五)血液系统

由于胎儿期处于相对缺氧状态,故足月儿出生时血液中红细胞数和血红蛋白量较高,血红蛋白中胎儿血红蛋白(HbF)约占 70%,后渐被成人血红蛋白(HbA)替代。由于胎儿血红蛋白对氧有较强的亲和力,氧离曲线左移,不易将氧释放到组织,所以新生儿缺氧时发绀不明显。足月儿刚出生时白细胞数较高,第 3 天开始下降。足月儿血容量为 80~100 mL/kg。

(六)泌尿系统

足月儿一般生后第 1 天排尿,如生后 48 小时无尿,需要检查原因。新生儿肾小管稀释功能尚可,但肾小球滤过率低,浓缩功能较差,因此排出同样量的溶质需比成人多 2~3 倍的水。新生儿排磷功能较差,因此牛奶喂养儿易导致低钙血症。

(七)神经系统

新生儿脑相对较大,重 300~400 g,占体重 10%~12%(成人仅 2%)。新生儿期间视觉、听觉、味觉、触觉、温觉发育良好,痛觉、嗅觉(除对母乳外)相对差些。足月儿出生时已具有原始的神经反射,如觅食反射、吸吮反射、握持反射、拥抱反射和交叉伸腿反射。由于锥体束发育不成熟,正常新生儿也可出现巴宾斯基征、伯尔尼格征、佛斯特征阳性。

(八)免疫系统

胎儿可从母体通过胎盘得到免疫球蛋白 IgG,因此不易感染一些传染病如麻疹;而免疫球蛋白 IgA 和 IgM 则不能通过胎盘传给新生儿,因此新生儿易患呼吸道、消化道感染和大肠埃希菌、葡萄球菌败血症。新生儿单核-吞噬细胞系统和白细胞的吞噬作用较弱,血清补体比成人低,白细胞对真菌的杀灭能力也较低,这是新生儿易患感染的另一种原因。人乳的初乳中含较高分泌型免疫球蛋白 IgA,应提倡母乳喂养,提高新生儿抵抗力。

(九)体温调节

新生儿体温调节功能差,皮下脂肪较薄,体表面积相对较大,容易散热,其产热主要依靠棕色脂肪的代谢。新生儿的环境温度要适宜。室温过高时足月儿能通过皮肤蒸发和出汗散热,但如体内水分不足,血液浓缩而出现发热,称"脱水热";室温过低时则可引起体温低下或寒冷损伤综合征。

(十)能量、水和电解质需要量

新生儿总的能量需要为:出生后第 1 天 209.2~313.8 kJ/kg(50~75 kcal/kg),以后增至每天 418.4~502.1 kJ/kg(100~120 kcal/kg)。其体液总量占体重的 65%~75%,每天液体需要量为:第 1 天为 60~80 mL/kg,第 2 天为 80~100 mL/kg,第 3 天以上为 100~140 mL/kg;钠、钾每天需要量各 1~2 mmol/kg。新生儿患病时易发生酸碱失衡,其碳酸氢盐的肾阈值低,肾处理酸负荷能力不足,故特别容易发生代谢性酸中毒,需及时纠正。

(十一)常见几种特殊生理状态

1.生理性体重下降

新生儿出生数天内,因丢失水分较多,出现体重下降,但一般不超过 10%,生后 10 天左右,恢复到出生时体重。

2.生理性黄疸

生理性黄疸于新生儿出生后 2~3 天出现,4~5 天达高峰,2 周内消退,除皮肤及巩膜黄染外无临床症状,肝功能正常,血中非结合胆红素增加。

3.乳腺肿大

生后第3～5天,男、女足月新生儿均可发生乳腺肿胀,如蚕豆到鸽蛋大小,系出生后母体雌激素影响中断所致。一般不需处理,切勿强行挤压,以免继发感染。生后2～3周内消退。

4.口腔内改变

新生儿上腭中线和齿龈切缘上常有黄白色小斑点,分别俗称为"上皮珠"和"板牙",为上皮细胞堆积或黏液分泌物积留所致,于生后数周至数月自行消失。其两颊部的脂肪垫,俗称"螳螂嘴",对吸乳有利,不应挑割,以免发生感染。

5.假月经

有些女婴生后5～7天阴道可见带血性分泌物,持续2～3天,称假月经。因妊娠后期母亲雌激素进入胎儿体内,生后突然中断,而形成类似月经的出血,一般不必处理。

二、常见护理问题

(一)有窒息的危险

有窒息的危险与溢奶和呕吐有关。

(二)有体温改变的危险

有体温改变的危险与体温调节功能不完善有关。

(三)有感染的危险

有感染的危险与新生儿免疫功能不足有关。

(四)有受伤的危险

有受伤的危险与没有自我防卫能力有关。

三、护理措施

(一)新生儿室要求

有条件的医院应设立新生儿病区或在病区中设立新生儿病室,并应安置在阳光充足、空气流通的朝南区域。病室内最好备有空调和空气净化设备,保持室温在24～26 ℃、相对湿度在55%～65%。每张病床占地面积为2.5 m²,床间距离为60 cm以上。规模较大的病区应设入院观察室、危重监护室、足月儿室及早产儿室,另配1～2间空房间,供临时隔离或空气消毒时轮换使用,条件许可的还应设置血气分析等检查室。

(二)保持呼吸道通畅

(1)在新生儿娩出后开始呼吸前,应迅速清除口、鼻部的黏液及羊水,保持呼吸道通畅,以免引起吸入性肺炎。

(2)经常检查鼻孔是否通畅,清除鼻孔内的分泌物。

(3)保持新生儿适宜的体位,一般取右侧卧位,如仰卧时避免颈部前屈或过度后仰;给予俯卧位时,需专人看护,防止窒息。

(4)避免随意将物品阻挡新生儿口鼻腔或按压其胸部。

(三)维持体温稳定

新生儿体温调节功能尚不完善,因此应有足够的保暖措施,保暖方法有头戴帽、母体胸前怀抱、母亲"袋鼠"怀抱、热水袋、婴儿培养箱和远红外辐射床等。使用时因人而异,最好使婴儿处于"适中温度"的环境,"适中温度"是指能维持正常体核及皮肤温度的最适宜的环境温度,在此温度下,身体耗氧量最少,蒸发散热量最少,新陈代谢最低。此外,值得引起注意的是接触婴儿的手、仪器、物品等均应预热,以免导致传导散热。

(四)预防感染

1.建立消毒隔离制度和完善的清洗设施

要求人人严格遵守,入室更衣换鞋,接触新生儿前后勤洗手,避免交叉感染。每季度对工作人员做1次咽拭子培养,对带菌者及患感染性疾病者应暂时调离新生儿室。病室应该使用湿法进行日常清洁,安装空气净化器,并要定期进行全面的清洁消毒,病室每月一次空气培养。

2.脐部处理

一般在新生儿分娩后1~2分钟内结扎,遵守无菌操作,消毒处理后包扎脐残端。同时应每天检查脐部,一天两次用3%过氧化氢溶液洗净后,再用5%聚维酮碘溶液消毒,直至脐残端脱落,脐凹干燥。如有感染可局部使用抗生素。

3.皮肤护理

新生儿出生后,初步处理皮肤皱褶处的血迹,擦干皮肤后给予包裹。每天沐浴1次,达到清洁皮肤和促进血液循环的目的。同时检查皮肤黏膜完整性及有无肛旁脓肿等情况。

(五)供给营养

1.喂养

正常足月儿提倡早哺乳,一般生后0.5小时左右即可给予母乳喂哺,鼓励按需喂奶。确实无法母乳喂养者先试喂5%~10%葡萄糖水,如无消化道畸形及吸吮吞咽功能良好者可给予配方乳。人工喂养者,奶具专用并消毒,奶流速以能连续滴出为宜。

2.磅体重

定时、定磅秤,每次测定前均要调节磅秤零位点,确保测得体重的精确度,为了解营养状况提供可靠依据。

(六)确保新生儿安全

避免新生儿处于危险的环境,如高空台面,可能触及的热源、电源及尖锐物品。工作人员的指甲要短而光滑。

(七)健康教育

(1)促进母婴感情建立:目前国内外均大力提倡母婴同室和母乳喂养。因此,如母婴的情况允许,婴儿出生后,应尽早(30分钟内)将新生儿安放在母亲身旁,进行皮肤接触,鼓励早吸吮,促进感情交流,以利于婴儿身心发育。

(2)宣传育儿保健常识:向家长介绍喂养、保暖、预防感染、预防接种等有关知识。

(3)新生儿筛查:护理人员应了解新生儿筛查的项目,如先天性甲状腺功能低下症、先天性肾上腺皮质增生症、苯丙酮尿症和半乳糖血症等,按要求进行筛查。

四、出院指导

(一)喂养

1.提倡母乳喂养

母亲患有结核、肝炎等传染病时,不能再喂母奶;遇患重感冒、发热等暂停母乳喂养。有上述情况、无母乳或母乳不足时可选用专为婴儿配方的奶粉。

2.人工喂养儿应注意几点

(1)奶粉冲配法:按容量1:4(1份奶粉:4份水)配成全奶。奶粉不能冲得过浓或过稀,以免引起消化不良或营养不足。

(2)奶量:一周内每次30~45 mL,两周内每次45~60 mL,半个月以上每次75~100 mL,每隔3小时左右喂一次。个别婴儿奶量视消化功能和需要而定。

(3)喂奶前试奶的温度:将奶滴在手腕内侧,以感觉温而不烫即可。喂奶时奶液要充满奶头,不要使婴儿吸入空气而引起吐奶。最好抱起婴儿或托起婴儿头肩部,并将其头侧向一边喂奶。

(4)吃奶后应竖抱,轻拍背部,让其嗳气后方可放下,以免吐奶。

(5)奶粉最好现配现喂,若一次配好宜冰箱冷藏,时间不超过12小时。每次喝剩的牛奶不能留至下次再喝。

(6)配奶和喂奶前均须洗净双手,奶瓶和奶头至少每天煮沸消毒一次,每次用后,用开水冲洗并盖上干净纱布。

3.喂奶时须特别小心

若出现呛咳、憋气、面色发紫时应立即停喂,头低侧卧,拍背驱出气道内奶汁后急送医院。

4.观察婴儿是否吃饱

吃奶后婴儿精神活泼,不哭,能安静入睡3~4小时,体重增长每月在0.7 kg以上,说明奶量足够;如常哭闹不安,伴吸吮动作,吃奶后仍哭闹,说明奶量不足,需加量。新生儿奶量每次加15 mL左右。

(二)观察婴儿大便

(1)母乳喂养的小儿大便呈金黄色、糊状,每天3~4次。

(2)人工喂养儿大便为淡黄色,较干,有时可有白色小凝块,每天1~2次。

(3)泡沫样绿色大便、酸臭、婴儿腹部胀气,是由于糖太多,应减少糖的进量。

(4)大便干燥,有白色硬结块,臭味重,是因为蛋白质过多,没有完全消化,应减少奶量。

(5)绿色、黏液大便,量少,次数多,婴儿哭闹不安,可能奶量不足,可增加奶量。

(6)大便中粪与水分开、色黄、有不消化奶瓣、次数增多,为消化不良,可延长吃奶间隔时间、稀释奶液或口服助消化药,必要时去医院就医。

(7)大便次数多、水分多、似蛋花汤样或黏液脓血、有腥臭味,需立即去医院治疗。

(三)皮肤护理

(1)小婴儿衣服宜用柔软棉质布制作,穿着宜宽松,衣服不用纽扣以免损伤皮肤,开襟衫带子不能扎得过紧,避免擦伤腋下皮肤;久藏箱子的衣服,要晒洗后再穿,因个别婴儿接触樟脑丸后会产生溶血。

(2)每天需洗脸、洗手、洗臀部,注意头颈、腋窝、肘弯、会阴部、手心、指缝等处的清洁。脐带脱落者夏天每天洗澡,冬季每周1~2次。洗澡前要提高室温至29~30 ℃,洗澡时动作轻柔、及时擦干,可在皮肤皱褶部位扑爽身粉(将粉倒在手心里再均匀抹在婴儿身上,避免将粉吸入),并及时修剪指甲。对婴儿的皮肤、黏膜切勿针刺或艾灸,以免感染。

(四)脐部护理

脐带未脱落或脱落后脐窝仍潮湿者,每天用3%过氧化氢溶液洗净后,再用5%聚维酮碘溶液消毒两次,并保持局部清洁干燥,避免洗澡水和尿液污染脐部。如脐部有血或脓性分泌物,应去医院诊治。

（五）臀部护理

新生儿尽量不用纸尿裤,宜选用浅色、柔软、吸水性好的旧棉质尿布,并及时更换。每次便后用温水轻轻洗净臀部,用软毛巾吸干水分。轻度臀红时可给予呋锌油涂敷;若皮肤有破损,可在洗净臀部后涂红霉素软膏或爱疗素软膏,并采用臀部暴露疗法。

（刘　红）

第二节　早产与低出生体重儿管理

一、呼吸系统管理

随着新生儿重症监护医学的进步和产前糖皮质激素、表面活性物质及无创通气的广泛应用,早产儿尤其超低出生体重儿（extremely low birth weight infants,ELBWI,出生体重小于1 000 g）生存率逐年提高。由于这些早产儿生理不成熟,出生早期常需呼吸支持,各种出生前后不良刺激导致支气管肺发育不良（broncho pulmonary dysplasia,BPD）的发生。为减少肺损伤、提高早产儿生存率及生活质量,过去40年间新生儿学者在诸多方面进行了有益的探索,使早产儿呼吸管理策略不断完善。

（一）出生前管理

早产常有先兆,允许足够时间进行干预,包括宫内转运、胎膜早破者应用抗生素、早期用药延迟出生等。常用药物为糖皮质激素,推荐用于胎龄小于35周有先兆早产的孕妇,其主要作用为促进肺成熟。

（二）分娩室的呼吸支持

分娩室的呼吸支持主要针对ELBWI。由于缺乏表面活性物质,这些未成熟早产儿出生后需要适当呼吸支持,主要包括外源性表面活性物质替代治疗及鼻塞持续正压（CPAP）通气,胎龄小于28周的可能需要辅助通气。

1.氧气及复苏

血氧饱和度监测为呼吸支持提供了客观依据,但出生后数分钟内理想的血氧饱和度范围尚不清楚。胎儿宫内血氧饱和度为30％～40％,应避免生后短期内血氧迅速升高。学者建议ELBWI复苏时应以空气开始,五分钟内缓慢使血氧饱和度升至90％,故应有空氧混合气用于复苏。

2.气管插管

随着产前糖皮质激素的应用,ELBWI出生状况已明显改善,多数早产儿出生后不需机械通气即可建立自主呼吸。应根据呼吸情况决定是否需要复苏及其方式,目前主张胎龄小于27周的早产儿应尽早经气管插管给表面活性物质。

（三）无创性呼吸支持

CPAP是一种创伤性极小的无创性呼吸支持模式,用于心率正常,FRC及自主呼吸建立缓慢、有自主呼吸的新生儿。早期鼻塞持续气道正压（ENCPAP）可替代气管插管和机械通气,降低肺损伤程度,还可减少表面活性物质的应用、缩短机械通气时间。

(四)表面活性物质(surfactant)治疗

外源性表面活性物质具有降低表面张力、改善肺顺应性、增加氧合的作用。由于经气管插管提供表面活性物质为有创性,母亲接受产前糖皮质激素治疗者,RDS 发生率逐渐下降,目前多数学者主张诊断明确后再应用。

欧洲 RDS 管理指南建议:①有 RDS 高危因素的早产儿,给予表面活性物质可降低死亡率及气漏发生;②胎龄小于 27 周者,生后 15 分钟内应预防性应用表面活性物质,预防性应用还可用于胎龄 26～30 周需在分娩室气管插管者或母亲产前未接受糖皮质激素治疗者;③早期提供表面活性物质用于明确诊断 RDS 的新生儿;④对于进行性加重的 RDS,需持续吸氧、机械通气或 CPAP 通气压力 6 cmH$_2$O,吸入氧浓度 50% 以上,可考虑第二次或第三次应用表面活性物质;⑤CPAP下需机械通气者,第二次应用表面活性物质;⑥在降低气漏及病死率方面,天然表面活性物质优于合成表面活性物质;⑦只要新生儿稳定,应尽早拔管,改为 CPAP 通气,缩短机械通气时间。

(五)机械通气(mechanical ventilation,MV)

各种呼吸模式的建立为早产儿生后呼吸支持提供了不同的通气及监护模式,无论以哪种模式通气,均应尽量缩短通气时间,尽早拔管以 CPAP 支持。MV 有两种方式,即间歇正压通气(IPPV)及高频振荡通气(HFOV),其原理是用适当的呼气末压(PEEP)维持肺容量(IPPV)或以持续扩张压(continuing distending pressure,CDP)使肺在整个呼吸周期中保持扩张(HFOV)。

(六)吸入一氧化氮(iNO)

1.指征

(1)足月及近足月儿原发及继发性 PPHN。继发于各种肺实质疾病的 PPHN,常于应用表面活性物质后与高频振荡通气同时应用,迅速改善氧合。

(2)早产儿:仅用于超声证实的 PPHN 患者。

(3)预防早产儿 BPD。

2.方法及剂量

iNO 通过呼吸及管路提供。开始剂量 20×10^{-6},当 FiO$_2$ 降至 60% 以下,患者稳定 6 小时,试行逐渐降低浓度。

3.监护

(1)高铁血红蛋白大于 7% 时,应尽量停用或给予相应治疗。

(2)出院前听力测定。

二、早产儿发展性照顾

(一)概述

人类的脑部发展在怀孕最后 3 个月及出生后的头一段时间成长得最为快速,大脑皮质于受孕 6 周后就开始发育。神经元的移行自第八周开始,于 24 周达高峰。组织化自第 7 周开始,第 5 个月达高峰,一直到出生后几年间仍持续进行。这个过程包括神经元的排列、次序、神经元之间的连接及刺激与抑制连接间之平衡。脑回数目在怀孕 6 个月底开始增加,成鞘化则在出生至 9 岁中达高峰,一直持续进行到 40 岁左右。从 24 周左右开始,同时有分化性的细胞死亡及退化,可以根据个别神经元的预期需求而调整,对脑部组织的弹性发展极为重要。而感觉的输入会影响何种神经元会被留下来,何种神经元会被消除。

在胎儿时期，感觉系统发展的顺序是触觉、前庭感、嗅觉、味觉、听觉，最后是视觉。但是当早产儿出生后，在新生儿加护病房中他所接触到的感觉刺激最多的是视觉及听觉，其他的感觉输入相对少很多。当感觉输入与他的发展预期不一样时，可能会造成感觉输入的超载及压力，而影响到正常的神经发展。过早启动皮质的路径，可能抑制日后的分化而干扰脑部适当的发育及雕塑，尤其是与复杂的思维过程、注意力及自我调适有关的前叶连接。以脑部磁共振摄影检查比较早产儿及足月儿，可以发现早产儿即使到了预产期其前叶发展及胼胝体的发育仍然较足月婴儿差。以早产儿行为评估工具用于早产儿到达预产期后的两周检查，其表现仍然较足月婴儿差。

早产儿需要的是母亲的子宫、自己父母的身体及其家人的社会互动。Winnicott 早在 20 世纪 70 年代就提出，对婴幼儿而言，依赖是必要的。儿童的成长过程就是由一个完全依赖迈向独立的过程。当婴儿被孤立太久没有和人接触时，他们会感觉到家庭破碎不完整，以致堕落并失去希望。但是如果有好的照顾时，破碎不完整的感觉会转变为放松及休息；堕落感会转变为被照顾的欢愉。当依赖的需求被持续满足时，对关系的失望将转变为自信，知道即使当他独自一人时也有人在意他且照顾他。对早产儿的父母而言，早产的过程也使得他们成为父母的过程被迫早产。正常的父母在经过一段足月的孕育准备后，在婴儿生下来之后持续和他们的婴儿在一起一段相当的时间；然后他们的小孩逐渐成长独立，而终于离开父母的怀抱。但是当婴儿提早来到世上时，父母也被迫和他们的小孩提早分开，这常使得他们不知所措。因此 Winnicott 也说："当母亲有做母亲的简单能力时，我们不应去干扰。"因为此时她可能因为不了解，而不知道去争取自己的权利。她所知道的是，她受伤了。只是这个伤痛不是骨头断了或是皮肤擦伤，而是她的婴儿。

新生儿的安危直接影响家庭的整体平稳性，因此新生儿护理扮演着极重要的角色。新生儿专业护理对刚出生的危重婴儿医学监护在过去 30 年里已经有了长足的进步。胎龄 24 周、出生体重 <1 000 g 的早产儿存活并非少见，新生儿存活率虽然提高了，但也存在很多的后遗症，比如脑性麻痹、智力迟钝、神经性耳聋以及视力障碍，而且常常是多种残疾同时存在。

所以早产儿仍面临发展上的问题。尽管围产医学正努力减少早产，加强对胎儿异常以及致命疾病的诊断，但目前还几乎没有证据显示在不久的将来，已知的预防措施可以消除这些问题。因此，在重症监护的过程中，NICU 不再仅仅是让这些婴儿活下来，而且要产生良好的远期效果。这就要求护理人员在早产儿的照顾上不但要顾及急性期的需要，更要以减少恢复期或成长期并发症为照顾宗旨。自 20 世纪 90 年代起，发达国家的医务人员已开始对早产儿发育性照顾进行研究，根据相关研究发展性照顾已显示出能改善早产儿特别是极低体重儿的预后，目前在国外被广泛应用早产儿特别是极低体重儿的照顾。

（二）发展性照顾的概念

所谓发展性照顾就是视早产儿是一个主动参与的合作者，相信早产儿的行为可以提供照顾上最好的指标，同时支持监护中心的工作人员计划及执行对早产儿及家人的照顾，支持监护中心的工作人员帮助及促进早产儿及家人间的相互协调。因此早产儿或新生儿的照顾将是一个团队的照顾，除了新生儿科或监护中心医师、护士之外，社工人员、物理师、呼吸治疗师等相关人员与父母一起照顾早产儿或新生儿；另外有一个发展团队可以支持所有的工作人员执行他们的工作。这样的照顾是有持续性的，根据婴儿的表现及需求来调整照顾的步伐；提供适当的个人化的体位；个人化的喂食计划；提供皮肤对皮肤接触的机会。在各种评估检查中，父母都参与合作，支持婴儿过程中的舒适。提供安静平稳的环境，支持家人的舒适性。

（三）发展性照顾的理论依据

1.胎儿在宫内的环境

胎儿在子宫内声音分贝低频率,母亲活动作息有规律性,温暖,环境幽暗舒适,无侵入性刺激,有安全感。胎儿在妈妈子宫内动一下,给妈妈带来无比的喜悦,同时对胎儿来说因为碰到了妈妈,觉得很安全。

2.早产儿宫外环境

早产儿刺激缺乏规律性,疼痛无法预期,杂音高频率及高分贝,无日夜之分,光线明亮刺眼,肢体活动无边界感,非预期侵入性操作频率高。

3.早产儿各系统发育不完善

（1）神经传导系统发育不完善:神经轴突、树突分支有限;神经元间相互连接有限;神经递质变化有限;髓鞘形成不足影响冲动传导。早产儿神经发育不完整的表现:行为状态缺乏规律,无法维持较长时间的清醒,肌张力增高或降低,体位及肢体协调能力差,缺乏原始反射:拥抱反射、握持反射、觅食反射。

（2）早产儿其他问题:神经行为协调能力差,慢性肺发育不良,支气管肺发育不良,颅内出血、坏死性小肠炎,感官系统异常(听力、眼睛、喂食),难以安抚,无法适应外界,身体抽动,自主神经反射改变。例如:①吸吮-吞咽-呼吸协调能力差;②不成熟免疫能力及神经系统:易感染和脑室内出血;③体温控制能力不成熟;④较无体力长期维持某一体位因应或对抗地心引力;⑤较无能力对抗或因应外界刺激。

4.NICU环境对早产儿的影响

NICU的护理环境中的许多因素已经被确定是引起重症或早产儿不良刺激的潜在来源。研究表明来自NICU的有害刺激是导致终身残疾的重要原因,而且可能成为一种对重症患儿、早产儿的致命打击。NICU环境中的有害因素包括光线和噪声、不舒适的体位、各种检查和操作、和父母分离。

（1）噪声对早产儿的影响:①降低血氧饱和度。②增加颅内压力。③增加呼吸及心跳速率。④刺激屏息及心跳减慢的机会。⑤使皮肤出现花纹般的微细血管收缩。⑥使睡眠受到干扰。⑦使生长激素降低不利发育。

NICU噪声来源:电话铃声、人员交谈声、医护人员交接班声、仪器搬动声、开门关门声、仪器使用机械声、流水洗手声、监视器或仪器报警声、暖箱开关门声、奶瓶置放声等。

（2）光线对早产儿的影响:光线对早产儿脑部发育有很大影响,光线刺激可使早产儿视网膜病变(retinopathy of prematurely,ROP)发生率增高,生长发育缓慢,持续性照明能致早产儿生物钟节律变化和睡眠剥夺。然而,大多数新生儿病房都采用持续的、高强度荧光照明。因此,必须采取措施,减少光线对早产儿的刺激,如拉上窗帘以避免太阳光照射,降低室内光线,暖箱上使用遮光罩,营造一个类似子宫内的幽暗环境。24小时内至少应保证1小时的昏暗照明,以保证宝宝的睡眠。降低光源可促进睡眠,减少肢体活动,促进喂食,增加体重,并减少视网膜病变。

NICU光线来源:治疗光线、自然光线、室内照明灯、暖床照明灯。

NICU噪声及光线:①噪声,电话声65 dB,监视器报警55～88 dB,暖箱门关闭79 dB,人员说话80 dB,平常家庭婴儿所接触的分贝量是40。国外调查资料显示,在NICU中声音的水平在50～90 dB,最高可达120 dB,远远超过1994年美国环保署(EPA)推荐的白天45 dB,晚上35 dB的指数。美国儿科学会建议新生儿加护病房暖箱内的噪声不超过60dB。②光线:NICU光线明亮度 60～90 foot-candles,加热灯 200～300 foot-candles,照光机器 300～400 foot-candles,日光超过 1 000 foot-candles。美国儿科学会建议新生儿加护病房光线明亮度是 60 foot-candles,特殊治疗时 100 foot-candles。

(3)体位、姿态对早产儿的影响:长时间俯卧可导致肩内缩、颈部过度外转及肩部后仰。国外有资料报道俯卧位可以减少早产儿呼吸暂停的发作和周期性呼吸,改善早产儿潮气量及动态肺顺应性,降低气道阻力。俯卧位对于改善早产儿呼吸和肺功能有很大作用。仰卧位时臀部和膝关节放松,容易建立脚的支撑,还可避免颈部伸展。但仰卧可增加惊吓反射及导致睡眠障碍。

俯卧和仰卧血氧分压研究:Fox&Molesky 针对 25 位呼吸窘迫插管早产儿研究发现,俯卧动脉血氧分压 9.5 kPa(71.5 mmHg);仰卧动脉血氧分压 8.7 kPa(65.2 mmHg)。

早产儿肩膀的发展:Georgieff&Bernbaum 发现,46%早产儿在 18 个月时发现有肩膀挛缩现象,无法屈曲其肩膀,限制婴儿爬行、坐起及持物,影响第一年的发展。

早产儿头部的塑性:扁平头是因颈部肌肉张力较差,头部重量偏向侧边,而导致颜颅变形;长时间的使用 CPAP 固定头部,使头部发展受限;特征是高而窄缩的前额,长型而窄的脸面,影响外观;长期仰卧或俯卧可导致髋部关节外翻,扁平变形,W 形手臂,形成类似青蛙式的姿势和早产儿髋部的姿势。

(4)各种检查和操作对早产儿的影响:可导致早产儿氧饱和度和生理状态的不稳定,对神经系统发育产生潜在的不良影响。

(5)与父母分离的影响:使父母产生恐惧、失控、不确定和无信心。

(四)早产儿的行为规律

由于早产儿不会说话,因此沟通的桥梁有赖行为表现,行为表现除了神智状态之外尚包含肢体、脸部表情、肠胃活动以及中枢神经操控的心跳、呼吸、肤色等变化。新生儿行为表现与中枢神经系统完整性息息相关,在清醒期新生儿的肌肉组织活动力与反向表现最佳,此代表行为状态(中枢功能)是主导互动主要因素,行为状态与肌肉张力协调能力代表其是否能接受外界刺激或自外界互动过程中受益,著名的新生儿医师 Dr.Brazelton 将新生儿行为状态分为 6 期(deep sleep 深睡眠,light sleep 浅睡眠,drowsy 嗜睡,alert 清醒,active 活跃,crying 哭吵),并表示在不同的行为状态中新生儿对外界刺激均有不同反应,唯有当新生儿是清醒时,所有的互动方显得有意义(因为婴儿可以接收信息并能提供反应)。Dr.Brazelton 认为评估新生儿的行为反应的意义着重于以下几点。

(1)新生儿是否能选择外界刺激或互动并能出现较一致的反应的能力。

(2)新生儿是否能有自己控制自己的行为状态或意识形态的能力,以接受有利于己的良性互动或自负向互动中保护自己。

(3)新生儿是否有维持平稳的肌肉张力、良好肢体活动或行为状态的能力,或能否进行自我安抚行为(如吃手指,紧抓物品)。

(4)新生儿是否维持平稳生理状态之能力(肤色、体温、呼吸、心搏、肌张力)。

由此可见,行为状态是婴儿调适刺激的工具,因为行为会说话且有其特殊意义,由于婴儿不会说话,沟通的桥梁有赖于行为表现,行为表现除了神智状态之外尚包含肢体、脸部表情、肠胃活动以及中枢神经操控的心跳、呼吸、肤色等变化。

(五)高危险新生儿照顾理念的演变

随着时代的进步,对高危险新生儿的照顾方法上也逐渐地改变,在尝试与错误中我们领会早产儿的韧性,也更确定适当的照护方向,但这一步一脚印也为新生儿照护奠定基石。然而在时间的洪流中,我们是否察觉每送一位没有后遗症的早产儿出院,就等于为社会节省医疗成本,也更凝聚家庭的完整性,也为一个新生命开启有意义的人生旅程,因此我们的任务何其重要。

因为早产和危重婴儿神经系统发育不完整,不能控制正常的生理和行为反应所以无法适应环境。这一认识大大地转变了NICU的监护观念并通过改变监护环境和监护活动,也促进了护理人员对早期有害刺激的预防。国外很多的NICU改变了以工作程序为中心的护理模式,发展成以个体生长发育需求为中心的护理。

个体化发展的护理强调照护新生儿时顾及其个别性,将新生儿视为一整体,只有在神经系统、行为状态、肌肉张力或活动力、自我规律与安抚行为上维持平衡,方能接受外界刺激或在互动的过程中受益。

由环境的改善开始做起,着重早产儿的个别性,呼吁提供规律性的照护措施,以行为表现作为提供护理的参考及个体化发展的护理。

(六)发展性照顾的实施方法

1.合理摆好早产儿体位

体态的不恰当使肌肉长期处于收缩或伸展状态,能量消耗多。正确的早产儿体位能促进肢体的伸展与屈曲以达平衡,增加肢体的支持以使肢体能趋向身体的中心部位,以便日后发展手-嘴统合能力,促进身体的对称性以便身体的屈曲及伸展能有平衡,预防不正常姿势及变形。

(1)俯卧:四肢屈曲配合髋关节屈曲以预防髋关节的外翻,可用小毛巾轻微地抬高骨盆,使前膝能承受重量,可在婴儿两侧以床单形成穴巢以提供触觉刺激及边界感,适当地包裹婴儿并使手能靠近嘴。

(2)侧卧:在婴儿背部提供支持,以预防背部的弓起,有利手臂的屈曲,利于吸吮,使用软枕置放于下肢之间,以维持下肢于正中体位,放一片尿布于髋关节下以利关节的稳定,并轻微提高骨盆,促进髋部屈曲,协助上方的大腿屈曲。

(3)仰卧:头部可使用小枕支持维持正中,减少颅内压波动,使头部下巴向前胸,颈部避免过度屈曲及伸展,肢体的两侧给予穴巢式的支持,肩膀给予支持以减少肩膀外翻,两臂向前,置中屈曲,并使其有机会将手靠近嘴,屈曲髋部及膝关节,以小毛巾在膝下方支持,并在足部给予支持性的对抗。

(4)其他与体位相关的因素:尽量包裹早产儿并露出双臂使之能自由地靠近脸部,使用符合规定的水床以促进动感发育,使用持续性气道正压通气(CPAP)时注意头部固定处勿太紧,使用氧气罩时尽可能使用较大尺寸的氧气罩。在进行护理活动时尽量让早产儿手握东西。

2.建立适当的环境

在新生儿重症监护病房的新生儿,其发育和行为发展不仅取决于出生体重、胎龄和临床过程,而且也取决于新生儿ICU的环境(光、声、医疗程度)以及住院期间父母的互动。

(1)护理早产儿时的环境要求:降低灯光及噪声、遮盖暖箱以减少灯光刺激、限制收音机床旁的使用。

(2)护理人员应尽力营造一个安静的环境,如说话轻柔,尤其是在靠近婴儿时降低音量(彼此提醒,标志),最好不在早产儿暖箱或床旁说话,走动轻柔、避免穿响底鞋,轻柔地开关暖箱不要用力摔碰暖箱门,避免敲击暖箱等;注意暖箱马达声的刺激,勿置放仪器在暖箱上以减少震动刺激;监护仪及电话声音设定于最小音量,及时地回应监视器报警以减少噪声;注意呼吸机的管道勿积聚水分以避免噪声或震动。

3.促进早产儿适应

（1）每次护理早产儿时仅对其施与一项护理措施，并观察其反应以避免过度刺激，集中护理（但不过度刺激）以使其能有不被打扰的睡眠时段，在执行集中护理时如患儿出现疲惫时给予休息时段以促进其复原，勿突然地惊醒早产儿，在治疗前轻柔地唤醒或触摸患儿使其有所准备，在治疗后停留在患儿声旁观察患儿表现，以及了解是否出现异常行为，当患儿出现异常行为时，提供静止期以利早产儿恢复，并继续评估患儿。

（2）接触早产儿时，针对婴儿的肢体提供支持，在翻身、抽吸、给予侵入性治疗时多给予肢体支持，使其保持屈曲体位，以减少其不适及异常行为反应；肢体的支持可借助手、毛巾、床单、枕头、柔软衣物及玩具，使其双手，双腿靠近身体中线，呈屈曲体态使其更容易维持稳定的生理及肢体活动系统。

（3）俯卧时使其肢体屈曲，使用毛毯或毛巾以支持前胸；如无法俯卧，可使其侧卧，并使其肢体屈曲。

（4）接触早产儿时护理前后要有安抚动作促进恢复生理平稳，在量TPR，换尿布，进行侵入性治疗，口鼻胃管喂食，协助更换体位，经口腔吸引时，早产儿出现自我安抚抓握动作时，多给予轻柔的帮助，以减少能量的消耗。

4.针对早产儿给予非营养性吸吮

在喂食前或处置前后使用安抚奶嘴可促进清醒行为状态以利喂食吸吮；减少哭泣；提高氧饱和度；促进尽早地经口进食；促进体重增长；促进喂食的消化；促进口腔满足感；安抚婴儿，特别是在侵入性治疗之后。

5.促进早产儿的自我安抚及控制行为

使用毛巾或床单制作早产儿的"鸟巢"，使其能安适地睡在鸟巢中，脚能触及衣物，手能触及毛巾床单，能感觉边际，使其感觉安全；可使用毛巾包裹婴儿使其肢体屈曲，包裹时确定婴儿的手能触及面部，使用面罩时考虑能包含头及手，促进头手互动；适当使用水床，摇篮以促进韵律感；提供奶嘴使其能有机会进行非营养性吸吮（提高血氧饱和度，降低心跳，促进睡眠，减少身体无意义活动，有利增加体重）。

6.促进父母的参与

（1）指导父母学习认识早产儿的行为及其意义，以增进父母对患儿的信心及认可，让父母参与早产儿的照顾，使其有机会学习，并建立信心，促进父母与患儿的互动，每天以电话联络早产儿的情况，减少焦虑，成立早产儿家长联谊会使父母分享照顾早产儿的心情。

（2）袋鼠式护理的开展：皮肤与皮肤接触和袋鼠式护理最初被用于早产儿保暖的方式，现在袋鼠式护理已经作为一种促进早产儿神经行为的发育、亲子关系和鼓励母乳喂养的干预措施被广泛应用在北美和欧洲的新生儿重症监护室中。袋鼠式护理是将病情允许的只包有尿片的早产儿俯卧放在父母裸露的胸口，然后盖上毯子，从而使父母与早产儿的皮肤直接接触。这种方式会给早产儿提供温暖的环境，父母胸廓的起伏会刺激早产儿前庭感觉，皮肤与皮肤的接触提供触觉感受。父母的气味和母亲柔和、安静的说话声音，呼吸声和心跳声提供听觉感受。这样，所有的早产儿早期发育所需的感觉输入都可得到满足。父母可根据婴儿的个体需要和耐受程度，每天给予早产儿一两次的袋鼠式护理，每次60分钟或更长。应注意：早产儿需持续监护生命体征，必要时应提供保暖措施并监测体温；保护父母的个人隐私，着重指导父母如何观察与汇报早产儿的表现。

（七）早产儿发展性护理的预期结果

（1）在给予护理及措施时生命体征（心跳呼吸次数）变化小。

（2）在互动时或护理时能维持适当的肤色。

（3）促进体重增长，经口喂养开始的时间早。

（4）能促进喂食量的消化，减少胃残余量及反流。

（5）促进早产儿能出现平滑及协调的肢体活动。

（6）能适当地使用自我控制行为因应外界环境的刺激，以促进身体内部的平衡。

（7）能运用外界物质安抚自己。

（8）能促进治疗，减少住院日和住院费用。

（八）在执行发展性照顾上有几个重点

1.以过程为指引

以过程为指引不像以前的照顾都是以工作为导向，而是要依照婴儿的需求来调整我们的照顾。所以需要有弹性，不仅是要改善环境，还要注意婴儿的表现，给予个别化的照顾，这在一个急性的医疗工作环境中并不是很容易。

2.以关系为基础

强调照顾者与婴儿的关系建立，还有要支持父母与婴儿之间的关系建立，还有工作人员之间的关系都是很重要的。

3.系统导向

系统导向需要所有团队及整个病房的参与。

随着21世纪的来临，新生儿监护中心的照顾已经不再只是完成某些步骤、某些计划而已，而是开始以关系为基础，强调个人化及家庭为中心的照顾。早产儿只有一个脑部，而照顾的环境及行为都会影响他的塑造。每一个早产儿都是父母心爱的人。发展性照顾不仅是改变环境，提供婴儿及家人舒适的环境，更要求所有工作人员改变我们的工作形态，观察婴儿的行为，了解婴儿，思考我们的行为对婴儿可能会有的影响，然后给予适当的照顾。一个好的监护中心将可以提供支持婴儿、家人和所有工作人员持续成长发展的空间。

（刘　红）

第三节　新生儿皮肤护理

皮肤是对抗感染的第一道屏障，正确的皮肤护理不仅能保护皮肤的完整性，还能帮助皮肤对抗损伤。新生儿皮肤娇嫩脆弱，容易感染并引起血行播散。早产儿的皮肤护理甚至能直接影响其死亡率与患病率。新生儿皮肤的护理，与成人皮肤的护理有许多不同之处。医护人员不仅要掌握新生儿皮肤护理的原则，更要向新生儿的父母传播皮肤护理的知识。

一、新生儿皮肤的特点

新生儿的皮肤同成人一样，分为表皮、真皮和皮下组织，但是其各结构与成人存在很大差别。

(一)表皮

表皮的最外层是角质层,提供了重要的屏障功能。成人皮肤的角质层包含 10～20 层,但出生第一年内的婴儿皮肤角质层的功能还达不到成人的皮肤屏障功能。此期的婴儿皮肤角质层比成人薄 30％,在角质层下的表皮基底层也只有成人的 80％。新生儿基底层中角质细胞具有较强的细胞更新速率,因此正常新生儿伤口愈合较成人快。皮肤角质层数取决于孕周,因此早产儿的角质层数量远不及足月新生儿。极早产儿的角质层甚至仅 2～3 层。角质层的不足会导致出生后前几周体液蒸发量增加和体温丧失,从而引起体内电解质的变化。

成人皮肤 pH 为 4.7,足月新生儿出生时皮肤表面呈碱性 pH>6.0,出生后几天(96 小时)pH 下降到 4.95 左右。皮肤 pH<5.0 才被认为能有效对抗微生物的侵害。沐浴和其他局部治疗会影响皮肤的 pH,接触尿布的皮肤由于尿液的作用 pH 偏高。

(二)真皮

新生儿的真皮层较薄,发育不完善,具有较少的皮脂腺,易受到损伤和感染。表皮与真皮之间起连接作用的小纤维比成人少,早产儿更少,因此在去除医用粘胶时容易导致表皮剥离而致皮肤损伤。

(三)皮下脂肪

足月儿脂肪层发育与成人类似,但厚度比成人薄,早产儿更薄,因此新生儿皮肤保温能力比成人差。

二、新生儿皮肤评估

护理人员应当在入院时、每班交接及每次更换尿片时对新生儿的皮肤进行评估。观察如颈部、耳后、腋下和腹股沟处等褶皱部位的皮肤。皮肤干燥、发红均是皮肤完整性受损的前兆。如发现皮肤损伤应及时与医师沟通,进行处理。

(1)皮肤评估前需考虑影响新生儿皮肤完整性的因素:①早产;②吸引产或钳产;③皮肤水肿、感染;④镇静或无法移动;⑤气管插管、持续气道正压通气、鼻/口胃管、体外膜肺(ECMO);⑥使用监护仪、电极片、探头等;⑦外科伤口、造口;⑧使用粘胶、胶布;⑨环境湿度;⑩尿布疹;⑪营养状况;⑫特异性皮炎家族史。

(2)新生儿皮肤状况评分(neonatal skin condition score,NSCS)新生儿皮肤状况评分是美国发布的新生儿皮肤护理指南中应用的皮肤评分工具。我国《新生儿皮肤护理指导原则》中也推荐使用该评分,详见表 9-1。NSCS 的最佳分为 3 分,最差为 9 分,如评分大于 3 分,则应采取措施积极处理皮肤问题,或请皮肤科医师进一步诊治。

表 9-1 AWHONN 新生儿皮肤状况评分 NSCS

评估项目	分值
干燥程度	1=正常,皮肤无干燥迹象
	2=皮肤干燥,可见脱屑
	3=皮肤非常干燥,开裂/皲裂
红斑	1=无红斑迹象
	2=可见红斑,<50％体表面积
	3=可见红斑,≥50％体表面积

续表

评估项目	分值
皮肤缺损	1＝无缺损 2＝局部小部位缺损（1个体表部位） 3＝大范围缺损（≥2个体表部位）

三、新生儿皮肤管理

(一)保暖

新生儿出生后立即保暖，如有条件应尽快放于母亲胸前进行皮肤接触。由于新生儿头部占体表面积的 20％，经头部皮肤热量损失大，因此可给新生儿戴上帽子。

(二)胎脂处理

胎脂含有脂肪和蛋白质成分，在宫内保护胎儿的皮肤免受羊水和细菌的损伤；出生后胎脂可隔离角质层，保护新生儿皮肤发育成熟。因此新生儿生后不必急于将胎脂一次完全清理干净。没有吸收的胎脂可在之后的沐浴中去除。早产儿的胎脂更不宜太早去除。

(三)沐浴

正常新生儿在出生后 4～6 小时且生命体征平稳即可开始沐浴。

(四)臀部护理

护理人员要注意评估新生儿臀部皮肤受损的危险因素，如水样便、大便次数增多等。每 3～4 小时或发现尿片污染时应更换尿片，每次更换时密切观察臀部皮肤状况。尽量使用一次性尿片。由于湿纸巾会刺激皮肤，因此破损或发红的臀部皮肤不要使用湿纸巾擦拭，可使用清水或棉球清洁。如臀部皮肤上大便较多时，不要用力擦拭皮肤，可使用新生儿专用的中性 pH 护肤清洁剂、水性护肤品、橄榄油等进行臀部皮肤清洁，不要使用爽身粉、添加芳香剂或其他化学添加剂的护肤品。为保持臀部皮肤完整性，也可使用含氧化锌的乳膏涂抹在臀部皮肤上，以形成一层隔离屏障。

(五)医用粘胶、胶布的使用

对新生儿要尽量减少医用粘胶及胶布的使用。在去除粘胶及胶布时应动作轻柔，可使用温水棉球浸润胶布，并缓慢去除。早产儿不可使用粘胶溶解剂来去除粘胶或胶布，足月新生儿如使用粘胶溶解剂，应在使用后用温水擦拭干净。医护人员可使用半透明敷料固定胃管、静脉输液装置、鼻导管等。此外，在使用医用粘胶和胶布前，可将水胶体敷料等保护敷料贴于新生儿待使用粘胶或胶布的皮肤部位，从而起到隔离保护新生儿皮肤的作用。

(六)润肤剂的使用

如新生儿皮肤出现干燥、脱屑、皲裂，可使用新生儿专用的润肤剂。使用润肤剂时应注意保持瓶口清洁，不要与其他新生儿共用润肤剂。小于 30 周的早产儿不应常规使用润肤剂，而是应当通过调节环境湿度来减少经皮失水量。

（刘　红）

第四节　新生儿脐部护理

脐带是连接胎儿和胎盘之间的条索状组织,是母体与胎儿之间气体交换、营养物质供应和代谢产物排出的重要通道。新生儿出生后脐带被结扎,但此时脐部仍然是一个开放创面,是病原微生物入侵的主要通道。如护理不当,轻者可致局部感染或出血,重者可致败血症甚至死亡。正常情况下脐带脱落时间为 5～15 天,由于护理及个体因素,部分新生儿可能需要更长时间脱落。在脐带残端脱落前,对脐部进行恰当的护理,预防脐部感染非常必要。

一、脐带结扎方法及处理

在胎儿时期,脐带是连接胎儿与胎盘的条索状组织。羊膜覆盖的灰白色带内有 1 条脐静脉、2 条脐动脉,血管周围有来自外胚中胚层、含水量较丰富的胶样胎盘结缔组织,称为华通胶,有保护脐血管的作用。

(一)棉线结扎法

棉线结扎法为最传统方法。在距脐根 0.5 cm 处用棉线结扎第 1 道,再在离脐根 1 cm 处结扎第 2 道。在第 2 道结扎线外 0.5 cm 处剪断脐带,用碘伏或酒精消毒后使用无菌敷料包扎。24 小时后可去除敷料暴露残端。棉线结扎法属于手法打结,松紧不易掌握。对于水肿的脐带结扎过紧会引起脐带断裂,过松又会引起出血,如处理不当容易导致残端被细菌入侵,引发感染。目前临床已极少用到棉线结扎法。

(二)脐带夹结扎法

新生儿出生断脐后,在距离脐根 2 cm 处使用医用脐带夹结扎再次断脐。清理脐带残端血液,使用碘伏或酒精消毒后用无菌敷料包扎。24 小时后可去除敷料暴露残端,一般 3 天可用脐夹剪剪断脐带夹。一次性脐带夹采用医用高分子材料制成,结扎血管性能好,使脐带基质干枯快,利于脐带脱落。但脐带夹体积较大,质地较硬,如护理不当容易导致新生儿脐部周围皮肤压迫损伤。

(三)气门芯结扎法

在距离脐根 1 cm 处夹上套有气门芯的血管钳,然后将气门芯套扎在脐带上。在距离气门芯约 1 cm 处剪断脐带,清理脐带残端血液,松开血管钳,使用碘伏或酒精消毒后用无菌敷料包扎。24 小时后可去除敷料暴露残端。气门芯是橡皮筋,有较好的弹性和韧性,结扎脐带的力度较均匀,但气门芯结扎法需要2 次修剪断脐,增加感染机会,且对医护人员操作要求较脐带夹结扎法高。目前临床广泛使用的方法为脐带夹结扎法和气门芯结扎法。

二、脐部护理方法选择

在正常分娩后,新生儿的脐部与皮肤通常会被如凝固酶阴性葡萄球菌、类白喉杆菌等非致病菌定植,此外大肠埃希菌、链球菌等致病菌也可能会定植,并能从脐根部感染新生儿。因此保持脐部的清洁非常重要。

目前国际上对于脐部护理有使用乙醇、氯己定等消毒剂,也有使用新霉素等抗生素软膏或其他制剂,还有使用清水或无菌水进行清洁的自然干燥法。Zupan 等人在 2013 年的 Cochrane 系统评价中指出,与自然干燥法相比,局部使用抗生素或消毒剂有减少定植菌的趋势,但目前没有足够的临床证据证明使用抗生素或消毒剂护理脐部有明显的益处,反而自然干燥法护理的脐部脐带脱落时间更短,这间接减少了脐带感染的风险。而且,由于新生儿皮肤发育不成熟,从抗生素或消毒剂中吸收毒素的可能性会增加。

Zupan 等人也提出,其系统评价纳入的研究均来自发达国家,其医疗与护理环境较好,对于存在感染高风险的新生儿,如早产儿、危重新生儿或出生、医疗、居住环境差的新生儿,还是建议使用消毒剂。Sinha 等人在 2015 年的系统评价中也提出,在社区中对新生儿应用氯己定进行脐部护理,与自然干燥法相比,能降低新生儿脐炎的发生率。因此,对于正常新生儿的脐部护理,可采用自然干燥法;而对于有感染高风险的新生儿,则建议采用消毒剂进行脐部护理。

三、脐部护理原则

(一)保持脐部清洁

在进行脐部护理之前应当严格执行手卫生。每天检查脐部有无红肿,有无出血、异常分泌物或异常气味。在脐带残端脱落前,如需清洁脐部,可用棉签蘸无菌水轻轻擦净脐带残端和脐轮,再用无菌干纱块将多余水分吸干;对于有感染高风险的新生儿,建议每天使用酒精或氯己定消毒脐带残端和脐轮。

(二)保持脐部干燥

保持脐部干燥有利于脐带残端脱落。勤换尿片,更换尿片时应当将尿片前端反折,如图 9-1 所示,以暴露脐部,保持干燥,同时减少脐带残端与尿片之间的摩擦。在沐浴后应注意清洁脐部,并用无菌干纱块将脐带多余水分吸干。脐带未脱落前尽量选择床上擦浴。

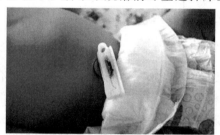

图 9-1　反折尿片暴露脐部

(三)脐带延迟脱落处理

正常新生儿脐带在生后 1～2 周时脱落,应护理脐部至脐带残端自然脱落,不应用力拉扯脐带,或在残端未完全脱落前撕扯脐带。若超过这个时间脐带仍未脱落,则可能存在其他问题。如新生儿 3 周大时脐带仍未脱落,应至医院进行检查处理,查看是否存在感染、肉芽肿等问题,并仔细询问家属是否采用正确的脐部护理方法。如无其他问题可继续进行正确的脐部护理,并仔细观察脐带至残端自然脱落。如新生儿足月后脐带仍未脱落,可考虑使用硝酸银棒涂擦,促进脱落。

(四)脐带异常处理

刚出生后,脐带根部周围有少量血痂属于正常现象,应当做好脐部清洁,观察是否出现脐炎的症状。

1.感染

如脐部周围皮肤出现红肿,或脐部出现渗血、异常分泌物或气味,应当立即进行医疗处理。轻者脐周无扩散者局部用消毒剂每天 2～3 次加强护理。有明显脓液、脐周有扩散或有全身症状者,除局部消毒处理外,可先根据涂片结果经验性选择适当抗生素治疗,以后结合临床疗效及药敏试验再调整用药。

2.肉芽肿

如脐带并未完全干燥萎缩,而是脱落后形成肉芽肿,部分肉芽肿还有可能流出淡黄色液体,也需进行医疗处理。可使用硝酸银棒灼烧,严重的肉芽肿可行激光术或手术处理。

3.脐疝

如新生儿在哭闹时出现脐部膨出,膨出直径约 1 cm,用手指可轻轻还纳,则新生儿出现了脐疝。一般在 12～18 个月可以自愈,2 岁以下不做特别处理,每 6 个月进行常规保健检查即可。2 岁以上如不闭合应考虑实施手术治疗。家属在平日护理过程中如发现脐疝膨出越来越大,或出现膨出嵌顿、婴儿剧烈哭闹,应立即就医。

(刘　红)

第五节　新生儿袋鼠式护理

袋鼠式护理(kan garoo mother care,KMC)是为早产儿提供的与母亲进行皮肤接触的护理方式。它安全、有效、易于实施,还能促进早产儿与母亲的健康。袋鼠式护理还是发育支持护理的重要措施之一,是医护人员应当学习并实施的重要护理方法。

一、袋鼠式护理的起源与定义

关于袋鼠式护理的文献介绍最早出现于 1983 年左右,来自哥伦比亚的 Edgar Rey 教授等人首先发表了关于袋鼠式护理的相关文章。医疗人员参考仿生学的原理,模仿袋鼠育儿的方式,创造了袋鼠式护理。当时由于保暖设备的不充足,袋鼠式护理最早被用于新生儿保暖,代替暖箱等设备帮助新生儿克服生理问题,并促进喂养和生长。在其后的研究与实践中,袋鼠式护理被发现具有更多的益处,而且更加适合早产儿的需要。

WHO 的袋鼠式护理实践指南定义,袋鼠式护理是为早产儿提供的与母亲进行皮肤接触的护理方式,皮肤接触是袋鼠式护理的核心内容。根据该指南,袋鼠式护理应当包含以下特点。

(1)早期、持续、长期的母婴皮肤接触。

(2)纯母乳喂养(理想情况下)。

(3)在医院开始,在家中也能继续。

(4)尽早出院。

(5)母亲回家后获得足够的支持和随访。

(6)是避免早产儿在繁忙病房中被常规刺激的轻柔、有效的措施。

二、袋鼠式护理益处的循证依据

Boundy 等人在 2015 年的 meta 分析中发现,当前世界发表的袋鼠式护理文献主要来自发达国家。虽然可能与实施地区的学术水平有关,但也表明当前袋鼠式护理的实施目的已不仅是解决设备资源不足的问题。

在该文章中,接受袋鼠式护理的新生儿在 3～12 个月时的死亡率可降低 41%,败血症的发生率降低 47%,低体温症的发生率降低 78%,低血糖的发生率降低 88%,再入院率降低 58%,至出院或纠正胎龄 40～41 周时的纯母乳喂养率提高了 50%。此外,进行袋鼠式护理的新生儿其体温、呼吸和血氧饱和度等生理指标更加稳定,头围的增长也更好。同时袋鼠式护理还能减轻新生儿在操作中的疼痛感。这与当前世界上发表的袋鼠式护理系统评价结果一致。Conde-Agudelo 等人在 2016 年针对低出生体重儿(LBW)袋鼠式护理的 Cochrane 系统评价中也提出,袋鼠式护理可以降低 LBW 的死亡率、感染率以及低体温症的发生率;同时无论是间歇性还是持续性袋鼠式护理,都能促进 LBW 的体重和头围增长;此外袋鼠式护理还能提高 LBW 的母乳喂养率。

从家庭的角度来说,袋鼠式护理为家属提供了护理新生儿的机会,提高了家属的满意程度,增进了亲子关系。袋鼠式护理融入了家庭的参与,是发育支持护理的重要措施。

三、实施袋鼠式护理的条件

(一)人员条件

与传统护理相比,袋鼠式护理并不需要更多的护理人员。但护理人员必须具备指导家属进行袋鼠式护理的能力。医疗机构应当有自己的袋鼠式护理循证实践流程,并对员工进行培训。参与 KMC 的医疗人员应当具备以下能力。

(1)判断何时开始 KMC。

(2)知道如何放置 KMC 体位以及母乳喂养时体位。

(3)掌握 LBW 和早产儿的喂养。

(4)母乳喂养技巧。

(5)教育能力,指导家属学会新生儿病情观察。

(6)出现紧急情况的应变能力和抢救能力。

(7)判断何时出院。

(8)鼓励和支持家属的能力。

(二)家属条件

根据早产儿的护理需求,当其出生后医护人员就可开始与家属沟通关于开展 KMC 的事宜。KMC 常规由宝宝的母亲提供,当母亲生病或有其他问题无法提供时,宝宝的父亲可暂时替代母亲提供 KMC,但应避免经常更换 KMC 的提供者。KMC 要求母亲尽量持续提供袋鼠式护理,以保证母乳喂养和早产儿生理指标的稳定。参加 KMC 的父母应当身体健康,无呼吸道、接触性及特殊传染疾病,若提供 KMC 时出现以上疾病,则 KMC 应当暂停。父母来参与 KMC 时宜穿着宽松的开衫衣服,提前洗澡、修剪指甲并注意个人卫生。

(三)环境条件

在医院内提供 KMC 时应做好生命体征监护,环境温度为 24～26 ℃,相对湿度为 55%～

65％。提供 KMC 时应准备躺椅或沙发、屏风、包布或大毛巾。

四、袋鼠式护理实践

(一)袋鼠式护理开始的时间
根据 WHO 的指南，KMC 开始的时间建议如表 9-2 所示。

表 9-2　袋鼠式护理开始的时间建议

出生体重	孕周	开始时间
1 800 g 以上	30～34 周	如无特殊情况出生后可开始
1 200～1 799 g	28～32 周	一般需要一周或更多时间才可开始
小于 1 200 g	小于 30 周	需要数周直至病情稳定才可开始

但当早产儿的孕周和体重越小，其出生后所存在的问题就越多。如早产儿的病情非常不稳定，应当要考虑延后 KMC 开始的时间。

(二)袋鼠式护理的体位
皮肤接触是 KMC 的核心内容。在进行 KMC 时，母亲应当去除胸衣，暴露胸腹部的皮肤，可穿开衫的舒适衣物保暖。宝宝除包裹尿片外，应保持其他部位皮肤暴露，可戴帽子进行保暖。如图 9-2 所示，宝宝应放置在母亲两乳头中间位置，取"蛙形"姿势，与母亲胸贴胸的直立俯卧位，头偏向一侧。宝宝放置好后使用包被或大毛巾沿宝宝耳垂将宝宝包裹在母亲身上，如图 9-3 所示。指导母亲注意观察并调整宝宝颈部姿势，防止颈部过仰或屈曲，以免影响宝宝呼吸。

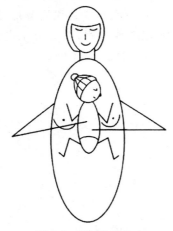

图 9-2　KMC 体位 1

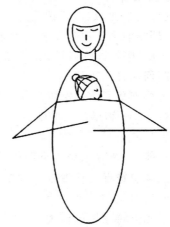

图 9-3　KMC 体位 2

(三)袋鼠式护理的时长与期限
频繁改变环境会增加新生儿的压力，首次 KMC 的持续时间应当至少 60 分钟，其后可逐渐增加 KMC 的持续时间，直到全天 20 小时以上的 KMC。如条件有限，仅能进行间歇性的 KMC，则每次的持续时间应在 60 分钟以上。

KMC 可一直做到宝宝纠正胎龄 40 周或体重达到 2 500 g 时。这时的宝宝基本已经没有KMC 的需要，在 KMC 时宝宝可能会表现烦躁、哭闹，或把四肢伸出包裹外。

(四)袋鼠式护理时的母乳喂养

当宝宝在袋鼠式护理的过程中出现伸舌、吸吮母亲皮肤的现象,即可调整体位,尝试母乳喂养。医护人员要向母亲宣教母乳喂养的好处,并指导母亲正确挤奶的方法,确保母亲奶量充足。此外要告知母亲早产宝宝一开始母乳喂养与足月宝宝的不同,可能会出现以下情况。同时鼓励母亲不放弃,因为随着宝宝的成长,这些问题都会慢慢解决:①一开始宝宝容易疲倦、吸吮弱。②吸一会儿就要休息很长时间。③容易睡着,喂养时间长。

(五)袋鼠式护理时呼吸暂停的处理

医护人员在 KMC 开始前就要指导母亲学会观察宝宝的呼吸并解释正常的变化范围,教会母亲学会观察监护仪上的数字。同时要向家属讲解宝宝可能会出现的危险情况以及表现,并教会母亲在宝宝呼吸暂停时进行触觉刺激,让母亲用自己的手摩擦刺激宝宝的背部。告知母亲在发现宝宝异常病情变化时及时通知护士,必要时暂停 KMC 并积极配合医护人员救治。

(六)袋鼠式护理的其他注意事项

在进行 KMC 时医护人员要注意监测宝宝的体温、观察宝宝的表现及生命体征,并告诉母亲如何识别宝宝发绀等异常表现。如宝宝病情出现剧烈变化,KMC 应当暂停至宝宝病情稳定后再次开始(图 9-4)。

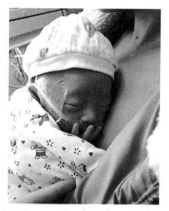

图 9-4 KMC 的早产宝宝

五、袋鼠式保暖

新生儿体温调节能力差,是最易受到环境温度影响的人群。尤其刚出生的早产儿基本无法通过体温调节来应对环境温度的波动。随着医疗技术与设备的改进,目前国内常规维持新生儿尤其是早产儿体温的主要方法是使用暖箱、辐射台等保暖设备。然而使用这些常规方法前需要对专业医护人员进行培训,并且要有充足的后勤维修保障,同时会造成新生儿家庭昂贵的费用支出。目前越来越多的研究显示袋鼠式护理能很好地维持新生儿体温,因此对于中低收入国家、医疗设备资源不充足或新生儿病患众多地区的医护人员而言,掌握袋鼠式护理技能非常重要。

皮肤接触(skin-to-skin contact,SSC)是袋鼠式护理的核心内容。在进行 SSC 时,母亲被当作"保暖设备"来维持新生儿体温,是新生儿食物以及良性刺激的来源,直到新生儿足够成熟以应对宫外环境。SSC 对母亲是一种有效的神经刺激,通过触觉、温度及气味的刺激,促进母亲产生催产素。催产素能使母亲乳房周围皮肤温度升高,从而达到为新生儿保暖的效果。

Conde-Agudelo 等人所做的 Cochrane 系统评价中指出,接受袋鼠式护理的低出生体重儿从出生至出院或纠正胎龄 40～41 周的低体温症发生率比接受常规护理的低出生体重儿降低了72%。在 Boundy 等人的 meta 分析中,也发现接受袋鼠式护理的新生儿在 3～12 个月时的死亡率可降低 41%,低体温症的发生率降低 78%。对于健康新生儿而言,Moore 等人的系统评价指出,接受 SSC 的新生儿在生后 90 分钟～2.5 小时其腋下温度比接受常规照顾的新生儿高 0.3 ℃。在 WHO 的新生儿早期基本保健(Early Essential Newborn Care,EENC)理论中也指出,健康新生儿在生后的第一个 90 分钟内,擦干后应立即进行 SSC,在脐带搏动停止后再结扎脐带(生后1～3 分钟内)。

袋鼠式保暖操作体位与以上介绍相同,应给新生儿戴提前准备好的帽子,防止头部皮肤热量丧失。对于刚出生的新生儿可持续实施此保暖方法至第一次母乳喂养结束或持续 90 分钟。

(刘　红)

第六节　新生儿缺氧缺血性脑病

一、概述

新生儿缺氧缺血性脑病(hypoxic-ischemic encephalopathy,HIE)是指由于围生期缺氧窒息导致的脑缺氧缺血性损害,并在临床上出现一系列脑病的表现,是新生儿窒息后严重并发症之一。

二、病情观察与评估

(一)生命体征
监测生命体征,观察患者有无呼吸节律不规则及呼吸暂停发生。

(二)症状体征
(1)观察有无不同程度的兴奋与抑制。过度兴奋:不安、躁动、激惹、惊厥。过度抑制:反应迟钝、嗜睡、昏睡、昏迷等神经系统症状。

(2)观察肌张力是否增强或减弱。

(3)观察有无吸吮、拥抱等原始反射活跃或消失。

(4)观察有无前囟张力增高、颅缝分离、呼吸异常、惊厥、瞳孔对光反射迟钝或消失等颅内压增高表现。

(三)安全评估
(1)评估有无因惊厥发作导致窒息的危险。

(2)评估有无因惊厥发作导致外伤的危险。

三、护理措施

(一)气道护理
1.保持呼吸道通畅

及时清除呼吸道、口腔内分泌物及呕吐物。

2.给氧

根据患者缺氧程度,选择适宜的给氧方式,严重缺氧者可考虑 CPAP 或机械通气,维持良好通气、换气功能。

(二)亚低温治疗的护理

1.降温

亚低温治疗时采取循环水冷却进行头部降温,初始水温 10～15 ℃,体温降至 35.5 ℃时开启体部保暖,头部采用覆盖铝箔塑料板反射热量。脑温下降至 34 ℃的时间应控制在 30～90 分钟。

2.维持亚低温治疗

使头颅温度维持在 34～35 ℃,头部降温同时体温也相应下降,必须注意其他部位的保暖,将皮肤温度控制在 35.5 ℃,持续监测患者肛温,暖箱的肤温探头放置于腹部。

3.复温

亚低温治疗结束后,须复温。复温应缓慢进行,复温时间超过 5 小时,确保体温上升速度低于 0.5 ℃/h,复温过程仍需肛温监测。

4.监测

亚低温治疗过程中,持续动态心电监护,肛温监测、经皮氧饱和度监测、呼吸监测、血压监测,同时密切观察患者面色、反应、末梢循环情况。护理过程中尤其注意观察心率变化,如出现心率低于 100 次/分或心律失常应及时通知医师,考虑是否暂停亚低温治疗。

(三)早期康复护理

对疑有功能障碍者,将其肢体固定于功能位。早期予以患者动作训练和感知的刺激,促进脑功能的恢复。

(四)用药护理

1.镇静剂

首选苯巴比妥钠,缓慢推注,注意有无呼吸抑制等不良反应,及时通知医师处理。

2.脱水剂

如 20％甘露醇,使用前确保结晶体充分溶解,输注过程中避免药物渗漏,以免皮肤组织坏死。

3.营养脑细胞药物

如神经节苷脂,严格按疗程使用,注意有无皮疹等变态反应。

四、健康教育

(一)住院期

(1)及时与家长沟通,讲解病因,介绍病情、治疗及预后,解答家长提问,减轻家长紧张情绪。

(2)讲解动态影像检查,如磁共振等对脑损伤发生、发展、转归程度评价的重要性,以消除家长困惑。

(二)居家期

(1)恢复期指导家长持续康复干预,促进患者恢复。

(2)定期随访,全面体格检查,及时发现有无脑瘫等后遗症。

(3)再孕时定期产前检查,及时发现并处理高危妊娠。

(刘 红)

第七节　新生儿颅内出血

新生儿颅内出血主要是因缺氧、产伤、早产引起的脑损伤，以早产儿多见，病死率高，预后较差。新生儿颅内出血是新生儿期最严重的脑损伤性疾病。

一、病因

(一)缺氧、缺血

一切在产前、产程中和产后可以引起胎儿或新生儿缺氧、窒息、缺血的因素都可导致颅内出血。缺氧、缺血性脑病常导致缺氧性颅内出血，早产儿多见，胎龄越小，发生率越高，可因宫内窘迫、产时和产后窒息、脐绕颈、胎盘早剥等，缺氧、缺血时出现代谢性酸中毒，致血管壁通透性增加，血液外溢，多为渗血或点状出血，出血量常不大而出血范围较广和分散，导致室管膜下出血、脑实质点状出血，蛛网膜下腔出血。

(二)产伤

胎儿头部受到挤压是产伤性颅内出血的重要原因，以足月儿、巨大儿多见，可因胎头过大、产道过小、头盆不称、臀位产、产道阻力过大、急产、高位产钳、吸引器助产等，使头部受挤压，牵拉而引起颅内血管撕裂、出血，出血部位以硬脑膜下多见。

(三)其他

颅内先天性血管畸形或全身出血性疾病，如某些凝血因子表达减少也可引起颅内出血或加重颅内出血，如维生素 K 依赖的凝血因子缺乏、血小板减少等，均可引起颅内出血，快速扩容、输入高渗液体、血压波动过大、机械通气不当、吸气峰压或呼气末正压过高等医源性因素也在一定程度上促使颅内出血的发生。

二、临床表现

(一)颅内出血的临床表现

临床表现与出血部位、出血程度有关，主要表现为中枢神经系统的兴奋、抑制症状，多在出生后 3 天内出现。

1.兴奋症状

早期常见颅内压增高表现，如前囟隆起、颅缝增宽、头围增加；意识形态改变、易激惹、过度兴奋、烦躁、脑性尖叫、惊厥等；眼症状如凝视、斜视、眼球上转困难、眼球震颤；肌张力早期增高等。

2.抑制状态

随着病情发展，意识障碍则出现抑制状态，如淡漠、嗜睡、昏迷、肌张力低下、拥抱反射减弱或消失；常有面色苍白、青紫，囟饱满或隆起、双瞳孔大小不等或对光反射消失和散大；呼吸障碍改变、呼吸节律由增快到缓慢、不规则或呼吸暂停等；原始反射减弱或消失等表现。

3.其他

如贫血和无原因可解释的黄疸等。

（二）各类型颅内出血的特点

1.硬膜下出血

硬膜下出血多见于产伤引起的颅内出血，以足月巨大儿多见，生后24小时可出现惊厥、偏瘫和斜视等神经系统症状。

2.原发性蛛网膜下腔出血

其典型症状是在生后第2天发作惊厥，发作间歇情况良好，大多数预后良好，个别病例可因粘连而出现脑积水后遗症。少量出血者可无症状；大量出血者常于短期内死亡。

3.脑室周围-脑室内出血

其常见于早产儿，24～72小时出现症状。

4.小脑出血

其多发生在胎龄<32周的早产儿，常合并肺透明膜病、肺出血，临床症状不典型，大多数有频繁呼吸暂停、心动过缓，最后因呼吸衰竭而死亡。

三、辅助检查

（一）颅脑CT检查

颅脑CT检查是确诊ICH的首选检查，可精确判断出血部位、范围，并可估计出血量及查见出血后的脑积水。

（二）颅脑B超检查

颅脑B超检查对ICH的诊断率较高，可以随时了解血肿及脑室大小的变化。

（三）磁共振血管成像或脑血管造影检查

磁共振血管成像或脑血管造影检查是明确出血原因和病变部位最可靠的方法。尤其是脑血管造影即刻确定诊断，还可进行介入治疗。

（四）脑电图检查

脑出血时行脑电图检查，可发现出血侧有局限性慢波灶，但无特异性。

四、诊断

对早产儿，特别是围生期存在高危因素的早产儿，应高度重视。对这类高危儿提倡常规的颅脑超生筛查，以发现不同程度的出血。颅脑超生对此类出血具有特异性的诊断价值，优于CT与MRI。

五、治疗要点

（一）止血

维生素 K_1，静脉推注 1 mg/kg。

（二）降低颅内压

呋塞米每次 0.5～1 mL/kg，1～2 次/日，静脉注射或肌内注射。对脑水肿者应限制液体入量在 60～80 mL/(kg·d)

（三）镇静

苯巴比妥，负荷量 20～30 mg/kg，肌内注射；维持量 3～5 mg/(kg·d)，12 小时 1 次，口服。

六、护理

(一)护理评估

(1)评估患儿意识及精神状况,为患儿进行生命体征、体重的测量,了解患儿家属对疾病的认知情况。

(2)询问患儿的既往史:了解其母孕期健康状况,家族史、过敏史、分娩方式、患儿出生后有无窒息史、胎龄及出生体重等。

(3)评估患儿的营养状况、大小便情况、睡眠情况及皮肤完整性等。

(4)评估患儿的病情:观察患儿有无烦躁不安,易激惹,脑性尖叫、惊厥,拥抱反射亢进,双眼凝视前囟紧张、饱满,眼球震颤或斜视、凝视、瞳孔大小不等,呼吸不规则,拒奶或喷射性呕吐等表现。

(5)了解患儿的相关检查及结果,主要用于诊断的实验室检查,包括脑脊液检查、影像学检查MRI、CT 和 B 超等。

(6)心理-社会状况:了解患儿家属对患儿疾病拟采取的治疗方法、对治疗及可能导致并发症的认知程度、家庭经济承受能力,以提供相应的心理支持。

(二)护理措施

1.一般护理

(1)休息:保持病房安静、减少噪声,一切必要的治疗、护理操作集中进行,动作要轻、稳、准,尽量减少对患儿移动和刺激,静脉穿刺最好采用留置针,减少反复穿刺,避免头皮穿刺,以防止加重颅内出血。

(2)合理用氧:根据缺氧程度给予用氧,注意用氧的方式和浓度。病情好转及时停用。

(3)保持呼吸道通畅,改善呼吸功能:及时清除呼吸道分泌物,避免物品压迫胸部,影响呼吸。

(4)合理喂养:惊厥发作时应给予禁食,避免呕吐引起误吸。惊厥控制后:如母乳喂养不足或有医学指征禁忌者,进行非母乳喂养需遵医嘱进行喂养。保证患儿液量摄入为 150~180 mL/(kg·d)。保证患儿体重增长量为 15~20 g/(kg·d)。

(5)预防感染:患儿免疫力低下,易受其他细菌感染。①工作人员在接触患儿前后要洗手,有上呼吸道感染者尽量不要接触患儿,必须接触者需戴好口罩。②做好患儿臀部、脐部护理,防止皮肤破损后细菌侵入引起感染。

2.严密观察病情

(1)生命体征的变化:体温过高时应予物理降温,体温过低时用远红外辐射床、暖箱保暖。避免操作后包被松开。

(2)严密观察神经系统的症状。①密切观察双侧瞳孔的大小及对光反应:如双侧瞳孔大小不等,边缘不规则常提示颅内压增高;双侧瞳孔扩大,对光反应消失提示病情危重。②中枢神经系统症状的观察:中枢神经系统症状常以兴奋和抑制状态相继出现为特征。常见的兴奋症状有:患儿烦躁不安,易激惹,脑性尖叫、惊厥,拥抱反射亢进,双眼凝视等。抑制症状常表现为患儿嗜睡、昏迷、肌张力下降、全身肌肉呈松弛性瘫痪、各种反射减弱或消失等。③颅内压增高的观察:患儿颅内压增高时,前囟紧张、饱满,眼球震颤或斜视、凝视、瞳孔大小不等,呼吸不规则,拒奶或喷射性呕吐等表现。

3.用药护理

(1)苯巴比妥:某些患儿使用后可出现反常的兴奋,镇静、昏睡、错位兴奋,胃肠道不适,共济失调和皮疹。

(2)呋塞米:会导致患儿水、电解质紊乱,尤其是大剂量或长期应用时,如直立性低血压、休克、低钾血症、低氯血症、低氯性碱中毒、低钠血症、低钙血症及心律失常等。定时监测血生化值,与医师做好沟通。

4.心理护理

对于患儿家属恐惧、无助、失望等不良情绪,一定要做好和家属的解释和知情同意工作,取得患儿家属的理解与信任。耐心解答患儿家属关于患儿病情的疑问,减轻家属的恐惧和焦虑心理。

(三)健康教育

(1)耐心细致地解答病情,介绍有关的医学知识,减轻家属的恐惧心理,取得家属理解和配合。

(2)鼓励坚持治疗和随访,有后遗症时,教会家属对患儿进行功能训练,增强战胜疾病的自信心。

(3)加强围生期保健工作,减少异常分娩所致的产伤和窒息。

(刘　红)

第八节　新生儿肺炎

一、概述

新生儿肺炎是新生儿期的常见病,可发生在宫内、产时、产后,包括感染性肺炎和吸入性肺炎,以弥漫性肺部病变及不典型的临床表现为其特点。

二、病情观察与评估

(一)生命体征

监测生命体征,观察有无呼吸困难、体温不升或发热。

(二)症状体征

(1)观察有无鼻塞、喘憋、咳嗽、发绀、氧饱和度下降等呼吸系统症状。

(2)观察有无拒乳及呛奶表现。

(3)了解有无羊水、胎粪、奶汁吸入。

(三)安全评估

(1)评估有无因吸氧过度导致的氧中毒危险。

(2)评估有无呛奶导致的误吸危险。

三、护理措施

（一）气道护理

清理呼吸道分泌物，分泌物黏稠者应采用雾化吸入，以湿化气道，促进分泌物排出。定时翻身、拍背、体位引流。

（二）体温护理

体温高者给予温水浴、合理下调暖箱温度、松解包被等物理降温方式降低体温，不宜药物降温者给予乙醇擦浴。

（三）氧疗

根据病情遵医嘱选择合理吸氧方式，经皮氧饱和度维持在 90%～95%，避免长时间、高浓度氧疗，以免氧中毒。

（四）用药护理

（1）遵医嘱合理使用抗生素、抗病毒药物，严格执行用药时间、速度、疗程。

（2）使用改善肺循环药物，如甲磺酸酚妥拉明，严格控制输注速度，观察有无鼻塞、心率增快、面色潮红等不良反应，并密切观察用药前后血压变化。

（五）饮食护理

（1）少量多餐，细心喂养，喂奶时防止窒息。

（2）胃食管反流患者应少量多餐，喂奶后竖抱、拍背，卧位时抬高头部，头偏向一侧，避免奶汁误吸。

（3）呼吸困难或呛奶严重者予以鼻饲或由静脉补充营养物质及液体。

四、健康指导

（一）住院期

（1）告知家属肺炎发生原因、治疗过程。

（2）告知家属 X 线检查对于肺部病变程度和疗程有指导作用，以取得家属配合和理解。

（二）居家期

（1）定时开窗通风，保持室内空气新鲜，注意保暖，避免交叉感染、呛奶、误吸等，预防肺炎发生。

（2）发现患者少吃少动、发热、呼吸加快、鼻塞、咳嗽、吐奶呛奶等症状，及时就医。

（刘　红）

第九节　新生儿黄疸

一、概述

新生儿黄疸是由于胆红素在体内积聚引起巩膜、皮肤等黄染，可以是新生儿正常发育过程中出现的症状，也可以是某些疾病的表现，临床上常分为生理性黄疸和病理性黄疸。

二、病情观察和评估

（一）生命体征

监测生命体征,观察光疗期间体温有无发热,若体温不低于 38.5 ℃,暂停光疗。

（二）症状体征

(1)观察皮肤黏膜有无黄染,黄疸出现时间、分布、持续时间等情况。

(2)观察有无前囟张力紧张、精神萎靡或激惹、凝视、肌张力改变等胆红素脑病警告期的表现。

（三）安全评估

(1)评估有无因光疗不舒适引起烦躁或保护不当导致皮肤受损的危险。

(2)评估有无因胆红素脑病抽搐导致窒息的危险。

三、护理措施

（一）光疗护理

(1)裸体将患者放于光疗箱内,黑布遮盖双眼及生殖器,尽可能增加皮肤暴露面积。

(2)剪短指甲,必要时用手套保护手足。

(3)避免使用油剂、爽身粉涂擦身体,以免影响光疗效果。

（二）换血护理

1.换血指征

生后 12 小时内胆红素每小时上升高于 12 μmol/L 或总胆红素已达到 342 μmol/L,且主要是未结合胆红素升高者;确诊新生儿溶血病者出生时脐带血血红蛋白(Hb)低于 120 g/L,并伴有水肿、肝大、心力衰竭;早期胆红素脑病者。

2.换血护理

(1)换血时患者应置于开放式辐射台、严密监测生命体征。

(2)建立静脉与动脉通道,注意抽血和换血同步,保证输入量与输出量基本一致,出入量差额不超过 20 mL,输血通道和换出通道避免在患者同侧进行,换血量通常为患者血容量的 2 倍(150~180 mL/kg)左右。

(3)换血后继续光疗,监测血清胆红素水平。

（三）药物护理

乳酸菌、双歧杆菌等制剂应在使用抗生素 2 小时前后服用;严禁在高胆红素水平时使用脂肪乳。

（四）保持大便通畅

(1)根据患者病情,尽早开奶,以刺激肠蠕动促进胎便排出,建立肠道的正常菌群。

(2)排便不畅时,可按摩腹部或灌肠,促进黏稠胎便排出,减少胆红素重吸收。

四、健康指导

（一）住院期

告知家属黄疸发生原因、治疗过程、预后,及光疗时对眼部及外生殖器遮盖保护的重要性,以取得最佳配合。

（二）居家期

（1）红细胞-6-磷酸葡萄糖脱氢酶缺陷患者，避免食用蚕豆类食品、接触樟脑丸类制品，并慎用解热镇痛等药物，避免发生溶血。

（2）告知家属黄疸观察方法和要点，如黄疸退而复现，应及时就医。

（3）告知家属母乳性黄疸可在加强监测胆红素水平情况下，遵医嘱母乳或配方奶喂养，喂养母乳时，可少量多次喂哺，保证足够乳量及能量摄入。

（刘　红）

第十节　新生儿溶血病

新生儿溶血病指由于孕妇和胎儿之间血型不合而产生的同族血型免疫疾病，可发病于胎儿和新生儿的早期。当胎儿从父方遗传下来的显性抗原恰为母亲所缺少时，通过妊娠、分娩，此抗原可进入母体，刺激母体产生免疫抗体，当此抗体又通过胎盘进入胎儿的血液循环时，可使其红细胞凝集破坏，引起胎儿或新生儿的免疫性溶血症。

在我国以 ABO 血型不合者占多数，其次为 Rh 血型不合者，其他如 MN 血型系统等相对少见。

一、病因

（一）ABO 新生儿溶血病

（1）ABO 血型系统引起的新生儿溶血病的比例比其他血型系统如 Rh 系统为多。

（2）ABO 新生儿溶血病是母子 ABO 血型不合引发的新生儿溶血病。主要是由于胎儿红细胞抗原 A 或 B 与来自母体的抗 A 或抗 B 抗体反应的结果；O 型人具有 IgG 抗 A(B)抗体的人数比 A 型或 B 型人具有 IgG 抗 B 或抗 A 抗体的人数明显为多。所以 ABO 新生儿溶血病以母亲为 O 型、子女为 A 型或 B 型的发病率为最高。

（3）A 型（或 B 型）母亲的抗 B（或抗 A）主要为 IgM，故很少引起新生儿溶血病。

（二）ABO 系统外的新生儿溶血病

（1）Rh 血型不合新生儿溶血病一般在第二胎以后发病，且母亲多为 Rh 阴性而怀有 Rh 阳性的胎儿时发生。分娩时，少量的 Rh 抗原阳性的胎儿血液可以进入母体，刺激母体产生抗体。这种抗体在再一次怀 Rh 阳性胎儿时通过胎盘进入胎儿血液循环，使胎儿红细胞大量破坏而发生溶血，并引发贫血、水肿、肝脾大和出生后短时间内出现进行性高胆红素血症等临床表现。

（2）其他血型抗原系统：MN 等。

二、病理及临床表现

（1）因红细胞破坏增加，多数溶血患儿生后 24 小时内出现黄疸且迅速加重。

（2）骨髓及髓外造血组织呈代偿性增生，肝脾大，镜检在肝、脾、肺、胰、肾等组织内可见散在髓外造血灶。

（3）Rh 溶血可引起胎儿重度贫血，继而导致心脏扩大、心力衰竭，还可导致血浆蛋白低下，全身苍白、水肿、胸腔积液、腹水等。

（4）过高的未结合胆红素可透过血-脑屏障，使基底核等处的神经细胞黄染、坏死，发生胆红素脑病。核黄疸多发生在基底核、海马沟回及苍白球、视丘下核、尾状核、齿状核等处，胆红素的神经毒性作用可引起慢性、永久性损害及后遗症，包括椎体外系运动障碍、感觉神经性听力丧失和牙釉质发育异常。

（5）并发症：胆红素脑病是新生儿溶血病最严重的并发症，早产儿更易发生，多于生后4～7天出现症状，临床分为4期。警告期：表现为嗜睡、反应低下、吸吮弱、拥抱反射减弱、肌张力降低等，偶有尖叫及呕吐，症状持续12～24小时。痉挛期：出现发热、抽搐及角弓反张（发热与抽搐多同时发生）。轻者仅有双眼凝视，重者出现肌张力增高、呼吸暂停、双手紧握、双臂伸直内旋。此期持续12～48小时。恢复期：吃奶及反应好转，抽搐次数减少，角弓反张逐渐消失，肌张力逐渐恢复至正常。此期约为2周。后遗症期：出现胆红素脑病四联症。①手足徐动：经常出现不自主、无目的、不协调的动作。②眼球运动障碍：眼球向上转动障碍，形成落日眼。③听觉障碍：耳聋，对高频音失听。④牙釉质发育不良：牙呈绿色或深褐色。此外，也可留有脑瘫、智能落后、抽搐、抬头无力等后遗症。

三、辅助检查

（一）检查母子血型
检查母子 ABO 和 Rh 血型，证实有血型不合的存在。

（二）确定有无溶血
溶血时红细胞和血红蛋白减少；网织红细胞增高；血清总胆红素及未结合胆红素明显增高。

（三）致敏红细胞和血型抗体测定
改良直接抗人球蛋白试验，即 Coombs 试验，为新生儿溶血病的确诊试验。

（四）头部 MRI 检查
头部 MRI 检查有助于胆红素脑病的诊断。头部 MRI 表现为急性期基底神经节苍白球 T_1WI 高信号，数周后可改变为 T_2WI 高信号。

（五）脑干听觉诱发电位（BAEP）
BAEP 可见各波潜伏期延长，甚至听力丧失。早期改变常呈可逆性。

四、诊断

（一）产前诊断
凡既往有不明原因的死胎、流产、新生儿重度黄疸史的孕妇及其丈夫均应进行 ABO、Rh 血型检测。

（二）出生后诊断
新生儿娩出后黄疸出现早，且进行性加重，有母子血型不合，Coombs 或抗体释放试验中有一项阳性者即可诊断。

五、治疗

（一）药物疗法
药物加速胆红素的正常代谢和排泄。

1.清蛋白

1 g/kg 或血浆每次 10～20 mL/kg,促进游离胆红素转化为结合胆红素,减少胆红素脑病的发生。

2.静脉注射丙种球蛋白

1 g/kg,6～8 小时内静脉滴注阻断溶血的过程,减少胆红素的形成。

3.苯巴比妥

苯巴比妥具有酶诱导作用,5 mg/(kg·d),分 2～3 次口服,共 4～5 天,可以促使肝葡萄糖醛酸转移酶活性增高。

4.维生素 B_2(核黄素)

蓝光可分解体内维生素 B_2(核黄素),光疗超过 24 小时可引起维生素 B_2(核黄素)减少,因此,光疗时应补充维生素 B_2(核黄素),每天 3 次,每次 5 mg;光疗后每天 1 次,连服 3 天。

(二)光照疗法

光照疗法变更胆红素排泄途径。

(三)换血疗法

换血疗法机械性地去除胆红素、致敏红细胞和抗体。

六、护理

(一)护理评估

(1)评估患儿意识及精神状况,为患儿进行生命体征、体重的测量,了解患儿家属对疾病的认知情况。

(2)询问患儿的既往史:了解其母孕期健康状况,家族史、过敏史、分娩方式、患儿出生后有无窒息史、胎龄及出生体重等。

(3)评估患儿的营养状况、大小便情况、睡眠情况及皮肤完整性等。

(4)评估患儿的病情:①患儿的生命体征、有无嗜睡、发热、腹胀、呕吐、惊厥等,哭声有无异常及拥抱、吞咽、吸吮等反射有无异常。②注意观察患儿的皮肤黄染程度,黄染程度变化的情况,随时给予评估,及时发现情况及时处理。

(5)了解患儿的相关检查及结果,主要用于诊断的实验室检查,包括胆红素、血红蛋白、红细胞计数、网织红细胞计数、脑电图等。

(6)心理-社会状况:了解患儿家属对患儿疾病拟采取的治疗方法、对治疗及可能导致并发症的认知程度、家庭经济承受能力,以提供相应的心理支持。

(二)护理措施

1.一般护理

(1)休息:保持病房安静,减少噪声,一切必要的治疗、护理操作集中进行,动作要轻、稳、准,尽量减少对患儿移动和刺激,静脉穿刺最好采用留置针,减少反复穿刺。

(2)监测体温的变化:维持蓝光箱的温度在 29～31 ℃,每 2 小时给予患儿监测一次体温,并观察生命体征的变化,患儿体温若升高,应降低蓝光箱的温度,若体温持续高热,应考虑暂停光疗,待体温正常后再继续光疗。

(3)保证足够的水分及能量:由于在光照治疗下的患儿进入一个较封闭的环境,易哭闹、出汗,不显性失水增加约 40%,而且,由于光照治疗分解产物经肠道排出时刺激肠壁,引起稀便,使水分丧失更多。

（4）加强皮肤护理：光疗时需要将患儿裸露于光疗箱内，防止哭闹时抓破皮肤。箱内四周用布类与周围的玻璃分隔好，以免患儿哭闹时撞到箱内硬物而损伤皮肤。

（5）预防呕吐：光疗下的患儿易哭闹及手足舞动，加上新生儿胃的解剖位置呈水平的关系，易造成呕吐，再者，患儿反射能力差，呕吐时的胃内容物易呛入气管，引起窒息，所以给予患儿喂奶时应采取头部抬高 45°角，喂食的速度不能太快，进食后 30 分钟内给予患儿头部稍抬高。

（6）合理喂养：提早喂养有利于肠道菌群的建立，促进胎便排出，减少胆红素的肝肠循环，减轻黄疸的程度。

（7）预防感染：患儿免疫力低下，易受其他细菌感染，因此，在光疗中预防感染尤为重要。工作人员在接触患儿前后要洗手，有上呼吸道感染者尽量不要接触患儿，必须接触者需戴好口罩。做好患儿臀部、脐部护理，防止皮肤破损后细菌侵入引起感染。患儿使用的光疗暖箱要做好清洁和消毒工作。

2.密切观察病情

（1）观察黄疸出现的时间、颜色、范围及程度，以协助医师判断病因，并评估血清胆红素浓度，判断其发展情况。

（2）监测生命体征：体温、吸吮能力、有无呕吐、肌张力和肝脏大小、质地变化等。

（3）观察大小便次数、量、性质、颜色的变化。有无大便颜色变浅，若胎便排出延迟，应给予患儿通便或灌肠，促进大便及胆红素的排出。

3.用药护理

（1）合理安排补液计划，及时纠正酸中毒。根据不同补液内容调节相应的速度，切忌过快输入高渗性药物，以免血-脑屏障暂时开放，使已与清蛋白联结的胆红素可进入脑组织。

（2）清蛋白：心力衰竭者禁用，贫血者慎用；使用过程中注意观察患儿有无寒战、发热、恶心、弥散性荨麻疹等不适反应。

（3）苯巴比妥：不适用于急重症患儿，对确诊及高度怀疑溶血者应尽早使用免疫球蛋白。用药后注意观察患儿有无腹泻、恶心、呕吐、呼吸困难、皮疹等不良反应。

4.心理护理

做好心理护理，多对患儿进行抚摸，给予一定的安慰，缓解家属焦虑及紧张情绪，使其配合治疗，促进患儿康复。

5.健康教育

（1）嘱家属继续观察患儿皮肤黄染的情况，患儿出院后以母乳喂养为主，要观察患儿是否出现母乳性黄疸，若肉眼观察不确定是否黄染应去医院测血微量胆红素。

（2）告知家属消毒隔离的重要性，接触患儿前后要用流动水洗手。

（3）指导家属如何观察患儿精神反应以及吃奶的情况，喂奶拍嗝后给予患儿右侧卧位。

（4）指导家属如何给予患儿更换纸尿裤以及如何进行脐部护理。已发生核黄疸的患儿告知家属继续康复治疗，每月复查和随访。

（刘　红）

第十章

儿科疾病护理

第一节　急性上呼吸道感染

一、概述

急性上呼吸道感染简称上感,俗称"感冒",包括流行性上感和一般类型上感,是小儿最常见的疾病。鼻咽感染常可出现并发症,涉及邻近器官如喉、气管、肺、口腔、鼻窦、中耳、眼及颈淋巴结等。而其并发症可迁延或加重,故应早期诊断,早期治疗(图 10-1)。

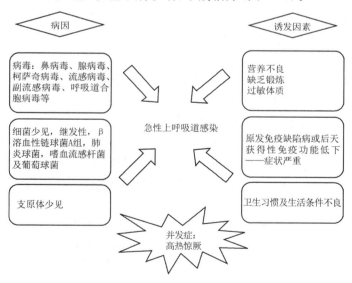

图 10-1　急性上呼吸道感染病因

(一)流行病学

在症状出现前数小时到症状出现后 1~2 天才有传染力,其传播途径为飞沫传染,潜伏期为 12~72 小时(平均 24 小时),易发生在 6 个月大以后的小孩,婴幼儿对上呼吸道感染较敏感,可视年龄、营养状况、疲倦、身体受凉程度,而有轻重之别。

（二）临床表现

根据病因不同，临床表现可有不同的类型。

1.普通感冒

俗称"伤风"，又称急性鼻炎，以鼻咽部卡他症状为主要表现（上呼吸道卡他症状包括咳嗽、流涕、打喷嚏、鼻塞等上呼吸道症状，这是临床上常见的症状）。成人多数为鼻病毒引起，次为副流感病毒、呼吸道合胞病毒、埃可病毒、柯萨奇病毒等。起病较急，初期有咽干、咽痒或烧灼感，发病同时或数小时后，可有喷嚏、鼻塞、流清水样鼻涕，2～3天后变稠。可伴咽痛，有时由于耳咽管炎使听力减退，也可出现流泪、味觉迟钝、呼吸不畅、声嘶、少量咳嗽等。一般无发热及全身症状，或仅有低热、不适、轻度畏寒和头痛。检查可见鼻腔黏膜充血、水肿、有分泌物，咽部轻度充血。如无并发症，一般经5～7天痊愈（表10-1）。

表10-1　几种特殊类型上感

类型	致病病菌	流行病学特点	症状特点
疱疹性咽峡炎	柯萨奇病毒A	多于夏季发作	咽痛、发热、咽充血、软腭、腭垂、咽及扁桃体表面有灰白色疱疹，有浅表溃疡
咽结膜热	腺病毒、柯萨奇病毒	常发生于夏季，游泳中传播	发热、咽痛、畏光、流泪，咽及结合膜明显充血
细菌性咽-扁桃体炎	溶血性链球菌，其次为流感嗜血杆菌、肺炎球菌、葡萄球菌等	多见于年长儿	咽痛、畏寒、咽部明显充血，扁桃体肿大、充血，表面有黄色点状渗出物，颌下淋巴结肿大、压痛

2.病毒性咽炎、喉炎和支气管炎

根据病毒对上、下呼吸道感染的解剖部位不同引起的炎症反应，临床可表现为咽炎、喉炎和支气管炎。

急性病毒性咽炎多由鼻病毒、腺病毒、流感病毒、副流感病毒及肠病毒、呼吸道合胞病毒等引起。临床特征为咽部发痒和灼热感，疼痛不持久，也不突出。当有咽下疼痛时，常提示有链球菌感染。咳嗽少见。流感病毒和腺病毒感染时可有发热和乏力。体检咽部明显充血和水肿。颌下淋巴结肿大且触痛。腺病毒咽炎可伴有眼结膜炎。

急性病毒性喉炎多由鼻病毒、流感病毒甲型、副流感病毒及腺病毒等引起。临床特征为声嘶、讲话困难、咳嗽时疼痛，常有发热、咽炎或咳嗽，体检可见喉部水肿、充血，局部淋巴结轻度肿大和触痛，可闻及喘息声（图10-2）。

急性病毒性支气管炎多由呼吸道合胞病毒、流感病毒、冠状病毒、副流感病毒、鼻病毒、腺病毒等引起。临床表现为咳嗽、无痰或痰呈黏液性，伴有发热和乏力。其他症状常有声嘶、非胸膜性胸骨下疼痛。可闻及干性或湿性音。X线胸片显示血管阴影增多、增强，但无肺浸润阴影。流感病毒或冠状病毒急性支气管炎常发生于慢性支气管炎的急性发作。

急性上呼吸道感染有典型症状如发热、鼻塞、咽痛、流涕、扁桃体肿大等，结合发病季节、流行病学特点，临床诊断并不困难。

病毒感染一般白细胞偏低或在正常范围内，早期白细胞总数和中性粒细胞百分数较高。细菌感染则白细胞总数大多增高。对病因的确定诊断需依靠病毒学与细菌学检查，咽拭子培养可有病原菌生长。

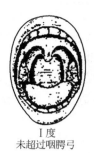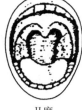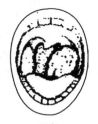

Ⅰ度　　　　　　　Ⅱ度　　　　　　　Ⅲ度
未超过咽腭弓　　超过咽腭弓　　达到或超过
　　　　　　　　　　　　　　　　咽后壁中线

图 10-2　扁桃体肿大的分度

二、治疗原则

以支持疗法及对症治疗为主,注意预防并发症。

(一)药物疗法

分为去因疗法和对症处理。去因疗法对病毒感染多采用中药和抗病毒药物治疗。细菌感染则用青霉素或其他抗生素。高热时除用物理降温外可用药物如适量阿司匹林或用对乙酰氨基酚,根据病情可4～6小时重复1次,忌用量过大以免体温骤降、多汗发生虚脱。

(二)局部治疗

如有鼻炎,为保持呼吸道通畅可用滴鼻药4～6次/天,年长儿可用复方硼酸溶液和淡盐水漱口。

(三)中医治疗

常用解表法,以辛温解表治风寒型,以辛凉解表治风热型。

三、护理评估、诊断和措施

(一)家庭基本资料

导致小儿急性上呼吸道感染的病因和诱发有多种,通过询问患儿家庭和健康管理资料,有助于病因分析。

1.居住环境

气候季节变化、气温骤降、常住家庭环境卫生情况,通风是否良好。

2.个人病史

有无病毒感染史,例如鼻病毒、腺病毒等,有无自身免疫系统疾病,有无早产史。

3.用药史

有无使用免疫抑制药物,长期抗生素使用史。

(二)营养代谢

1.发热

发热为急性上呼吸道感染的常见症状。

(1)相关因素和临床表现:发热主要与上呼吸道感染有关。轻度急性上感的发热热度往往不高,呼吸系统症状较为明显。重症患儿体温39～40 ℃或更高,伴有寒战、头痛、全身无力、食欲下降、睡眠不安等。

(2)护理诊断:体温过高

(3)护理措施。①物理降温:通常发热可用温水浴、局部冷敷等物理降温;T≥38.5 ℃,可遵医嘱使用对乙酰氨基酚、布洛芬等退热药,如果是肿瘤热,可遵医嘱使用吲哚美辛;多饮水;指导家长帮助患儿散热,及时更换衣服,防止着凉。②活动和饮食:指导患儿减少活动,适当休息;进食清淡、易消化饮食,少量多餐。③保证患儿水分及营养的摄入:给予易消化、高维生素的清淡饮食,必要时可给予静脉补充水分及营养,及时更换汗湿的衣服,保持皮肤干燥、清洁。

(4)护理目标:①患儿体温维持在正常范围,缓解躯体不适;②补充体液,维持机体代谢需要。

2.咳嗽、咳痰、咽痛

上呼吸道卡他症状为急性上感的典型症状,并可根据临床表现将其进一步分类。

(1)相关因素和临床表现:轻度急性上感常见临床表现以鼻部症状为主,如流涕、鼻塞、喷嚏等,也有流泪、微咳或咽部不适,在 3～4 天内自然痊愈。如感染涉及咽部及鼻咽部时可伴有发热、咽痛、扁桃体炎及咽后壁淋巴组织充血和增生,有时淋巴结可稍肿大。重症患儿可因鼻咽分泌物引起频繁咳嗽。有时咽部微红,发生疱疹和溃疡,称疱疹性咽炎。有时红肿明显,波及扁桃体出现滤泡性脓性渗出物,咽痛和全身症状加重,如颌下淋巴结肿大,压痛明显。

(2)护理诊断:舒适度的改变。

(3)护理措施:①保持口腔清洁,及时清除鼻腔及咽喉分泌物,保证呼吸道通畅;②婴儿及年幼儿无法自主排痰者,可遵医嘱予以化痰药物或滴鼻液,同时进行拍背等物理治疗,痰液多且黏稠者予侧卧位或头偏向一侧防止窒息。

(4)护理目标:①患儿痰液等分泌物明显减少,能自主排出;②患儿家属掌握正确物理治疗的手法;③患儿自述舒适度增加。

(三)排泄

腹泻。婴幼儿容易引起呕吐及腹泻。

(1)相关因素:与病毒或细菌感染有关,与抗生素药物的使用有关。

(2)护理诊断:腹泻。

(3)护理措施:进食煮熟的干净、新鲜、易消化的高热量、高营养但低脂饮食,避免腌制、生冷、辛辣、粗纤维等饮食;多饮水;少量多餐,减轻胃肠道负担,严重腹泻时禁食;遵医嘱给予抗生素或止泻药,必要时遵医嘱补充水和电解质;便后及时清洗肛周,保持肛周黏膜清洁和完整;每班监测大便的次数、色、质、量,肠鸣音,出入量,脱水症状,腹痛、呕吐等消化道症状,肛周黏膜完整性;指导患儿和家长有关进食和营养知识,培养患儿和家长正确的洗手习惯。

(4)护理目标:①患儿未发生腹泻,或腹泻次数明显减少,每天低于 3 次;②患儿发生红臀或肛周皮肤破损;③患儿家属掌握其饮食原则。

(陈美丽)

第二节　支气管哮喘

一、概述

支气管哮喘简称哮喘,是由多种细胞(如嗜酸性粒细胞、肥大细胞、T 淋巴细胞、中性粒细胞及气道细胞等)和细胞组分共同参与的气道慢性炎症性疾病。这种慢性炎症导致气道高反应性,当接触多种刺激因素时,气道发生阻塞和气流受限,出现反复发作的喘息、气促、胸闷、咳嗽等症状,常在夜间和(或)清晨发作或加剧,多数患儿可经治疗缓解或自行缓解(图 10-3、图 10-4、表 10-2、表 10-3)。

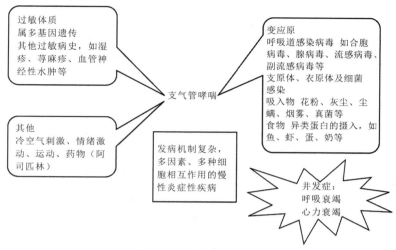

图 10-3 支气管哮喘的病因

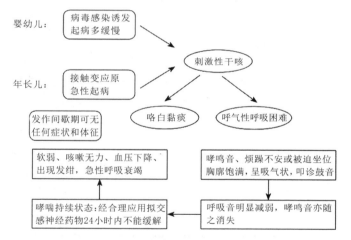

图 10-4 支气管哮喘的常见表现

表 10-2 支气管哮喘的诊断标准

分型	诊断标准	
婴幼儿哮喘:年龄低于3岁,喘息反复发作者;总分不低于5分者为婴幼儿哮喘;哮喘发作只2次或总分不高于4分者初步诊断婴幼儿哮喘	喘息发作不低于3次	3分
	肺部出现哮鸣音	2分
	喘息症状突然发作	1分
	有其他特异性病史	1分
	一二级亲属中有哮喘病史	1分
	1‰肾上腺素每次 0.01 mL/kg 皮下注射,15~20分钟后喘息缓解或哮鸣音明显减少	2分
	沙丁胺醇气雾剂或其水溶液雾化吸入,喘息或哮鸣音减少明显	2分

续表

分型	诊断标准
3岁以上儿童哮喘	喘息呈反复发作
	发作时肺部出现哮鸣音
	平喘治疗有显著疗效
	咳嗽持续或反复发作超过1个月,常伴夜间或清晨发作性咳嗽,痰少,运动后加重
咳嗽变异性哮喘 (过敏性咳嗽)	临床无感染症状,或经较长期抗生素治疗无效
	用支气管扩张剂可使咳嗽发作缓解,是诊断本症的基本条件
	有个人或家族过敏史,气道反应性测定,变应原检测可作辅助诊断

表 10-3　急性发作期分度的诊断标准

临床特点	轻度	中度	重度	急性呼吸暂停
呼吸急促	走路时	稍事活动时	休息时	
体位	可平卧	喜坐位	前弓位	
谈话	能成句	成短语	单字	不能讲话
激惹状态	可能出现激惹	经常出现激惹	经常出现激惹	嗜睡意识模糊
出汗	无	有	大汗淋漓	
呼吸频率	轻度增加	增加	明显增加	呼吸可暂停
辅助呼吸肌活动及三凹征	一般没有	通常有	通常有	胸腹矛盾运动
哮鸣音	散在呼吸末期	响亮、弥漫	响亮、弥漫	减弱乃至无
使用 β_2 激动剂后,PEF占正常预计值或本人最佳值百分比	>80%	60%～80%	<60%或 β_2 激动剂作用持续时间<2小时	
PaO_2(非吸氧状态)(kPa)	正常通常不需要检查	8～10.5	<8 可能有发绀	
$PaCO_2$(kPa)	<6	≤6	>6 可能出现呼吸衰竭	
SaO_2(非吸氧状态)(%)	>95	91～95	≤90	
pH		降低		

二、治疗

治疗应越早越好,要坚持长期、持续、规范、个体化治疗原则,治疗包括发作期快速缓解症状、抗炎,平喘;缓解期防止症状加重或反复,抗炎,降低气道高反应性、防止气道重塑、避免触发因素、做好自我管理。

(一)祛除病因
避免接触变应原,祛除各种诱发因素,积极治疗和清除感染病灶。

(二)控制发作
解痉和抗感染治疗,用药物缓解支气管痉挛,减轻气道黏膜水肿和炎症,减少黏痰分泌。

1.支气管扩张剂

(1)β肾上腺素能受体兴奋剂:可刺激β肾上腺素能受体,诱发 cAMP 的产生,使支气管平滑肌松弛和肥大细胞膜稳定。常用药物有沙丁胺醇、特布他林、克仑特罗。可采用吸入、口服等方法给药,其中吸入治疗具有用量少、起效快、不良反应少等优点,则首选的药物治疗方法。

(2)茶碱类药物:具有解除支气管痉挛、抗炎、抑制肥大细胞和嗜碱细胞脱颗粒及刺激儿茶酚胺释放等作用,常用氨茶碱、缓释茶碱等。

(3)抗胆碱药物:抑制迷走神经释入乙酰胆碱,使呼吸道平滑肌松弛。常用异丙托溴铵。

2.肾上腺皮质激素

能增 cAMP 的合成,阻止白三烯等介质的释放,预防和抑制气道炎症反应,降低气道反应性,是目前治疗哮喘最有效的药物。因长期使用可产生众多不良反应,故应尽可能用吸入疗法,对重症、或持续发作、或其他平喘药物难以控制的反复发作的患儿,可给予泼尼松口服,症状缓解后即停药。

3.抗生素

疑伴呼吸道细菌感染时,同时选用抗生素。

(三)处理哮喘持续状态

1.吸氧、补液、纠正酸中毒

可用 1/5 张含钠液纠正失水,防止痰液过黏成栓;用碳酸氢钠纠正酸中毒。

2.静脉滴注糖皮质激素

早期、较大剂量应用氢化可的松或地塞米松等静脉滴注。

3.应用支气管扩张剂

可通知沙丁胺雾化吸入,氨茶碱静脉滴注,无效时给予沙丁胺静脉注射。

4.静脉滴注异丙肾上腺素

经上述治疗无效时,试用异丙肾上腺素静脉滴注,直至 PaO_2 及通气功能改善,或心率达 $180\sim200$ 次/分时停用。

5.机械呼吸

指征:①严重的持续呼吸困难;②呼吸音减弱,随之呼吸音消失;③呼吸肌过度疲劳而使胸部活动受限;④意识障碍,甚至昏迷;⑤吸入 40% 氧气而发绀仍无改善,$PaCO_2 \geqslant 8.6$ kPa ($\geqslant 65$ mmHg)。

三、护理评估、诊断和措施

(一)家庭基本资料

1.健康史

询问患儿发病情况,既往有无反复呼吸道感染史、过敏史、遗传史等。

2.身体状况

观察患儿有无刺激性干咳、气促、哮鸣音、吸气困难等症状和体征。观察有无循环、神经、系统受累的临床表现。了解 X 线、病原学及外周血检结果和肺功能检测报告,PEF 值。

3.社会状况

了解患儿及家长的心理状况,对本病病因、性质、护理、预后知识的了解程度。

(二)活动和运动

1.低效性呼吸形态

与气道梗阻、支气管痉挛有关。一般在哮喘发作前 1~2 天由呼吸道感染,年长儿起病急,常在夜间发作。发作时烦躁不安,出现呼吸困难,以呼气时困难为主,不能平卧,坐起耸肩喘息,面色苍白,鼻翼扇动,口唇指甲发绀,出冷汗,面容非常惶恐。咳嗽剧烈,干咳后排出黏痰液。听诊有干、湿音。白细胞总数增多等。发作初期无呼吸困难,自觉胸部不适,不易深呼吸、哮鸣音有或无。慢性病症状为身材矮小而瘦弱,显示肺气肿的病态。

(1)相关因素:在哮喘发作时,黏液性分泌物增多,并形成黏液栓子加上呼吸道黏膜苍白、水肿;小支气管和毛细支气管的平滑肌发生痉挛,使管腔变小,气道阻力增加出现哮喘。近年来观察到在哮喘发作时,肺动脉压力增高,伴有血管狭窄,可能与肺内微循环障碍有关。

(2)护理诊断:①清理呼吸道无效;②气体交换受损。

(3)护理措施:①消除呼吸困难和维持气道通畅。患儿多有氧气吸入,发作时应给予吸氧,以减少无氧代谢,预防酸中毒。因给氧时间较长,氧气浓度以不超过 40% 为宜,用面罩雾化吸入氧气更为合适。有条件时应监测动脉血气分析,作为治疗效果的评价依据。可采取半卧位或坐位,使肺部扩张。还可采取体位引流以协助患儿排痰;②药物治疗的护理。药物治疗对缓解呼吸困难和缺氧有重要意义,常使用支气管扩张剂,如拟肾上腺素类、茶碱类和抗胆碱类药物。可采用吸入疗法,吸入治疗用量少、起效快、不良反应小,应是首选的治疗方法。吸入治疗时可嘱患儿在按压喷药于咽喉部的同时深吸气,然后闭口屏气 10 秒可获较好效果。也可采用口服、皮下注射和静脉滴注等方式给药。使用肾上腺素能 β_2 受体激动剂时注意有无恶心、呕吐、心率加快等不良反应。使用氨茶碱应注意有无心悸、惊厥、血压剧降等严重反应;③哮喘持续状态的护理。哮喘持续状态危险性极大,应积极配合医师做好治疗工作。及时给予吸氧,保证液体入量,纠正酸碱平衡,还应迅速解除支气管平滑肌痉挛,可静脉给予肾上腺皮质激素、氨茶碱、β_2 受体激动剂吸入困难者静脉给药,如沙丁胺醇。若无药可给予异丙肾上腺素,稀释后以初速每分 0.1 $\mu g/kg$ 滴入,每15~20 分钟加倍,直到每分 6 $\mu g/kg$,症状仍不缓解时,则可考虑气管切开机械通气。

2.活动无耐力

活动后出现呼吸加快或呼吸困难;心率增加,节律改变或在活动停止 3 分钟后仍未恢复;血压有异常改变。自诉疲乏或软弱无力。

(1)相关因素:与缺氧有关。

(2)护理诊断:活动无耐力。

(3)护理措施:①保证休息。过度的呼吸运动和低氧血症使患儿感到极度的疲乏,应保证病室安静、舒适清洁,尽可能集中进行护理以利于休息。哮喘发作时患儿会出现焦虑不安,护士应关心、安慰患儿、给予心理支持,尽量避免情绪激动。及时执行治疗措施,以缓解症状,解除恐惧心理,确保患儿安全、放松。护士应协助患儿的日常生活,患儿活动时如有气促、心率加快应让其卧床休息并给予持续吸氧。根据患儿逐渐增加活动量;②密切观察病情。观察患儿的哮喘情况,如呼气性呼吸困难程度、呼吸加快和哮鸣音的情况,有无大量出汗、疲倦、发绀,患儿是否有烦躁不安、气喘加剧、心率加快,肝脏在短时间内急剧增大等情况,警惕心力衰竭和呼吸骤停等并发症的发生,还应警惕发生哮喘持续状态,若发生应立即吸氧并给予半卧位,协助医师共同抢救;③哮喘间歇期的护理。协助医师制定和实施个体化治疗方案,通过各种方式宣教哮喘的基本知识,提高患儿经常就诊的自觉性及坚持长期治疗的依从性,从而减少严重哮喘的发生。

（陈美丽）

第三节 病毒性心肌炎

一、概述

病毒性心肌炎是由病毒感染引起的心肌间质炎症细胞浸润和邻近的心肌细胞坏死、变形,有时病变也可累及心包或心内腹。该病可导致心肌损伤、心功能障碍、心律失常和周身症状。该病可发生于任何年龄,是儿科常见的心脏疾病之一,近年来发生率有增大的趋势。

(一)病因

近年来病毒学及免疫病理学迅速发展,通过大量动物实验及临床观察,证明多种病毒可引起心肌炎。其中柯萨奇病毒 B6(1～6 型)常见,其他病毒(如柯萨奇病毒 A、埃可病毒、脊髓灰质炎病毒、流感病毒、副流感病毒、腮腺炎病毒、水痘病毒、单纯疱疹病毒、带状疱疹病毒及肝炎病毒)也可能致病。柯萨奇病毒具有高度亲心肌性和流行性,据报道很多原因不明的心肌炎和心包炎由柯萨奇病毒 B 所致。

病毒性心肌炎在一定条件下才发病。例如,当机体继发细菌感染(特别是链球菌感染)、发热、缺氧、营养不良、接受类固醇或放射治疗而抵抗力低下时,可发病。

医师对病毒性心肌炎的发病原理至今未完全了解,目前提出病毒学说、免疫学说等几种学说。

(二)病理

病毒性心肌炎病理改变轻重不等。轻者常以局灶性病变为主,而重者则多呈弥漫性病变。局灶性病变者的心肌外观正常,而弥漫性病变者的心肌苍白、松软,心脏呈不同程度的扩大、增重。镜检可见病变部位的心肌纤维变性或断裂,心肌细胞溶解、水肿、坏死。心肌间质有不同程度的水肿,淋巴细胞、单核细胞和少数多核细胞浸润。左室及室间隔的病变显著。病变可波及心包、心内膜及心脏传导系统。

慢性病例的心脏扩大,心肌间质炎症浸润,心肌纤维化,有瘢痕组织形成,心内膜呈弥漫性或局限性增厚,血管内皮肿胀。

二、临床表现

病情轻重悬殊。轻者可无明显自觉症状,仅有心电图改变。重者可出现严重的心律失常、充血性心力衰竭、心源性休克,甚至死亡。大约 1/3 以上的病例在发病前 1～3 周或发病的同时有呼吸道或消化道病毒感染,伴有发热、咳嗽、咽痛、周身不适、腹泻、皮疹等症状,继而出现心脏症状,如年长儿常诉心悸、气短、胸部及心前区不适或疼痛、有疲乏感。发病初期患儿常有腹痛、食欲缺乏、恶心、呕吐、头晕、头痛等表现。3 个月以内婴儿有拒乳、苍白、发绀、四肢凉、两眼凝视等症状。心力衰竭者呼吸急促,突然腹痛,发绀,水肿。心源性休克者烦躁不安,面色苍白、皮肤发花、四肢厥冷或末梢发绀。发生窦性停搏或心室纤颤时患儿可突然死亡。如病情拖延至慢性期,常表现为进行性充血心力衰竭、全心扩大,可伴有各种心律失常。

体格检查:多数心尖区第一音低钝。一般无器质性杂音,仅在胸前或心尖区闻及Ⅰ～Ⅱ级吹风样收缩期杂音。有时可闻及奔马律或心包摩擦音。该病严重者心脏扩大,脉细数,颈静脉怒张,肝大并有压痛,有肺部啰音,面色苍白,四肢厥冷,皮肤发花,指(趾)发绀,血压下降。

三、辅助检查

(一)实验室检查

(1)白细胞总数为$(10.0\sim20.0)\times10^9/L$,中性粒细胞数偏高。血沉、抗链"O"大多正常。

(2)血清肌酸磷酸激酶、乳酸脱氢酶及其同工酶、谷草转氨酶的含量在病程早期可升高。超氧化歧化酶在急性期降低。

(3)若从心包、心肌或心内膜中分离到病毒,或用免疫荧光抗体检查找到心肌中特异的病毒抗原,电镜检查心肌发现有病毒颗粒,可以确定诊断。

(4)测定补体结合抗体及用分子杂交法或聚合酶链式反应检测心肌细胞内的病毒核酸也有助于病原诊断。部分病毒性心肌炎患儿有抗心肌抗体,一般于短期内恢复,如抗体量持续提高,表示心肌炎病变处于活动期。

(二)心电图检查

心电图在急性期有多变与易变的特点,对可疑病例应反复检查,以助于诊断。其主要变化为ST-T改变,有各种心律失常和传导阻滞。恢复期多见各种类型的期前收缩。少数慢性期患儿可有房室肥厚的改变。

(三)X线检查

心影正常或不同程度地增大,多数为轻度增大。若该病迁延不愈或合并心力衰竭,则心脏扩大明显。该病合并心力衰竭可见心搏动减弱,伴肺淤血、肺水肿或胸腔少量积液。有心包炎时,有积液征。

(四)心内膜心肌活检

心内膜心肌活检在成人患者中早已开展,该检查用于小儿患者是近年才有报道的,这为心肌炎的诊断提供了病理学依据。据报道,心内膜心肌活检证明约40%原因不明的心律失常、充血性心力衰竭患者患有心肌炎。该检查的临床表现和组织学相关性较差,原因是取材很小且局限,取材时不一定是最佳机会;心内膜心肌活检本身可导致心肌细胞收缩,而出现一些病理性伪迹。因此,心内膜心肌活检无心肌炎表现者不一定无心肌炎,临床医师不能忽视临床诊断。此项检查在一般医院尚难开展,不作为常规检查项目。

四、诊断与鉴别诊断

(一)诊断要点

1.病原学诊断依据

(1)确诊指标:检查患儿的心内膜、心肌、心包或心包穿刺液,发现以下之一者可确诊心肌炎由病毒引起。①分离到病毒。②用病毒核酸探针查到病毒核酸。③特异性病毒抗体呈阳性。

(2)参考依据:有以下之一者结合临床表现可考虑心肌炎由病毒引起。①从患儿的粪便、咽拭子或血液中分离到病毒,并且恢复期血清同型抗体滴度是患儿入院检测的第一份血清的5倍或比患儿入院检测的第一份血清同型抗体滴度降低25%以上。②病程早期患儿血中特异性IgM抗体呈阳性。③用病毒核酸探针从患儿的血中查到病毒核酸。

2.临床诊断依据

（1）患儿有心功能不全、心源性休克或心脑综合征。

（2）心脏扩大。

（3）心电图改变，以 R 波为主的 2 个或 2 个以上主要导联（Ⅰ、Ⅱ、aVF、V_5）的 ST-T 改变持续 4 天以上伴动态变化，窦房传导阻滞，房室传导阻滞，完全性右束支或左束支阻滞，成联律、多型、多源、成对或并行性期前收缩，非房室结及房室折返引起异位性心动过速，有低电压（新生儿除外）及异常 Q 波。

（4）CK-MB（肌酸肌酶同工酶）含量升高或心肌肌钙蛋白（cTnI 或 cTnT）呈阳性。

3.确诊依据

（1）具备 2 项临床诊断依据，可临床诊断为心肌炎。发病的同时或发病前 1～3 周有病毒感染的证据支持诊断。

（2）同时具备病原学诊断依据之一，可确诊为病毒性心肌炎，具备病原学参考依据之一，可临床诊断为病毒性心肌炎。

（3）不具备确诊依据，应给予必要的治疗或随诊，根据病情变化，确诊或排除心肌炎。

（4）应排除风湿性心肌炎、中毒性心肌炎、先天性心脏病、结缔组织病、代谢性疾病的心肌损害、甲状腺功能亢进症、原发性心肌病、原发性心内膜弹力纤维增生症、先天性房室传导阻滞、心脏自主神经功能异常、β受体功能亢进及药物引起的心电图改变。

4.临床分期

（1）急性期：新发病，症状及检查的阳性发现明显且多变，一般病程为半年以内。

（2）迁延期：临床症状反复出现，客观检查指标迁延不愈，病程多为半年以上。

（3）慢性期：进行性心脏增大，反复心力衰竭或心律失常，病情时轻时重，病程为 1 年以上。

（二）鉴别诊断

在考虑九省市心肌炎协作组制定的心肌炎诊断标准时，应首先排除其他疾病，包括风湿性心肌炎、中毒性心肌炎，结核性心包炎、先天性心脏病、结缔组织病、代谢性疾病、代谢性疾病的心肌损害、原发性心肌病、先天性房室传导阻滞、高原性心脏病、克山病、川崎病、良性期前收缩、神经功能紊乱、电解质紊乱及药物等引起的心电图改变。

五、治疗、预防、预后

该病尚无特殊治疗方法。应结合患儿的病情采取有效的综合措施。

（一）一般治疗

1.休息

急性期患儿应至少卧床休息至热退 3～4 周；心功能不全或心脏扩大的患儿，更应绝对卧床休息，以减轻心脏负荷及减少心肌耗氧量。

2.抗生素

抗生素虽对引起心肌炎的病毒无直接作用，但因细菌感染是病毒性心肌炎的重要条件，故在开始治疗时，应适当使用抗生素。一般肌内注射青霉素 1～2 周，以清除链球菌和其他敏感细菌。

3.保护心肌

大剂量维生素 C 具有增加冠状血管血流量、心肌糖原、心肌收缩力，改善心功能，清除自由基，修复心肌损伤的作用。剂量为 100～200 mg/(kg·d)，溶于 10～30 mL10%～25% 的葡萄糖注射液,静脉注射,每天 1 次,15～30 天为 1 个疗程;抢救心源性休克患儿时,第 1 天可用 3～4 次。

极化液、能量合剂及 ATP 因难进入心肌细胞内,故疗效差。近年来多推荐以下几种药物:①辅酶 Q_{10},1 mg/(kg·d),口服,可连用 1～3 个月。②1,6-二磷酸果糖,0.7～1.6 mL/kg,静脉注射,最大量不超过 2.5 mL/kg,静脉注射速度为 10 mL/min,每天 1 次,10～15 天为 1 个疗程。

(二)激素治疗

肾上腺皮质激素可用于抢救危重病例及其他治疗无效的病例。口服泼尼松 1～1.5 mg/(kg·d),用 3～4 周,症状缓解后逐渐减量停药。对反复发作或病情迁延者,可考虑较长期的激素治疗,疗程不少于半年。对于急重抢救病例可采用大剂量,如地塞米松 0.3～0.6 mg/(kg·d),或氢化可的松 15～20 mg/(kg·d),静脉滴注。

(三)免疫治疗

动物实验及临床研究均发现丙种球蛋白对心肌有保护作用。从 1990 年开始,在美国波士顿及洛杉矶的儿童医院已将丙种球蛋白作为病毒性心肌炎治疗的常规用药。

(四)抗病毒治疗

动物实验中联合应用利巴韦林和干扰素可提高生存率,目前欧洲正在进行干扰素治疗心肌炎的临床试验,其疗效尚待确定。环孢霉素 A、环磷酰胺目前尚无肯定疗效。

(五)控制心力衰竭

心肌炎患儿对洋地黄类药物耐受性差,易出现中毒而发生心律失常,故应选用快速作用的洋地黄类药物,如毛花苷 C(西地兰)或地高辛。病重者静脉滴注地高辛,一般病例口服地高辛,饱和量为常规量的 1/2～2/3,心力衰竭不重、发展不快者可每天口服维持量。应早用和少用利尿剂,同时注意补钾,否则易导致心律失常。注意供氧,保持安静。若患儿烦躁不安,可给镇静剂。患儿发生急性左心功能不全时,除短期内并用毛花苷 C(西地兰)、利尿剂、镇静剂、吸入氧气外,应给予血管扩张剂(如酚妥拉明 0.5～1 mg/kg 加入 50～100 mL10%的葡萄糖注射液内),快速静脉滴注。紧急情况下,可先用半量,以 10%的葡萄糖注射液稀释,静脉缓慢注射,然后静脉滴注其余半量。

(六)抢救心源性休克

抢救心源性休克需要吸氧、扩容,使用大剂量维生素 C、激素、升压药,改善心功能及心肌代谢等。

近年来,应用血管扩张剂——硝普钠取得良好疗效,常用剂量为 5～10 mg,溶于 100 mL 5%的葡萄糖注射液中,开始时以 0.2 μg/(kg·min)滴注,以后每隔 5 分钟增加 0.1 μg/kg,直到获得疗效或血压降低,最大剂量不超过 4～5 μg/(kg·min)。

(七)纠正严重心律失常

对轻度心律失常(如期前收缩、一度房室传导阻滞),多不用药物纠正,而主要是针对心肌炎本身进行综合治疗。若发生严重心律失常(如快速心律失常、严重传导阻滞),应迅速、及时地纠正,否则威胁生命。

六、护理

(一)护理诊断

(1)活动无耐力与心肌功能受损、组织器官供血不足有关。

（2）胸闷与心肌炎症有关。

（3）潜在并发症包括心力衰竭、心律失常、心源性休克。

（二）护理目标

（1）患儿的活动量得到适当控制，休息得到保证。

（2）患儿的胸闷缓解或消失。

（3）患儿无并发症或有并发症，但能被及时发现和适当处理。

（三）护理措施

1.休息

（1）急性期患儿要卧床休息至热退后3～4周，以后根据心功能恢复情况逐渐增加活动量。

（2）心功能不全的患儿或心脏扩大的患儿应绝对卧床休息。

（3）总的休息时间为3～6个月。

（4）护理人员应创造良好的休息环境，合理安排患儿的休息时间，保证患儿的睡眠时间。

（5）护理人员应主动提供服务，满足患儿的生活需要。

2.胸闷的观察与护理

（1）护理人员应观察患儿的胸闷情况，注意诱发和缓解因素，必要时给予吸氧。

（2）护理人员应遵医嘱给予心肌营养药，促进患儿的心肌恢复正常。

（3）患儿要保证休息，减少活动。

（4）护理人员应控制输液的速度和输液总量，减轻患儿的心肌负担。

3.并发症的观察与护理

（1）护理人员应密切注意患儿的心率、心律、呼吸、血压和面色改变，有心力衰竭时给予吸氧、镇静、强心等处理，应用洋地黄类药物时要密切观察患儿有无洋地黄中毒表现，如出现新的心律失常、心动过缓。

（2）护理人员应注意有无心律失常，一旦心律失常发生，需及时通知医师并给予相应处理。例如，对高度房室传导阻滞者给异丙肾上腺素和阿托品来提升心率。

（3）护理人员应警惕心源性休克，注意血压、脉搏、尿量、面色等的变化，一旦出现心源性休克，立即给患儿取平卧位，配合医师给予大剂量维生素C或肾上腺皮质激素来治疗。

（四）康复与健康指导

（1）护理人员应给患儿家长讲解病毒性心肌炎的病因、病理、发病机制、临床特点及诊断、治疗措施。

（2）护理人员应强调休息的重要性，指导患儿控制活动量，建立合理的休息制度。

（3）护理人员应讲解该病的预防知识，如预防上呼吸道感染和肠道感染。

（4）护理人员应对有高度房室传导阻滞者讲解安装心脏起搏器的必要性。

七、展望

近年来，心肌炎已成为常见心脏病之一，对人类健康构成了威胁，因而对该病的诊治研究也日益受到重视。心脏扩大、心律失常或心力衰竭为心脏明显受损的表现，心电图ST-T改变与异位心律或传导阻滞反映心肌病变的存在。但对于怀疑为病毒性心肌炎的患者，提倡进行心脏活检，行病理学检查。

但分离病毒检查或特异性荧光抗体检查存在以下几个问题。

(1)患儿不易接受。

(2)炎性组织在心肌中呈灶状分布,活检标本小而致病灶标本不一定取得到。

(3)提取 RNA 的质量和检测方法的敏感性不同。

(4)心脏中有病毒,而从血液中不一定检出抗原或抗体;心脏中无病毒,而从心脏中检出抗原或抗体;即使抗原或抗体呈阳性反应,也不足以证实有病毒性心肌炎;只有当感染某种病毒并引起相应的心脏损害时,心脏和血液检查呈阳性反应才有意义。在检查血液中抗原或抗体时,因检测试剂、检查方法、操作技术不同而结果迥异。

因此,病毒性心肌炎的确诊相当困难。由于抗病毒药物的疗效不显著,目前建议采用中西医结合疗法。有人用以黄芪、牛磺酸及一般抗心律失常药物为主的中西医结合方法治疗病毒性心肌炎,取得了比较满意的效果。中药黄芪除具有抗病毒、免疫调节、保护心肌的作用,还可以抑制内向钠-钙交换电流,改善部分心电活动,清除氧自由基,而广泛应用于临床。牛磺酸是心肌游离氨基酸的重要成分,也可通过抑制病毒复制,抑制病毒感染心肌细胞引起的钙电流增大,使受感染而降低的最大钙电流膜电压及外向钾电流趋于正常,使心肌细胞钙内流减少,在病毒性心肌炎动物模型及临床病毒性心肌炎患者中,具有保护心肌、改善临床症状等作用。

（陈美丽）

第四节　心　律　失　常

正常心律起源于窦房结,心激动按一定的频率、速度及顺序传导到结间束、房室束、左右束支及浦肯野纤维网而达心室肌。心激动的频率、起搏点或传导不正常都可造成心律失常。

一、期前收缩

期前收缩是由心脏异位兴奋灶发放的冲动所引起的,为小儿时期最常见的心律失常。异位起搏点可位于心房、房室交界或心室组织,分别引起房性、交界性及室性期前收缩,其中室性期前收缩多见。

(一)病因

期前收缩常见于无器质性心脏病的小儿,可由疲劳、精神紧张、自主神经功能不稳定引起,但也可发生于病毒性心肌炎、先天性心脏病或风湿性心脏病。另外,洋地黄、奎尼丁、锑剂中毒,缺氧,酸碱平衡失调,电解质紊乱,心导管检查,心脏手术等均可引起期前收缩。1%～2%的健康学龄儿童的有期前收缩。

(二)症状

年长儿可诉述心悸、胸闷、不适。听诊可发现心律不齐,心搏提前,其后常有一定时间的代偿间歇,心音强弱也不一致。期前收缩常使脉律不齐,若期前收缩发生得过早,可使脉搏短绌。期前收缩的次数因人而异,且同一患儿在不同时期亦可有较大出入。某些患儿于运动后心率加快时期前收缩减少,但也有些患儿运动后期前收缩反而增多,前者常提示无器质性心脏病,后者可能有器质性心脏病。为了明确诊断,了解期前收缩的性质,必须做心电图检查。根据心电图上有无 P 波、P 波形态、P-R 间期的长短及 QRS 波的形态,来判断期前收缩属于何种类型。

1.房性期前收缩的心电图特征

(1)P波提前,可与前一心动周期的T波重叠,形态与窦性P波稍有差异,但方向一致。

(2)P-R间期大于0.10秒。

(3)期前收缩后的代偿间歇往往不完全。

(4)一般P波、QRS-T波正常,若不继以QRS-T波,称为阻滞性期前收缩;若继以畸形的QRS-T波,此为心室差异传导所致。

2.交界性期前收缩的心电图特征

(1)QRS-T波提前,形态、时限与正常窦性QRS波基本相同。

(2)期前收缩所产生的QRS波前或后有逆行P波,P-R间期小于0.10秒,如果P波在QRS波之后,则R-P间期小于0.20秒,有时P波可与QRS波重叠,辨认不清。

(3)代偿间歇往往不完全。

3.室性期前收缩的心电图特征

(1)QRS波提前,形态异常、宽大,QRS波时间大于0.10秒,T波的方向与主波的方向相反。

(2)QRS波前多无P波。

(3)代偿间歇完全。

(4)有时在同一导联上出现形态不一、配对时间不等的室性期前收缩,称为多源性期前收缩。

(三)治疗

必须针对基础病因治疗原发病。一般认为期前收缩次数不多、无自觉症状者可不必用药。若患儿期前收缩次数多于每分钟10次,有自觉症状,或在心电图上呈多源性,则应治疗。可选用普罗帕酮(心律平),口服,每次5～7 mg/kg,每6～8小时1次。亦可服用β受体阻滞剂——普萘洛尔(心得安),每天1 mg/kg,分2～3次服;房性期前收缩患儿若用之无效可改用洋地黄类药物。室性期前收缩患儿必要时可每天应用苯妥英钠5～10 mg/kg,分3次口服;胺碘酮5～10 mg/kg,分3次口服;普鲁卡因胺50 mg/kg,分4次口服;奎尼丁30 mg/kg,分4～5次口服。后者可引起心室内传导阻滞,需心电图随访,在住院观察下应用为妥。对洋地黄过量或引起低血钾者,除停用洋地黄外,应给予氯化钾,口服或静脉滴注。

(四)预后

其预后取决于原发病。有些无器质性心脏病的患儿期前收缩可持续多年,不少患儿的期前收缩最后终于消失;个别患儿可发展为更严重的心律失常,如室性心动过速。

二、阵发性心动过速

阵发性心动过速是异位心动过速的一种,按其发源部位分室上性(房性或房室结性)和室性两种,绝大多数病例属于室上性心动过速。

(一)室上性阵发性心动过速

室上性阵发性心动过速是由心房或房室交界处异位兴奋灶快速释放冲动所产生的一种心律失常。该病虽非常见,但属于对药物反应良好、可以完全治愈的儿科急症之一,若不及时治疗易致心力衰竭。该病可发生于任何年龄,容易反复发作,但初次发病多发生于婴儿时期,个别可发生于胎儿末期(由胎儿心电图证实)。

1.病因

其可在先天性心脏病、预激综合征、心肌炎、心内膜弹力纤维增生症等疾病基础上发生,但多数患儿无器质性心脏病。感染为常见的诱因。该病也可由疲劳、精神紧张、过度换气、心脏手术、心导管检查等诱发。

2.临床表现

临床表现小儿常突然烦躁不安,面色青灰或灰白,皮肤湿冷,呼吸加快,脉搏细弱,常伴有干咳,有时呕吐,年长儿还可自诉心悸、心前区不适、头晕等。发作时心率突然加快,为每分钟160~300次,多数患儿的心率大于每分钟200次,一次发作可持续数秒钟至数天。发作停止时心率突然减慢,恢复正常。此外,听诊时第一心音强度完全一致,发作时心率较固定而规则等为该病的特征。发作持续超过24小时者容易发生心力衰竭。若同时有感染,则可有发热、外周血白细胞数升高等表现。

3.X线检查

X线检查取决于原来有无心脏器质性病变和心力衰竭,透视下见心脏搏动减弱。

4.心电图检查

心电图检查中P波形态异常,往往较正常时小,常与前一心动周期的T波重叠,以致无法辨认。如能见到P波,则P-R间期常为0.08~0.13秒。虽然根据P波和P-R间期长短可以区分房性或交界性期前收缩,但临床上常有困难。QRS波的形态与窦性QRS波的形态相同,发作时间持久者,可有暂时ST段及T波改变。部分患儿在发作间歇期可有预激综合征。

5.诊断

发作的突然起止提示这是心律失常,以往的发作史对诊断很有帮助。通过体格检查发现,心律绝对规律,心音强度一致,心率往往超出一般窦性心律范围,再结合上述心电图特征,诊断不太困难,但需与窦性心动过速及室性心动过速区别。

6.治疗

可先采用物理方法以提高迷走神经张力,如无效或当时有效但很快复发,需用药物治疗。

(1)物理方法:①用浸透冰水的毛巾敷面对新生儿和小婴儿效果较好。用毛巾在4~5 ℃水中浸湿后,敷在患儿面部,可强烈兴奋迷走神经,每次10~15秒。如1次无效,可隔3~5分钟再用,一般不超过3次;②可使用压迫颈动脉窦法,在甲状软骨水平扪得右侧颈动脉搏动后,用大拇指向颈椎方向压迫,以按摩为主,每次时间不超过5~10秒,一旦转律,便停止压迫。如无效,可用同法再试压左侧,但禁止两侧同时压迫;③以压舌板或手指刺激患儿咽部使之产生恶心、呕吐。

(2)药物治疗:①对病情较重,发作持续24小时以上,有心力衰竭表现者,宜首选洋地黄类药物。此类药物能增强迷走神经张力,减慢房室交界处传导,使室上性阵发性心动过速转为窦性心律,并能增强心肌收缩力,控制心力衰竭。发生室性心动过速或洋地黄引起室上性心动过速,则禁用此药。低钾、有心肌炎、室上性阵发性心动过速伴房室传导阻滞或肾功能减退者慎用此类药物。常用制剂有地高辛(口服、静脉注射)或毛花苷C(静脉注射),一般采用快速饱和法。②β受体阻滞剂:可试用普萘洛尔,小儿静脉注射剂量为每次0.05~0.15 mg/kg,以5%的葡萄糖溶液稀释后缓慢推注,推注5~10分钟,必要时每6~8小时重复1次。重度房室传导阻滞,伴有哮喘症及心力衰竭者禁用此类药物。③维拉帕米(异搏定):此药为选择性钙离子拮抗剂,抑制Ca^{2+}进入细胞内,疗效显著。不良反应为血压下降,并能加重房室传导阻滞。剂量:每次0.1 mg/kg,静脉滴注或缓注,每分钟不超过1 mg。④普罗帕酮:有明显延长传导作用,能抑制旁路传导。剂量为每次1~3 mg/kg,溶于10 mL葡萄糖注射液中,静脉缓注10~15分钟;无效者可于20分钟后重复1~2次;有效时可改为口服维持,剂量与治疗期前收缩的剂量相同。⑤奎尼丁或普鲁卡因胺:这两种药能延长心房肌的不应期和降低异位起搏点的自律性,恢复窦性节律。奎尼丁口服剂量开始为每天 30 mg/kg,分 4～5 次服,每 2～3 小时口服 1 次,转律后改用维持量;普鲁卡因胺口服剂量为每天 50 mg/kg,分 4～6 次服;肌内注射用量为每次 6 mg/kg,每 6 小时 1 次,至心动过速为止或出现中毒反应为止。

(3)其他:对个别药物疗效不佳者可考虑用直流电同步电击转复心律,或经静脉将起搏导管插入右心房行超速抑制治疗。近年来对发作频繁、药物难以满意控制的室上性阵发性心动过速采用射频消融治疗取得成功。

7.预防

发作终止后可以维持量口服地高辛 1 个月,如有复发,则于发作控制后再服 1 个月。奎尼丁对预激综合征患儿预防复发的效果较好,可持续用半年至 1 年,也可口服普萘洛尔。

(二)室性心动过速

发生连续 3 次或 3 次以上的室性期前收缩,临床上称为室性心动过速。它在小儿时期较少见。

1.病因

室性心动过速可由心脏手术、心导管检查、严重心肌炎、先天性心脏病、感染、缺氧、电解质紊乱等原因引起,但不少病例的病因不易确定。

2.临床表现

临床表现与室上性阵发性心动过速相似,唯症状较严重。小儿烦躁不安、苍白、呼吸急促,年长儿可诉心悸、心前区痛,严重病例可有晕厥、休克、充血性心力衰竭等。发作短暂者血流动力学的改变较轻,发作持续 24 小时以上者则可发生显著的血流动力学改变,且很少有自动恢复的可能。体检发现心率加快,常高于每分钟 150 次,节律整齐,心音可有强弱不等现象。

3.心电图检查

心电图中心室率常为每分钟 150～250 次。R-R 间期可略有变异,QRS 波畸形,时限增宽(0.10 秒),P 波与 QRS 波之间无固定关系,心房率较心室率缓慢,有时可见到室性融合波或心室夺获现象。

4.诊断

心电图是诊断室性心动过速的重要手段。有时区别室性心动过速与室上性心动过速伴心室差异传导比较困难,必须结合病史、体检、心电图特点、对治疗的反应等仔细加以区别。

5.治疗

药物治疗可应用利多卡因 0.5～1.0 mg/kg,静脉滴注或缓慢推注,必要时每 10～30 分钟重复,总量不超过 5 mg/kg。此药能控制心动过速,但作用时间很短,剂量过大能引起惊厥、传导阻滞等毒性反应,少数患儿对此药有过敏现象。静脉滴注普鲁卡因胺也有效,剂量为 1.4 mg/kg,以 5% 的葡萄糖注射液将其稀释成 1% 的溶液,在心电图监测下以每分钟 0.5～1.0 mg/kg 的速度滴入,如出现心率明显改变或 QRS 波增宽,应停药。此药的不良反应较利多卡因大,可引起低血压,抑制心肌收缩力。口服美西律,每次 100～150 mg,每 8 小时 1 次,对某些利多卡因无效者可能有效;若无心力衰竭,禁用洋地黄类药物。对病情危重、药物治疗无效者,可应用直流电同步电击转复心律。个别患儿采用射频消融治疗后痊愈。

6.预后

该病的预后比室上性阵发性心动过速严重。同时有心脏病存在者病死率可达 50% 以上,原无心脏病者也可发展为心室颤动，甚至死亡，所以必须及时诊断，适当处理。

三、房室传导阻滞

心脏的传导系统包括窦房结、结间束、房室结、房室束、左右束支及浦肯野纤维。心脏的传导阻滞可发生在传导系统的任何部位，当阻滞发生于窦房结与房室结之间，便称为房室传导阻滞。阻滞可以是部分性的（第一度或第二度），也可能为完全性的（第三度）。

（一）第一度房室传导阻滞

其在小儿中比较常见，大都由急性风湿性心肌炎引起，但也可发生于个别正常小儿。由希氏束心电图证实阻滞可发生于心房、房室交界或希氏束，房室交界阻滞最常见。第一度房室传导阻滞本身对血流动力学并无不良影响。临床听诊除第一心音较低钝外，无其他特殊体征。诊断主要通过心电图检查，心电图表现为 P-R 间期延长，但小儿 P-R 间期的正常值随年龄、心率不同而不同。部分正常小儿静卧后，P-R 间期延长，直立或运动后，P-R 间期缩短至正常，此种情况说明 P-R 间期延长与迷走神经的张力过高有关。对第一度房室传导阻滞应着重病因治疗。其本身无须治疗，预后较好。部分第一度房室传导阻滞可发展为更严重的房室传导阻滞。

（二）第二度房室传导阻滞

发生第二度房室传导阻滞时窦房结的冲动不能全部传到心室，因而造成不同程度的漏搏。

1.病因

产生原因有风湿性心脏病，各种原因引起的心肌炎、严重缺氧、心脏手术及先天性心脏病（尤其是大动脉错位）等。

2.临床表现及分型

临床表现取决于基本心脏病变及由传导阻滞引起的血流动力学改变。心室率过缓可引起胸闷、心悸，甚至产生眩晕和昏厥。听诊时除原有心脏疾病所产生的改变外，尚可发现心律不齐、脱漏搏动。心电图改变可分为两种类型：①第Ⅰ型（文氏型），R-R 间期逐步延长，终于 P 波后不出现 QRS 波；在 P-R 间期延长的同时，R-R 间期往往逐步缩短，而且脱落的前、后两个 P 波的时间小于最短的 P-R 间期的两倍。②第Ⅱ型（莫氏Ⅱ型），此型 P-R 间期固定不变，但心室搏动呈规律地脱漏，而且常伴有 QRS 波增宽。近年来，对希氏束心电图的研究发现第Ⅰ型比第Ⅱ型常见，但第Ⅱ型的预后比较严重，容易发展为完全性房室传导阻滞，导致阿-斯综合征。

3.治疗

第二度房室传导阻滞的治疗应针对原发病。当心室率过缓，心脏搏出量减少时可用阿托品、异丙肾上腺素治疗。病情轻者可以口服阿托品，舌下含用异丙肾上腺素，情况严重时则以静脉输药为宜，有时甚至需要安装起搏器。

4.预后

预后与心脏的基础病变有关。由心肌炎引起者最后多完全恢复；当阻滞位于房室束远端，有 QRS 波增宽者预后较严重，可能发展为完全性房室传导阻滞。

（三）第三度房室传导阻滞

其又称完全性房室传导阻滞，在小儿中较少见。发生完全性房室传导阻滞时心房与心室各自独立活动，彼此无关，此时心室率比心房率慢。

1.病因

病因可分为获得性和先天性两种。心脏手术引起的获得性第三度房室传导阻滞最为常见。

心肌炎引起的获得性第三度房室传导阻滞也常见。新生儿低血钙与酸中毒也可引起暂时性第三度房室传导阻滞。约有50％的先天性房室传导阻滞患儿的心脏无形态学改变,部分患儿合并先天性心脏病或心内膜弹力纤维增生症等。

2.临床表现

临床表现不一,部分小儿并无主诉,获得性第三度房室传导阻滞者和伴有先天性心脏病者病情较重。患儿因心搏出量减少而自觉乏力、眩晕、活动时气短。最严重的表现为阿-斯综合征。小儿检查时脉率缓慢而规则,婴儿脉率小于每分钟80次,儿童脉率小于每分钟60次,运动后仅有轻度或中度增加;脉搏多有力,颈静脉可有显著搏动,此搏动与心室收缩无关;第一心音强弱不一,有时可闻及第三心音或第四心音;绝大多数患儿心底部可听到Ⅰ～Ⅱ级喷射性杂音,为心脏每次搏出量增加引起的半月瓣相对狭窄所致。因为经过房室瓣的血量也增加,所以可闻及舒张中期杂音。可有心力衰竭及其他先天性、获得性心脏病的体征。在不伴有其他心脏疾病的第三度房室传导阻滞患儿中,X线检查可发现60％的患儿有心脏增大。

3.诊断

心电图是重要的诊断方法。因为心房与心室都以其本身的节律活动,所以P波与QRS波无关。心房率较心室率快,R-R间期基本规则。心室波形有两种形式:①QRS波的形态、时限正常,表示阻滞在房室束之上。②QRS波有切迹,时限延长,说明起搏点在心室内或者伴有束支传导阻滞,常为外科手术所引起。

4.治疗

凡有低心排血量症状或阿-斯综合征表现者需进行治疗。少数患儿无症状,心室率又不太缓慢,可以不必治疗,但需随访观察。纠正缺氧与酸中毒可改善传导功能。由心肌炎或手术暂时性损伤引起者,肾上腺皮质激素可消除局部水肿,恢复传导功能。起搏点位于希氏束近端者,应用阿托品可使心率加快。人工心脏起搏器是一种有效的治疗方法,可分为临时性与永久性两种。对急性获得性第三度房室传导阻滞者临时性起搏效果很好;对第三度房室传导阻滞持续存在,并有阿-斯综合征者需应用埋藏式永久性心脏起搏器。有心力衰竭者,尤其是应用人工心脏起搏器后尚有心力衰竭者,需继续应用洋地黄制剂。

5.预后

非手术引起的获得性第三度房室传导阻滞可能完全恢复,手术引起的获得性第三度房室传导阻滞预后较差。先天性第三度房室传导阻滞,尤其是不伴有其他先天性心脏病者,则预后较好。

四、心律失常的护理

(一)护理评估

1.健康史

(1)了解既往史,对患儿情绪、心慌、气急、头晕等表现进行评估。

(2)应注意评估可能存在的诱发心律失常的因素,如情绪激动、紧张、疲劳、消化不良、饱餐、用力过猛、普鲁卡因胺等的毒性作用、低血钾、心脏手术或心导管检查。

2.身体状况

(1)主要表现:①窦性心律失常。窦性心动过速患儿可无症状或有心悸感。窦性心动过缓,心率过慢可引起头晕、乏力、胸痛等;②期前收缩。患儿可无症状,亦可有心悸或心跳暂停感,频发室性期前收缩可致心悸、胸闷、乏力、头晕,甚至晕厥。室性期前收缩持续时间过长,可诱发或加重心绞痛、心力衰竭;③异位性心动过速。室上性阵发性心动过速发作时,患儿大多有心悸、胸闷、乏力。室性阵发性心动过速发作时,患儿多有晕厥、呼吸困难、低血压,甚至抽搐、心绞痛等;④心房颤动。患儿多有心悸、胸闷、乏力,严重者发生心力衰竭、休克、晕厥及心绞痛发作;⑤心室颤动。心室颤动一旦发生,患儿立即出现阿-斯综合征,表现为意识丧失、抽搐、心跳和呼吸停止。

(2)症状、体征。护理人员应重点检查脉搏频率及节律是否正常,结合心脏听诊可发现:①期前收缩时心律不规则,期前收缩后有较长的代偿间歇,第一心音增强,第二心音减弱,桡动脉触诊有脉搏缺如。②室上性阵发性心动过速心律规则,第一心音强度一致;室性阵发性心动过速心律略不规则,第一心音强度不一致。③心房颤动时心音强弱不等,心律绝对不规则,脉搏短绌,脉率小于心率。④心室颤动患儿神志丧失,摸不到大动脉搏动,继而呼吸停止、瞳孔散大、发绀。⑤第一度房室传导阻滞,听诊时第一心音减弱;第二度Ⅰ型者听诊有心搏脱漏,第二度Ⅱ型者听诊时,心律可慢而整齐或不齐;第三度房室传导阻滞,听诊心律慢而不规则,第一心音强弱不等,收缩压升高,脉压增大。

3.社会、心理评估

患儿可因心律失常引起的胸闷、乏力、心悸等而紧张、不安。期前收缩患儿易过于注意自己的脉搏,思虑过度。心房颤动患儿可能因栓塞致残而忧伤、焦虑。心动过速发作时病情重,患儿有恐惧感。严重房室传导阻滞患儿不能自理生活。需使用人工起搏器的患儿对手术及自我护理缺乏认识,因而情绪低落、信心不足。

(二)护理诊断

1.心排血量减少

患儿心排血量减少与严重心律失常有关。

2.焦虑

患儿因发生心绞痛、晕厥、抽搐而焦虑。

3.活动无耐力

活动无耐力与心律失常导致心排血量减少有关。

4.并发症

并发症有晕厥、心绞痛,与严重心律失常导致心排血量降低,脑和心肌血供减少有关。

5.潜在并发症

其包括心搏骤停,与心室颤动、缓慢心律失常、心室停搏、持续性室性心动过速使心脏射血功能突然中止有关。

(三)预期目标

(1)血压稳定,呼吸平稳,心慌、乏力减轻或消失。

(2)忧虑、恐惧情绪减轻或消除。

(3)保健意识增强,病情稳定。

(四)护理措施

1.减轻心脏负荷,缓解不适

(1)对功能性心律失常患儿,护理人员应鼓励其正常生活,注意劳逸结合。频发期前收缩、室性阵发性心动过速或第二度Ⅱ型及第三度房室传导阻滞患儿,应绝对卧床休息。护理人员应为患儿创造良好的安静休息环境,协助做好生活护理,关心患儿,减少和避免任何不良刺激。

（2）护理人员应遵医嘱给予患儿抗心律失常药物。

（3）患儿心悸、呼吸困难、血压下降、晕厥时，护理人员应及时做好对症护理。

（4）终止室上性阵发性心动过速发作，可试用兴奋迷走神经的方法：①护理人员用压舌板刺激患儿的腭垂，诱发恶心、呕吐。②患儿深吸气后屏气，再用力做呼气动作。③颈动脉窦按摩：患儿取仰卧位，护理人员先给患儿按摩右侧颈动脉窦 5～10 秒，如无效再按摩左侧颈动脉窦，不可同时按摩两侧。按摩的同时听诊心率，当心率减慢时，立即停止按摩。④患儿平卧，闭眼并使眼球向下，护理人员用拇指按摩在患儿一侧眼眶下压迫眼球，每次 10 秒。对有青光眼或高度近视者禁用此法。

（5）护理人员应嘱患儿当心律失常发作导致胸闷、心悸、头晕等不适时采取高枕卧位、半卧位或其他舒适体位，尽量避免左侧卧位，因左侧卧位时患儿常能感受到心脏的搏动而使不适感加重。

（6）患儿伴有气促、发绀等缺氧指征时，护理人员应给予氧气持续吸入。

（7）护理人员应评估患儿活动受限的原因和体力活动类型，与患儿及其家长共同制定活动计划，告诉他们限制最大活动量的指征。对无器质性心脏病的心律失常患儿，鼓励其正常学习和生活，建立健康的生活方式，避免过度劳累。

（8）保持环境安静，保证患儿充分的休息。患儿应进食高蛋白、高维生素、低钠的食物，多吃新鲜蔬菜和水果，少食多餐，避免刺激性食物。

（9）护理人员应监测生命体征、皮肤颜色及温度、尿量；监测心律、心率、心电图，判断心律失常的类型；评估患儿有无头晕、晕厥、气急、疲劳、胸痛、烦躁不安等表现；严密心电监护，发现频发、多源性、第二度Ⅱ型房室传导阻滞，尤其是室性阵发性心动过速、第三度房室传导阻滞等，应立即报告医师，协助采取积极的处理措施；监测血气分析结果、电解质及酸碱平衡情况；密切观察患儿的意识状态、脉率、心率、血压等。一旦患儿发生意识突然丧失、抽搐、大动脉搏动消失、呼吸停止等猝死表现，立即进行抢救，如心脏按压、人工呼吸、非同步直流电复律或配合临时起搏等。

2.调整情绪

患儿焦虑、烦躁和恐惧，不仅加重心脏负荷，还易诱发心律失常。护理人员应向患儿及其家长说明心律失常的可治性，稳定的情绪和平静的心态对心律失常的治疗是必不可少的，以消除患儿的思想顾虑和悲观情绪，使其乐于接受和配合各种治疗。

3.协助完成各项检查及治疗

（1）心电监护：对严重心律失常患儿必须进行心电监护。护理人员应熟悉监护仪的性能、使用方法，特别要密切注意有无引起猝死的危险征兆。

（2）特殊检查护理：心律失常的心脏电学检查除常规心电图、动态心电图记录外，还有经食管心脏调搏术等。护理人员应了解这些检查具有无创性、安全、可靠、易操作、有实用性。护理人员应向患儿解释其作用、目的和注意事项，鼓励患儿配合检查。

（3）特殊治疗的护理配合：电复律为利用适当强度的高压直流电刺激，使全部心肌纤维瞬间同时除极，消除异位心律，转变为窦性心律，与抗心律失常药物联合应用，效果更佳。人工心脏起搏器已广泛应用于临床，它能按一定的频率发放脉冲电流，引起心脏兴奋和收缩；安置起搏器后可能发生感染、出血、皮肤压迫坏死等不良反应，护理人员应熟悉起搏器的性能并做好相应护理。介入性导管消融术是使用高频电磁波的射频电流直接作用于病灶区，治疗快速心律失常，不需开胸及全身麻醉。护理人员可告知患儿及其家长大致过程、需要配合的事项及疗效。术前准备除一般基本要求外,需注意检查患儿足背动脉搏动情况,以便与术中、术后的搏动情况相对照;术中、术后加强心电监护,仔细观察患儿有无心慌、气急、恶心、胸痛等症状,及时发现心脏穿孔和心包填塞等严重并发症的早期征象;术后注意预防股动脉穿刺处出血,局部压迫止血 20 分钟,再以压力绷带包扎,观察 15 分钟,然后用沙袋压迫 12 小时,将患儿术侧肢体伸直制动,并观察足背动脉和足温情况,利于早期发现栓塞症状并及时做溶栓处理,常规应用抗生素和清洁伤口,预防感染。患儿卧床 24 小时后如无并发症可下地活动。

五、健康教育

(1)患儿应积极防治原发病,避免各种诱发因素,如发热、疼痛、寒冷、饮食不当、睡眠不足。患儿应用某些药物后产生不良反应及时就医。

(2)患儿应适当休息与活动。无器质性心脏病患儿应积极参加体育锻炼,调整自主神经功能;器质性心脏病患儿可根据心功能情况适当活动,注意劳逸结合。

(3)护理人员应教会患儿或患儿家长检查脉搏和听心律的方法(每天至少检查 1 次);向患儿或患儿家长讲解心律失常的常见病因、诱因及防治知识。

(4)护理人员应指导患儿或患儿家长正确选择食谱。饱食、刺激性饮料均可诱发心律失常,应选择低脂、易消化、清淡、富含营养的饮食。合并心力衰竭及使用利尿剂时应限制钠盐摄入及多进含钾的食物。应多食纤维素丰富的食物,保持大便通畅,心动过缓患儿避免排便时屏气,以免兴奋迷走神经而加重心动过缓,以减轻心脏负荷和防止低钾血症诱发心律失常。

(5)护理人员应让患儿或患儿家长认识服药的重要性,患儿要按医嘱继续服用抗心律失常药物,不可自行减量或撤换药物,如有不良反应及时就医。

(6)护理人员应教给患儿或患儿家长自测脉搏的方法,以利于监测病情;教会家长心肺复苏术以备急用;定期随访,经常复查心电图,以及早发现病情变化。

(陈美丽)

第五节　急　性　胃　炎

急性胃炎是由不同病因引起的胃黏膜急性炎症。常见病因有进食刺激性、粗糙食物,服用刺激性药物,误服腐蚀剂,细菌、病毒感染及蛋白质过敏等。

一、临床特点

(一)腹痛
大多为急性起病,腹痛突然发生,位于上腹部,疼痛明显。

(二)消化道不适症状
上腹饱胀、嗳气、恶心、呕吐。

(三)消化道出血
严重者可有消化道出血,呕吐物呈咖啡样,出血多时可呕血及黑便。有的首发表现就是呕血及黑便,如应激性胃炎、阿司匹林引起的胃炎。

（四）其他

有的患儿可伴发热等感染中毒症状。呕吐严重可引起脱水、酸中毒。

（五）胃镜检查

可见胃黏膜水肿、充血、糜烂。

二、护理评估

（一）健康史

了解消化道不适感开始的时间，与进食的关系。有无呕血、黑便。病前饮食、口服用药情况，有否进食刺激性食物、药物或其他可疑异物。

（二）症状、体征

评估腹痛部位、程度、性质，大便的颜色和性状等。

（三）社会、心理状况

评估家庭功能状态，患儿及父母对疾病的认识、态度及应对能力。

（四）辅助检查

了解胃镜检查情况。

三、常见护理问题

（1）舒适改变：与胃黏膜受损有关。

（2）焦虑：与呕血有关。

（3）合作性问题：消化道出血、电解质紊乱。

四、护理措施

（1）保证患儿休息。

（2）饮食：暂停原饮食，给予清淡、易消化流质或半流质饮食，少量多餐，必要时可停食1～2餐。停服刺激性药物。

（3）对症护理：呕吐后做好口腔清洁护理。腹痛时给予心理支持，手握患儿，轻轻按摩腹部或听音乐，以分散注意力，减轻疼痛。有脱水者纠正水、电解质失衡。出血严重时按上消化道出血护理。

（4）根据不同病因给予相应的护理：如应激性胃炎所致的休克按休克护理。

（5）病情观察：注意观察腹痛程度、部位，有无呕血、便血，有消化道出血者应严密监测血压、脉搏、呼吸、末梢循环，注意观察出血量，警惕失血性休克的发生。

（6）心理护理：剧烈腹痛和呕血都使患儿和家长紧张，耐心解释症状与疾病的关系，减轻患儿和家长的恐慌，同时给予心理支持。

（7）健康教育：①简要介绍本病发病原因和发病机制；②讲解疾病与饮食的关系，饮食治疗的意义；③饮食指导：介绍流质、半流质饮食的分辨和制作方法，告之保证饮食清洁卫生的意义。

五、出院指导

（一）饮食指导

出院初期给予清淡易消化半流质饮食、软食，少量多餐，逐渐过渡到正常饮食。避免食用浓茶、咖啡、过冷过热等刺激性食物。饮食的配置既要减少对胃黏膜的刺激,又要不失营养。牛奶是一种既有营养,又具有保护胃黏膜的流质,可以每天供给。同时由于孩子正处于生长发育阶段,食物种类要多元化。

(二)注意饮食卫生

保证食物新鲜,存留食物必须经过煮沸才能食用,凉拌食物要注意制作过程的卫生,饭前便后注意洗手。

(三)避免滥用口服药物

药物可刺激胃黏膜,破坏黏膜的保护屏障,不可滥用。某些药物还可引起胃黏膜充血、水肿、糜烂甚至出血,如阿司匹林、吲哚美辛、肾上腺皮质激素、氯化钾、铁剂、抗肿瘤药等。若疾病治疗需要则应饭后服,以减少对胃黏膜的损害。

(四)避免误服

强酸、强碱等腐蚀性物品应放置孩子取不到的地方。

（陈美丽）

第六节　慢性胃炎

慢性胃炎是由多种致病因素长期作用而引起的胃黏膜炎症性病变。主要与幽门螺杆菌(helicobacter pylori,HP)感染、十二指肠-胃反流、不良饮食习惯、某些药物应用等因素有关。小儿慢性胃炎比急性胃炎多见。

一、临床特点

(1)腹痛:上腹部或脐周反复疼痛,往往伴有恶心、呕吐、餐后饱胀、食欲缺乏,严重时影响活动及睡眠。

(2)胃不适:多在饭后感到不适,进食不多但觉过饱,常因进食冷、硬、辛辣或其他刺激性食物引起症状或使症状加重。

(3)合并胃黏膜糜烂者可反复少量出血,表现为呕血、黑便。

(4)小婴儿还可以表现为慢性腹泻和营养不良。

(5)给予抗酸剂及解痉剂症状不易缓解。

(6)辅助检查:胃镜检查可见炎性改变,以胃窦部炎症多见。病原学检查幽门螺杆菌阳性率高。胃黏膜糜烂者大便潜血阳性。

二、护理评估

(一)健康史

了解有无不良的饮食习惯,是否患过急性胃炎,有无胃痛史,有无鼻腔、口腔、咽部慢性炎症,近期胃纳有无改变,腹痛与饮食的关系,有无恶心、呕吐、腹泻等其他胃肠道不适表现。

(二)症状、体征

评估腹痛部位、程度,是否有恶心、呕吐、餐后饱胀等情况,大便颜色有否改变,有无营养不良、贫血貌。

(三)社会、心理状况

评估家庭饮食和生活习惯,父母及患儿对疾病的认识和态度、对患病和住院的应对能力。

(四)辅助检查

了解胃镜检查情况,实验室检查有无幽门螺杆菌感染。

三、常见护理问题

(1)舒适的改变:与胃黏膜受损,腹痛有关。

(2)营养失调:低于机体需要量,与食欲缺乏、胃出血有关。

(3)知识缺乏:缺乏饮食健康知识。

四、护理措施

(一)饮食

给予易消化、富营养、温热软食,少量多餐,定时定量,避免过饥过饱,忌食生、冷和刺激性食物。

(二)腹痛的护理

通过音乐、游戏、讲故事等转移患儿的注意力,以减轻疼痛。腹痛明显者遵医嘱给予抗胆碱能药。

(三)注意观察

观察腹痛的部位、性质、程度,大便的颜色、性状。

(四)健康教育

(1)简要介绍该病的病因、发病机制、相关检查的意义,疾病对生长发育的影响。

(2)讲述疾病与饮食的关系:饮食没有规律,挑食,偏食,常食生冷、辛辣的食物对胃肠道黏膜是一种刺激。

(3)讲解饮食治疗的意义:温热柔软、少量多餐、定时定量的饮食可避免对胃黏膜的刺激,有利于胃黏膜的修复。而生冷、辛辣、油炸、粗糙的食物可使疾病反复。

五、出院指导

(一)食物的选择与配置

根据不同年龄给予不同的饮食指导,原则是食物温、软,营养丰富。

(二)培养良好的饮食习惯

进食要少量多餐,忌挑食、偏食、饱一顿饿一顿。忌食生冷、辛辣、油炸、粗糙等对胃黏膜有害的食物。不要喝浓茶、咖啡,少喝饮料,饮料中往往含有咖啡因,浓茶和咖啡对胃黏膜都具有刺激性。

(三)用药指导

(1)有幽门螺杆菌感染者,要遵医嘱联合用药,坚持完成疗程。

(2)慎用刺激性药物:阿司匹林、激素、红霉素、水杨酸类药物,对胃黏膜有一定的刺激作用,要慎用。

(陈美丽)

第七节　消化性溃疡

消化性溃疡主要指胃、十二指肠黏膜及其深层组织被胃消化液所消化(自身消化)而造成的局限性组织丧失。小儿各年龄组均可发病,以学龄儿童为主。根据病变部位可分为胃溃疡、十二指肠溃疡,复合性溃疡(胃和十二指肠溃疡并存)。因儿童时期黏膜再生能力强,故病变一般能较快痊愈。

一、临床特点

(一)症状

(1)腹痛:幼儿为反复脐周疼痛,时间不固定,不愿进食。年长儿疼痛局限于上腹部,有时达后背和肩胛部。胃溃疡大多在进食后疼痛,十二指肠溃疡大多在饭前和夜间疼痛,进食后常可缓解。

(2)腹胀不适或食欲缺乏,体重增加不理想。

(3)婴幼儿呈反复进食后呕吐。

(4)部分患儿可突然发生吐血、血便甚至昏厥、休克。也有表现为慢性贫血伴大便潜血阳性。

(二)体征

(1)腹部压痛,大多在上腹部。

(2)突然剧烈腹痛、腹胀、腹肌紧张、压痛及反跳痛,须考虑胃肠穿孔。

(三)辅助检查

(1)纤维胃镜检查:溃疡多呈圆形、椭圆形,少数呈线形,不规则形。十二指肠溃疡有时表现为一片充血黏膜上散在的小白苔,形如霜斑、称"霜斑样溃疡"。必要时行活检。

(2)X线钡餐检查:若有壁龛或龛影征象可确诊溃疡。

(3)幽门螺杆菌的检测:幽门螺杆菌是慢性胃炎的主要致病因子,与消化性溃疡密切相关。

(4)粪便潜血试验:胃及十二指肠溃疡常有少量渗血,使大便潜血试验呈阳性。

二、护理评估

(一)健康史

询问患儿的饮食习惯,既往史及其他家庭成员健康史,有无患同类疾病史,评估患儿的生长发育情况。

(二)症状、体征

评估腹部症状和体征,呕吐物及大便性质。了解腹痛的节律和特点。

(三)社会、心理状况

评估患儿及家长对本病的认知和焦虑程度。

(四)辅助检查

了解胃镜、钡餐检查、大便潜血试验、病理切片结果。

三、常见护理问题

（1）疼痛：与胃、十二指肠溃疡有关。

（2）营养失调：低于机体需要量，与胃十二指肠溃疡影响食物的消化吸收、胃肠道急慢性失血有关。

（3）合作性问题：消化道出血、穿孔、幽门梗阻。

四、护理措施

（1）观察腹痛出现的时间，疼痛的部位、范围、性质、程度。

（2）卧床休息，腹痛时予屈膝侧卧位或半卧位，多与患儿交谈、讲故事等，分散患儿注意力。

（3）饮食调整，溃疡出血期间饮食以流质，易消化软食为主；恢复期在抗酸治疗同时不必过分限制饮食，以清淡为主，避免暴饮暴食。

（4）做好胃镜等检查的术前准备，告知术前术后禁食时间，检查中如何配合及注意事项。

（5）按医嘱正确使用制酸剂，解痉剂及胃黏膜保护剂。

（6）并发症护理。①消化道出血：是本病最常见的并发症。如为少量出血症状，一般不需禁食，以免引起饥饿及不安，胃肠蠕动增加而加重出血；对于大量出血要绝对安静、平卧、禁食，监测生命体征变化，观察呕吐物、大便的性质和颜色，呕血后应做好口腔护理，清除血迹，避免恶心诱发再出血，迅速开放静脉通道，尽快补充血容量，必要时输血。②穿孔：急性穿孔是消化性溃疡最严重的并发症，临床表现为突然发生上腹剧痛，继而出现腹膜炎的症状、体征，甚至出现休克状态。应立即禁食、胃肠减压、补液、备血、迅速做好急症术前准备。同时做好患儿的心理护理，消除患儿的紧张情绪。③幽门梗阻：是十二指肠球部溃疡常见的并发症，儿科比较少见。表现为上腹部疼痛于餐后加剧，呕吐大量宿食，呕吐后症状缓解。轻者可进流质食物，重者应禁食，补充液体，纠正水与电解质紊乱，维持酸碱平衡，保证输入足够的液体量。

（7）健康教育。①通俗易懂地介绍本病的基础知识，如疾病的病因，一般护理知识等。②向患儿讲解胃镜、钡餐、呼气试验等检查的基本过程及注意事项，取得患儿及家长配合，胃镜后暂禁食 2 小时，以免由于麻醉药影响导致误吸窒息。

五、出院指导

（一）饮食

养成定时进食的良好习惯，细嚼慢咽，避免急食；少量多餐，餐间不加零食，避免过饱过饥。禁食酸辣、生冷、油炸、浓茶、咖啡、酒、汽水等刺激性食物。

（二）休息

养成有规律的生活起居，鼓励适度活动。避免过分紧张，疲劳过度。合理安排学习。父母、老师不要轻易责骂孩子，减轻小儿心理压力，保证患儿充分的睡眠和休息。

（三）个人卫生

尤其是幽门螺杆菌阳性者，患儿大小便要解在固定容器内，饭前便后要洗手，用过的餐具，要定期消毒，家庭成员之间实行分餐制。家庭成员有幽门螺杆菌感染者应一起治疗，避免交叉感染。

（四）合理用药

让家长及患儿了解药物的用法、作用及不良反应，如奥美拉唑胶囊宜清晨顿服；制酸剂应在饭后 1～2 小时服用；H_2 受体拮抗剂每 12 小时一次或睡前服；谷氨酰胺呱仑酸钠颗粒宜饭前直接嚼服等。抗幽门螺杆菌治疗需用二联、三联疗法。

（五）定期复查

定期复查，以免复发。当出现黑便、头晕等不适时及时去医院就诊。

（陈美丽）

第八节　腹　泻　病

腹泻病是一种多病原多因素引起的消化道疾病，以大便次数增多，大便性状改变为特点，是小儿时期的常见病。腹泻病多见于＜2 岁的婴幼儿。严重腹泻者除有较重的胃肠道症状外，还伴有水、电解质、酸碱平衡紊乱和全身中毒症状。

一、临床特点

（一）一般症状

1.轻型腹泻

大便次数 5～10 次/天，呈黄色或绿色稀水样，食欲减退，伴有轻度的恶心、呕吐、溢乳、腹痛等症状，临床上无明显脱水症状或仅有轻度脱水，体液丢失少于 50 mL/kg。

2.重型腹泻

大便次数超过 10 次/天，甚至达数十次。大便水样、量多、少量黏液、腥臭，伴有不规则的发热，并伴呕吐，严重的可吐咖啡样物，体液丢失超过 120 mL/kg，有明显的水和电解质紊乱症状。

（二）水和电解质紊乱症状

1.脱水

根据腹泻的轻重，失水量多少可分为轻、中、重度脱水。由于腹泻时水和电解质两者丧失的比例不同，从而引起体液渗透压的变化，临床上以等渗性脱水最常见。

2.代谢性酸中毒

中、重度脱水多有不同程度的酸中毒，主要表现精神萎靡、嗜睡、呼吸深快、口唇樱桃红色，严重者可意识不清，呼气有酮味。低于 6 月龄婴儿呼吸代偿功能差，呼吸节律改变不明显，应加以注意，尤其当 pH 下降至小于 7.0 时，患儿往往有生命危险。

3.低钾血症

当血钾低于 3.5 mmol/L 时，患儿表现为精神萎靡，四肢无力，腱反射减弱，腹胀，肠鸣音减弱，心音低钝，重者可出现肠麻痹、呼吸肌麻痹、腱反射消失、心脏扩大、心律不齐，而危及生命。

4.低钙、低镁血症

当脱水酸中毒被纠正时，原有佝偻病的患儿，大多有低钙血症，甚至出现手足搐搦等低钙症状。

（三）几种常见不同病原体所致腹泻的临床特点

1.轮状病毒肠炎

又称秋季腹泻，多发生于6～24个月婴幼儿。起病急，常伴发热和上呼吸道感染症状；病初即有呕吐，常先于腹泻；大便次数多、量多、水分多，为黄色水样或蛋花汤样，无腥臭味；常并发脱水和酸中毒。本病为自限性疾病，病程3～8天。

2.致病性大肠埃希菌肠炎

大便每天5～15次，为稀水样带有黏液，无脓血，但有腥味。可伴发热、恶心、呕吐或腹痛。病程1周左右，体弱者病程迁延。

3.鼠伤寒沙门菌肠炎

近年有上升趋势，可占沙门菌感染中的40%～80%。全年均有发生，夏季发病率高，绝大多数患儿为小于2岁的婴幼儿，新生儿和婴儿尤易感染。临床表现多种多样，轻重不一，胃肠型表现为：呕吐、腹泻、腹痛、腹胀、发热等，大便稀糊状，带有黏液甚至脓血，性状多变，有特殊臭味，易并发脱水、酸中毒。重症可呈菌血症或败血症，可出现局部感染灶，病程常迁延。

4.空肠弯曲菌肠炎

全年均可发病，以7～9月份多见，可散发或暴发流行，常伴发热，继而腹泻、腹痛、呕吐，大便为水样、黏液或典型菌痢样脓血便。

（四）辅助检查

1.大便常规

病毒、非侵袭性细菌性及非感染性腹泻大便无或偶见少量白细胞；侵袭性细菌感染性腹泻大便有较多白细胞或脓细胞、红细胞。

2.大便 pH 和还原糖测定

乳糖酶缺乏大便 pH<5.5，还原糖>（++）。

3.血生化检查

可有电解质紊乱。

二、护理评估

（一）健康史

询问喂养史，有无饮食不当及肠道内、外感染表现，询问患儿腹泻开始时间，大便次数、颜色、性状、量，有无发热、呕吐、腹胀、腹痛、里急后重等不适。

（二）症状、体征

评估患儿生命体征、脱水程度，有无电解质紊乱，检查肛周皮肤有无发红、破损。

（三）社会、心理状况

评估家长对疾病的了解程度和紧张、恐惧心理。

（四）辅助检查

了解大便常规、大便致病菌培养、血气分析等化验结果。

三、护理问题

（一）体液量不足

与排泄过多及摄入减少有关。

(二)腹泻

与肠道内、外感染,饮食不当导致肠道功能紊乱有关。

(三)有皮肤完整性受损的危险

与大便次数增多刺激臀部皮肤有关。

(四)营养失调:低于机体需要量

与摄入减少及腹泻呕吐丢失营养物质过多有关。

(五)知识缺乏

家长缺乏饮食卫生及腹泻患儿护理知识。

四、护理措施

(一)补充体液,纠正脱水

1.口服补液

适用于轻度脱水及无呕吐、能口服的患儿。世界卫生组织推荐用口服补液盐溶液(oral rehydration salts,ORS)。①补液量:累积损失量 50 mL/kg(轻度脱水);继续损失量一般可按估计大便量的 1/2 补给。②补液方法:2 岁以下患儿每 1～2 分钟喂 5 mL,稍大患儿可用杯少量多次喂,也可随意口服,若出现呕吐,停 10 分钟后再喂,每 2～5 分钟喂 5 mL。累积损失量于 8～12 小时内补完。

2.静脉补液

适用于中度以上脱水和呕吐较重的患儿。迅速建立静脉通道,保证液体按计划输入,对重度脱水伴有周围循环衰竭的患儿必须尽快(30～60 分钟)补充血容量,补液时按先盐后糖、先浓后淡、先快后慢、见尿补钾的原则补液,严禁直接静脉推注含钾溶液。密切观察输液速度,准确记录输液量,根据病情调整输液速度,并了解补液后第一次排尿的时间。

(二)合理喂养,调整饮食

腹泻患儿存在消化功能紊乱,应根据病情合理安排饮食,以达到减轻消化道负担的目的。原则上腹泻患儿不主张禁食,母乳喂养者,可继续母乳喂养,暂停辅食;人工喂养者应将牛奶稀释或喂以豆制代乳品或发酵奶、去乳糖奶。已断奶者喂以稠粥、面条加一些熟植物油、蔬菜末、精肉末等,少量多餐。腹泻停止后,继续给予营养丰富的饮食,并每天加餐一次,共 2 周,以赶上其正常生长发育。

(三)严密观察病情

1.监测体温变化

体温过高者应采取适当的降温措施,做好口腔及皮肤护理。鼓励患儿增加口服液体的摄入,提供患儿喜爱的饮料,尤其是含钾、钠高的饮料。

2.判断脱水程度

通过观察患儿的神志、精神、皮肤弹性、前囟及眼眶有无凹陷、尿量等临床表现,估计患儿脱水程度。同时观察经过补液后脱水症状是否得到改善。

3.观察代谢性酸中毒

当患儿呼吸深快、精神萎靡、口唇樱红、血 pH 下降时积极准备碱性液体,配合医师抢救。

4.观察低钾血症表现

低血钾常发生在输液脱水纠正时,当患儿出现精神萎靡、吃奶乏力、腹胀、肌张力低、呼吸频率不规则等临床表现,及时报告医师,做血生化测定及心电图检查。

5.注意大便的变化

观察记录大便的次数、颜色、性状,若出现脓血便,伴有里急后重的症状,考虑是否有细菌性痢疾的可能,立即送检大便化验,为输液和治疗方案提供可靠的依据。

(四)注意口腔清洁、加强皮肤护理

(1)口腔黏膜干燥的患儿,每天至少2次口腔护理,以保持口腔黏膜的湿润和清洁。如口腔黏膜有白色分泌物附着考虑为鹅口疮,可涂制霉菌素甘油。

(2)保持床单位清洁、干燥、平整,及时更换衣裤。每次便后及时更换尿布,用温水冲洗臀部并擦干,保持肛周皮肤清洁、干燥,臀部涂呋锌油或宝婴药膏。

(3)严重的尿布疹给予红外线照射臀部,每天2次;或1:5 000高锰酸钾溶液坐浴,每天2次;也可用5%聚维酮碘(PVP-Ⅰ)溶液外涂,每天1~2次。

(五)做好消毒隔离,防止交叉感染

做好床边隔离,护理患儿前后要彻底洗手,食具、衣物、尿布应专用。对传染性较强的感染患儿用后的尿布要焚烧。

(六)健康教育

(1)评估患儿家长文化程度,对知识的接受能力,选择适当的教育方案,教给家长腹泻的病因和预防方法,讲述调整饮食的目的、方法及步骤,示范配置和服用ORS的方法,示范食具的清洁消毒方法,讲述观察及处理呕吐物和大便的方法。

(2)合理喂养,宣传母乳喂养的优点,如何合理调整饮食,双糖酶缺乏者不宜用蔗糖,并暂时停喂含双糖的乳类。

(3)急性腹泻患儿出院无需带药,迁延性或慢性腹泻患儿可遵医嘱继续服药,如微生态制剂、蒙脱石散、多种维生素、消化酶等,以改善消化功能。告知家长微生态制剂应温水冲服,水温小于37 ℃,以免杀伤有关的活菌。蒙脱石散最好在空腹时服用(尤其是小婴儿)以免服用该药呕吐误吸入气道,每次至少用30~50 mL温开水冲服有利于药物更好地覆盖肠黏膜。具体剂量:1岁以下,每天1袋;1~2岁,每天1~2袋;2岁以上,每天2~3袋,每天3次口服。

五、出院指导

(一)指导合理喂养

宣传母乳喂养的优点,避免在夏季断奶,按时逐步添加辅食,切忌几种辅食同时添加,防止过食、偏食及饮食结构突然变动。

(二)注意饮食卫生

培养良好的卫生习惯。注意食物新鲜、清洁及食具消毒,避免肠道内感染,教育儿童饭前便后洗手,勤剪指甲。

(三)增强体质

适当户外运动,以及早治疗营养不良、佝偻病。

(四)注意气候变化

防止受凉或过热,冬天注意保暖,夏季多喂水。

(五)防止脱水

可选用以下效果较好的口服补液方法。

1.米汤加盐溶液

米汤 500 mL＋细盐 1.75 g,或炒米粉 25 g＋细盐 1.75 g ＋水 500 mL,煮 2～3 分钟。此液体为 1/3 张,且不含糖,口感好。用法:20～40 mL/kg,4 小时内服完,以后随意口服。

2.糖盐水

饮用水 500 mL＋白糖 10 g ＋细盐 1.75 g,煮沸后备用,用法用量同上。

3.口服补液盐(ORS)

此液体为 2/3 张,用于预防脱水时张力过高,可用白开水稀释降低张力。用法:每次腹泻后,2 岁以下服 50～100 mL;2～10 岁服 100～200 mL;大于 10 岁的能喂多少就给多少,也可按40～60 mL/kg 预防脱水,腹泻开始即服用。

(陈美丽)

第九节　单纯性肥胖症

单纯性肥胖症是指全身脂肪组织异常增加,主要是由于营养过剩造成的。一般以体重超过同年龄、同身高小儿正常标准的 20％,或超过同年龄、同性别健康儿童平均体重 2 个标准差称为肥胖。小儿时期的肥胖症是成人肥胖症、冠心病、高血压、糖尿病等的先驱症,故应引起社会和家庭的重视,以及早加以预防。

一、临床特点

单纯性肥胖在任何年龄的小儿均可发生,尤以婴儿期、5～6 岁及青春期最为常见。肥胖儿体重超过正常,平时食欲旺盛、皮下脂肪厚、少动(与肥胖形成恶性循环)。

(一)症状

外表和同龄儿比较,高大、肥胖,皮下脂肪分布均匀,面颊、乳部、肩部、四肢肥大,尤以上臂和腹部特别明显。男童因外阴部脂肪堆积,将外生殖器遮盖,显得阴茎短小,常被误认为外生殖器发育不良,腹部皮肤可见粉红色或紫色线纹。

(二)体征

胸廓与膈肌运动受损,可致呼吸浅快,肺泡换气量减少,少数严重病例可有低氧血症、红细胞增多症,甚至心脏增大,充血性心力衰竭。

(三)社会、心理状况

由于外形肥胖不好动,性情孤僻,有自卑感。

(四)辅助检查

血清三酰甘油、胆固醇增高,血尿酸水平增高,男孩雄激素水平下降,女孩雌激素水平增高,血生长激素水平下降。

二、护理评估

(一)健康史

询问患儿每天进食状况,食物种类、数量、烹饪方式,主食是什么;家族成员中有无肥胖或糖尿病史;生活习惯。

(二)症状、体征

测量小儿的身高与体重、皮下脂肪的厚度,评估体重超标情况,有无活动后感到胸闷、气促、面色发绀等情况。

(三)社会、心理状况

评估家长和小儿对疾病、减肥的认知程度。

(四)辅助检查

了解血生化中脂肪代谢,如胆固醇、三酰甘油、血细胞比容等结果。

三、常见护理问题

(一)营养失调:高于机体需要量

与过量进食或消耗减少使皮下脂肪过多积聚有关。

(二)自我形象紊乱

与体态异常有关。

(三)焦虑

与控制饮食困难有关。

(四)知识缺乏

家长对合理营养的认识不足。

四、护理措施

(一)限制饮食,缓慢减轻体重

改变不良的饮食习惯,供给低热能膳食,避免过度过快进食。少进食糖类、软饮料及快餐,避免暴饮暴食。为使食后有饱满感,不使小儿短时间内产生饥饿,可多食蔬菜、水果。少吃油炸食品,尽量少食动物脂肪。培养良好的饮食习惯,提倡少量多餐,杜绝过饱,不吃夜宵和零食。鼓励患儿坚持饮食疗法。

(二)增加活动量

肥胖小儿平时少动,应鼓励小儿坚持长期锻炼,通过运动增加机体热量消耗,例如饭后散步、小跑走或竞走,也可跳绳、爬楼梯、游泳、踢球等。每天坚持运动 1 小时,运动量根据患儿耐受力而定,以运动后感轻松愉快、不感到疲劳为原则,如运动后出现疲惫不堪、心慌、气促,以及食欲大增,提示活动过度。

(三)消除顾虑,改变心理状态

让患儿多参加集体活动,改变孤僻、怕羞的心理状态,避免因家长对子女的肥胖过分忧虑而到处求医,对患儿进食的习惯经常指责而引起患儿精神紧张。让患儿积极参与制定饮食控制和运动计划,提高坚持控制饮食和运动锻炼的兴趣,帮助患儿对自身形象建立信心,达到身心健康的发展。

（四）健康教育

（1）告知家长小儿肥胖治疗以限制饮食、体格锻炼为主，儿童期肥胖不主张服用减肥食品、减肥饮品，从小要养成良好的进食习惯，细嚼慢咽，不要过分偏食糖类、高脂、高热量食物，体重减轻需要一个较长的过程，要不断鼓励运动。

（2）让家长知道过度肥胖不仅影响小儿外形，而且与成人期的肥胖症、高血压、糖尿病息息相关，使家长认识到肥胖不是富有的体现。

五、出院指导

（1）小儿出院以后应每天监测体重，3～6个月复查肝功能、血脂。

（2）继续做好饮食控制，使体重逐渐降低，当体重达到正常范围10％左右时，则给小儿正常饮食。给予低热量、高容积的食品，如西红柿、黄瓜、萝卜、芹菜等，主食以粗杂粮替代，如红豆粥、燕麦片、玉米等，改变食物的制作及烹调方法，以炸、煎改为蒸、煮、凉拌等，减少热量的摄入。

（3）坚持运动锻炼，制定合理的运动方案，从运动兴趣效果着手，例如骑自行车、散步、慢跑、游泳。也可以让小儿做一些合适的家务劳动。运动应循序渐进，家长共同参与，以达到运动持之以恒的效果。

（陈美丽）

第十节　维生素营养障碍

一、维生素 D 缺乏性佝偻病

（一）维生素 D 缺乏性佝偻病的护理评估

维生素 D 缺乏性佝偻病，是婴幼儿时期一种常见的慢性营养缺乏症，以钙磷代谢失常和骨样组织钙化不良为特征，严重者发生骨骼畸形，肌肉、神经系统亦同时受累，严重影响小儿的身体健康。

（二）维生素 D 缺乏性佝偻病的病因

（1）日光照射不足：在冬季和雨雾地区，本病多见。小儿缺乏户外活动，也易患病。

（2）维生素 D 摄入不足：婴儿饮食，包括母乳，含维生素 D 不足。

（3）生理需要量增加：婴儿生长速度快，维生素 D 需要量大，但未及时补充。

（4）疾病影响：肝、肾的严重疾病，慢性腹泻等都可影响维生素 D 的吸收利用。

（三）维生素 D 缺乏性佝偻病的症状和体征

1.症状

主要表现为非特异性神经精神症状，如易激惹、烦躁、睡眠不安、夜啼、多汗、坐立走迟缓。

2.体征

主要表现为骨骼改变。早起可见颅骨软化，囟门大，颅缝增宽；7～8个月小儿可见出牙迟；方颅、鞍颅、十字状颅；1岁左右小儿可见肋骨串珠、肋膈沟、鸡胸、漏斗胸；1岁以上小儿可出现

O 型腿、X 型腿。

(四)维生素 D 缺乏性佝偻病的分期

1.初期

神经精神症状明显,骨骼症状无或轻,血生化程度改变,X 线正常。

2.激期

症状体征明显,血生化检测指标改变,X 线检查改变。

3.恢复期

经治疗后症状好转或消失,血生化及 X 线改变有好转。

4.后遗症期

仅存骨骼改变而无血生化及 X 线改变。

(五)维生素 D 缺乏性佝偻病的辅助检查

(1)血磷初期即下降,激期时下降明显,恢复期时回升最早。

(2)血钙初期时可正常,激期时下降,恢复期时回升晚于血磷。

(3)碱性磷酸酶初期即上升,激期时上升明显,恢复期时下降。

(4)X 线检查:干骺端临时钙化带模糊或消失,呈毛刷样,并有杯口样改变,骨骺软骨增宽,骨质疏松,可有骨干弯曲或骨折。

(六)维生素 D 缺乏性佝偻病的护理问题

1.营养失调

低于机体需要量。与日光照射不足和维生素 D 摄入不足有关。

2.有感染的危险

与免疫功能低下有关。

3.知识缺乏

患儿家长缺乏佝偻病的预防及护理知识。

4.潜在并发症

骨骼畸形、药物不良反应。

(七)维生素 D 缺乏性佝偻病的护理措施

1.户外活动

指导家长每天带患儿进行一定时间的户外活动,直接接受阳光照射。生后 2～3 周即可带婴儿户外活动,冬季也要注意保证每天 1～2 小时户外活动时间。夏季气温太高,应避免太阳直射,可在阴凉处活动,尽量多暴露皮肤。冬季室内活动时开窗,让紫外线能够通过。有研究显示,每周让母乳喂养的婴儿户外活动 2 小时,仅暴露面部和手部,可维持婴儿血 25-$(OH)D_3$ 浓度在正常范围的低值。

2.补充维生素 D

(1)提倡母乳喂养,按时添加辅食,给予富含维生素 D、钙、磷和蛋白质的食物。

(2)遵医嘱供给维生素 D 制剂,注意维生素 D 过量的重度表现,如遇过量立即停服维生素 D。

3.预防骨骼畸形和骨折

衣着柔软、宽松,床铺松软,避免早坐、久坐,以防脊柱后突畸形;避免早站、久站和早行走,以防下肢弯曲形成"O"型腿或"X"型腿。严重佝偻病患儿肋骨、长骨易发生骨折,护理操作时应避免重压和强力牵拉。

4.加强体格锻炼

对已有骨骼畸形可采取主动和被动运动的方法矫正。如遗留胸廓畸形,可作俯卧位抬头展胸运动;下肢畸形可施行肌肉按摩,"O"型腿按摩外侧肌,"X"型腿按摩内侧肌,以增加肌张力,矫正畸形。对于行外科手术矫正者,指导家长正确使用矫正器具。

5.预防感染

保持室内空气清新,温、湿度适宜,阳光充足,避免交叉感染。

(八)维生素 D 缺乏性佝偻病的健康教育

(1)指导家长掌握佝偻病的护理方法:①对烦躁、睡眠不安、多汗的患儿每天清洁皮肤,勤换内衣和枕套;②护理操作时动作要轻柔;③不能坐、站过久以防发生骨折,恢复期开始活动。

(2)对出现骨骼畸形的患儿,向家长示范矫正的方法,例如:胸部畸形可让小儿做俯卧位抬头展胸运动;下肢畸形可做肌肉按摩,O 型腿按摩外侧肌,X 型腿按摩内侧肌,以增加肌张力,促使畸形的矫正。畸形严重者可指导手术矫正事宜。

(九)维生素 D 缺乏性手足搐搦症的护理评估

维生素 D 缺乏性手足搐搦症称佝偻病性低钙惊厥。是由于维生素 D 缺乏而致血中钙离子降低,使神经肌肉兴奋性增高,引起全身惊厥、手足抽搐、喉痉挛等症状。

1.病因

维生素 D 不足,甲状旁腺功能代偿不全。

2.症状

(1)惊厥:多见于婴儿,一般无发热。

(2)手足搐搦:多见于幼儿和儿童。

(3)喉痉挛:婴儿多见,可呈现呼吸困难,严重时可窒息而死亡。

3.体征

无发作时可查出神经肌肉兴奋性高的体征。有面神经征、腓反射和陶瑟征。

4.辅助检查

血清钙低于 1.75 mmol/L,碱性磷酸酶增高,血清磷可降低、正常或升高。

(十)维生素 D 缺乏性手足搐搦症的护理问题

1.有窒息的危险

与惊厥、喉痉挛有关。

2.有受伤的危险

与惊厥有关。

3.营养失调

低于机体需要量。与维生素 D 缺乏及血钙降低有关。

(十一)维生素 D 缺乏性手足搐搦症的护理措施

1.预防窒息的护理

(1)惊厥发作时,就地抢救:立即松解患儿衣领,去枕仰卧位,头偏向一侧,及时清除口鼻分泌物,以防误吸发生窒息;喉痉挛发作时,立即将舌头拉出口外,在上下磨牙之间放置牙垫,保证呼吸道通畅并防止舌咬伤;加压给氧并备好气管插管用。

(2)遵医嘱应用镇静剂控制惊厥或解除喉痉挛,注意静脉注射地西泮的速度每分钟不可超过

1 mg,以免引起呼吸抑制。

（3）同时遵医嘱给予钙剂治疗,注意静脉注射钙剂的速度应缓慢,在 10 分钟以上,或静脉滴注,以免发生呕吐或心搏骤停,并注意避免药液外渗,造成局部组织坏死。

2.预防外伤的护理

（1）惊厥发作时应就地抢救,对正在抽搐的小儿,不要紧抱或摇晃患儿,以免外伤或加重抽搐,也不能强力撬开紧咬的牙关,以免造成损伤,可试用指压（针刺）人中、上关等穴位的方法止惊,防止长时间缺氧引起脑损伤。

（2）遵医嘱正确使用镇静剂与钙剂,及时控制惊厥。

（3）病床两侧加床挡防止惊厥发作时坠床,造成外伤。

3.营养失调的护理

（1）遵医嘱给予维生素 D:注意口服维生素 D 制剂时将其直接滴于舌上,以保证用量;对 3 个月以下患儿及有手足搐搦症病史者,在使用大剂量维生素 D 前 2～3 天至用药后 2 周需按医嘱加服钙剂,以防发生抽搐。

（2）增加内源性维生素 D:增加日光照射,每天保证一定的户外活动时间,从数分钟逐渐增加到 1 小时以上,注意在不影响保暖的情况下尽量暴露皮肤,直接接受日光照射,夏季可在树荫下进行,冬季在室内接受日光照射时要开窗,以免紫外线被玻璃阻挡。

（3）合理喂养:提倡母乳喂养,无母乳者哺以维生素 D 强化牛奶或配方奶粉,并及时添加富含维生素 D、钙和磷的食物。

（十二）维生素 D 缺乏性手足搐搦症的健康教育

（1）向患儿家长介绍本病的原因和预后,更好地配合治疗和护理。

（2）教会患儿家长在惊厥、喉痉挛发作时正确的处理方法,如就地抢救,平卧,松解颈部衣扣,保持呼吸道通畅,试用指压（针刺）人中、上关穴的方法来制止惊厥,并同时通知医护人员。

（3）指导家长遵医嘱补充维生素 D 和钙剂,强调口服钙剂时应与乳类分开,以免影响钙的吸收;平时注意多晒太阳,按时添加辅食,防止本病再次发生。

二、维生素 A 缺乏症

（一）维生素 A 缺乏症的护理评估

维生素 A 缺乏症是由于体内缺乏维生素 A 而引起的上皮组织角化、增生、变性的全身性疾病。眼部病变最为突出,故又称干眼病、夜盲症。

（二）维生素 A 缺乏症的护理问题

1.营养失调

低于机体需要量。与维生素 A 摄入不足和（或）吸收利用障碍有关。

2.有感染的危险

与维生素 A 缺乏所致免疫功能降低及角膜溃疡有关。

3.潜在并发症

失明、药物不良反应。

（三）维生素 A 缺乏症的护理措施

1.调整饮食

供给含维生素 A 丰富的饮食。鼓励母乳喂养,无母乳者选用其他乳类食品喂养。及时添加含维生素 A 丰富的食品,如蛋、肝及水果或水果汁等,以保证机体需要。

2.补充维生素 A

遵医嘱给予维生素 A 口服或肌内注射,注意观察治疗效果,防止维生素 A 中毒。

3.保护眼睛,防止视觉障碍

用消毒鱼肝油滴双眼,促进上皮细胞修复;有角膜软化、溃疡者用 0.25%氯霉素滴眼液,或 0.5%红霉素,或金霉素眼药膏,防止继发感染;用 1%阿托品散瞳,防止虹膜粘连。作眼部护理时力争小儿合作,动作应轻柔,切勿压迫眼球,以免角膜穿孔。

4.预防感染

注意保护性隔离,预防呼吸道感染及其他感染的发生。

(四)维生素 A 缺乏症的健康教育

(1)饮食宣教:提倡母乳喂养,炼乳、豆浆、淀粉类食物不能长期作为婴儿主食,要及时添加富含维生素 A 的食物,如乳、蛋、肝类及含胡萝卜素丰富的胡萝卜、绿色蔬菜等。

(2)应积极治疗慢性消耗性疾病,并及时补充维生素 A。

三、维生素 B_1 缺乏症

(一)维生素 B_1 缺乏症的护理评估

维生素 B_1 缺乏症又称脚气病。维生素 B_1 在体内糖代谢中起重要作用,还能抑制胆碱酯酶活性,缺乏时,可引起神经、心脏和脑组织的结构和功能改变,还可引起胃肠蠕动变慢、消化液分泌减少等消化道症状。

1.病因

(1)摄入不足:母乳喂养未加辅食,而乳母又缺乏维生素 B_1,则婴儿多发生缺乏症。米面类加工过精,米淘洗次数过多,习惯食饭弃去米汤,蔬菜切碎后浸泡过久,不食菜汤,在食物中加碱烧煮,均可使维生素 B_1 大量丢失。偏食也可致其缺乏。

(2)需要增加:小儿、孕妇、乳母摄食碳水化合物较多者和有发热消耗性疾病时,维生素 B_1 需要增加,如不补充,易引起缺乏。

2.症状

(1)消化系统症状:食欲减退、腹泻、呕吐、腹胀、便秘。

(2)神经系统症状:烦躁不安、哭声嘶哑、神情淡漠、反应迟钝、喂食呛咳、嗜睡,严重时发生昏迷、惊厥,可引起死亡。年长儿则以多发性周围神经病变为主。

(3)心血管系统症状:常突发急性心力衰竭,具有左、右心衰竭的症状

3.体征

具有消化系统、神经系统、心血管系统相应体征。年长儿患周围神经炎时可有蹲踞时起立困难,膝反射消失,挤压腓肠肌疼痛。

4.辅助检查

(1)维生素 B_1 负荷实验尿中排出量减少。

(2)血丙酮酸、乳酸浓度增高。

(3)红细胞转酮酶活性降低。

(二)维生素 B_1 缺乏症的护理问题

1.营养失调

低于机体需要量。与维生素 B_1 摄入不足和(或)吸收利用障碍有关。

2.有受伤的危险

与肌力下降、惊厥发作有关。

3.潜在并发症

心功能不全、惊厥发作。

(三)维生素 B_1 缺乏症的护理措施

1.改善饮食

鼓励食用含维生素 B_1 丰富的食物,如谷类、豆类、坚果、酵母、肝、肉、鱼等。

2.维生素 B_1 治疗

一般口服维生素 B_1 每天 15～30 mg,应同时治疗乳母,每天给予维生素 B_1 60 mg;重症患儿可采用肌内注射维生素 B_1,每次 10 mg,1 天 2 次,或每天静脉注射 50～100 mg,勿用葡萄糖注射液稀释,以免因血中丙酮酸增高,加重病情。

3.观察病情

对重症患儿要严密观察病情,及时对症处理,尽量不用高渗葡萄糖注射液和激素,后者对抗维生素 B_1,可加重病情,惊厥发作时及时处理。

(四)维生素 B_1 缺乏症的健康教育

(1)向患儿家属介绍本病的病因、表现及治疗、预防。

(2)营养宣教:加强孕母、乳母营养,按时添加辅食。不宜单纯以精白米、白面为主食,应添加杂粮。煮饭时不加碱。必要时补充适量的维生素 B_1。

四、维生素 C 缺乏症

(一)维生素 C 缺乏症的护理评估

1.病因

(1)摄入不足:牛乳内含维生素 C 较少,煮沸消毒时又遭破坏,故人工喂养儿易发生本病。年长儿若新鲜蔬菜和水果供给不足也易患本病。

(2)需要增加:生长发育迅速或患急、慢性疾病时维生素 C 需要量增加,如未能及时补充易患本病。

2.症状、体征

(1)骨骼:常见骨膜下出血,以股骨下端和胫骨近端为多发部位,可见局部肿痛。不愿活动,见人走近时惊哭。

(2)皮肤、黏膜出血:皮肤上可见细小密集的小出血点,齿龈、结膜出血。重者可有血尿、呕血、便血、脑膜出血。

3.辅助检查

(1)毛细血管脆性试验阳性。

(2)血清维生素 C 含量降低,低于 5 mg/L。

(3)维生素 C 负荷试验,尿排出量小于 50%。

(4)尿中维生素 C 排出量小于 20 mg/d。

维生素 C 缺乏症见于 6～15 个月的婴幼儿,又称婴儿坏血病,是由于体内缺乏维生素 C(抗坏血酸)所致,发病缓慢,主要表现为骨骼改变和出血。

(二)维生素 C 缺乏症的护理问题

1.营养失调

低于机体需要量。与维生素 C 摄入不足和(或)吸收利用障碍有关。

2.疼痛

与骨膜下出血、关节出血有关。

3.躯体移动障碍

与骨膜下出血所致运动肢体产生疼痛有关。

4.有感染的危险

与维生素 C 缺乏、免疫力低下有关。

(三)维生素 C 缺乏症的护理措施

1.改善营养

供给富含维生素 C 的食品。注意烹调方法,减少烹调不当所致维生素 C 的过多破坏。纠正偏食,及时添加辅食。

2.补充维生素 C

遵医嘱给予维生素 C 口服或静脉注射。

3.减轻疼痛

保持安静、少动,护理中动作轻柔,避免不必要的移动患肢,以免疼痛加剧和发生骨折、骨干骺脱位。

4.观察生命体征

密切观察患儿神志、呼吸、脉搏、血压及瞳孔变化,以及早发现颅内出血先兆。

5.预防感染

注意口腔卫生,避免牙龈出血部位继发感染。注意保护性隔离,避免交叉感染。

(四)维生素 C 缺乏症的健康教育

(1)向家属介绍本病的病因、表现及预防治疗。

(2)营养宣教:鼓励母乳喂养,及时添加菜水、果汁和蔬菜等,在缺乏新鲜蔬菜和水果的季节,可每天补充维生素 C 制剂。

(耿玉莹)

第十一节 营养性贫血

贫血是指单位容积中红细胞数、血红蛋白量低于正常或其中一项明显低于正常。营养性贫血是由于各种原因导致造血物质缺乏而引起的贫血,如缺铁引起营养性缺铁性贫血,缺乏叶酸、维生素 B_{12} 引起营养性巨幼红细胞贫血等。

一、临床特点

（一）营养性缺铁性贫血

营养性缺铁性贫血是体内铁缺乏致使血红蛋白合成减少而发生的一种小细胞低色素性贫血。临床上除出现贫血症状外，还可因含铁酶活性降低而出现消化道功能紊乱、循环功能障碍、免疫功能低下，出现精神神经症状及皮肤黏膜病变等一系列非血液系统的表现。可由早产、喂养不当、摄入不足、偏食、吸收障碍、失血等原因引起。

1.症状和体征

发病高峰年龄在 6 个月至 2 周岁，贫血呈渐进性，患儿逐渐出现面色苍白，不爱活动，食欲缺乏、甚至出现异食癖。新生儿或小婴儿可有屏气发作；年长儿童可诉头晕、目眩、耳鸣、乏力等，易患各种感染。患儿毛发干枯，缺乏光泽，脉搏加快，心前区可有收缩期吹风样杂音，贫血严重时可有心脏扩大和心功能不全，肝脾淋巴结可轻度肿大。

2.辅助检查

（1）血常规：红细胞、血红蛋白低于正常，血红蛋白减少比红细胞减少更明显。红细胞体积小、含色素低。白细胞和血小板正常或稍低。

（2）骨髓细胞学检查：涂片见幼红细胞内、外可染铁明显减少或消失。幼红细胞比例增多，有核细胞增生活跃。

（3）其他：血清铁蛋白减少（$<12\ \mu g/L$），血清铁减低（$<50\ \mu g/dL$），总铁结合力增高（$>62.7\ \mu mol/L$），运铁蛋白饱和度降低（$<15\%$），红细胞游离原卟啉增高（$>9\ \mu mol/L$）。

（二）营养性巨幼红细胞性贫血

营养性巨幼红细胞性贫血又称大细胞性贫血，主要由叶酸和（或）维生素 B_{12} 直接或间接缺乏所致，大多因长期单一母乳喂养而导致直接缺乏引起。临床除有贫血表现外还常伴有精神、神经症状。

1.症状、体征

好发于 6 个月～2 周岁的婴幼儿，病程进展缓慢，逐渐出现贫血，面部水肿，常有厌食、恶心、呕吐、腹泻，偶有吞咽困难、声音嘶哑。患儿面色蜡黄，烦躁不安，表情呆滞，舌、肢体颤抖，食欲差，疲乏无力，呼吸、脉搏快，舌面光滑，头发稀黄。肝脾淋巴结及心脏病变同缺铁性贫血。维生素 B_{12} 缺乏可出现明显的精神神经症状及智力障碍。

2.辅助检查

（1）血常规：红细胞较血红蛋白降低得更明显，红细胞体积增大，中央淡染区缩小。粒细胞及血小板数量减少，出血时间延长。

（2）骨髓细胞学检查：骨髓细胞大多数代偿性增生旺盛，均有红细胞巨幼变。

（3）其他：血清叶酸及维生素 B_{12} 含量减低，胃酸常减低，个别内因子缺乏。

二、护理评估

（一）健康史

询问母亲怀孕时期的营养状况及患儿出生后的喂养方法及饮食习惯，有无饮食结构不合理或患儿偏食导致铁、叶酸、维生素 B_{12} 长期摄入不足。对小婴儿则应询问有无早产、多胎、胎儿失血等引起先天储铁不足的因素，了解有无因生长发育过快造成铁相对不足及有无慢性疾病如慢性腹泻、肠道寄生虫、反复感染使铁丢失、消耗过多或吸收减少等现象。了解患儿乏力、面色苍白出现的时间。

（二）症状、体征

评估贫血程度，注意患儿面色、皮肤、毛发色泽，评估有无肝、脾大等其他系统受累的表现。

（三）社会、心理状况

了解家长对本病相关知识的熟知程度，评估家长的焦虑水平及患儿对疾病的承受能力。

（四）辅助检查

了解各项相关检查如血红蛋白值、红细胞数量及形态变化、骨髓变化等。

三、常见护理问题

（1）活动无耐力：与贫血致组织缺氧有关。

（2）营养失调：低于机体需要量，与相关元素供应不足、吸收不良、丢失过多或消耗增加有关。

（3）有感染的危险：与营养失调、免疫功能低下有关。

（4）知识缺乏：缺乏营养知识。

四、护理措施

（一）注意休息，适当活动

应根据患儿的病情制订适合个体的运动方案；贫血较轻者，对日常活动均可耐受，但应避免剧烈运动，以免疲乏而致头晕目眩；严重贫血或因贫血已引起心功能不全者应注意休息，减少活动，有缺氧者酌情吸氧。

（二）饮食护理

应予高蛋白、高维生素、适量脂肪饮食，营养搭配应均衡，纠正患儿偏食、挑食等不良饮食习惯，多吃含铁或含叶酸、维生素 B_{12} 丰富的食物。积极治疗原发病如胃炎、腹泻、感染等，促进营养物质的吸收和利用。巨幼红细胞性贫血患儿伴有吞咽困难者要耐心喂养，防止窒息。

（三）铁剂应用的注意事项

（1）铁剂对胃肠道有刺激，可引起胃肠道反应及便秘或腹泻，故口服铁剂应从小剂量开始，在两餐之间服药。

（2）可与稀盐酸和（或）维生素 C 同服以利吸收，忌与抑制铁吸收的食品同服，如茶、咖啡、牛奶等。

（3）注射铁剂时应精确计算剂量，分次深部肌内注射，每次应更换注射部位，以免引起组织坏死。首次注射后应观察 1 小时，以免个别患儿因应用右旋糖酐铁引起过敏性休克的发生。

（4）疗效的观察：铁剂治疗 1 周后可见血红蛋白逐渐上升，血红蛋白正常后继续服用铁剂 2 个月，以增加储存铁，但需防止铁中毒。如用药 3～4 周无效，应查找原因。

（四）安全护理

巨幼红细胞性贫血患儿伴有精神、神经症状者要做好安全防护工作，防止摔伤、跌伤、烫伤等；对智障者要有同情心和耐心，积极争取患儿配合治疗和护理。

（五）输血护理

严重贫血（Hb＜70 g/L）或因贫血引起心功能不全者，应少量多次输血，以减轻慢性缺氧。输血时注意点滴速度要缓慢（小于 20 滴/分钟），并注意观察输血不良反应。

（六）健康教育

（1）疾病相关知识：疾病确诊后应向家长讲解引起营养性贫血的各种因素，积极查找和治疗原发病，宣教合理饮食的重要性，纠正不良饮食习惯。

（2）治疗与用药相关知识：向家长详细说明骨髓穿刺的重要性，使家长积极配合尽快明确病因。说明应用铁剂可能会出现的不良反应如胃肠道反应、便秘、腹泻、牙黑染、大便呈黑色等，以消除患儿及家长的顾虑，积极配合治疗。告知减轻或避免服用铁剂不良反应的应对措施，如餐后服，用吸管吸取，避免与牙齿接触。

（3）教育和培训：对于智力低下、身材矮小、行为异常的患儿应耐心教育和培训，不应歧视和谩骂，帮助患儿提高学习成绩，过正常儿童的生活，养成良好的性格和行为。

五、出院指导

（一）饮食指导

遵守饮食护理原则，多吃些含铁丰富的食物如红枣、花生、黑木耳、猪肝、各种动物蛋白、豆类等以促进造血。维生素 C、氨基酸、果糖、脂肪酸可促进铁吸收，可与铁剂或含铁食品同时进食，忌与抑制铁吸收的食物如茶、咖啡、牛奶、蛋类等同服。婴幼儿应指导及时添加含铁丰富的辅食，提倡母乳喂养。富含叶酸及维生素 B_{12} 的食物有：红苋菜、龙须菜、菠菜、芦笋、豆类、酵母发酵食物及苹果、柑橘等。应用叶酸时需补充铁剂及含钾丰富的食物。

（二）运动指导

适当运动，劳逸结合，增强机体抵抗力，促进骨髓血循环，促进造血。

（三）环境及温度

居室及周边环境空气新鲜，温度适宜，定时通风换气。不去公共场所，注意冷暖，及时增减衣服，防止感冒、发热。

（四）用药就医指导

定时复查血常规，如有异常及时就医。按医嘱定时服药，正确掌握服药的方法，不随意增加药量，以防铁中毒。巨幼红细胞性贫血者须每 3 天肌内注射维生素 B_{12} 一次，共 2～3 周，伴有神经系统症状者可加用维生素 B_6，适当加服铁剂以供制造红细胞所用，多食含钾丰富的食物，如香蕉、橘子、含钾饮料等。用药过程如出现较严重的不良反应，应及时来院咨询。

（耿玉莹）

第十二节 再生障碍性贫血

再生障碍性贫血（aplastic anemia，AA）简称再障，是一种由多种原因引起的骨髓造血功能代偿不全，临床上出现全血细胞减少而肝、脾、淋巴结大多不肿大的一组综合征。可继发于药物、化学品、物理或病毒感染等因素。按病程长短及症状轻重可分为急性再障和慢性再障。其发病机制可归纳为造血干细胞缺陷、造血微环境损害及免疫性造血抑制等。

一、临床特点

(一)症状

急性再障起病急,病程短,一般为 1～7 个月,贫血呈进行性加重,感染时症状严重,皮肤黏膜广泛出血,重者内脏出血。慢性再障起病缓慢,病程长,达 1 年以上,贫血症状轻,感染轻,皮肤黏膜散在出血,内脏出血少见。

(二)体征

急性再障 1/3 患儿可有肝轻度肿大(肋下 1～2 cm),脾、淋巴结不肿大,慢性再障肝、脾、淋巴结均不肿大。

(三)辅助检查

(1)血常规:急性再障除血红蛋白下降较快外,须具备以下 3 项之中 2 项:①网织红细胞小于 1%,绝对值小于 $15\times10^9/L$;②白细胞总数明显减少,中性粒细胞绝对值小于 $0.5\times10^9/L$;③血小板小于 $20\times10^9/L$。慢性再障血红蛋白下降速度较慢,网织红细胞、白细胞、中性粒细胞及血小板常较急性型为多。

(2)骨髓细胞学检查:急性型多部位增生减低。慢性型至少一个部位增生不良,巨核细胞减少。均有三系血细胞不同程度减少。

(3)其他:骨髓造血干细胞减少。淋巴细胞亚群改变,出现 $CD4^+/CD8^+$ 比值下降或倒置($CD4^+\downarrow$,$CD8^+\uparrow$),慢性型主要累及 B 淋巴细胞。

二、护理评估

(一)健康史

询问家族史,了解母亲怀孕时期和患儿出生后服用过的各种药物,暴露过的环境,感染情况等。询问患儿乏力、面色苍白出现的时间,高热时的体温,鼻出血的程度及其他部位出血的伴随症状。

(二)症状、体征

测量生命体征,评估患儿贫血程度,皮肤、黏膜出血情况及有无内脏出血征象。

(三)社会、心理状况

评估患儿对疾病的耐受状况,评估患儿家长对本病的了解程度和焦虑程度,评估家庭经济状况及社会支持系统的情况。

(四)辅助检查

了解血常规、骨髓等各项检查结果,判断疾病的种类及严重程度。

三、常见护理问题

(1)活动无耐力:与骨髓造血功能不良、贫血有关。

(2)有出血的危险:与血小板减少有关。

(3)有感染的危险:与白细胞低下,机体抵抗力差有关。

(4)焦虑:与疾病预后有关。

(5)知识缺乏:缺乏疾病相关知识。

(6)自我形象紊乱:与服用雄性激素及环孢霉素引起容貌改变有关。

四、护理措施

（1）按出血性疾病护理常规。

（2）做好保护性隔离，保持床单、衣服清洁、干燥，白细胞低时嘱戴口罩，减少探视，避免交叉感染，有条件者进层流室。

（3）特殊药物的应用及观察。

环孢霉素 A(CsA)：总疗程至少 3 个月，应用时应注意以下几点。①密切监测肝肾功能情况，并及时反馈给医师。②减轻药物胃肠道反应：大孩子可于饭后服，婴幼儿可将 CsA 滴剂掺入牛奶、饼干、果汁内摇匀服用。③正确抽取血液以检测血药浓度：应在清晨未服药前抽取 2 mL 血液，盛于血药浓度特殊试管内摇匀及时送检。④服药期间应避免进食高钾食物、含钾药物及保钾利尿剂，以防高血钾发生。⑤密切监测血压变化，注意有无头痛、恶心、痉挛、抽搐、惊厥等，以防高血压脑病的发生。

抗胸腺细胞免疫球蛋白(ATG)：本制剂适用于血小板＞10×10^9/L 的病例。常见的不良反应有变态反应和血清病样反应。在应用 ATG 时应注意以下几点：①静脉输注 ATG 前，应遵医嘱先用日需要量的皮质醇和静脉抗组织胺类药物，如氢化可的松、异丙嗪等；②选择大静脉缓慢滴注，开始时速度宜慢，根据患儿对药物的反应情况调节速度，使总滴注时间不短于 4 小时；③密切观察患儿面色、生命体征变化，观察有无寒战、高热、心跳过速、呕吐、胸闷、气急、血压下降等，如有不适应及时通知医师，减慢滴速或暂停输液，必要时予心肺监护、吸氧、降温等。一般这些反应经对症处理后逐渐好转；④输液过程中应注意局部有无肿胀外渗。一旦渗出应重新穿刺，局部用 25％的硫酸镁湿敷，尽量选择粗大的静脉，以避免血栓性静脉炎的发生；⑤观察血清病样反应发生：于初次使用后 7～15 天，患儿若出现发热、瘙痒、皮疹、关节痛、淋巴结肿大，严重者出现面部及四肢水肿、少尿、喉头水肿、哮喘、神经末梢炎、头痛、谵妄，甚至惊厥，应考虑血清病样反应。一旦发生，应立即报告医师，及时处理。

（4）健康教育。①疾病相关知识宣教：疾病确诊后应向家长讲解引起再障的各种可能因素，尽可能找到致病原因，避免再次接触，向家长宣传再障治疗的新进展，树立战胜疾病的信心。②宣传做好各种自我防护的必要性：如白细胞低时能使患儿自觉戴上口罩或进层流室隔离，血小板降至 50×10^9/L 以下时减少活动，卧床休息。③做好各种治疗、用药必要性的宣教：向家长详细说明使用免疫抑制剂及雄激素等药物可能会出现的各种并发症及应对措施，以减轻患儿及家长的顾虑，积极配合治疗。

五、出院指导

（1）饮食指导：除遵守饮食护理原则外，可吃些红枣、带衣花生、黑木耳等补血食物以促进造血；多食菌类食物及大蒜等，增强机体抵抗力，应用激素时需补充钙剂及含钙丰富的食物。

（2）运动指导：适当运动，劳逸结合，促进骨髓血循环，促进造血。

（3）环境及温度：居室及周边环境空气新鲜，温度适宜，定时通风换气。不去公共场所，注意冷暖，及时增减衣服，防止感冒、发热。

（4）卫生指导：注意个人卫生，勤换内衣，勤剪指甲，不用手指甲挖鼻，不用力搔抓皮肤。

（5）就医指导：定时复查血常规，如有异常及时就医。按医嘱定时服药，正确掌握服药的方法，不随意增减药量，用药过程如出现较严重的不良反应，应及时来院咨询。

(6)告知药物不良反应：长期应用环孢霉素及雄激素类药物会出现容貌改变及多毛、皮肤色素沉着、牙龈肿胀、乳腺增生、水钠潴留、手足烧灼感、震颤、肌肉痉挛及抽搐、高血压及头痛等，告知家长对于药物引起的体形及容貌方面的改变停药后会逐渐恢复，不必为此担忧而擅自停药，其他不良反应严重时应及时来院就诊。

(7)病情稳定时可予中药调理。

（耿玉莹）

第十三节　溶血性贫血

溶血性贫血是由于红细胞破坏增多、增快，超过造血代偿能力所发生的一组贫血。按发病机制可分为葡萄糖-6-磷酸脱氢酶缺陷症、免疫性溶血性贫血等。

一、临床特点

（一）葡萄糖-6-磷酸脱氢酶缺陷症

葡萄糖-6-磷酸脱氢酶（G-6-PD）缺陷症是一种伴性不完全显性遗传性疾病，因缺乏 G-6-PD 致红细胞膜脆性增加而发生红细胞破坏，男性多于女性。临床上可分为无诱因的溶血性贫血、蚕豆病、药物诱发和感染诱发等溶血性贫血及新生儿黄疸五种类型。此病在我国广西壮族自治区、海南岛黎族、云南省傣族为最多。

1.症状和体征

发病年龄越小，症状越重。患儿常有畏寒、发热、恶心、呕吐、腹痛和背痛等，同时出现血红蛋白尿，尿呈酱油色、浓茶色或暗红色。血红蛋白迅速下降，多有黄疸。极重者甚至出现惊厥、休克、急性肾衰竭和脾脏肿大，如不及时抢救可于 1～2 天内死亡。

2.辅助检查

(1)血常规：溶血发作时红细胞与血红蛋白迅速下降，白细胞可增高，血小板正常或偏高。

(2)骨髓细胞学检查：粒系、红系均增生，粒系增生程度与发病年龄呈负相关。

(3)尿常规：尿隐血试验 60%～70% 呈阳性。严重时可导致肾功能损害，出现蛋白尿、红细胞尿及管型尿，尿胆原和尿胆红素增加。

(4)血清游离血红蛋白增加，结合珠蛋白降低，Coombs 试验阴性，高铁血红蛋白还原率降低。

（二）免疫性溶血性贫血

由于免疫因素如抗体、补体等导致红细胞损伤、寿命缩短而过早地破坏，产生溶血和贫血症状者称为免疫性溶血性贫血。常见为自身免疫性溶血性贫血。

1.症状和体征

多见于 2～12 岁的儿童，男多于女，常继发于感染尤其是上呼吸道感染后，起病大多急骤，伴有虚脱、苍白、黄疸、发热、血红蛋白尿等。病程呈自限性，通常 2 周内自行停止，最长不超过 6 个月。溶血严重者可发生急性肾功能不全。

2.辅助检查

（1）血常规：大多数病例贫血严重，血红蛋白低于 $60\ g/L$，网织红细胞可高达 50%。慢性迁延型者严重时可发生溶血危象或再生障碍性贫血危象。可出现类白血病反应。

（2）红细胞脆性试验：病情进展时红细胞脆性增加，症状缓解时脆性正常。

（3）Coombs 试验：大多数直接试验强阳性，间接试验阴性或阳性。

二、护理评估

（一）健康史

询问家族中有无类似患儿；有无可疑药物、食物接触史，如注射维生素 K 或接触樟脑丸或食用过蚕豆及其蚕豆制品；最近有无上呼吸道感染史；发病季节。

（二）症状、体征

评估患儿有无畏寒、发热、面色苍白、黄疸、茶色尿和腹痛、背痛及其程度与性质，有无脏器衰竭的表现。

（三）社会、心理状况

评估患儿家长对本病的了解程度，家庭经济状况及社会支持系统。

（四）辅助检查

了解血红蛋白、红细胞、网织细胞数量、骨髓化验结果、尿常规等。

三、常见护理问题

（1）活动无耐力：与贫血致组织缺氧有关。

（2）体温过高：与感染、溶血有关。

（3）有肾脏受损危险：与血红蛋白尿有关。

（4）焦虑：与病情急、重有关。

（5）知识缺乏：家长及患儿缺乏该疾病相关知识。

（6）自我形象紊乱：与长期应用大剂量糖皮质激素，引起库欣貌有关。

四、护理措施

（1）急性期卧床休息，保持室内空气新鲜，避免受凉，血红蛋白低于 $70\ g/L$ 者应绝对卧床休息，减少耗氧量。

（2）明确疾病诊断及发病原因后，G-6-PD 缺陷者应避免该病可能的诱发因素如感染，服用某些具有氧化作用的药物、蚕豆等。

（3）溶血严重时要密切观察生命体征、尿量、尿色的变化并记录。若每天尿量少于 $250\ mL/m^2$，或学龄儿童每天 $<400\ mL$，学龄前儿童 $<300\ mL$，婴幼儿 $<200\ mL$，应警惕急性肾衰竭的可能，要控制水的入量（必要时记 24 小时出入液量），注意水、电解质紊乱，防止高钾血症，遵医嘱纠正酸中毒，及时碱化尿液以防急性肾衰竭。

（4）自身免疫性溶血性贫血患儿应遵嘱及时应用免疫抑制剂，并观察免疫抑制剂如糖皮质激素、环孢霉素 A(CsA)、环磷酰胺(CTX) 等药物的不良反应。

（5）溶血严重时应立即抽取血交叉，遵嘱输洗涤红细胞并做好输血相关护理。

（6）行脾切除的患儿应做好术前术后的护理。

(7)健康教育：①疾病确诊后应向家长讲解引起溶血性贫血的各种可能因素，尽可能找到致病原因，避免感染，G-6-PD 缺乏患儿应避免服用氧化类药物、蚕豆，避免接触樟脑丸等，以免引起疾病复发；②告知家长该病的相关症状及干预措施，如血红蛋白低时应绝对卧床休息，出现腹痛、腰酸、背痛、尿色变化时应及时告知医务人员；③做好各种治疗、用药知识的宣教，向家长详细说明使用激素及其他免疫抑制剂等药物可能会出现的各种并发症及应对措施，以减轻患儿及家长的顾虑，积极配合治疗；④做好脾切除的术前术后健康宣教。

五、出院指导

(1)饮食指导：给以营养丰富，富含造血物质的食品。G-6-PD 缺陷患儿（蚕豆黄）应避免食用蚕豆及其制品，避免应用氧化类的药物（磺胺类、呋喃类、奎宁、解热镇痛类、维生素 K 等），小婴儿要暂停母乳喂养（疾病由母亲食用蚕豆后引起者），防止接触樟脑丸。

(2)脾大的患儿平时生活中要注意安全，防止外伤引起脾破裂。脾切除患儿免疫功能较低，应注意冷暖，做好自身防护，避免交叉感染。

(3)定期检查血常规（包括网织细胞计数），如发现面色发黄、血红蛋白低于 70 g/L 应来院复诊，必要时输血治疗。

(4)G-6-PD 缺陷症的患儿要随身携带禁忌药物卡。

(5)自身免疫性溶血病患儿要按医嘱继续正确用药，注意激素药物的不良反应（高血压、高血糖、精神兴奋、库欣貌、水肿等）。告知家长，服药后引起的容貌改变是暂时的，不能擅自停药或减药，以免病情反复或出现其他症状；如出现发热及严重药物不良反应应及时来院就诊。

（耿玉莹）

第十四节　化脓性脑膜炎

化脓性脑膜炎简称化脑，是小儿时期常见的由化脓性细菌引起的中枢神经系统急性感染性疾病。临床以急性发热、惊厥、意识障碍、颅内压增高、脑膜刺激征及脑脊液脓性改变为特征。如未及时治疗，神经系统后遗症较多，病死率较高。

一、临床特点

(1)化脑的发病可分为两种。①暴发型：骤起发病，一般由脑膜炎双球菌引起，若不及时治疗，可在 24 小时内死亡。②亚急型：由其他化脓菌引起，于发病前数天常有上呼吸道炎症或胃肠道症状。

(2)典型临床表现可简单概括为 3 个方面：①感染中毒及急性脑功能障碍症状，包括发热、烦躁，进行性意识障碍，患儿逐渐从精神萎靡、嗜睡、昏睡、浅昏迷到深度昏迷。30% 患儿有反复的全身或局限性惊厥发作。部分患儿出现 Ⅱ、Ⅲ、Ⅵ、Ⅶ、Ⅷ 对脑神经受损或肢体瘫痪症状。脑膜炎双球菌感染者可骤起发病，迅速呈现进行性休克、皮肤出血点、瘀斑、意识障碍和弥散性血管内凝血的症状；②颅内高压症：剧烈头痛、喷射性呕吐，婴儿有前囟饱满、颅缝增宽，合并脑疝时，则有呼吸不规则、突然意识障碍加重、瞳孔不等大等征兆；③脑膜刺激征：颈抵抗最常见，可有凯尔尼格征阳性、布鲁津斯基征阳性。

(3)年龄小于 3 个月的婴儿和新生儿化脑表现多不典型,主要差异在于:①体温可高可低,可不发热或体温不升;②颅内压增高表现可不明显,可能仅有吐奶、尖叫或颅缝裂开;③惊厥可不典型,如仅见面部、肢体局灶性或肌阵挛等发作;④脑膜刺激征不明显,与小儿肌肉不发达、肌力弱或反应低下有关。

(4)严重患儿可并发硬膜下积液、脑积水、脑室管膜炎、脑性低钠血症,脑神经受累可致耳聋、失明等,脑实质病变可产生继发性癫痫、智力障碍等。

(5)辅助检查:①周围血白细胞增高、分类中性粒细胞增高;②脑脊液压力增高、外观浑浊、白细胞在数百至数万×10^6/L,分类以中性粒细胞为主,蛋白质增多、糖降低。脑脊液涂片和培养可明确病原体。

二、护理评估

(一)健康史

询问患儿发病前有无呼吸道、胃肠道或皮肤等感染史,新生儿有无脐带感染史及出生时的感染史。

(二)症状、体征

评估患儿生命体征(尤其体温及呼吸状况),意识障碍及颅内高压程度,有无躯体受伤的危险因素。有并发症者,注意评估有无头痛、呕吐、发热不退、小婴儿前囟、颅缝等。

(三)社会、心理状况

评估患儿及家长对疾病的了解程度,有无焦虑、恐惧,家长文化程度等。

(四)辅助检查

注意评估治疗前后患儿脑脊液的细胞数、分类、生化、培养等的变化,注意周围血常规改变、CT 检查结果等。

三、常见护理问题

(1)体温过高:与细菌感染有关。

(2)合作性问题:颅内高压症。

(3)营养失调:低于机体需要量,与摄入不足、机体消耗增多有关。

(4)有受伤的危险:与抽搐或意识障碍有关。

(5)恐惧或焦虑(家长的):与疾病重、预后不良有关。

四、护理措施

(1)高热的护理:保持病室安静、空气新鲜,绝对卧床休息。每 4 小时测体温 1 次,并观察热型及伴随症状。鼓励患儿多饮水,必要时静脉补液。出汗后及时更衣,注意保暖。体温超过38 ℃时,及时给予物理降温;如超过 39 ℃,按医嘱及时给予药物降温,以减少大脑氧的消耗,防止高热惊厥。记录降温效果。

(2)饮食护理:保证足够热量摄入,按患儿热量需要制定饮食计划,给予高热量、清淡、易消化的流质或半流质饮食。少量多餐,防呕吐发生。注意食物的调配,增加患儿食欲。频繁呕吐不能进食者,应注意观察呕吐情况并静脉输液,维持水、电解质平衡。偶有吞咽障碍者,应及早鼻饲,以防窒息。监测患儿每天热量摄入,及时给予适当调整。

(3)体位:给予舒适的卧位,颅内高压者抬高头部 15°～30°,保持中位线,避免扭曲颈部。有脑疝发生时,应选择平卧位。呕吐时须将头侧向一边,防止窒息。

(4)加强基础护理:做好口腔护理,呕吐后帮助患儿漱口,保持口腔清洁,及时清除呕吐物,减少不良刺激。做好皮肤护理,及时清除大小便,保持臀部干燥,必要时使用气垫等抗压力器材,预防压疮的发生。

(5)注意患儿安全,躁动不安或惊厥时防坠床及舌咬伤。

(6)协助患儿进行洗漱、进食、大小便及个人卫生等生活护理。

(7)病情观察:①监测生命体征,密切观察病情,注意精神状态、意识、瞳孔、前囟等变化。若患儿出现意识障碍、前囟紧张、躁动不安、频繁呕吐、四肢肌张力增高等,提示有脑水肿、颅内压升高的可能。若呼吸节律不规则、瞳孔忽大忽小或两侧不等大、对光反应迟钝、血压升高,应注意脑疝及呼吸衰竭的存在;②并发症的观察:如患儿在治疗中发热不退或退而复升、前囟饱满、颅缝裂开、呕吐不止、频繁惊厥,应考虑有并发症存在。可做颅骨透照法、头颅超声波检查、头颅 CT 扫描检查等,以便早确诊,及时处理。

(8)用药护理:了解各种药物的使用要求及不良反应。如静脉用药的配伍禁忌:青霉素应现配现用,防止破坏,影响疗效;注意观察氯霉素的骨髓抑制作用,定期做血常规检查;甘露醇须快速输注,避免药物渗出血管外,如有渗出须及时处理,可用 50％硫酸镁湿敷;除甘露醇外,其他液体静脉输注速度不宜太快,以免加重脑水肿;保护好静脉,有计划地选择静脉,保证输液通畅;记录 24 小时出入液量。

(9)心理护理:对患儿及家长给予安慰、关心和爱护,使其接受疾病的事实,鼓励战胜疾病的信心。根据患儿及家长的接受程度,介绍病情、治疗、护理的目的与方法,以取得患儿及家长的信任,使其主动配合。

(10)健康教育:①根据患儿和家长的接受程度介绍病情和治疗、护理方法,使其主动配合,并鼓励患儿和家长共同参与制定护理计划。关心家长,爱护患儿,鼓励其战胜疾病,以取得患儿和家长的信任。②在治疗过程中提供相应的护理知识,如吞咽不良、使用鼻饲者,注意鼻饲后的正确卧位,鼻饲后避免立即翻身和剧烈运动;小婴儿要耐心喂养,给予喂养知识及饮食指导;向患儿及家长解释腰穿后须去枕平卧、禁食 2 小时的意义,以取得患儿和家长的合作;注意保暖,预防感冒;减少陪护,预防交叉感染,以期尽早康复。③对有并发症患儿,向患儿和家长解释原因,在处理过程中需要患儿和家长配合的都应一一说明,以取得患儿和家长的配合。

(耿玉莹)

第十五节　病毒性脑炎

病毒性脑炎是指各种病毒感染引起的一组以精神和意识障碍为突出表现的中枢神经系统感染性疾病。80％以上的病毒性脑炎由肠道病毒引起(柯萨奇病毒、埃可病毒),其次为虫媒病毒(如乙脑病毒)、腮腺炎病毒和疱疹病毒等。由于神经系统受累的部位、病毒致病的强度等不同,临床表现差异较大。

一、临床特点

（一）前驱期症状

多数患儿有上呼吸道或胃肠道感染等前驱症状，如发热、头痛、咽痛、食欲减退、呕吐、腹泻等。

（二）脑实质受累症状

（1）意识障碍：对外界反应淡漠、迟钝，或烦躁、嗜睡，甚至出现谵妄、昏迷。如累及脑膜则出现脑膜刺激征。

（2）抽搐：可以为局限性、全身性或为持续性。

（3）运动功能障碍：病变累及脑干可有多数脑神经麻痹，表现为斜视、面瘫或吞咽困难，典型的出现交叉性瘫痪，严重的出现呼吸、循环衰竭。病变累及基底节等椎体外系时，出现各种不同类型的不自主运动，包括多动、震颤、肌张力改变如舞蹈性动作、肌强直等。

（4）小脑受累症状：共济失调、眼球震颤、肌张力低下等。

（5）精神症状：部分患儿精神症状非常突出，如记忆力减退，定向障碍，幻听、幻视；情绪改变、易怒，有时出现猜疑。

（6）自主神经症状：以出汗为明显，其次为唾液分泌增多，颜面潮红；可出现大小便功能障碍。

（三）颅内压增高症状

主要表现为头痛、呕吐、心动过缓、血压升高、球结膜水肿、视盘水肿，婴儿前囟饱满，意识障碍，严重时可出现脑疝，危及生命。

（四）后遗症

大部分病毒性脑炎的病程为 2 周，多可完全恢复，但重者可留下不同程度的后遗症，如肢体瘫痪、癫痫、智力低下、失语、失明等。

（五）辅助检查

（1）周围血常规：白细胞计数正常或偏低。

（2）脑脊液：压力正常或增高，白细胞轻或中度升高，一般不超过 $100 \times 10^6/L$，以淋巴细胞为主，蛋白含量正常或略高，糖和氯化物正常。

（3）病毒学、免疫学检查：部分患儿脑脊液病毒培养及特异性抗体测试阳性。恢复期血清特异性抗体滴度高于急性期 4 倍以上有诊断价值。

二、护理评估

（一）健康史

询问患儿近 1～2 周内有无呼吸道、消化道等前驱感染症状，有无头痛、呕吐，抽搐等表现。

（二）症状、体征

评估患儿的生命体征，意识障碍、肢体瘫痪及头痛程度，注意检查脑膜刺激征，有无脑神经麻痹、精神症状、前囟隆起等表现。

（三）社会、心理状况

评估患儿、家长的心理状况和对本病的了解程度，有无焦虑、恐惧，以及家庭经济能力。

（四）辅助检查

及时了解血液化验、脑脊液检查结果，以及脑电图、头颅CT的改变。

三、常见护理问题

(1)体温过高：与病毒感染有关。

(2)营养失调：低于机体需要量，与摄入不足、机体消耗增多有关。

(3)有受伤的危险：与昏迷、抽搐、瘫痪有关。

(4)恐惧(家长)：与预后不良有关。

(5)合作性问题：颅内高压症、昏迷。

四、护理措施

(1)合理的体位：患儿取平卧位，上半身可抬高 15°～30°，利于静脉回流，降低脑静脉窦压力，有助于降低颅内压。呕吐患儿可取侧卧位，以便分泌物排出，保持呼吸道通畅。

(2)保持安静：患儿抽搐或躁动不安时，遵医嘱使用镇静药，因为任何躁动不安均能加重脑缺氧。

(3)密切观察病情：注意神志、瞳孔、呼吸、心率、血压、前囟、哭声、肌张力、抽搐次数、性质及持续时间等，应经常巡视，密切观察，详细记录，以便及早发现，给予急救处理。

(4)密切注意药物疗效及不良反应：甘露醇、呋塞米、激素使用后需注意瞳孔、前囟张力、头痛程度、血压、尿量等变化，必要时复查电解质。

(5)维持正常体温：监测体温变化，观察热型及伴随症状。体温超过 38 ℃时给予物理降温如头置冰水袋、温水擦浴、解热贴敷额等；体温超过 39 ℃时遵医嘱药物降温，并注意降温疗效。鼓励患儿多饮水，必要时静脉补液；出汗后及时更换衣物，以防受凉。

(6)保护脑细胞：给予氧气吸入，定时监测血氧饱和度；并按医嘱使用甘露醇、呋塞米、地塞米松等以减轻脑水肿。

(7)保证营养供应：饮食宜清淡、易消化、富含营养。注意食物的调配，增加患儿的食欲。少量多餐，以减轻胃的饱胀，防呕吐发生。对昏迷或吞咽困难的患儿，应及早给予鼻饲，保证热量供应。

(8)促进肢体功能的恢复：①卧床期间协助患儿洗漱、进食、大小便和个人卫生等；②教会家长给患儿翻身及皮肤护理的方法，预防压疮的发生；③保持瘫痪肢体于功能位置。病情稳定后，以及早督促患儿进行肢体的被动或主动功能锻炼。活动要循序渐进，加强保护措施，防止碰伤。在每次改变锻炼方式时给予指导、帮助和鼓励。

(9)做好心理护理：树立患儿及其家长战胜疾病的信心，促进康复训练，增强患儿自我照顾能力。耐心介绍环境，给予关心、爱护，以减轻患儿的不安与焦虑。

(10)昏迷患儿按昏迷护理。

(11)健康教育：①腰穿是诊断病脑必不可少的检查。让家长懂得：脑脊液每小时可产生 20 mL 左右，抽出 2 mL 脑脊液检查不会影响机体的功能，腰穿后平卧 2 小时、禁食 2 小时即可，以解除患儿及家长的顾虑；②根据患儿及家长的接受程度，介绍病情及病毒性脑炎可能的转归，鼓励患儿和家长树立战胜疾病的信心；③指导、督促家长掌握保护性看护和日常生活护理的有关知识，指导家长做好智力训练和瘫痪肢体功能训练。

(耿玉莹)

第十六节 惊　厥

惊厥的病理生理基础是脑神经元的异常放电和过度兴奋。惊厥是由多种原因所致的大脑神经元暂时性功能紊乱的一种表现。惊厥发作时全身或局部肌群突然发生阵挛或强直性收缩,多伴有不同程度的意识障碍。惊厥是小儿常见的急症,有5%～6%的小儿发生过高热惊厥。

一、病因

小儿惊厥可由众多因素引起,凡能造成脑神经元兴奋性功能紊乱的因素(如脑缺氧、缺血、低血糖、脑炎症、水肿、中毒变性、坏死)均可导致惊厥的发生。其病因可归纳为以下几类。

(一)感染性疾病

1.颅内感染性疾病

该类疾病包括细菌性脑膜炎、脑血管炎、颅内静脉窦炎、病毒性脑炎、脑膜脑炎、脑寄生虫病、各种真菌性脑膜炎。

2.颅外感染性疾病

该类疾病包括呼吸系统感染性疾病、消化系统感染性疾病、泌尿系统感染性疾病、全身性感染性疾病、某些传染病、感染性病毒性脑病、脑病合并内脏脂肪变性综合征。

(二)非感染性疾病

1.颅内非感染性疾病

该类疾病包括癫痫、颅内创伤、颅内出血、颅内占位性病变、中枢神经系统畸形、脑血管病、神经皮肤综合征、中枢神经系统脱髓鞘病和变性疾病。

2.颅外非感染性疾病

(1)中毒:如氰化钠、铅、汞中毒,急性乙醇中毒及各种药物中毒。

(2)缺氧:如新生儿窒息、溺水、麻醉意外、一氧化碳中毒、心源性脑缺血综合征等。

(3)先天性代谢异常疾病:如苯丙酮尿症、黏多糖病、半乳糖血症、肝豆状核变性、尼曼-匹克病。

(4)水电解质紊乱及酸碱失衡:如低钙血症、低钠血症、高钠血症及严重代谢性酸中毒。

(5)全身及其他系统疾病并发症:如系统性红斑狼疮、风湿病、肾性高血压脑病、尿毒症、肝昏迷、糖尿病、低血糖、胆红素脑病。

(6)维生素缺乏症:如维生素B_6缺乏症、维生素B_6依赖综合征、维生素B_1缺乏性脑病。

二、临床表现

(一)惊厥发作形式

1.强直-阵挛发作

患儿在惊厥发作时突然意识丧失,摔倒,全身强直,呼吸暂停,角弓反张,牙关紧闭,面色青紫,持续10～20秒,转入阵挛期;不同肌群交替收缩,致肢体及躯干有节律地抽动,口吐白沫(若咬破舌头可吐血沫)。患儿呼吸恢复,但不规则,数分钟后肌肉松弛而缓解,可有尿失禁,然后入睡,醒后可有头痛、疲乏,对发作不能回忆。

2.肌阵挛发作

肌阵挛发作是由肢体或躯干的某些肌群突然收缩(或称电击样抽动),表现为头、颈、躯干或某个肢体快速抽搐。

3.强直发作

强直发作表现为肌肉突然强直性收缩,肢体可固定在某种不自然的位置,持续数秒钟,躯干四肢姿势可不对称,有强直表情,眼及头偏向一侧,睁眼或闭眼,瞳孔散大,可伴呼吸暂停、意识丧失。发作后意识较快恢复,不出现发作后嗜睡。

4.阵挛性发作

阵挛性发作时全身性肌肉抽动,左右可不对称,肌张力可升高或降低,有短暂意识丧失。

5.限局性运动性发作

发作时无意识丧失,常表现为下列形式。

(1)某个肢体或面部抽搐:口、眼、手指对应的脑皮层运动区的面积大,因而这些部位易受累。

(2)杰克逊(Jackson)癫痫发作:发作时大脑皮层运动区异常放电灶逐渐扩展到相邻的皮层区。抽搐也按皮层运动区对躯干支配的顺序扩展:面部→手→前臂→上肢→躯干→下肢。若进一步发展,可成为全身性抽搐,此时可有意识丧失。杰克逊癫痫发作常提示颅内有器质性病变。

(3)旋转性发作:发作时头和眼转向一侧,躯干也随之强直性旋转,或一侧上肢上举,另一侧上肢伸直,躯干扭转等。

6.新生儿轻微惊厥

新生儿轻微惊厥是新生儿期常见的一种惊厥形式。发作时新生儿呼吸暂停,两眼斜视,眼睑抽搐,有频频的眨眼动作,伴流涎、吸吮或咀嚼样动作,有时还出现上肢下肢类似游泳或蹬自行车样的动作。

(二)惊厥的伴随症状及体征

1.发热

发热为小儿惊厥最常见的伴随症状。例如,单纯性或复杂性高热惊厥患儿,于惊厥发作前均有 38.5 ℃甚至 40 ℃以上高热。由上呼吸道感染引起者,还可有咳嗽、流涕、咽痛、咽部出血、扁桃体肿大等表现。如惊厥为其他器官或系统感染所致,绝大多数患儿有发热及其相关的症状和体征。

2.头痛及呕吐

头痛为小儿惊厥常见的伴随症状。年长儿能正确叙述头痛的部位、性质和程度,婴儿常表现为烦躁、哭闹、摇头、抓耳或拍打头部。患儿多伴有频繁的喷射状呕吐,常见于颅内疾病及全身性疾病,如各种脑膜炎、脑炎、中毒性脑病、瑞氏综合征,颅内占位性病变。患儿还可出现程度不等的意识障碍,颈项抵抗,前囟饱满,颅神经麻痹,肌张力升高或减弱,克氏征、布鲁津斯基征及巴宾斯基征呈阳性。

3.腹泻

重度腹泻病可导致水、电解质紊乱及酸碱失衡,出现严重低钠血症或高钠血症,低钙血症、低镁血症。补液不当造成水中毒,也可出现惊厥。

4.黄疸

当出现胆红素脑病时,不仅皮肤、巩膜高度黄染,还可有频繁性惊厥。重症肝炎患儿肝衰竭,出现惊厥前可见到明显黄疸。在瑞氏综合征、肝豆状核变性等的病程中,均可出现黄疸,此类疾病初期或中末期均能出现惊厥。

5.水肿、少尿

各类肾炎或肾病为儿童时期常见多发病。水肿、少尿为该类疾病的首起表现。当部分患儿出现急性、慢性肾衰竭或肾性高血压脑病时,可有惊厥。

6.智力低下

常见于新生儿窒息所致缺氧、缺血性脑病,颅内出血患儿,病初即有频繁惊厥,其后有不同程度的智力低下。智力低下亦见于先天性代谢异常疾病患儿,如未经及时、正确治疗的苯丙酮尿症、枫糖尿症患儿。

三、诊断依据

(一)病史

了解惊厥的发作形式、持续时间、伴随症状、诱发因素及有关的家族史,了解患儿有无意识丧失。

(二)体检

给患儿做全面的体格检查,尤其是神经系统的检查,检查神志、头颅、头围、囟门、颅缝、脑神经、瞳孔、眼底、颈抵抗、病理反射、肌力、肌张力、四肢活动等。

(三)实验室及其他检查

1.血、尿、大便常规

血白细胞数显著升高,通常提示细菌感染。血红蛋白含量很低,网织红细胞数升高,提示急性溶血。尿蛋白含量升高,提示肾炎或肾盂肾炎。粪便镜检可以排除痢疾。

2.血生化等检验

除常规查肝功能、肾功能、电解质外,还应根据病情选择有关检验。

3.脑脊液检查

对疑有颅内病变的惊厥患儿,应做脑脊液常规、脑脊液生化、脑脊液培养或有关的特殊化验。

4.脑电图检查

阳性率可达80%～90%。小儿惊厥患儿的脑电图上可表现为阵发性棘波、尖波、棘慢波、多棘慢波等多种波型。

5.CT检查

对疑有颅内器质性病变的惊厥患儿,应做脑CT扫描。高密度影见于钙化灶、出血灶、血肿及某些肿瘤;低密度影常见于水肿、脑软化、脑脓肿、脱髓鞘病变及某些肿瘤。

6.MRI检查

MRI对脑、脊髓结构异常反映较CT更敏捷,能更准确地反映脑内病灶。

7.单光子反射计算机体层成像(SPECT)

SPECT可显示脑内不同断面的核素分布图像,对癫痫病灶、肿瘤定位及脑血管疾病提供诊断依据。

四、治疗

(一)止惊治疗

1.地西泮

每次 0.25～0.50 mg/kg,最大剂量为 10 mg,缓慢静脉注射,1 分钟不多于 1 mg。必要时可在 15～30 分钟后重复静脉注射一次。之后可口服维持。

2.苯巴比妥钠

新生儿的首次剂量为 15～20 mg,给药方式为静脉注射。维持量为 3～5 mg/(kg·d)。婴儿、儿童的首次剂量为 5～10 mg/kg,给药方式为静脉注射或肌内注射,维持量为 5～8 mg/(kg·d)。

3.水合氯醛

每次 50 mg/kg,加水稀释成 5%～10% 的溶液,保留灌肠。惊厥停止后改用其他止惊药维持。

4.氯丙嗪

剂量为每次 1～2 mg/kg,静脉注射或肌内注射,2～3 小时后可重复 1 次。

5.苯妥英钠

每次 5～10 mg/kg,肌内注射或静脉注射。遇到癫痫持续状态时,可给予 15～20 mg/kg,速度不超过 1 mg/(kg·min)。

6.硫苯妥钠

该药有催眠作用,大剂量有麻醉作用。每次 10～20 mg/kg,稀释成 2.5% 的溶液,肌内注射。也可缓慢静脉注射,边注射边观察,惊厥停止即停止注射。

(二)降温处理

1.物理降温

可用 30%～50% 乙醇擦浴。在患儿的头部、颈、腋下、腹股沟等处放置冰袋,亦可用冷盐水灌肠。可用低于体温 3～4 ℃的温水擦浴。

2.药物降温

一般用安乃近,每次 5～10 mg/kg,肌内注射。亦可用其滴鼻,对大于 3 岁的患儿,每次滴 2～4 滴。

(三)降低颅内压

惊厥持续发作引起脑缺氧、缺血,易导致脑水肿;如惊厥由颅内感染引起,疾病本身即有脑组织充血、水肿,颅内压增高,因而应及时降低颅内压。常用 20% 的甘露醇溶液,每次 5～10 mL/kg,静脉注射或快速静脉滴注(10 mL/min),6～8 小时重复使用。

(四)纠正酸中毒

惊厥频繁或持续发作过久,可导致代谢性酸中毒,如果血气分析发现血 pH＜7.2,BE(碱剩余)为 15 mmol/L,可用 5% 碳酸氢钠 3～5 mL/kg,稀释成 1.4% 的等张溶液,静脉滴注。

(五)病因治疗

对惊厥患儿应通过了解病史、全面体检及必要的化验检查,争取尽快地明确病因,给予相应治疗。对可能反复发作的病例,还应制定预防复发的措施。

五、护理

（一）护理诊断

（1）有窒息的危险。

（2）有受伤的危险。

（3）潜在并发症有脑水肿、酸中毒、呼吸系统衰竭、循环系统衰竭。

（4）患儿家长缺乏关于该病的知识。

（二）护理目标

（1）患儿不发生误吸或窒息。

（2）患儿未发生并发症。

（3）患儿家长情绪稳定，能掌握止痉、降温等应急措施。

（三）护理措施

1.一般护理

（1）护理人员应将患儿平放于床上，取头侧位。保持安静，治疗操作应尽量集中进行，动作轻柔、敏捷，禁止一切不必要的刺激。

（2）护理人员应把患儿的头侧向一边，及时清除呼吸道分泌物；对发绀的患儿供给氧气；患儿窒息时施行人工呼吸。

（3）物理降温可用沾有温水或冷水的毛巾湿敷额头，每 5～10 分钟更换 1 次毛巾，必要时把冰袋放在额部或枕部。

（4）护理人员应注意患儿的安全，预防损伤，清理好周围物品，防止患儿坠床和碰伤。

（5）护理人员应协助做好各项检查，及时明确病因；根据病情需要，于惊厥停止后，配合医师做血糖、血钙、腰椎穿刺、血气分析及血电解质等针对性检查。

（6）护理人员应保持患儿的皮肤清洁、干燥，衣、被、床单清洁、干燥、平整，以防皮肤感染及压疮的发生。

（7）护理人员应关心、体贴患儿，熟练、准确地操作，以取得患儿的信任，消除其恐惧心理；说服患儿及家长主动配合各项检查及治疗，使诊疗工作顺利进行。

2.临床观察内容

（1）惊厥发作时，护理人员应观察惊厥患儿抽搐的时间和部位，有无其他伴随症状。

（2）护理人员应观察病情变化，尤其随时观察呼吸、面色、脉搏、血压、心音、心率、瞳孔大小、对光反射等重要的生命体征，如发现异常，及时通报医师，以便采取紧急抢救措施。

（3）护理人员应观察体温变化，如患儿有高热，及时做好物理降温及药物降温；如体温正常，应注意为患儿保暖。

3.药物观察内容

（1）护理人员应观察止惊药物的疗效。

（2）使用地西泮、苯巴比妥钠等止惊药物时，护理人员应注意观察患儿呼吸及血压的变化。

4.预见性观察

若惊厥持续时间长，频繁发作，护理人员应警惕有脑水肿、颅内压增高。收缩压升高，脉率减慢，呼吸节律慢而不规则，则提示颅内压增高。如未及时处理，可进一步发生脑疝，表现为瞳孔不等大、对光反射消失、昏迷加重、呼吸节律不整甚至呼吸骤停。

六、康复与健康指导

(1)护理人员应做好患儿的病情观察,准备好急救物品,教会家长正确的退热方法,提高家长的急救技能。

(2)护理人员应加强患儿营养与体育锻炼,做好基础护理等。

(3)护理人员应向家长详细交代患儿的病情、惊厥的病因和诱因,指导家长掌握预防惊厥的方法。

(耿玉莹)

第十七节 麻 疹

麻疹是由麻疹病毒引起的急性呼吸道传染病,以发热、咳嗽、流涕、结膜炎、口腔麻疹黏膜斑及全身皮肤斑丘疹为主要表现。麻疹具有高度的传染性,每年全球有数百万人发病。近年来,在全国范围内出现了麻疹流行,8个月之前的婴儿患病和大年龄麻疹的出现,是我国麻疹流行的新特点。

一、病因

麻疹病毒属副黏液病毒科,为 RNA 病毒,直径在 $100\sim250$ nm,呈球形颗粒,有 6 种结构蛋白。仅有一个血清型,近年来发现该病毒有变异,其抗原性稳定。麻疹病毒在体外生活能力不强,对阳光和一般消毒剂均敏感,55 ℃ 15 分钟即被破坏,含病毒的飞沫在室内空气中保持传染性一般不超过 2 小时,在流通空气中或日光下 30 分钟失去活力,对寒冷及干燥耐受力较强。麻疹疫苗需低温保存。

二、发病机制

麻疹病毒侵入易感儿后出现两次病毒血症。麻疹病毒随飞沫侵入上呼吸道、眼结膜上皮细胞,在其内复制繁殖并通过淋巴组织进入血流,形成第一次病毒血症。此后,病毒被单核巨噬细胞系统(肝、脾、骨髓)吞噬,并在其内大量繁殖后再次侵入血流,形成第二次病毒血症。引起全身广泛性损害而出现高热、皮疹等一系列临床表现。

三、病理

麻疹是全身性疾病,皮肤、眼结合膜、鼻咽部、支气管、肠道黏膜及阑尾等处可见单核细胞增生及围绕在毛细血管周围的多核巨细胞,淋巴样组织肥大。皮疹是由麻疹病毒致敏了的 T 淋巴细胞与麻疹病毒感染的血管内皮细胞及其他组织细胞作用时,产生迟发性的变态反应,使受染细胞坏死、单核细胞浸润和血管炎样病变。由于表皮细胞坏死、变性引起脱屑。崩解的红细胞及血浆渗出血管外,使皮疹消退后留有色素沉着。麻疹黏膜斑与皮疹病变相同。麻疹的病理特征是受病毒感染的细胞增大并融合形成多核巨细胞。其细胞大小不一,内含数十至百余个核,核内外有病毒集落(嗜酸性包涵体)。

四、流行病学

(一)传染源

患者是唯一的传染源。出疹前5天至出疹后5天均有传染性,如合并肺炎传染性可延长至出疹后10天。

(二)传播途径

患者口、鼻、咽、气管及眼部的分泌物中均含有麻疹病毒,主要通过喷嚏、咳嗽和说话等空气飞沫传播。密切接触者可经污染病毒的手传播,通过衣物、玩具等间接传播者少见。

(三)易感人群和免疫力

普遍易感,易感者接触患者后,90%以上发病,病后能获持久免疫。由于母体抗体能经胎盘传给胎儿,因而麻疹多见于6个月以上的小儿,6个月~5岁小儿发病率最高。

(四)流行特点

全年均可发病,以冬、春两季为主,高峰在2~5月份。自麻疹疫苗普遍接种以来,发病的周期性消失,发病年龄明显后移,青少年及成人发病率相对上升,育龄妇女患麻疹增多,并将可能导致先天麻疹和新生儿麻疹发病率上升。

五、临床表现

(一)潜伏期

平均10天(6~18天),接受过免疫者可延长至3~4周。潜伏期末可有低热、全身不适。

(二)前驱期(发疹前期)

从发热至出疹,常持续3~4天,以发热、上呼吸道炎和麻疹黏膜斑为主要特征。此期患儿体温逐渐增高达39~40 ℃。同时伴有流涕、咳嗽、流泪等类似感冒症状,但结膜充血、畏光流泪、眼睑水肿是本病特点。90%以上的患者于病程的第2~3天,在第一臼齿相对应的颊黏膜处,可出现0.5~1.0 mm大小的白色麻疹黏膜斑(柯氏斑),周围有红晕,常在2~3天内消退,具有早期诊断价值。

(三)出疹期

多在发热后3~4天出现皮疹,体温可突然升高到40.0~40.5 ℃。皮疹初见于耳后发际,渐延及面、颈、躯干、四肢及手心足底,2~5天出齐。皮疹为淡红色充血性斑丘疹,大小不等,压之褪色,直径2~4 mm,散在分布,皮疹痒,疹间皮肤正常。病情严重时皮疹常可融合呈暗红色,皮肤水肿,面部水肿变形。此期全身中毒症状及咳嗽加剧,可因高热引起谵妄、嗜睡,可发生腹痛、腹泻和呕吐,可伴有全身淋巴结及肝脏、脾脏大,肺部可闻少量湿啰音。

(四)恢复期

出疹3~5天后,体温下降,全身症状明显减轻。皮疹按出疹的先后顺序消退,可有麦麸样脱屑及浅褐色素斑,7~10天消退。麻疹无并发症者病程为10~14天。少数患者,病程呈非典型经过。体内尚有一定免疫力者呈轻型麻疹,症状轻,常无黏膜斑,皮疹稀而色淡,疹退后无脱屑和色素沉着,无并发症,此种情况多见于潜伏期内接受过丙种球蛋白或成人血注射的患儿。体弱、有严重继发感染者呈重型麻疹,持续高热,中毒症状重,皮疹密集融合,常有并发症或皮疹骤退、四肢冰冷、血压下降等循环衰竭表现,死亡率极高。此外,注射过减毒活疫苗的患儿还可出现无典型黏膜斑和皮疹的无疹型麻疹。

麻疹的临床表现需与其他小儿出疹性疾病鉴别见表 10-4。

表 10-4　小儿出疹性疾病鉴别

疾病	病原	发热与皮疹关系	皮疹特点	全身症状及其他特征
麻疹	麻疹病毒	发热 3～4 天,出疹期热更高	红色斑丘疹,自头部→颈→躯干→四肢,退疹后有色素沉着及细小脱屑	呼吸道卡他性炎症、结膜炎、发热第 2～3 天口腔黏膜斑
风疹	风疹病毒	发热后半天至 1 天出疹	面部→躯干→四肢,斑丘疹,疹间有正常皮肤,退疹后无色素沉着及脱屑	全身症状轻,耳后,枕部淋巴结肿大并触痛
幼儿急疹	人疱疹病毒 6 型	高热 3～5 天热退疹出	红色斑丘疹,颈及躯干部多见,1 天出齐,次日消退	一般情况好,高热时可有惊厥,耳后,枕部淋巴结亦可肿大
猩红热	乙型溶血性链球菌	发热 1～2 天出疹,伴高热	皮肤弥漫充血,上有密集针尖大小丘疹,持续 3～5 天退疹,1 周后全身大片脱皮	高热,中毒症状重,咽峡炎,杨梅舌,环口苍白圈,扁桃体炎
肠道病毒感染	埃可病毒柯萨奇病毒	发热时或退热后出疹	散在斑疹或斑丘疹,很少融合,1～3 天消退,不脱屑,有时可呈紫癜样或水泡样皮疹	发热,咽痛,流涕,结膜炎,腹泻,全身或颈、枕淋巴结肿大
药物疹		发热、服药史	皮疹痒感,摩擦及受压部位多,与用药有关,斑丘疹、疱疹、猩红热样皮疹、荨麻疹	原发病症状

(五)并发症

(1)支气管肺炎:出疹 1 周内常见,占麻疹患儿死因的 90％以上。

(2)喉炎:出现频咳、声嘶,甚至哮吼样咳嗽,极易出现喉梗阻,如不及时抢救可窒息而死。

(3)心肌炎:是少见的严重并发症,多见于 2 岁以下、患重症麻疹或并发肺炎者和营养不良患者。

(4)麻疹脑炎:多发生于疹后 2～6 天,也可发生于疹后 3 周内。与麻疹的轻重无关。临床表现与其他病毒性脑炎相似,多经 1～5 周恢复,部分患者留有后遗症。

(5)结核病恶化。

六、辅助检查

(一)一般检查

血白细胞总数减少,淋巴细胞相对增多。

(二)病原学检查

从呼吸道分泌物中分离出麻疹病毒,或检测到麻疹病毒均可做出特异性诊断。

(三)血清学检查

在出疹前 1～2 天时用 ELSIA 法可检测出麻疹特异性 IgM 抗体,有早期诊断价值。

七、治疗原则

目前尚无特异性药物,宜采取对症治疗、中药透疹治疗及并发症治疗等综合性治疗措施。麻疹患儿对维生素 A 的需求量加大,WHO 推荐。在维生素 A 缺乏地区的麻疹患儿应补充维生素 A,低于 1 岁的患儿每天给 10 万单位,年长儿 20 万单位,共两日,有维生素 A 缺乏眼症者,1～4 周后应重复。

八、护理评估

(一)健康史询问

患儿有无麻疹的接触史及接触方式,出疹前有无发热、咳嗽、喷嚏、畏光、流泪及口腔黏膜改变等;询问出疹顺序及皮疹的性状,发热与皮疹的关系;询问患儿的营养状况及既往史,有无接种麻疹减毒活疫苗及接种时间。

(二)身体状况

评估患儿的生命体征,如体温、脉搏、呼吸、神志等;观察皮疹的性质、分布、颜色及疹间皮肤是否正常;有无肺炎、喉炎、脑炎等并发症。分析辅助检查结果,注意有无血白细胞总数减少、淋巴细胞相对增多;有无检测到麻疹病毒特异性 IgM 抗体,或分离出麻疹病毒等。

(三)社会、心理状况

评估患儿及家长的心理状况、对疾病的应对方式;了解家庭及社区对疾病的认知程度、防治态度。

九、护理诊断

(1)体温过高:与病毒血症、继发感染有关。

(2)皮肤完整性受损:与麻疹病毒感染有关。

(3)营养失调:低于机体需要量,与病毒感染引起消化吸收功能下降、高热消耗增多有关。

(4)有感染的危险:与免疫功能下降有关。

(5)潜在并发症:肺炎、喉炎、脑炎。

十、预期目标

(1)患儿体温降至正常。

(2)患儿皮疹消退,皮肤完整、无感染。

(3)患儿住院期间能得到充足的营养。

(4)患儿不发生并发症或发生时得到及时发现和处理。

十一、护理措施

(一)维持正常体温

1.卧床休息

绝对卧床休息至皮疹消退、体温正常为止。室内空气新鲜,每天通风 2 次(避免患儿直接吹风以防受凉),保持室温于 18～22 ℃,相对湿度 50％～60％。衣被穿盖适宜,忌捂汗,出汗后及时擦干更换衣被。

2.高热的护理

出疹期不宜用药物或物理方法强行降温,尤其是乙醇擦浴、冷敷等物理降温,以免影响透疹。体温超过 40 ℃时可用小量的退热剂,以免发生惊厥。

（二）保持皮肤黏膜的完整性

1.加强皮肤的护理

保持床单整洁干燥和皮肤清洁,在保温情况下,每天用温水擦浴更衣一次(忌用肥皂),腹泻患儿注意臀部清洁,勤剪指甲防抓伤皮肤继发感染。及时评估透疹情况,如透疹不畅,可用鲜芫荽煎水服用并擦身(须防烫伤),以促进血循环,使皮疹出齐、出透,平稳度过出疹期。

2.加强五官的护理

室内光线宜柔和,常用生理盐水清洗双眼,再滴入抗生素眼液或眼膏(动作应轻柔,防眼损伤),可加服维生素 A 预防眼干燥症。防止呕吐物或泪水流入外耳道发生中耳炎。及时清除鼻痂、翻身拍背助痰排出,保持呼吸道通畅。加强口腔护理,多喂白开水,可用生理盐水或朵贝液含漱。

（三）保证营养的供给

发热期间给予清淡易消化的流质饮食,如牛奶、豆浆、蒸蛋等,常更换食物品种,少量多餐,以增加食欲利于消化。多喂开水及热汤,利于排毒、退热、透疹。恢复期应添加高蛋白、高维生素的食物。指导家长做好饮食护理,无需忌口。

（四）注意病情的观察

麻疹并发症多且重,为及早发现,应密切观察病情。出疹期如透疹不畅、疹色暗紫、持续高烧、咳嗽加剧、鼻扇喘憋、发绀、肺部啰音增多,为并发肺炎的表现,重症肺炎尚可致心力衰竭;患儿出现频咳、声嘶、甚至哮吼样咳嗽、吸气性呼吸困难、三凹征,为并发喉炎表现;患儿出现嗜睡、惊厥、昏迷为脑炎表现。病期还可导致原有结核病的恶化。如出现上述表现应予以相应护理。

（五）预防感染的传播

麻疹是可以预防的。为控制其流行,应加强社区人群的健康宣教。

1.管理好传染源

对患儿宜采取呼吸道隔离至出疹后 5 天,有并发症者延至疹后 10 天。接触的易感儿隔离观察 21 天。

2.切断传播途径

病室要注意通风换气。进行空气消毒,患儿衣被及玩具暴晒 2 小时,减少不必要的探视,预防继发感染。因麻疹可通过中间媒介传播,如被患者分泌物污染的玩具、书本、衣物,经接触可导致感染,所以医务人员接触患儿后,必须在日光下或流动空气中停留 30 分钟以上,才能再接触其他患儿或健康易感者。流行期间不带易感儿童去公共场所,托幼机构暂不接纳新生。

3.保护易感儿童

(1)被动免疫:对年幼、体弱的易感儿肌内注射人血丙种球蛋白或胎盘球蛋白,接触后 5 天内注射可免于发病,6 天后注射可减轻症状,有效免疫期 3～8 周。

(2)主动免疫:为提高易感者免疫力,对 8 个月以上未患过麻疹的小儿可接种麻疹疫苗。接种后 12 天血中出现抗体,一月达高峰,故易感儿接触患者后 2 天内接种有预防效果。急性结核感染者如需注射麻疹疫苗应同时进行结核治疗。

（耿玉莹）

第十八节 水 痘

水痘是由水痘-带状疱疹病毒（varicella-zoster virus，VZV）所引起的传染性较强的儿童常见急性传染病。临床以轻度发热、全身性分批出现的皮肤黏膜斑疹、丘疹、疱疹和结痂并存为特点，全身中毒症状轻。水痘的传染性极强，易感儿接触水痘患儿后，几乎均可患病。原发感染表现为水痘，一般预后良好，病后可获持久免疫。成年以后再次发病时表现为带状疱疹。

一、病因

水痘-带状疱疹病毒属 α 疱疹病毒亚科，病毒核心为双股 DNA，只有一个血清型。该病毒在儿童时期，原发感染表现为水痘，恢复后病毒可长期潜伏在脊髓后根神经节或颅神经的感觉神经节内，少数人在青春期或成年后，当机体免疫力下降或受冷、热、药物、创伤、恶性病或放射线等因素作用，病毒被激活，再次发病，表现为带状疱疹。水痘-带状疱疹病毒在外界抵抗力弱，不耐热和酸、对乙醚敏感，在痂皮中不能存活，但在疱疹液中可长期存活。

二、发病机制

水痘-带状疱疹病毒主要由飞沫传播，也可经接触感染者疱液或输入病毒血症期血液而感染，病毒侵入机体后在呼吸道黏膜细胞中复制，而后进入血流，形成病毒血症。在单核巨噬细胞系统内再次增殖后释放入血，形成第二次病毒血症。由于病毒入血往往是间歇性的，导致患儿皮疹分批出现，且不同性状皮疹同时存在。皮肤病变仅限于表皮棘细胞层，故脱屑后不留瘢痕。

三、病理

水痘的皮损为表皮棘细胞气球样变性、肿胀，胞核内嗜酸性包涵体形成，临近细胞相互融合形成多核巨细胞，继而有组织液渗出形成单房性水泡。疱液内含大量病毒。由于病变浅表，愈后不留疤痕。黏膜病变与皮疹类似。

四、流行病学

（一）传染源
水痘患者是唯一传染源，病毒存在于患儿上呼吸道鼻咽分泌物、皮肤黏膜斑疹及疱疹液中。出疹前1天至疱疹全部结痂时均有传染性，且传染性极强，接触者90％发病。

（二）传播途径
主要通过空气飞沫传播。亦可通过直接接触疱液、污染的用具而感染。孕妇分娩前患水痘可感染胎儿，在出生后2周左右发病。

（三）易感人群
普遍易感，以1～6岁儿童多见，6个月以内的婴儿由于有母亲抗体的保护，很少患病。但如孕期发生水痘，则可从胎盘传给新生儿。水痘感染后一般可获得持久免疫，但可以发生带状疱疹。

(四)流行特点

本病一年四季均可发病,以冬、春季高发。

五、临床表现

(一)典型水痘

1.潜伏期

潜伏期 12～21 天,平均 14 天。

2.前驱期

前驱期可无症状或仅有轻微症状,全身不适、乏力、咽痛、咳嗽,年长儿前驱期症状明显,体温可达 38.5 ℃,持续 1～2 天迅速进入出疹期。

3.出疹期

发热第 1 天就可出疹,其皮疹特点如下。

(1)皮疹按斑疹、丘疹、疱疹、结痂的顺序演变。连续分批出现,一般 2～3 批,每批历时 1～6 天,同一部位可见不同性状的皮疹。

(2)疱疹形态呈椭圆形,3～5 mm 大小,周围有红晕,无脐眼,经 24 小时。水痘内容物由清亮变为混浊,疱疹出现脐凹现象,泡壁薄易破,瘙痒感重,疱疹 3～4 天在中心开始干缩,迅速结痂,愈后多不留疤痕。

(3)皮疹为向心性分布,躯干部皮疹最多,四肢皮疹少,手掌和足底更少。皮疹的数目多少不一,皮疹越多,全身症状越重。

(4)水痘病变浅表,愈后多不留瘢痕。部分患儿疱疹可发于口腔、咽喉、结膜和阴道黏膜,破溃后形成溃疡。

水痘为自限性疾病,一般 10 天左右自愈。

(二)重型水痘

少数体质很弱或正在应用肾上腺皮质激素的小儿,如果感染水痘,可发生出血性和播散性皮疹,病儿高热,疱疹密布全身,疱疹内液呈血性,皮肤黏膜可出现瘀点和瘀斑,病死率高。

(三)先天性水痘

妊娠早期发生水痘,偶可引起胎儿畸形,致新生儿患先天性水痘综合征。接近产期感染水痘,新生儿病情多严重,病死率高达 30%。

(四)并发症

水痘患儿可继发皮肤细菌感染、肺炎和脑炎等,水痘脑炎一般于出生后 1 周左右发生。水痘应注意与天花、丘疹样荨麻疹鉴别。

六、辅助检查

(一)血常规检查

外围血白细胞正常或稍低。

(二)疱疹刮片检查

可发现多核巨细胞及核内包涵体。

(三)血清学检查

作血清特异性抗体 IgM 检查,抗体在出疹 1～4 天后即出现,2～3 周后滴度增高 4 倍以上即可确诊。

七、治疗原则

(一)对症治疗

可用维生素 B_{12} 肌内注射,如有高热可给予退热剂但避免使用阿司匹林,以免增加 Reye 综合征的危险。可给予人血丙种球蛋白免疫治疗及血浆支持,以减轻症状和缩短病程。对免疫功能受损或正在应用免疫抑制剂的患儿,应尽快将糖皮质激素减至生理量并尽快停药。

(二)抗病毒治疗

阿昔洛韦(无环鸟苷,ACV)为目前首选抗水痘病毒的药物,但只有在水痘发病后 24 小时内用药才有效。

八、护理诊断

(1)皮肤完整性受损:与病毒感染及细菌继发感染有关。

(2)有传播感染的危险:与呼吸道及疱疹液排出病毒有关。

(3)潜在并发症:脑炎、肺炎、血小板减少、心肌炎。

九、护理措施

(一)恢复皮肤的完整性

(1)室温适宜,衣被不宜过厚,以免造成患儿不适,增加痒感。勤换内衣,保持皮肤清洁。防止继发感染。剪短指甲,婴幼儿可戴并指手套,以免抓伤皮肤,继发感染或留下疤痕。

(2)皮肤瘙痒吵闹时,设法分散其注意力,或用温水洗浴、局部涂 0.25% 冰片炉甘石洗剂或 5% 碳酸氢钠溶液,亦可遵医嘱口服抗组织胺药物。疱疹破溃时涂 1% 甲紫,继发感染者局部用抗生素软膏,或遵医嘱给抗生素口服控制感染。有报道用麻疹减毒活疫苗 0.3～1.0 mL 一次皮下注射,可加速结痂,不再出现新皮疹,疗效明显。

(二)病情观察

注意观察精神、体温、食欲及有无呕吐等,如有口腔疱疹溃疡影响进食,应给予补液。如有高热,可用物理降温或适量退热剂,忌用阿司匹林,以免增加 Reye 综合征的危险。水痘临床过程一般顺利,偶可发生播散性水痘、并发肺炎或脑炎,应注意观察,以及早发现,并予以相应的治疗及护理。

(三)避免使用肾上腺皮质激素类药物(包括激素类软膏)

应用激素治疗其他疾病的患儿一旦接触了水痘患者,应立即肌内注射较大剂量的丙种球蛋白0.4～0.6 mL/kg,或带状疱疹免疫球蛋白 0.1 mL/kg,以期减轻病情。如已发生水痘,肾上腺皮质激素类药物应争取在短期内递减,逐渐停药。

(四)预防感染的传播

(1)管理传染源:大多数无并发症的水痘患儿多在家隔离治疗,应隔离患儿至疱疹全部结痂或出疹后 7 天止。

(2)保护易感者:保持室内空气新鲜,托幼机构宜采用紫外线消毒。避免易感者接触,尤其是体弱、免疫缺陷者更应加以保护。如已接触,应在接触水痘后 72 小时内给予水痘-带状疱疹免疫球蛋白(VZIG)125～625 U/kg 肌内注射,或恢复期血清肌内注射,可起到预防或减轻症状的作用。孕妇如患水痘,则终止妊娠是最好的选择,母亲在分娩前 5 天或新生儿生后 2 天患水痘,也应使用 VZIG。近年来国外试用水痘-带状疱疹病毒减毒活疫苗效果满意,不良反应少,接触水痘后立即给予即可预防发病,即使患病症状也很轻微。所以凡使用免疫抑制剂或恶性病患儿在接触水痘后均应立即给予注射。

(五)健康教育

水痘传染性强,对社区人群除进行疾病病因、表现特点、治疗护理要点知识宣教外,为控制疾病的流行,重点应加强预防知识教育。如流行期间避免易感儿去公共场所。介绍水痘患儿隔离时间,使家长有充分思想准备,以免引起焦虑。告之卧床休息时间及至热退及症状减轻。保证患儿足够营养,饮食宜清淡、富含营养,多饮水。为家长示范皮肤护理方法,注意检查,防止继发感染。

(耿玉莹)

第十九节　中毒型细菌性痢疾

中毒型细菌性痢疾是急性细菌性痢疾的危重型,临床特征为急起高热、反复惊厥、嗜睡、昏迷,迅速发生循环衰竭和(或)呼吸衰竭。而早期肠道症状可很轻或无。以 2～7 岁体质较好的儿童多见。该病病死率高,必须积极抢救。

一、病因

病原菌为痢疾杆菌,属志贺菌属,革兰染色阴性。痢疾杆菌对外界环境抵抗力较强,最适生长的温度为 37 ℃,在水果、蔬菜中能存活 10 天左右,在牛奶中存活 20 天,在阴暗潮湿或冰冻的条件下,可存活数周。痢疾杆菌对理化因素敏感,日光照射 30 分钟或加热 60 ℃,15 分钟均可将其杀灭。常用的各种消毒剂也能迅速将其杀灭。

二、发病机制

痢疾杆菌致病性很强,可释放内毒素和外毒素,外毒素具有细胞毒性(可使肠黏膜细胞坏死)、神经毒性(吸收后产生神经系统表现)和肠毒性(使肠内分泌物增加)。痢疾杆菌经口进入结肠,侵入肠黏膜上皮细胞和黏膜固有层,在局部迅速繁殖并裂解,产生大量内毒素,形成内毒素血症,引起周身和(或)脑的急性微循环障碍,产生休克和(或)脑病。抽搐的发生与神经毒素有关。中毒性痢疾病者全身毒血症症状重而肠道炎症反应轻,可能与儿童的神经系统发育不完善、特异性体质对细菌毒素的反应过于强烈有关。血中儿茶酚胺等血管活性物质的增加致使全身小血管痉挛,引起急性循环障碍、DIC、重要脏器衰竭、脑水肿和脑疝。

三、流行病学

(一)传染源

患者和带菌者,其中慢性患者和轻型患者是重要的传染源。

（二）传播途径

经粪-口途径传播，被粪便中病菌污染的食物、水或手，经口感染。

（三）易感人群

普遍易感，儿童及青壮年多见。由于人感染后所产生的免疫力短暂且不稳定，因此易重复感染或复发。

（四）流行特点

本病遍布世界各地，发病率高低取决于当地经济情况、生活水平、环境卫生和个人卫生。一全年均可发病，以夏、秋季为高峰。

四、临床表现

潜伏期 1～2 天，患儿起病急骤，高热甚至超高热，反复惊厥，迅速出现呼吸衰竭和循环衰竭。肠道症状轻微甚至缺如，需通过直肠拭子或生理盐水灌肠采集大便，镜下发现大量脓细胞和红细胞。

临床按其主要表现分为 3 型。

（1）休克型：又称周围循环衰竭型。以周围循环衰竭为主要表现。面色苍白、四肢厥冷、脉搏细速、血压下降、皮肤花纹，可伴有心功能不全、少尿或无尿及不同程度的意识障碍。肺循环障碍时，突然呼吸加深加快，呈进行性呼吸困难，直至呼吸衰竭。

（2）脑型：又称呼吸衰竭型。以缺氧、脑水肿、颅压增高，脑疝为主。此型患儿无肠道症状而突然起病，早期即出现嗜睡、面色苍白、反复惊厥、血压正常或稍高，很快昏迷，继之呼吸节律不整、双侧瞳孔不等大、对光反射迟钝或消失，常因呼吸骤停而死亡。

（3）混合型：兼有上述两型的表现，是最凶险的类型，死亡率很高。

五、辅助检查

（一）血常规

周围血白细胞总数和中性粒细胞增加。

（二）大便常规

大便黏液脓血样，镜检可见大量脓细胞、红细胞及巨噬细胞。

（三）大便培养

从粪便培养出痢疾杆菌是确诊的最直接证据。送检标本应注意做到尽早、新鲜、选取黏液脓血部分多次送检，以提高检出率。在夏秋季，2～7 岁小儿突然高热、伴脑病或中毒性休克者应疑本病。立即做粪便检查，如当时患者尚无腹泻，可用冷盐水灌肠取便，必要时重复进行。

六、治疗原则

（一）病原治疗

选用对痢疾杆菌敏感的抗生素（如阿米卡星、氨苄西林、第三代头孢菌素等）静脉用药，病情好转后改口服，疗程不短于 5～7 天，以减少恢复期带菌。

（二）肾上腺皮质激素

肾上腺皮质激素具有抗炎、抗毒、抗休克和减轻脑水肿作用，选用地塞米松短疗程大剂量静脉滴注。

(三)防治脑水肿及呼吸衰竭

综合使用降温措施：静脉推注 20％甘露醇脱水治疗；反复惊厥者可用地西泮、水合氯醛止惊或亚冬眠疗法，使用呼吸兴奋剂或辅以机械通气等。

(四)防治循环衰竭

扩充血容量。维持水电解质平衡，可用 2∶1 等张含钠液或 5％低分子右旋糖酐扩容和疏通微循环，用 5％碳酸氢钠溶液纠正酸中毒，用莨菪碱类药物或多巴胺解除微循环痉挛，根据心功能情况使用毛花苷 C。

七、护理诊断

(1)体温过高：与毒血症有关。

(2)组织灌注量不足：与微循环障碍有关。

(3)潜在并发症：脑水肿、呼吸衰竭等。

(4)焦虑(家长)：与病情危重有关。

八、护理措施

(1)高热的护理：卧床休息，监测体温，综合使用物理降温、药物降温，必要时给予亚冬眠疗法。使体温在短时间内降至 37 ℃左右，防高热惊厥致脑缺氧、脑水肿加重。

(2)休克的护理：患儿取仰卧中凹位，注意保暖，严密监测患儿生命体征，密切监测病情。建立有效的静脉通路。调节好输液速度，观察尿量并严格记录出入量。

(3)保证营养供给：给予营养丰富、易消化的流质或半流质饮食，多饮水，促进毒素的排出。禁食易引起胀气及多渣等刺激性食物。

(4)密切观察病情变化：监测患儿生命体征，密切观察神志、面色、瞳孔、尿量的变化，准确记录 24 小时出入量。

(5)遵医嘱给予抗生素、镇静剂、脱水剂、利尿剂等控制惊厥。降低颅内压，保持呼吸道通畅，准备好各种抢救物品。

(6)腹泻的护理记录大便次数、性状及量。供给易消化流质饮食，多饮水，不能进食者静脉补充营养。勤换尿布，便后及时清洗，防臀红发生。及时采集大便标本送检，必要时用取便器或肛门拭子采取标本。

(7)预防感染的传播对饮食行业及托幼机构的工作人员应定期做大便培养，以及早发现带菌者并积极治疗。对患儿采取肠道隔离至临床症状消失后 1 周或 3 次便培养阴性止。加强饮水、饮食、粪便的管理及灭蝇。养成良好卫生习惯，如饭前便后洗手、不喝生水、不吃变质不洁食物等。在菌痢流行期间，易感者口服多效价痢疾减毒活疫苗，保护可达 85％～100％，免疫期维持6～12 个月。

(8)健康教育：向患儿及家长讲解该病的有关知识，指导家长与患儿养成饭前便后洗手的良好卫生习惯，注意饮食卫生，不吃生冷、不洁、变质食物等。

(耿玉莹)

第十一章

体检科相关护理

第一节 健康体检基本项目与实施

一、健康体检基本项目制定背景和原则

(一)体检基本项目背景

健康体检是对无症状人群的医学检查行为,其目的是对各种非传染性疾病早期筛查、风险因素进行甄别评估、指导健康干预。健康体检项目设置以严重危害国民健康的非传染性疾病筛查优先原则,突出慢性病早期筛查和风险因素的分层评估。健康体检的标准数据可用于国人健康档案的建立和作为慢性病防控的依据。为建设和规范健康管理行业发展,建立科学有序的健康体检服务标准体系,特制订健康体检基本项目,适用于从事健康体检的医疗机构参考执行。

(二)体检基本项目相关政策与法规

健康体检管理办法的制订是依据《中华人民共和国执业医师法》、《医疗机构管理条例》、卫生部《健康体检管理暂行规定》等有关法律、法规、规章,健康体检基本项目需满足卫生部《健康体检基本项目目录》的要求进行制订。

(三)体检基本项目科学依据与原则

遵照卫生部(2009)相关法规和规定指示精神,中华医学会健康管理学分会和《中华健康管理学杂志》编委会基于健康体检循证医学证据和 10 年来健康体检服务实践,同时借鉴国内外成功经验制订体检基本项目。健康体检项目选择充分考虑到不同年龄、性别、地域特点和相关循证医学研究证据,以 WHO 多维健康标准为依据,生理与心理健康并重。

体检基本项目制订的原则如下。

(1)基本项目的设置遵循科学性、适宜性及实用性的原则,采用"1+X"的体系框架,"1"为基本体检项目,包括健康体检自测问卷、体格检查、实验室检查、辅助检查、体检报告首页等 5 个部分。"X"为专项体检项目,包括健康体能检查和主要慢性非传染性疾病风险筛查项目。备选慢性病提出了每个专项检查的适宜人群和年龄范围,以满足当前我国民众对健康体检及健康管理服务多样化的要求,为我国健康管理(体检)机构的体检项目及套餐设置提供了基本学术遵循,并为进一步研究制定相关技术标准与操作指南打下基础。

(2)"基本项目(必选项目)"与"专项检查(备选项目)"的关系:"必选项目"是基础,是开展健康体检服务的基本检测项目,也是形成健康体检报告及个人健康管理档案的必需项目;"备选项目"是个体化深度体检项目,主要针对不同年龄、性别及慢性病风险个体进行的专业化筛查项目。

二、健康体检基本项目及实施要求

(一)体检基本项目构架

体检基本项目包括:①基本健康信息(问卷和问诊);②体格检查(一般检查和物理检查);③实验室和病理学检查(常规检查、生化检查和细胞学检查);④影像学检查(心电图、X线、超声检查)。

(二)体检基本项目主要内容及实施要求

1.体检基本项目主要内容

健康体检自测问卷、体格检查、实验室检查、辅助检查、体检报告首页等五个部分。

(1)健康自测问卷主要内容:除基本信息采集外,包括健康史、躯体症状、生活方式和环境、心理健康与精神压力、睡眠健康、健康素养6个维度和85个具体条目。

(2)体格检查主要内容:包括一般检查和物理检查两个部分。一般检查包括身高、体重、腰围、臀围、血压、脉搏;物理检查包括内科、外科、眼科检查、耳鼻咽喉科、口腔科、妇科等。体格检查的内容设置依据为《诊断学》(第8版),其中血压、体重、腰围及体重指数等指标均具有较高级别的循证医学研究证据,是健康体检和健康管理的重要指标和数据。

(3)实验室检查主要内容:包括常规检查、生化检查、细胞学检查三个部分。常规检查包括血常规、尿常规、粪便常规+潜血,其中血、尿、粪便常规检查是《诊断学》(第8版)规定的检查内容,而粪便潜血试验是直、结肠癌早期风险筛查指南中推荐的筛查项目;生化检查包括肝功能、肾功能、血脂、血糖、尿酸,其中肝、肾功能是《诊断学》(第8版)规定的检查内容,而血脂、血糖和尿酸等检查项目具有较高的循证医学证据并被国内外慢性病风险预防指南推荐;宫颈刮片细胞学检查是女性宫颈癌的早期初筛项目。

(4)辅助检查主要内容:包括心电图检查、X线检查、超声检查三个部分。常规心电图检查和腹部B超检查是《诊断学》和《健康体检管理暂行规定》中要求设置的项目,X线检查项目的设置严格遵循了国家卫健委《关于规范健康体检应用放射检查技术的通知》要求,只设置了对成年人进行胸部X线正/侧位拍片检查,取消了胸部透视检查。

2.实施体检基本项目对从业人员及机构资质的相关要求

(1)从事健康体检的医师应具有《医师执业证书》,并按照《医师执业证书》规定的执业地点、执业范围和执业类别执业。

(2)从事健康体检的医技人员应具有专业技术职务任职资格及相关岗位的任职资格,对国家要求必须持有上岗合格证的岗位,必须持证上岗。

(3)医疗机构开展健康体检要建立健康体检质量管理组织,并设专人负责健康体检工作的质量管理;有明确的岗位职责和基本制度,工作人员应熟悉本岗位职责和相关规章制度。

(4)在健康体检工作中要强化"三基"(基础理论、基本知识、基本技能)、"三严"(严格要求、严密组织、严谨态度)训练,熟练掌握体检基本技术操作,提高专业技能。

(5)医疗机构对完成健康体检的受检者,应当按照《健康体检管理暂行规定》的要求出具健康体检报告。健康体检各检查项目的结果应由具有相关岗位资质的人员记录并签名;检验结果应有操作者、审核者双签名;健康体检报告由主检医师负责审核、签署。

(6)医疗机构应当加强健康体检中的信息管理,确保信息的真实、准确和完整。未经受检者同意,不得擅自散布、泄露受检者的个人信息。

3.体检基本项目实施注意事项

(1)医疗机构应用医疗技术进行健康体检,应当遵守医疗技术临床应用管理有关规定,应用的医疗技术应当与其医疗服务能力相适应。

(2)医疗机构不得使用尚无明确临床诊疗指南和技术操作规程的医疗技术用于健康体检。

(3)医疗机构开展健康体检应当严格遵守有关规定和规范,采取有效措施保证健康体检的质量。

(4)医疗机构应当采取有效措施,保证受检者在健康体检中的医疗安全。

(5)医疗机构开展健康体检应当按照有关规定履行对受检者相应的告知义务。

(6)医疗机构应当制定合理的健康体检流程,严格执行有关规定规范,做好医院感染防控和生物安全管理。

三、健康体检项目选择与体检套餐制定

(一)基本体检项目和一般群体套餐制定

健康体检基本项目,是适用于所有团体和个人健康体检的最基础项目。在此基础上可根据团体和个人需求制定套餐。健康体检一般群体套餐可以分为男性健康查体套餐和女性健康查体套餐。

1.一般体检套餐的制定可参考的原则

(1)整体化原则:任何体检套餐的制定都应首先把人体作为一个整体,所设定和选择的项目,应该能涵盖对机体主要器官和系统生理状况的检测和评估。

(2)循证原则:套餐中项目的选择应有循证医学证据,检查项目和方法应参照相关指南和共识,力求做到科学规范。

(3)无创优先原则:健康体检作为一种疾病早期筛查预防性诊疗行为,要最大限度地减少医源性伤害,在项目的选择上要以无创、无辐射优先选择为原则。

(4)辨病体检和功能评估兼顾的原则:要想对机体作出科学全面的健康评估,必须跳出"辨病体检"的圈子,在项目的选择上除了疾病诊断的检查项目外,还应该加上一些机体功能评估的项目,这样才能对机体的健康状况作出全面科学的评估。

(5)效益最大化原则:健康管理的目的是以最小的投入获取最大的健康收益,这就要求我们在体检项目的制定和选择上要注重投入产出比,体现卫生经济学健康体检成本效益最优原则,要以花费小效益高的项目为首选。

2.健康体检套餐采用的模式

健康体检套餐制定采用"1+X"模式,"1"为基本项目目录,"X"为可选择项目。备选检查项目包括:心血管病(高血压、冠心病、脑卒中、外周血管病)、糖尿病、慢阻肺(COPD)、慢性肾脏疾病、骨质疏松、部分恶性肿瘤(食管癌、胃癌、直结肠癌、肺癌、乳腺癌、宫颈癌、前列腺癌)等。基本项目是健康体检的基础,专项体检套餐 X 是体检的延伸和深度慢性病早期筛查。

(二)个性化体检项目选择与套餐制定

个性化健康体检选择项目,是为满足受检者的进一步需求而设立的,除了体格检查外,是健

康体检基本项目检查发现受检者存在某种疾病风险,或健康体检前已经出现相关症状、体征,或者有疾病家族史,或者有已明确诊断的疾病,或者为受检者本人要求,特殊人群体检项目选择也属于个性化体检项目选择,经过由主检医师同意和受检者共同选择的临床检查项目。

1.根据年龄

不同的年龄有不同的多发病。各年龄段相关疾病应据此选择相应的体检项目。儿童:多见先天性疾病、营养发育不良、各种急性病等。青壮年:传染病、早期代谢综合征、癌症等。老年人:各器官功能减退、心脑血管疾病、癌症、代谢性疾病等。

2.根据家族史

糖尿病、高血压及某些癌症有家族性遗传倾向,在选择体检项目时应充分考虑,进行相关项目的检查。

3.根据既往史

根据既往史或既往体检异常发现,选择必要的复查。如过去患乙肝,此次应检查乙肝五项、肝功能、肝脏 B 超、甲胎蛋白、乙肝病毒 DNA 等;如过去 B 超发现肾囊肿,此次应复查 B 超,并注意肾囊肿大小的变化。

4.根据症状

根据现有症状,选择必要的检查,如有胸闷应选择心脏、肺等相关检查;胃痛应选择胃镜或胃肠钡透等检查。

5.根据职业

根据职业选择必要的检查,如银行、财务等长期伏案工作者宜加做颈椎数字拍片。

6.根据性别

根据性别选择必要的检查,女性宜加做乳腺和妇科方面的检查,如乳腺彩超、人乳头状瘤病毒检查(HPV-DNA);男性 40 岁以上者可加做前列腺检查,如 PSA(前列腺特异性抗原)、FPSA(游离前列腺特异性抗原)。

7.根据需求情况

根据个人的需求情况选择项目,如选择婚前检查和孕前检查等。

8.根据心理状况

根据个人心理健康状况选择心理及精神压力监测与评估。

(朱　霞)

第二节　健康体检流程与服务模式

一、健康体检流程的设计与要求

(一)健康体检流程的概念与组成要素

1.流程的概念和组成要素

所谓流程,是指一系列连续有规律的活动以某种确定的方式进行,并导致特定结果的程序。流程的两大标志是环节和时序。一个完整的流程包含了以下六个要素:输入资源、活动、活动的相互作用(即结构)、输出结果、顾客和价值。输入资源是指流程运作必须投入人力、物力、财力、技术以及信息等资源;活动是指流程运作的各个环节;活动的相互关系是指把流程从头至尾串起来的各个环节之间的相互关系;输出结果是指承载着流程价值的流程运作结果;顾客是流程服务的对象;价值即是通过流程运作为顾客带来的益处。

2.健康体检流程的概念

通俗地说,健康体检流程是为了完成预定的体检任务所设置的一系列与体检相关活动的组合。根据时间顺序和流程内容的不同,可以将健康体检流程划分为体检之前(简称检前)流程、体检之中(简称检中)流程和体检之后(简称检后)流程三个部分,各部分既相对独立,又互相关联,都是完成体检任务不可分割的重要组成部分。

3.健康体检流程的组成要素

在健康体检流程中,输入资源是指为了完成体检任务所投入的人力、物力、财力、技术以及信息等资源,如为体检中心配备各类管理人员和技术人员,添置各种基础设施和医疗设备,引进各项适宜技术和诊断项目,搭建不同数字化平台等都是资源投入的实际举措。活动是指围绕体检流程所设置的各个工作环节,如预约、咨询、导检、检查、随访等均是活动的具体内容。活动的相互关系是指每一个工作环节之间的相互作用,各环节按一定的时间顺序和内在规律彼此关联,既互相承接、互相依赖又互相制约,如采血和就餐的关系,决定了必须先采血后就餐。输出结果是指体检流程运作的实际结果,如形成体检报告、揭示健康风险、明确疾病诊断、出具健康风险评估报告等都是体检流程运作的最终结果。顾客就是所有来体检中心接受体检的客人。价值是体检流程给体检客人带来的所有益处,如温馨的服务、优雅的环境、对自身健康的了解、知晓如何矫正不健康的生活方式等都是体检流程给客人带来价值的具体体现。

(二)健康体检与门诊就医的区别

健康体检中心大多是从门诊逐渐发展起来的,因而其流程与门诊流程有许多相似之处,但由于健康体检在服务对象、服务时间、服务内容以及服务模式上有别于门诊就诊,因而健康体检流程与门诊就诊流程相比具有其自身的特点,主要表现在以下几个方面。

1.就诊人群与受检人群的区别

首先,两者需求不同。就诊人群的需求侧重于明确疾病诊断、追求疾病治愈,而受检人群的需求主要侧重于对自身健康有一个全面和准确的了解,对发现的疾病或疾病风险因素寻求相应的对策和办法。其次,两者的心态不同。就诊人群是处在患病中的人群,由于长期以来形成的习惯和疾病折磨,就诊人群在医务人员面前总是处于被动和服从的位置,因而在服务层面上要求相对较低;而受检人群大部分是健康或亚健康人群,即使已患某些疾病,该疾病也是处于相对的稳定阶段,因而在服务层面上要求较高,且在接受服务的过程中有强烈的维权意识和参与意识。第三,两者的关注点不同。就诊人群主要关注医务人员技术水平、疾病诊断的准确性以及最终的治疗效果,受检人群则不仅要了解自己的健康状况,而且要求在不影响工作和生活质量的前提下,更关注如何维护自己的健康。

2.患者就诊与受检人群体检时间分布的区别

患者就诊的时间分布没有任何规律可循且无法随意控制和自由调整,基本上是处于被动状态。受检者在安排体检的时间上既具有极大的主动性、计划性和灵活性,又受到所在单位和体检机构的制约。就一个年度而言,个人体检可以根据自己的时间自由确定,团队体检则需要由单位与体检机构根据参检人员职业特点、职业要求和人均费用等因素,共同协商确定每年在相对固定的时间段进行。就一天而言,无论是个人体检还是团队体检,受检人群必须按照体检机构的要求在早晨或上午进行体检,绝大部分检查项目上午都能完成。

3.患者就诊专科检查与受检者体检的区别

专科检查的主要目的是确定检查部位是否具有与患者当前症状相关的疾病或异常发现,以便进一步明确诊断,而受检者体检的主要目的是确定检查部位是否存在阳性发现,并找出与该检查部位相关的危险因素。目的不同,检查的侧重点也就不一样。

(三)体检流程设计要求

1.检前流程设计要求

检前流程设计需要考虑的相关因素很多,除了诸如人力、物力、财力、信息等各类资源的必要配置外,重点应该把握以下几个环节。

(1)对受检者体检需求的了解:受检者体检需求是检前流程设计时最重要的影响因素之一,必须充分了解,准确把握。影响需求的因素很多,主要与受检者性别、年龄、职业特征、生活方式、近期健康状况、既往史、遗传史、经济承受能力等有关。

(2)受检者对体检中心的了解:受检者对体检中心的了解越全面深入,就越容易交流沟通,就越能够最大限度地配合体检中心流程要求,能够显著地提高效率。这就要求体检中心在设计检前流程时与受检者充分交流和沟通,最大限度地使受检者了解体检中心的人员、技术、项目、设备、服务、环境、特色、优势甚至不足等,让受检者对体检中心有一个全面的了解。

(3)检前注意事项的告知:检前注意事项的告知是检前流程中不可或缺的重要组成部分,是确保体检质量,减少体检失误必不可少的环节,应给予高度重视。告知的注意事项林林总总,但主要不外乎告知是否空腹、是否憋尿、是否按时服用药物、是否做胃肠道准备,告知受检者颈胸不要有影响 X 线检查的饰物、女性经期及妊娠期不能做妇科常规检查、自采自带标本(尿便)的注意事项等。对有严重疾病的受检者,可要求受检者或陪检人在告知书上签字,表示理解和认可告知书中的所有内容。

2.检中流程设计要求

检中流程是健康体检流程的核心组成部分,各个环节的设置和时序的安排都应该体现提升质量、提高效率和确保效果的总体要求。

(1)空腹与餐后项目的设计:由于进餐可以对部分检查项目的结果造成一定的干扰,故在检中流程设计时将所有检查项目分为空腹项目和餐后项目两大类。主要的空腹项目有绝大部分血液检查、腹部超声、消化道 X 线检查、胃肠镜检查和 C^{13} 尿素呼气试验等。其他项目为餐后项目,部分餐后项目可以在空腹状态下检查。空腹是指禁食 8 小时以上,PET-CT 检查、胃肠镜检查和 C^{13} 尿素呼气试验均要求空腹,以减少进食对检查的干扰和影响。有些检查又必须在餐后进行,如经颅多普勒检查、平板运动试验等。

(2)常规项目与特殊项目的关系:鉴于部分常规项目与特殊项目之间有一定的关联,因此应合理设计检查流程,确保互不干扰。如腹部超声检查时应尽可能减少胃肠道气体,而胃肠镜检查时会导致胃肠道大量气体充盈,不宜将胃肠镜检查安排在腹部超声之前进行。糖耐量试验和PET-CT 检查均需要受检者相对安静,以减少对糖的消耗,因而不宜交叉安排其他活动量大的检查项目。

(3)检中风险防范:在体检过程中,有几类人群属于风险人群,对他们应给予重点关注。如老年人容易发生摔倒,心脑血管疾病患者容易发生心脑血管事件,糖尿病患者容易发生低血糖反应,个别人采血时容易发生晕血晕针等。因此,在流程设计时,应该设置应急预案,明确启动条件、救治场所、救治设施、施救人员、救治程序、后送渠道等。

(4)有序快速完成检查:如何确保有序快速完成检查是检中流程设计最基本的要求,必须在流程设计时充分考虑各环节设置和时序安排的科学性、实效性和便捷性,如分时段进入体检区,餐前项目和餐后项目的合理设置。

(5)重大阳性发现的后续医疗:体检中心对受检者出现严重异常情况的,应该协助安排后续医疗,帮助其专家会诊、深度检查等,为疾病的诊治赢得时间。

3.检后流程设计要求

检后流程看似简单,但如果检后流程设计不到位,受检者对体检中心的心理体验将会大打折扣,满意度自然也会受到影响。因此,体检中心在设计检后流程时一定要充分考虑受检者在此阶段的各种需求,重点把握以下几个方面。

(1)需要尽快知晓自己的健康状况:体检中心能否在短时间内出具体检报告是受检者的期待。由于出具体检报告的速度受体检中心的规模、工作量、信息化程度以及内部管理等多种因素的影响,因而不同的体检中心规定出具报告的时间不同,但一般不应该超过一周。目前,部分体检中心,将检后随访时间,从报告解读、生活方式矫正督导、复查提醒,向检后报告尚未完成时扩展,及时向受检者通报重要的阳性发现。

(2)需要注重体检报告解读:体检中心应对体检报告的内容进行综合解读,以便受检者了解自己在健康方面存在的问题、原因、危害以及应采取的措施,为健康评估、健康教育、健康干预等后续服务的实施奠定基础。综合分析体检数据,阐述生活方式与中间风险因素及慢性病的关系,有针对性地制定干预措施,告知注意事项及复查时间。总之,综合解读报告、剖析因果关系,力求形象生动、易于理解执行,争取同伴教育、获得群体动力。

所有的分析、判断和建议都应建立在综合分析的基础上,特别是将问卷内容与本次体检所获取的其他数据相结合,切忌针对单一阳性数据或指标作出结论。

应尽可能让受检者了解健康问题产生的原因、危害、风险因素及其与生活方式的关系,以提高受检者对健康干预的依从性。

解读报告应尽可能采取通俗易懂的语言,结合挂图、检查结果图片报告、临床实例和生活实例,使受检者容易理解和接受。

对于个别受检者,也可以借助同事、家属、身边工作人员等参加解读,为受检者建立社会支持系统,提高健康干预效果。

(3)需要检后医疗协助:检后医疗协助是健康体检后,对被发现患有某种疾病且需要进一步检查或住院诊治的受检者所提供的一种后续服务。体检中心的健康管理师需要根据自己的专业知识,及时识别受检者的就医需求,并指导受检者在哪家医院、什么专科、甚至哪位专家能最有效地实现诊疗过程。

二、健康体检服务流程对体检质量的影响

(一)检前流程设计对体检数据质量的影响

受检者体检前的生活状态对体检数据质量影响很大。当受检者处在常态生活状态时,其饮食起居、工作负荷、精神压力和身体内环境等均处于相对稳定的状态,这种状态下的体检结果比较符合受检者的真实情况。反之,会使其检查结果被恶化或优化,掩盖了原有不健康生活方式对

身体的不利影响,给受检者以假象。

对于患高血压病、冠心病、慢性肺气肿等慢性病的患者,应嘱咐其按时用药,避免体检时发生高血压危象等风险。检前用 100 mL 温水送服药物,对血液检测指标影响极其微小;体检不是确定上述疾病是否存在,而是对上述疾病的治疗效果作出评价。

(二)检中流程设计对体检质量的影响

检中流程设计对体检质量的影响因素较多,影响程度也较大,特别是场地设置是否合理、医务人员技术是否过硬、医疗仪器设备是否先进、数据采集是否准确等均可从不同侧面影响体检质量,这些都是检中流程最重要的环节,也是影响体检质量关键的要素,因此在设计检中流程时必须予以重点把握。此外,还有一些影响体检质量的因素虽容易被忽略,但仍应该在检中流程设计中予以明确。

1.体检流程对问卷完成质量的影响

问卷调查是了解受检者健康状况和风险因素的重要手段,其质量的高低直接影响对受检者健康状况和风险因素的评估,因此在检中流程设计时应有效地控制影响问卷质量的相关因素。首先,问卷的问题设计不但要全面简洁涵盖调查所需要的全部信息,同时也要通俗易懂,清晰明了,便于受检者准确选择。其次,应该让受检者充分认识到问卷调查的意义和价值,并为受检者提供足够的时间填写问卷,防止由于重视不够或急于进行体检而草率填写问卷。再次,实施问卷调查前应对相关工作人员进行必要的培训,要求问卷调查员不但要掌握问卷中所有问题的确切含义,而且也要掌握向受检者提问的正确方法和基本技巧,引导受检者作出正确选择。

2.进餐及憋尿对体检数据质量的影响

诸如血压、体重、化验以及心电图等项目检查,其餐前与餐后结果对比、憋尿前与憋尿后结果对比都有显著差异。

有研究表明,进餐后与进餐前比较,男女受检者收缩压平均下降 0.5～0.8 kPa(4～6 mmHg),舒张压平均下降 0.3～0.4 kPa(2～3 mmHg);BMI 平均增加 0.2～0.3;腰围平均增加 1.2～1.6 cm。年龄在 39 岁以下的受检者进餐后血压变化不大,40 岁以上者餐后血压下降明显,随着年龄的增长,血压下降幅度加大。

经腹进行前列腺/子宫附件超声检查时,需受检者膀胱充盈。憋尿对男性受检者影响很小,但对女性受检者影响明显。经憋尿的女性受检者,排尿前与排尿后比较,收缩压和舒张压平均增加 0.3 kPa(2 mmHg),腰围增加 1.1 cm,BMI 增加 0.45。憋尿可引起血压升高,是由于随着膀胱的充盈,回心血量增加;同时,为满足经腹子宫附件超声条件,女性受检者膀胱尿量平均达到 410 mL,需大量饮水、长时间等待,焦虑紧张使交感神经兴奋性增强。在体检憋尿的过程中,40 岁以上女性受检者紧张、焦虑更突出,因此血压升高幅度较大。而男性为观察前列腺的形态结构,无需大量憋尿,膀胱尿量平均 67 mL 就可满足检查条件,故血压变化不大。排尿后,由于紧张的情绪得以缓解,交感神经张力下降,外周血管扩张,使血压下降。

餐后或排尿后引起的血压下降,使部分高血压者的血压,在餐后或排尿后变为正常或正常高值,使高血压检出率下降 2%。进餐、憋尿均使体重、腰围增加,超重、肥胖、中心性肥胖的检出率分别上升 1.35、0.97 和 1.93 个百分点。

目前,体检中心的管理者和受检者大都忽视这些影响,没有对这些项目的检查流程作出明确的规定。这种状况对于以辨病为主要目的的传统体检也许影响不大,但在当前,健康体检不仅要发现受检者的疾病,更重要的是发现其健康风险,为健康评估等其他健康管理环节奠定基础,因此需要所采集的数据准确并具有可比性,如对这些项目的检查流程不加以统一规范,不但影响体检结果的正确判断,而且也会影响健康干预效果的正确评价,更影响不同体检机构间的数据汇总。因此,体检测量血压、身高、体重、腰围时,应在空腹、排空膀胱状态下进行。

3.体检流程与受检者情绪对体检数据的影响

体检流程与受检者情绪均可对体检数据产生直接的影响。受检者焦虑紧张可使交感神经兴奋性增强,肾上腺皮质激素分泌增加,从而引起心率加快,血压升高,血糖升高等一系列生理反应,此时体检所获得的血压、血糖、心电图数据都会产生偏差。

4.标本的采集保存和运送对检验数据质量的影响

检验数据是体检中心了解受检者健康状况和风险因素极为重要的参考资料,其全程质量控制包括实验前、实验中和实验后三个阶段,而标本的采集、保存及运送是实验前质量控制的重要环节。

(三)检后流程设计对体检质量的影响

检后流程设计看似简单易行,但一旦发生差错,形成体检报告,对体检质量的影响却是决定性的,因而切不可马虎草率。

1.体检数据分析

体检数据分析对于确保体检质量至关重要,体检后所获得的数据非常多,既有问卷调查所获得的历史数据,也有体检所采集的实时数据,在处理这些相对孤立的数据时,如果不善于将相关数据归类分析,找出数据之间的内在联系,必然会对体检的最终结果产生严重影响。

2.体检报告编制

体检报告是体检数据分析结果的最终体现,体检报告的编制从形式到内容都要符合规定的要求。体检报告的编制一定要包含与受检者健康相关的全部信息,对个人而言,体检报告要包括问卷调查结果、受检者生理信息、体检阳性发现、疾病诊断、体检建议等要素,对团体而言,体检报告应包括体检计划的实施情况、群体主要健康问题、健康问题与职业特征的关系、健康教育与健康干预的重点内容、下年度健康体检的注意事项等内容。

三、健康体检服务模式

(一)检前健康咨询服务模式

检前咨询的主要目的是通过沟通深入了解受检者的需求和基本情况,合理设计体检项目,详细告知检前注意事项,全面介绍体检相关情况,初步确定体检相关事宜等,为顺利实施体检做好充分的准备。咨询的方式有多种,最常用的有电话咨询、网络咨询、面对面咨询或实时导检几种方式,受检者可根据自己的需求和情况从中选择适合自己的咨询方式。

(二)检中差异化服务模式

差异化服务是企业面对较强的竞争对手在服务内容、服务渠道和服务对象等方面所采取的有别于竞争对手而又突出自己特征,以期战胜竞争对手,立足市场的一种做法。

1.按体检目的

从体检目的看,可以分为健康体检和专项体检(入职体检、中招体检、高招体检)。健康体检是预防保健性体检,其主要目的除了对疾病的早发现、早诊断、早治疗外,同时还要寻找健康危险因素。专项体检主要是为求职求学而进行的体检,服务内容主要围绕求职求学的健康标准展开。

2.按体检项目组合

从体检项目组合看,可以分为全面体检和专病体检。全面体检即是健康体检,是针对受检者的整体而言的,专病体检则是针对如高血压、糖尿病、脑卒中、慢阻肺、乳腺癌等某一特定疾病而言的,两者在服务的内容上存在差异。

3.按是否整合其他功能

从是否整合其他功能看,可以分为单纯体检和复合体检。复合体检是在单纯体检的基础上增加一些附属的服务功能,如水疗、休养、理疗和中医保健等,以提高体检的内涵,比较常见的是疗养院体检。

4.按体检的实施方式

从体检的实施方式看,可以分为院内体检和院外体检。院内体检是受检者到体检中心接受体检的一种服务模式,而院外体检俗称流动体检,是医务人员利用车载设备到指定地点为受检者提供体检服务。

5.按受检人群

从受检人群看,可以分为团体体检和个人体检。对于团检,可以安排专车接送、安排专人协调、提供专时段体检等服务;而对于个人体检,可根据受检者个人特点和需求开展个性化的体检服务。

(三)检后跟踪随访服务模式

检后跟踪随访主要目的是掌握受检者健康状况、体检异常指标动态演变情况、危险因素干预及效果评价,既是督促受检者提高健康干预依从性的重要手段,也是定期评估健康干预效果和调整健康干预方案的重要举措。检后跟踪随访的主要服务模式有电话随访、短信(或微信)提醒、电子邮件服务等三种方式。

（朱　霞）

第三节　健康体检质量控制与风险规避

一、健康体检质量控制相关概念与基本要求

(一)健康体检质量概念及影响因素

健康体检的质量就是检验"健康体检过程与检查结果的优劣程度",体现为检查项目的科学适用、检查操作的规范熟练、检查结果的准确可靠、检查报告的完整有效、受检者的总体感受良好。影响质量的主要因素如下。

1.设备与设施的因素

开展健康体检场地条件在很大程度上决定了工作流程的设计,决定了选择使用的医疗设备;而对于检查项目所采用的设备功能和方法,其先进性和准确性尤为重要。

2.医务人员因素

医务人员是最主要的影响因素,涉及操作的熟练程度、对设备和检查项目的认知程度、对健康与疾病的认知和临床经验的积累、对检查结果的理解与综合判断能力,以及与受检者沟通能

力等。

3.工作流程因素

健康体检的工作流程是由多个医疗护理和辅助岗位的相关医技人员,由多个相对独立而又相互联系的检查活动的有序组合,共同完成健康体检过程。强调体检流程的重要原因,是在体检中通过建立检查结果的验证程序来确保质量是十分困难的。因为体检过程与诊治过程有着较大差异,并与循证医学的循环验证模式的就诊过程不同。体检过程基本上是单向的、非循环的,几乎不会给检查医生任何反馈信息,因此标准化检查流程的制定和严格遵守就成为保证质量最重要的方法之一。

4.受检者的服务评价

受检者的感知是其在体检过程中自身的体验。受检者选择特定的体检机构,其理由是"服务好、感受好"。换言之就是服务质量好,就是体检机构的服务满足了受检者安全感、被尊重、自我价值得到体现的需求。

(二)健康体检质量控制与持续改进的内涵

1.质量控制在体检中的含义

质量控制在体检中的含义应该理解为通过对体检项目构成的合理性控制,体检项目对受检者的适用性评价,体检所使用的设备的优良性能和医护卫技及辅助人员的规范高效率工作的管理,保证体检质量和受检者合法权益的服务过程。它包含了服务的合法性、受检者权益的保护和受检者心理感受三个方面。

(1)服务的合法性:首先开展健康体检工作的医疗机构要经过卫生行政管理机构的行政审批和许可,具备合法的资格和资质。其次,开展工作体检的人员、所使用的设备,应符合相关法律法规的要求。第三,工作过程的相关规定,包括各类管理制度等都必须符合相关要求,特别是放射线管理、实验室管理、医院感染的管理、医疗废物的处理和无菌及消毒工作的保障等。

(2)受检者权益的保护:受检者的权益在开展健康体检的医疗机构,来源于以下两个方面。①受检者法定的人身权利基本包括生命健康权和身体权、知情同意权、隐私权,这些是法定权利,是不需要通过合同约定;相对于医疗机构和医务人员的就是要尽到注意义务、告知义务和隐私保护义务。②受检者的权利还有一部分通过与开展体检的医疗机构签订合同的形式被赋予,例如一些额外的服务、提供免费的饮食、体检数据应用于科研等。

(3)受检者心理感受:不能否认,医生是需要通过医疗技术来完成医疗行为的,其职业就是诊断和治疗疾病。在体检乃至健康管理行业,大多数接受服务的是健康人,他们对于心理感受的要求会比病人更高,更加需要医疗机构和医务人员体现出职业的人文关怀。

2.持续改进是提高满足质量要求能力的循环活动

质量需求是变化的,因此持续改进是永恒的。持续改进关注的是不断改进的有效性和效率的过程,反映了上升的需求和顾客期望,保证了质量体系的动态发展。

(1)服务能力的提高:首先,要保证质量,就必须配置与服务目标数量相匹配的资源,这个资源包括了房屋、走廊的面积、候诊座椅、登记窗口、饮水机甚至卫生间的承载量、各种医疗设备和服务设备的数量、各个科室和其他辅助工作的人力资源配置等。其次,要提高服务的目标数量,就必须提高服务能力,任何超过最大服务能力的数量挖潜,必然会以损失质量为代价。

(2)服务水平的提高:医学是不断进步的,医学技术和设备的进步更是日新月异,因此依赖医疗设备进行检查的诊疗科目,其进展一直是走在医学进步的最前沿的。所以要提高医疗服务质量,医务人员有足够的临床经验积累是基本保障,但配置技术指标、参数符合服务目标的设备和器材是服务水平提高的一个重要因素,而人机的有效结合,是服务水平提高的有效手段。

(3)超越受检者的心理期待:影响受检者满意程度的因素是动态并有差异的。医疗机构所提供的服务,即使客观上很优秀,但是如果它在受检者的期望之内或者受检者根本不感兴趣,那么就不能使受检者满意,最多只能消除不满意。相反,如果服务超越了受检者的原有期望值,使受检者感到意外的惊喜,才会感到真正的满意。

(4)质量管理的持续改进:健康体检机构应该设立专门的质量管理控制组织,配备专门人员负责质量管理,制定相关的健康体检岗位职责、技术操作规范、健康体检质量管理核心制度和质量考核标准,例如健康体检查对制度、健康体检科室间会诊制度、疑难报告讨论制度、重大阳性体征追踪随访制度、体检项目危急值报告制度等;加强健康体检医务人员的继续医学教育培训与制度培训,不断地持续改进工作,提高质量。

二、健康体检质量控制的条件与要求

(一)健康体检的场地及设施要求

(1)具有相对独立的健康体检场所及候检场所。

(2)健康体检区域布局和流程合理,健康体检人员与就医人员分开,符合医院感染控制要求及医院消毒卫生标准。

(3)健康体检区域建筑总面积不少于 400 平方米,每个独立的检查室使用面积不少于 6 平方米。

(二)健康体检的科室设置要求

(1)至少设有内科、外科、妇产科(妇科专业)、眼科、耳鼻咽喉科、口腔科、医学影像科和医学检验科。

(2)医学影像科至少含 X 线诊断专业、心电诊断专业及超声诊断专业。

(3)医学检验科所含专业需满足卫生部《健康体检基本项目目录》的要求,检验质量控制应符合相关规定。

(三)实施健康体检的人员要求

(1)从事健康体检的医师应具有《医师执业证书》,并按照《医师执业证书》规定的执业地点、执业范围和执业类别执业。

(2)至少具有 2 名内科或外科副主任医师及以上专业技术职务任职资格的执业医师专职从事健康体检主检医师工作;每个临床检查科室至少具有 1 名中级及以上专业技术职务任职资格的相对固定的执业医师从事健康体检工作。

(3)至少具有 10 名注册护士。

(4)从事健康体检的医技人员应具有专业技术职务任职资格及相关岗位的任职资格,对国家要求必须持有上岗合格证的岗位,必须持证上岗。

(5)具有满足健康体检需要的其他卫生技术人员。

(四)开展健康体检的设备要求

具备开展健康体检项目所必需的仪器设备与辅助的设备、设施与器材,制定规范的设备管理制度与工作流程;计量设备要经过指定机构检测合格后方可使用,消毒设备要经过生物学监测方可使用。

三、健康体检质量控制过程

健康体检质量控制过程就是按照有关规定要求,在体检流程中进行的系统化质量监测活动,使体检过程处于全程质量控制状态。健康体检质量控制的原则是:医务人员资质规范;仪器设备检测合格;遵循循证医学原则;重要阳性体征上级医师确认原则;影像检查结果集体阅片原则;检查项目双方确认原则;体检报告三级检审原则等。

(一)检前的质量控制

1.健康体检问卷问诊

医生有目的地查询病人及其家属,以达到了解健康危险因素或病情,称之为问诊。问卷问诊是医生接触病人的第一步,是制订体检项目的最重要、最基本的手段。

2.健康体检项目的制定

(1)根据卫生部《健康体检基本项目目录》的规定,制定体检项目,先问卷问诊,再制定体检项目。

(2)依据相关指南和技术操作规程科学制定体检套餐。

(3)结合年龄、职业、家族及遗传病史等制定体检项目,不得以赢利为目的对受检者进行重复检查,不得诱导需求。

(4)放射医学影像检查严格遵循国家有关规定。

3.履行告知义务

(1)健康体检注意事项。如:保持空腹状态;高血压及降尿酸药照常服药;女士月经期不宜作尿液检查和妇科检查等。

(2)根据卫生部办公厅卫办监督发[2012]148号文件《卫生部办公厅关于规范健康体检应用放射检查技术的通知》精神,严格控制放射检查频次和受照剂量。

(3)健康体检项目制定后,需履行告知义务,进行双方签名确认。

(二)健康体检中的质量控制

1.检查规范、结果准确

各项检查项目要严格按照诊疗常规,进行规范检查,确保检查结果科学、准确,如血液样本质量控制。

2.体检信息查对原则

每个接诊环节严格查对(个人信息、体检项目、结果确认)。

3.双方确认原则

检中增加或放弃项目必须经受检者签名确认。

4.规范体检顺序

对体检项目进行统筹安排,保证进入体检流程的体检群体能够得到最高效的体检流程。遵守先做空腹后做非空腹项目的检查原则(抽血、胃肠镜、肝胆彩超等),合理安排体检流程。

5.遵守受检者保护原则

(1)放射性检查保护原则:①为受检者配备必要的放射防护用品,对非投照部位采取必要的防护措施。②严格控制照射野范围,避免邻近照射野的敏感器官或组织受到直接照射。③对育龄妇女腹部或骨盆进行 X 线检查前,应当确定其是否怀孕,不得对孕妇进行腹部或骨盆放射影像检查。④检查中除受检者本人外,不得允许其他人员留在机房内,当受检者需要扶携或近身护理时,对扶携或近身护理者也应采取相应的防护措施。⑤注重保护受检者隐私,防止过度暴露及非必要性的肢体接触等。

(2)一次性医疗器械的使用规范:一次性物品做到一人一用,对非一次性医疗器械进行彻底的灭菌。

(3)体检场所消毒规范:诊室定期进行消毒。

6.阳性体征上级医师确认原则

体检过程中重要的阳性结果,如:超声发现肿瘤、心电图重要提示等。为提高确诊率,降低误诊率,凡发现重要的阳性结果,需经上级医师确认后撰写检查结果。

7.体检突发事件的应急预案

体检过程中,常常出现突发事件,需制定应急预案,如低血糖反应的应急预案、晕血、晕针的应急预案、投诉处理应急预案、设备故障应急预案。

(三)健康体检后的质量控制

1.总检人员资质

根据卫生部卫医政发〔2009〕77号关于《健康体检管理暂行规定》的通知第三章 执业规则,第十六条规定:医疗机构应当指定医师审核签署健康体检报告。负责签署健康体检报告的医师应当具有内科或外科副主任医师以上专业技术职务任职资格,经设区的市级以上人民政府卫生行政部门培训并考核合格。

2.健康体检报告质量控制

健康体检报告需实施三级检审制度。总检医师审阅各项检查结果,结合历年体检结果进行对比,进行健康状况的评价,提出合理建议,让受检者了解自身健康状况以及防治措施,强化自我保健意识。结束总检后统一由终审教授审核后方可出具报告。

3.规范风险评估

进行风险评估时,应使用科学、规范的评估软件,以免制定干预方案的科学性不足。

4.科学制定健康干预方案

对于健康或疾病危险因素,可采取健康会诊方式,或以我国各种疾病预防指南为依据制定健康干预方案。对于发现的疾病,采取专病专治的处理原则。

5.建立电子健康档案

按国家相关规定为受检者建立健康档案。

(四)健康体检的风险与风险防范

风险防范是有目的、有意识地通过计划、组织、控制和检查等活动来阻止风险损失的发生,削弱损失发生的影响程度,以获得最大利益。健康体检的风险是指存在于整个健康体检服务过程中,可能会导致损害受检者事件的不确定性,以及可能发生的一切不安全事情。

1.医疗活动中的风险

风险一:无证上岗,非法从医。

风险二:只注重疾病筛查,忽视健康危险因素,健康体检的目的不仅要筛查疾病,同时要早期发现潜在的健康危险因素,如果只关注疾病早期筛查,忽视健康危险因素,易出现医疗风险。

风险三:责任心不强。

风险四:过度医疗。当前,社会上医患关系紧张,部分医务人员为避免医疗纠纷,喜欢开大而全的体检项目来避免遗漏。

2.服务活动中的风险

风险一:服务意识不强、服务态度不好。

意识决定行为,良好的服务意识,可以弥补诊疗中的小差错。服务意识不强常常会把问题扩大化。

风险二:医务人员情绪管理不良。

医疗行业是高风险行业,医务人员需要承担比常人更多的压力,情绪调节不好、缺乏自制力,很容易因为小问题与受检者发生争执,使矛盾升级,甚至发生医患冲突。

风险三:对服务流程不熟悉。

体检工作人员对自己的工作职责、流程不熟悉,就不能合理安排受检者的体检,往往会人为导致受检者全程的检查时间延长,易引起受检者的不满。

风险四:流程设计繁琐。

流程设计不合理、繁琐,如餐前、餐后检查项目位置安排不合理,受检者就可能在体检区多次往返,容易出现服务投诉。

风险五:环境管理不当。

宽敞、优雅的环境使人不由自主地放松,嘈杂、拥挤的环境使人烦躁、易怒。体检场地有限、人员众多,受检者难免心情不好,如果环境管理得又不好,受检者易对此投诉。

3.沟通过程中的风险

沟通风险防范是通过沟通来阻止风险损失的发生,削弱损失发生的影响程度,以获得最大利益。医务人员只有具备良好的沟通技巧,才能有效地减轻受检者和医务人员之间的紧张关系,避免医疗纠纷,降低投诉率,提高受检者的满意度。在沟通方面的风险主要表现在以下几个方面。

风险一:履行告知义务时易出现的风险。如医生给受检者制定了个性化的体检项目,但没向受检者说明项目的意义和必要性,容易引起受检者的误解,认为医生乱开体检项目,只为挣钱。

风险二:费用沟通方面易出现的风险。如医生给受检者制定体检项目时没有告知其相关的费用情况,导致受检者缴费时觉得费用过于昂贵,而有上当受骗的感觉或放弃此次检查。

风险三:特殊检查项目注意事项沟通方面的风险。如在进行胃肠镜检查时,医生没有向受检者讲明胃肠镜检查前不能进食带色食物,导致检查效果受到影响;没有跟患有高血压病的受检者说明降压药的服用方法,导致血压增高不能进行胃肠镜的检查;没有跟受检者讲明检查过程中遇到大息肉时是否处理,处理后能否住院进一步治疗,导致息肉切除后没有病房或未能进行息肉切除术,从而引起受检者的不满。

风险四:导检服务中沟通方面易出现的风险。如导检护士接到受检者后没有向其进行自我介绍、没有合理安排体检流程,导致受检者不满。

4.医疗风险防范

(1)依法执业,执证上岗。严格遵守医疗法规,确保每一位从事健康体检的医务人员持有执业资格证、执业注册证上岗。

(2)建立健全健康体检工作的规章制度和人员岗位责任制度,落实健康体检医疗质量和安全的核心制度。

(3)规范健康体检工作流程,降低体检医疗风险,提高体检工作的效率。

(4)加强培训,提高人员素质。培训包括:医疗制度、工作流程、礼仪礼貌、技能、心理、沟通能力等,使医务人员具备良好的心理素质和服务能力,塑造换位思考的理性思维,激发工作热情,提升与受检者之间的交流与良好的沟通。

(朱　霞)

第四节　体检环境与设施要求

一、体检机构的布局设置

根据体检流程及工作性质的不同,体检机构要将体检场所划分为不同的区域:办公区、体格检查区、特检区、影像区、化验区、餐饮服务区、候诊区等,既要达到功能齐全,又要使常规检查和专项检查等各个区域相对分开,避免体检次序混乱,流程不畅。部分体检机构开展有口腔、康复、心理等医疗服务,但要将检查与医疗相对分开,特别是医院的体检机构,要将检查与医疗分开,避免交叉感染。各个区域根据体检设备数量和所能接受的体检人数通过量,进行区域划分,保证体检流程顺畅合理。男女检查要划分不同的体检区域,既要注重保护体检人员隐私,也要保证方便快捷。同时,每个区域可根据自己的业务特点设置不同的环境气氛,努力做到布局合理、体现人文关怀。

二、影响体检质量的相关因素

(一)温馨舒适的体检环境
温馨舒适的环境对工作人员和受检人员保持良好的心态具有积极作用。

(二)科学规范的业务设置
业务设置首先要符合体检流程;其次要体现每个体检区的业务特点,并符合体检操作规范。

(三)素质过硬的专业队伍
主要指体检工作人员,包括政治素质和业务素质两个方面,既要具有良好的职业道德,又要具有较强的技术水平和丰富的临床诊治经验。

(四)先进齐全的硬件设施
科学先进和齐全配套的医疗设备及信息管理系统是确保体检质量的基础条件。

(五)高效顺畅的体检流程
根据体检规模和体检项目的多少,科学合理地组织体检是提高体检效率的必要条件。

(六)合理完善的体检项目
根据体检者个人情况、自觉症状、年龄结构、职业特点提供合理完善的检查项目。

三、规范化体检的要求

实现规范化、标准化体检流程的基本条件是体检场地、体检设备和体检人员必须按照体检要求配置并符合群体体检的特点。

(一)体检场地要求
体检场地的要求是:①具有独立的体检空间和受检者的专用通道,且通风采光良好;②体检场所建筑总面积不少于1 000平方米,每个独立的检查室使用面积不小于8平方米,特殊科室要符合相关规定,检查区通道宽度不小于2米;③至少设有候检区、体检区和就餐区;④污水、污物及医疗垃圾处理设施要符合有关规定;⑤体检环境应温馨、舒适,空气湿度和温度四季应保持适宜,并可做适当的健康知识宣传。

(二)体检仪器设备

1.专科体检

(1)内、外科及一般检查:检查床、血压计(表)、听诊器、叩诊锤、身高计、体重计、测量尺等。

(2)口腔科:牙科治疗椅、口腔器械盘、口镜、探针、镊子、牙髓电活力测试仪、牙科X线机、曲面体层X线机等。

(3)眼科:远视力表、近视力表、色觉图谱、眼底镜、非接触眼压计、视野计、裂隙灯、隐斜仪、暗适应仪、立体视觉检查仪等。

(4)耳鼻咽喉科:冷光灯(或蛇皮灯)、额镜、耳镜、鼓气耳镜、鼻镜、鼻咽镜、鼻内窥镜、间接喉镜、纤维喉镜、枪状镊、耵聍钩、嗅觉检查用品、音叉、电测听仪、中耳分析仪等。

(5)妇科检查:妇科检查床、电子阴道镜、窥阴器、红外乳腺检查仪等。

2.辅诊科室

(1)放射科:500毫安以上X光机、数字X线成像系统、乳腺钼靶X线摄像仪等。

(2)特诊科:彩色多普勒超声仪、全自动心电图机、动态心电图记录仪、运动平板、脑电图仪、脑地形图仪、经颅多普勒检查仪等。

3.实验室检查

显微镜、全自动血液分析仪、尿分析仪、血液流变分析仪、全自动生化分析仪、酶标分析仪、血凝分析仪、离子分析仪、化学发光仪等。

4.其他检查设备

如肛肠镜、胃镜、骨密度检测仪、肺功能仪、动脉硬化程度检测仪、人体成分分析仪、鹰演全身健康扫描系统、摩拉变应原检测仪等。

体检机构仪器和设备应符合所面对的体检人群特点进行配备,同时应结合实际工作需要以及每天接受体检人数和工作量,如超声诊断仪的配备,以每台每天做腹部超声检查不超过35人为宜。特殊职业体检应配备相应的检查设备,如飞行人员耳鼻喉科体检常用的脑干诱发电位、耳声发射、眼视震电图,电动转椅等,作为某些疾病的特殊体检项目,可以根据实际需要配备。随着医学技术和医疗设备的快速发展,体检设备在不断地更新换代,体检项目也应随之充实完善。

(三)体检人员配置

体检机构医师、护士及相关人员的配置要求:①体检医师要具备与所在体检科室专业相对应的执业医师资格,经当地卫生行政部门的登记注册,并具有3年以上综合医院临床工作经验;②体检中心至少有2名以上总检医师,要由具备内、外科工作经历的副主任医师以上职称人员担任;③体检中心工作人员每天工作量应做限定,临床科室单科体检医师与受检者之比应在1:80之内,采血组与受检者的比例以不超过1:30为宜;④体检中心护理人员要具备执业护士资格并经当地卫生行政部门的登记注册,应具有2年以上护理工作经验;⑤体检中心护理人员至少有8名具有护士以上职称,并至少有2名主管护师;⑥医技类医师,技师应具有从事相关学科3年以上的工作经历(从事大型医疗仪器操作者,应具有操作大型仪器上岗证);⑦按科室设置比例配备接待、导检、行政管理及后勤保障人员,并严格执行岗前培训制度。

四、体检软件系统的使用

随着信息化技术的飞速发展,各类体检机构也开始实行信息化管理。在增强硬件建设的同时加强了计算机及各类体检软件的应用,建立了体检信息化管理系统,减轻了繁琐的人工劳动,降低了管理成本,提高了工作效率,体检业务快捷高效,并且实现了规范化、无纸化。

(一)在体检信息系统中引入条形码技术

体检者登记时打印的指引单带有体检号,还有体检者姓名、性别、年龄等信息和体检项目及条码。同时使用条码打印机将化验及检查项目按类别打印成一系列条码,这些条码分别贴在试管和检查单据上。体检医师只需扫描指引单上的条码,即完成对体检者的身份确认。化验标本送到相关科室后,工作人员用扫描枪扫描容器上的条码,完成对标本的确认。检查科室工作人员通过扫描申请单上的条码,获得体检者的信息。条形码技术的引入,改变了由手工填写单据的模式,避免了由于书写潦草带来的识别困难,减少了重复劳动,提高了工作效率。

(二)受检人员数据的实时采集和自动处理

医师在诊室接待每一位体检者时,边为其检查,边将各项检查结果登记并录入到工作站上,系统自动生成各项体检数据和体检建议,实现数据的实时采集和自动处理。

(三)实现与多系统跨平台的数据交换

随着社会需求的增大和体检人数的增多,各级体检机构工作量越来越大,以往手工操作费时费力且繁琐复杂,已经不能适应健康检查的快速发展。为此,目前很多体检机构都安装了各类健康体检软件,如深圳天方达公司的杏林七贤系列体检软件、北京天健科技集团的天健体检信息系统、北京东方健管科技有限公司的东方健管系列体检管理软件等。在健康体检中应用体检管理信息系统,体检者的化验、放射、超声检查结果可以通过对 LIS(laboratoryinformation management system,实验室信息管理系统)和 PACS(picture archiving and com-munication system,影像归档和通信系统)访问获得,减少了大量数据的重复书写和人工操作,避免了总检医师资料汇总时各种数据的重复录入,不仅提高了工作效率和减轻了工作强度,也提升了体检服务的层次。

(四)为体检单位提供统计分析报告

对于团队体检,体检信息系统可根据单位体检数据,提取阳性体征,用统计学方法进行分析,为体检单位提供汇总分析报告,并将全部体检人员的体检结果汇集反馈给所在单位,这对于单位掌握所属人员的健康状况、评估健康水平、有针对性地搞好健康管理和疾病预防具有非常重要的意义。

（朱　霞）

第五节　健康体检注意事项

一、体检前注意事项

(1)体检前 3 天内保持正常饮食,不要大吃大喝,不吃太甜、太咸、过于油腻、高蛋白食品及大量海产品,不要饮酒及浓茶、咖啡等刺激食物,晚上应该早休息,避免疲劳及情绪激动。各类食物可能对体检造成的影响:①含碘高的食品:如深海鱼油、藻类、海带、海蜇皮等,会影响甲状腺功能检测。②含嘌呤类的食物:如动物内脏、海鲜类食品,会影响血尿酸的检测。③动物血液制品:对大便潜血试验检查有一定影响。④含糖过高食物:对血糖、尿糖的检测有一定影响。⑤高蛋白食品:对肾脏功能检测有一定影响。⑥高脂肪食品:影响血脂的检测。

(2)体检前需禁食至少 8 小时,否则将影响血糖、血脂、肝功能(但饮少量的清水,送服平时服用的药物,不会影响体检结果)。

(3)体检前 3 天不要服用非必需药物,因为各种药物在体内作用可能会影响到体检的准确性。

(4)为了保证体检后您能准确地了解自己的体检结果,请在体检前认真填写和核对体检表。

(5)体检前勿贸然停药。如高血压病患者每天清晨服降压药,是保持血压稳定所必需的,贸然停药或推迟服药会引起血压骤升,发生危险。按常规服药后再测血压,体检医师也可对目前的降压方案进行评价。服少量降压药对化验的影响是轻微的,所以高血压患者应在服完降压药物后体检。对糖尿病或其他慢性病患者,也应在采血后及时服药,不可因体检而干扰常规治疗。

二、体检注意事项

(1)体检当天要注意先做要求空腹检查的项目,如采血、空腹彩超等。

(2)体检当天不要化妆,否则可能影响医师的判断(如贫血、心脏疾病和呼吸系统疾病等)。

(3)穿着简单衣物,女性勿穿连衣裙、高筒袜、连裤袜,男性不要打领带,穿高领套头衫或紧身衣。体检当日最好不要佩戴项链等饰品,不要穿带金属物品的衣服,女性内衣尽量不要带钢托。

(4)精神放松,用一种平常的心态参加体检,切忌紧张,以使检查结果得到客观、真实的反映。

(5)体检化验要求早上 7:30 至 8:30 采空腹血,最迟不宜超过 9:00。太晚会因为体内生理性分泌激素的影响,使血糖值失真。所以受检者应该尽早采血,不要轻易误时。静脉采血时心情要放松,抽血后立即压迫针孔 5 分钟,防止出血,勿揉局部。因个别人需较长时间才能凝血,若出现小片青紫,待 24 小时后进行局部热敷,会慢慢吸收。如有晕血史,请提前告知采血人员。

(6)内科检查前请先测血压、身高、体重。

(7)做 X 线检查时,宜穿棉布内衣,勿穿带有金属纽扣的衣服、文胸,请摘除项链、手机、笔、钥匙等物品。拟在半年内妊娠的夫妇及已妊娠的女士,请勿做 X 线检查、骨密度检查。

(8)做膀胱、前列腺、子宫、附件彩超时请勿排尿,如无尿需饮水至膀胱充盈。

(9)心电图检查前应安静休息 5 分钟左右,不能在跑步、饱餐、冷饮或吸烟后进行检查,这些因素都可以导致心电图异常,从而影响对疾病的判断。

(10)做经颅多普勒检查时,需停服对脑血管有影响的药物 3 天以上,检查前一天应洗头。

(11)做尿常规留取尿标本时,需要保持外阴清洁并留取中段标本,以确保化验结果的准确性,女士留取尿标本应避开月经期(至少经后 3 天)。

(12)便常规检查,可到体检中心后留取标本,也可在体检当日在家中使用干净容器留取。如大便有黏液或血液,应注意选取黏液及血液部分,以便提供准确的信息。

(13)女士做妇科检查(宫颈癌筛查),请避开经期,筛查前 24 小时阴道不上药、不冲洗、不过性生活。未婚女性不做该项检查。

(14)在体检过程中,向体检医师提供尽可能全面准确的疾病病史。

(15)请配合医师检查,务必按预定项目逐科、逐项检查,不要漏检。

三、体检后注意事项

(1)请保存好体检结果,以便和历次体检结果对照,也可作为以后就医的参考资料。

(2)如果在当次体检中身体状况良好,请保持良好的生活习惯,并且定期进行全面检查。

(3)如果体检结果反映出您的健康状况存在问题,请根据体检医师建议对异常指标进行复查、进一步检查或就医。

(4)当检查方法不足以作为诊断根据时,就必须到医院做进一步检查。

(5)当体检结果提示有疾病,需要治疗,应及时就医,以明确诊断疾病,以免耽误疾病治疗。

（朱　霞）

第六节　体检的人性化护理

21世纪以人为本,人则是以健康为本。健康是人生的第一财富,随着我国经济的快速发展、国民生活水平的提高和社会的整体健康意识的增强,人们对预防保健的需求愈加强烈,健康体检中心应运而生,服务模式从过去单一的健康体检发展为健康管理、健康咨询、健康教育等综合的服务模式。以人的健康为中心的护理观念使护理对象从患者扩展到健康者的预防保健,因而对体检中心护理工作提出了更高的要求,实行医院人性化服务是坚持以人为本理念的必然要求。也是医学模式转变的必然要求,更是医院提高核心竞争力的必然要求。

到医院进行健康体检者心理不尽相同,他们希望能够用相对少的时间和精力高质量地完成体检活动并获取准确的有针对性的健康信息。人性化服务的核心就是要了解和重视体检者的健康需求,如人格尊严和个人隐私的需求、体检环境舒适和体检结论准确无误的需求、受到医务人员重视的需求、体检过程温馨方便的需求、体检费用项目知情同意的需求、体检中尊重体贴关心的需求、体检时提前沟通的需求、体检后获得健康指导的需求、对医院工作制度人性化的需求、护士职业形象的需求。因此,这就要求医务人员应该牢记以体检者为中心,以质量为核心,以体检者满意作为我们的工作目标。服务应从细微之处入手,贴近生活,贴近社会。积极主动地用亲情和爱心全程全方位地为体检者提供满意的人性化服务。要尊重体检者的健康需求、人格尊严和个人隐私,营造优美温馨舒适的体检环境,创建方便快捷的工作流程,完善护理服务内容,提供精湛的操作技术,才能使体检者得到满意服务,提高护理工作价值。使其在体检过程中感受到人性的温暖,享受到符合体检者的个性化、专业化、人性化的服务。

一、实施人性化护理工作的具体措施

(1)医务人员要强化服务更新理念,树立以人为本的服务意识,护士要具备良好的职业素质和丰富的人文知识还要掌握心理学、社会学等方面的知识。不断提高沟通技巧,另外,还应具备一定的健康教育水平,熟练掌握各个医技检查项目方法、目的和注意事项。

(2)在体检中心,虽然面对的都是一些健康人群和亚健康人群,但是医院对于护士的礼仪要求、服务要求更加严格。这是为了体现体检中心的特色,减轻体检者对医院的恐惧感。

(3)要形成良好护理行为规范,重视外部形象,做到工作制服合体整洁,头发不过肩,首饰不

佩戴整体感觉清新利落,淡妆上岗,微笑服务。让人们看着轻松、舒服,缩短相互之间的距离。

(4)要规范服务礼仪,礼仪服务不仅体现于站姿、微笑,还包括护士的仪表、仪容、风度、气质等。所以要用规范的动作和语言向大家展示标准的仪表、站姿、坐姿、行姿和礼貌用语,做到来有迎声、问有答声、走有送声等"三声"服务。见面先问您好,导检先用请,操作失误先道歉,操作完毕说谢谢,体检结束不忘嘱咐今后按时体检。

二、要建立便民预约服务系统

体检者可通过上网查询体检项目套餐,电话预约和制定体检项目。根据专家的意见针对不同年龄层次、不同生活方式和不同单位以及具体要求、经济基础等特点,设计制定相应的体检项目,如有特殊情况可临时增减体检项目;做到不乱收、多收费用,让体检者明明白白的消费,让受检者放心,充分体现以人为本的思想。并保存和传真体检者体检结果的信息资料,实现体检系统网络自动化管理,方便快捷,准确无误。

三、营造一种充满人情味的、尽可能体现温馨和舒适的体检环境

由于等待往往令人焦急、烦躁不安,对体检本来持迟疑态度的人会因此而动摇。所以休闲厅应该设置舒适的座椅、配备饮水机,一次性水杯,微波炉等供体检者使用。摆放各种健康保健宣传资料、创办健康教育专栏、利用电视等多媒体传播医学保健知识,使体检者在等待中获取相关的保健知识,同时也减轻了体检者在等待体检过程中的焦躁情绪。

四、实施全面详细健康教育,提高体检者保健意识

(一)体检前健康教育

介绍体检环境,体检流程,向体检者讲解体检前需注意的事项。其内容是体检前饮食注意的事项,以保证体检结果的真实性、准确性、减少误诊。交代体检项目,让患者了解体检过程中的禁忌,如忌采血时间太晚、忌体检前贸然停药、忌随意舍弃检查项目、忌忽略重要病史陈述、忌轻视体检结果。

(二)体检中的健康教育

体检中医务人员应主动向体检者讲解一些相关的检查知识和保健知识,包括各项检查的目的和意义,针对存在的健康问题讲解一些相关的疾病知识及注意事项等。

(三)体检后的健康教育

医务人员在发放体检报告时应向体检者详细讲解其目前的健康状况,以使体检者对自己的健康状况有一个全面而客观的认识,并进行相关的防病知识的宣传,包括健康的生活方式,合理的饮食指导及用药注意事项等。

五、建立导诊巡诊岗位

挑选知识全面工作能力强,有亲和力的护士担任导检,结合体检业务特征和功能要求,充分考虑体检者的年龄、职业、文化背景等因素。做到热情接待语言文明,语气柔和。妥善安排体检者排队次序及诊室分流。并及时做好与体检者沟通交流工作,合理调整各科室待检人数,既保障体检工作顺利进行又保证每位体检者都享受到了全时服务。从而使体检流程紧密衔接,缩短体检者排队和等待的时间。对受检者提出的疑问,及时耐心地解答,对情绪急躁、有误解的受检者,

应及时做好解释和安抚工作。合理安排体检顺序最大限度地减少人员流动,工作人员要自觉做到"四轻":说话轻、走路轻、操作轻、开关门轻,加强宣传使体检者自我约束避免大声喧哗,以减少噪声污染,共同创造一个安静舒适的体检环境,全心全意为体检者提供优质、高效、安全、舒适的体检服务。

六、体检各诊室应色彩宜人,空气清新,温度适宜

每天体检完毕应彻底打扫各诊室卫生。每天空气紫外线消毒。家具陈设消毒液擦拭。注意常开窗通风。

七、创建方便快捷的人性化一站式体检服务流程

使体检者相对集中在一层楼内完成检验、B超、心电图、内外科、五官科、放射科、妇科、皮肤科、口腔科的检查。以减少来回奔波之苦。

八、建立绿色通道

为年老体弱行动不方便者安排专人全程陪护,优先检查,缩短检查时间,让体检者感到受尊重、爱护。对特殊检查者应提前预约并专人陪同以保障查体活动高质量高效率完成。

九、提供熟练的操作技术,体检中心护士对受检者应文明用语

微笑服务,如在操作前要说"请";抽血后要说"请屈肘按压5分钟";操作完毕后要说"下一步请做某某检查"。严格执行"一人一巾一带消毒制度",穿刺采用无痛技术,操作熟练轻巧,要求做到"稳、准、快、一针见血",同时也要运用沟通技巧与体检者交流以分散其注意力消除紧张恐惧心理,而达到减轻疼痛的目的。晕针者采取平卧抽血,专人监护,保障安全,并配备热牛奶及糖水等,以免发生意外。测血压体位舒适正确,测量值准确无误。

十、提供免费的早餐

就诊者检查完毕后,他们的体能消耗较多,感觉饥饿时能吃到医院提供的品种丰富、花样齐全的免费早餐,心情舒畅,能体会到浓浓的人情味,对医院的信任度、满意度也提高了。

十一、后续服务

(1)建立健康档案:将体检结果保存在电脑中以方便体检者查询与对比,方便两次体检结果之间的分析,从而制定出更适合体检者的保健治疗方案。体检结论根据体检者需要,可邮寄、送达或自取。需进一步了解健康状况可电话或上门咨询。实行重大疾病全程负责制,对一些检查出重大疾病的体检者,争取在最短的时间内通知患者单位及本人来院就诊治疗,帮助患者联系相关科室的专家为其诊治并负责联系住院床位,使其尽快接受治疗,争取早日康复。

(2)建立同访制度:满意度调查,对每一个体检单位负责人进行同访,并发放满意度调查表,了解本单位职工对体检工作的满意度,对存在的问题及时分析原因,提出整改措施,以不断改进工作。

(3)电话回访:对存在健康问题的体检者,定时电话了解健康情况,提醒其做必要的复查,并送去温馨的祝福。

（4）对体检者出现的异常指标进行归纳整理，根据情况请专家进行会诊，以明确诊断。应一些单位的特殊要求，派专家到体检单位对体检结果进行详细讲解，并制定出合理的治疗方案。

总之，在健康体检中进行人性化护理是一种整体的、创造性的、个性化的、有效的护理模式。同时补充了"以人为本，以患者为中心"整体护理内涵，充分展现了护士的多种角色功能，扩大了护理范畴。随着人性化护理服务措施的不断完善，注重体检者人性关爱。使体检者感受到了方便、舒适、温馨、满意，赢得了体检者的信任与尊重。使他们获得了满足感和安全感。而放心地接受体检。并且都能在体检后保持良好的心态，把握自己的健康状况，调整自己的生活方式正确合理用药。不断提高自己的生活质量。使健康者继续更好的保持健康，使亚健康状态逐渐转化为健康状态。达到早诊断、及时治疗、早日康复的目的。此外，人性化护理管理工作运用到体检服务中，医务人员责任感增加了，工作质量和效率不断提高，通过群体的健康筛查还为医院各科室提供了一定数量的门诊及住院患者。使医院的社会效益和经济效益不断得到了提高。

（朱　霞）

第七节　与健康管理相关的功能学检验指标与含义

一、功能医学基本概念

（一）功能医学概念

功能医学是从 20 世纪 70 年代开始的一门新兴的医学模式，它是以科学为基础的保健医学，属预防医学领域。功能医学是一种评估和治疗疾病潜在因素的医疗保健方法，通过个体化治疗方法使机体恢复健康和改善功能。其应用是以人的基因、环境、饮食、生活形态、心灵等共同组合成的独特体质作为治疗的指标，而非只是治疗疾病的症状。

功能医学是一种完整性并具有科学基础的医学，除了治疗疾病外，它更提倡健康的维护，利用各种特殊功能性检查来了解和系统分析身体各系统功能下降的原因，再依其结果设计一套"量身定做"式的营养治疗建议、生活方式指导和功能恢复方法，以达到预防疾病，改善亚健康症状及慢性疾病的辅助治疗，享受更优质的生活。

（二）功能医学的健康观念

功能医学对健康的定义是健康乃是积极的活力，而不仅是没有疾病而已，健康应是心灵、精神、情绪、体能、环境及社会各个层面在人生的最佳状态。功能医学提倡的是如何提升器官的储备能力，及器官功能年轻化，提高生活品质，让人健康的老化，无疾而终，而并非因疾病老去。

二、功能医学检测

（一）功能医学检测概念

功能医学检测是以科学为基础的保健医学，以先进及准确的实验为工具，检测个人的生化体质、代谢平衡状态、内生态环境，以达到早期改善并维持生理、情绪/认知及体能的平衡的检测方法。

简单地说，功能医学检测是根据每一个亚健康状态的人的体质，评估身体器官无临床症状的功能状况,评估器官的"功能"而非仅器官的"病理"。功能医学检测包括:基因检测、免疫系统功能分析、内分泌系统分析、代谢系统功能分析,生理代谢功能分析、胃肠道系统功能分析、营养状况分析等。

(二)功能医学检测意义

1.了解人体器官功能现在及将来运转状况

任何疾病的形成,都需要时间累积,在器官病变之前,通常器官的功能先下降,当下降到一个临界点时,器官才会有器质性病变,当出现器质性病变时,功能下降会更加明显,这是一个量变到质变的过程。功能医学检测是在生病之前,了解各个器官功能的指数是不是在正常范围之内,发现那些已经下降的指标,了解它们将来对身体产生的影响,同时通过科学的方法改善它们,减慢功能下降速率,达到防患于未然的目的。

2.功能医学检测发现疾病和亚健康的原因

传统的医学检测更多的是检测疾病,告诉患者身体哪里已经发生病理性变化,功能性医学检测更多的是强调是哪些指标的下降才导致生病,也就是病因,为疾病提供一种全新的辅助检查方式。

人们通常会因为有一些不适(如消化不良、胃肠胀气、睡眠不佳、容易疲劳、记忆力下降、关节酸痛等)去医院看病,各种检查、化验后无大问题,医师建议注意休息、舒缓压力、调节饮食,多运动。其实这些不适就是亚健康的表现,亚健康真正的形成是由于饮食、环境、不良生活方式导致的器官功能下降,改变了身体内环境的稳定状态,而产生的一系列的症状。功能性医学检测则能发现亚健康形成的原因,具体检测出身体那些已经不在正常范围的微量元素和指标,这些也就是造成身体亚健康的原因。

3.功能医学检测分析机体衰老的速度

人体衰老有各种各样的原因,但总的来说,除了人体老化基因决定外,每个影响衰老的因素都是因为人体内的器官指标变化所形成的,每个人指标的变化程度不一样,衰老程度也就不同。只有真正了解人体各种健康和衰老指标,才能明白为什么比同龄人更老,身体状况更差的原因,才能真正地针对性地延缓衰老。功能性医学检测能检测出人体各种指标的状况,每种指标都有对身体及衰老的影响,综合所有的指标,也就能更容易地评估出身体衰老速度是否正常,有没有比同龄人更容易衰老。

4.根据功能医学检测结果有目标的补充营养保健食品

生活中,每个人都在比较盲目补充一些保健食品,对身体真正的帮助意义不大。功能医学检测可以通过检测血中各种所需营养浓度,知道身体内部缺少哪种元素,了解身体真正需求及需求量,根据身体代谢反应,来决定补充等量营养。

(三)功能医学检测方法

功能医学检测只需收集个人的粪便、尿液、唾液、血液及毛发,通过物理、化学、仪器或分子生物方法,检测、了解人体在无临床症状时期器官功能的改变程度。

三、功能医学检测内容及其含义

(一)基因检测

1.基因的概念

基因(遗传因子)是遗传的物质基础,是 DNA(脱氧核糖核酸)或 RNA(核糖核酸)分子上具有遗传信息的特定核苷酸序列。基因通过指导蛋白质的合成来表达自己所携带的遗传信息,从而控制生物个体的性状表现,通过复制把遗传信息传递给下一代,使后代出现与亲代相似的性状。它也是决定人体健康的内在因素。

2.基因检测的概念

基因检测是指通过基因芯片等方法对被检者的血液、体液或细胞的 DNA 进行检测的技术,是从染色体结构、DNA 序列、DAN 变异位点或基因表现程度,分析被检者所含致病基因、疾病易感性基因等情况的一种技术。基因检测可以诊断疾病,也可用于疾病风险的预测。

3.检测疾病类型

基因检测疾病类型包括:恶性肿瘤疾病,心脑血管疾病,代谢与免疫系统疾病,呼吸、消化与泌尿生殖系统疾病,肌肉、骨骼关节及神经类疾病,眼、耳鼻喉及皮肤疾病,精神类疾病等。

(二)免疫系统功能分析

1.免疫系统功能评估

免疫系统是机体执行免疫应答及免疫功能的重要系统。由免疫器官、免疫组织、免疫细胞和免疫分子组成,是防卫病原体入侵最有效的武器,它能发现并清除异物、外来病原微生物等引起内环境波动的因素。免疫系统功能评估各种主要免疫细胞的数量、分布比例、活性及细胞增生与凋亡,了解机体免疫系统的作用,有助于正确的调节免疫功能,维持身体的正常防御。

(1)免疫系统功能评估包括:嗜中性粒细胞、淋巴细胞、单核细胞、嗜酸性粒细胞、嗜碱性粒细胞、T 淋巴细胞、辅助性 T 细胞、抑制性 T 细胞、Th/Ts 比值、B 淋巴细胞、自然杀伤细胞、自然杀伤细胞活性、细胞分裂周期和细胞凋亡比率。

(2)适合做免疫功能检测人群:免疫功能低下、年龄超过 50 岁、易生病、易发生感染、患有各种慢性病等。

2.自然杀伤细胞功能评估

自然杀伤细胞是一种细胞质中具有大颗粒的细胞,也称 NK 细胞。自然杀伤细胞功能主要评估免疫细胞的数量、分布比例、活性及细胞的增生与凋亡,可以了解机体自然杀伤细胞的功能,有助于正确调节免疫功能维持身体的正常防御。

3.慢性食物变应原分析

食物不耐受是指一种复杂的变态反应性疾病,人的免疫系统把进入人体内的某种或多种食物当成有害物质,从而针对这些物质产生过度的保护性免疫反应,产生食物特异性 IgG 抗体,IgG 抗体与食物颗粒形成免疫复合物,可引起所有组织发生炎症反应。如慢性鼻炎、关节痛、慢性疲劳、便秘、过敏性肠综合征、胀气、痤疮、湿疹、荨麻疹等。慢性食物变应原检测在功能医学检查中是一项基础检查,包括常见食物的慢性过敏 IgG 的强度分析,可分析检测出个人确切的食物变应原。

(1)常见食物变应原检测包括:肉类、海产品类、蛋奶类、谷物类、坚果类、蔬菜类、水果类以及生姜大蒜等食物。

(2)适合检测人群包括:眼睛有时发痒或多泪水,消化方面偶尔有胀气、腹泻、便秘情况,有肌肉和关节酸痛情况,皮肤荨麻疹或其他种皮炎,注意力不集中或易感疲劳,呼吸系统经常有气喘、咳嗽、鼻炎、支气管炎,焦虑、头痛及偏头痛现象等人群。

(三)代谢系统功能评估

1.代谢功能分析

代谢功能分析是评估尿液中 40 余种有机酸,这些有机酸是体内碳水化合物、氨基酸、脂肪酸、细胞能量生成、维生素 B 族、神经传导物质、肝毒素、肠道有害菌滋生等经过代谢所产生的酸性产物,因此可提供观察机体细胞代谢过程及代谢功能效率的途径,了解细胞能量产生、神经内分泌失衡、环境毒素暴露、维生素缺乏、肠道菌群失调等问题,当代谢障碍被确认,可制订个性化营养方案,使机体症状得到缓解。

(1)代谢功能检测内容包括:己二酸、辛二酸、乙基丙二酸、丙酮酸、乳酸、羟基丁酸、枸橼酸、顺式鸟头酸、异枸橼酸、酮戊二酸、琥珀酸、焦磷酸、苹果酸、羟甲基戊二酸、琥珀酸、焦磷酸、酮异戊酸、酮异己酸、酮-甲基戊酸、羟基异戊酸、甲基丙二酸、亚胺甲基麸胺酸、香草基扁桃酸、高香草酸、5-羟吲哚醋酸、犬尿胺酸、喹啉酸、2-甲基马尿酸、乳清酸、葡萄糖酸、羟丁酸、焦谷氨酸、硫酸、D-乳酸、对羟基苯乙酸、靛、苯丙酸、对羟基苯甲酸。

(2)适合检测人群包括:超重/肥胖;营养不均衡;易疲劳;记忆力衰退、失眠;胃肠功能失调,便秘,胀气;情绪不稳定,易烦躁,抗压能力不足;抵抗力不足,反复感染;易过敏等人群。

2.肝脏解毒功能分析

肝脏解毒功能是指在机体代谢过程中,门静脉收集来自腹腔流的血液,血中的有害物质及微生物抗原性物质,将在肝内被解毒和清除。肝脏解毒功能分析是利用小剂量的物质,如咖啡因、醋胺酚、水杨酸来刺激肝脏,并收集唾液及尿液标本,分析肝脏的解毒功能,评估肝脏的解毒能力及自由基的伤害。肝脏解毒功能失调可能导致的疾病包括慢性疲劳综合征、多重化学物质过敏、帕金森症、多发性硬化症、肌萎缩侧索硬化症等。

(1)肝脏解毒功能检测包括:咖啡因清除率、甘氨酸结合作用、硫化反应、醛糖酸化反应、Phase Ⅰ/Sulfation 比值、Phase Ⅰ/Glycination 比值、Phase Ⅰ/Glucuronidation 比值。

(2)适合检测人群:高血压、高三酰甘油、高胆固醇、吸烟、过量饮酒、肝功能下降、糖尿病、胆结石,常暴露于汽车废气中、居住或工作场所新铺地毯或新刷油漆、乙型肝炎病毒携带者等。

3.心血管代谢综合征健康评估

心血管疾病与先天基因体质和后天环境因素、生活形态,包括饮食、运动等密切相关。根据国人十大死因统计,心血管相关疾病占其中的四项,包括心脏病、糖尿病、脑血管疾病和高血压。心血管代谢综合征健康评估包括:血脂代谢、血管壁完整性、慢性发炎因子、糖化反应与氧化压力,可提供心血管健康与代谢综合征的全面性评估。

(1)心血代谢综合征健康检测包括:三酰甘油、总胆固醇、低密度脂蛋白胆固醇、高密度脂蛋白胆固醇、脂蛋白(a)、TG/HDL-C 比值、T-Cho/HDL-C 比值、LDL-C/HDL-C 比值、同型半胱氨酸、非对称性二甲基精胺酸、C-反应蛋白、纤维蛋白原、空腹胰岛素、空腹葡萄糖、糖化血红蛋白、血清铁蛋白、辅酶 Q10、谷胱甘肽。

(2)适合检测人群:年龄超过 35 岁、肥胖者(BMI>24)、有糖尿病家族史或病史者、有高血压、心血管疾病家族史或病史者、有高血脂家族史或病史者、有妊娠糖尿病者或多囊性卵巢病史者、少运动者、工作压力大等。

4.骨质代谢健康评估

骨质代谢分析是对骨质增生标记骨钙素、甲状旁腺素、骨质流失标记及造骨所需营养素维生素 D、促进因子维生素 K、NTx 标志物及血钙分析,来全面性了解骨质破坏与增生的平衡性,以评估骨质生长或骨质疏松的真实情况。并使医师可据以判断正确的临床治疗或营养补充品疗程,以达到确实维护骨骼健康的目的。

(四)内分泌系统

1.精神荷尔蒙分析

荷尔蒙对人体调节系统扮演着强大的角色,适当的荷尔蒙平衡是维持健康的要件。许多男女在进入 40 或者 50 岁更年期的时候,会经历一系列由荷尔蒙不平衡引起的症状,包括丧失性欲,思维模糊,体重增加、忧郁、失眠多梦等。此外,荷尔蒙还是一种自然的能量促进器,能保护机体免受忧郁和心脏病的困扰。当荷尔蒙缺乏或者过量时会影响睡眠质量、代谢和抵抗疾病的能力。

精神荷尔蒙检测包括多巴胺、去甲肾上腺素、肾上腺素、麸胺酸酯、血清素、γ-氨基丁酸、色氨酸、5-羟色氨酸、褪黑激素、酪氨酸。

2.雌激素代谢分析

雌激素是一类主要的女性荷尔蒙,包括雌酮、雌二醇等。雌二醇是最重要的雌激素。雌激素主要由卵巢分泌,少量由肝,肾上腺皮质,乳房分泌。雌激素缺乏会出现骨质疏松、无月经、停经综合征等困扰,过多则有月经过多、子宫肌瘤、乳癌、焦虑和易怒等问题。雌激素代谢分析是评估雌激素在肝脏两个阶段的代谢是否顺畅,是测定尿液中雌激素与雌激素代谢产物的含量,是评估保护雌激素代谢机制的重要步骤。

(1)雌激素代谢检测包括:雌酮、雌二醇、雌三醇、2-羟基雌酮、4-羟基雌酮、16α-羟基雌酮、2-甲氧基雌酮、4-甲氧基雌酮、2-OHE1/16α-OHE1 比值、2-MeOE1/2-OHE1 比值。

(2)适合检测人群:乳房肿胀、乳房纤维囊肿、乳癌;焦虑、忧郁、经前综合征、子宫肌瘤、子宫内膜异位症、子宫癌;卵巢癌;肥胖;长期口服避孕药;有乳癌、子宫癌等家族史等。

3.肾上腺皮质压力分析

当内在认知与外在事件冲突时,就会产生压力,这时肾上腺就会分泌大量的肾上腺素以应付压力,此时抗压荷尔蒙也同时增加分泌,身体处在一种平衡的状态,以避免内在的伤害。如果抗压荷尔蒙与压力荷尔蒙无法平衡时,就会产生许多情绪以及身体上的疾病。肾上腺压力分析是种功效大又精准的非侵入性检验方法,同时也是测量压力反应的可靠指标,也是发现肾上腺荷尔蒙不均衡的重要工具。

肾上腺皮质压力检测包括:促肾上腺皮质素、肾上腺皮质醇、活性皮质醇、脱氢表雄固酮(硫酸酯)、分泌型免疫球蛋白 A、DHEA/FreeCortisol 比值。

4.女性荷尔蒙分析

女性荷尔蒙包括数种在女性身上比较多的荷尔蒙。卵巢分泌两大类女性荷尔蒙:雌激素和孕激素。其中雌激素之中最重要的是雌二醇;孕激素之中最重要的是黄体素。这些荷尔蒙的分泌量与平衡关系与女性卵巢周期、生育能力和妇科相关疾病、心血管健康、认知与情绪等皆有关。女性荷尔蒙分析可用于预防和治疗与荷尔蒙不平衡的相关疾病和症状,以及荷尔蒙不平衡相关疾病风险的评估,包括乳癌、卵巢癌和子宫癌。

(1)女性荷尔蒙检测包括:黄体刺激素、滤泡刺激素、孕烯醇酮、黄体酮、脱氧皮脂酮、皮脂酮、醛固酮、17-羟孕烯醇酮、17-羟黄体酮、11-脱氧皮脂酮、皮脂醇、脱氢异雄固酮、脱氢异雄固酮硫酸盐、雄烯二醇、雄烯二酮、睾酮、二氢睾酮、还原胆烷醇酮、雄酮、雄烯二醇、雌酮、雌二醇、雌三醇、性荷尔蒙结合球蛋白。

(2)适宜检测人群:月经不规律;不孕;月经前出现烦躁易怒、水肿、头痛或情绪不稳;更年期出现潮热、经期不规律、心情郁闷;对性行为没有兴趣等。

5.男性荷尔蒙分析

男性荷尔蒙是促进男性生殖器官的成熟和第二性征发育并维持其正常功能的一类激素。男性激素的主要作用是刺激雄性外生殖器官与内生殖器官(精囊、前列腺等)发育成熟,并维持其功能,刺激男性第二性征的出现,同时维持其正常状态。荷尔蒙的分泌量与平衡关系与男性之活力、生育能力、心血管健康、认知与情绪、秃发、前列腺健康等皆有关。男性荷尔蒙健康分析能检测出许多扰乱睾固酮分泌节律的因素,包括老化、慢性疾病、感染、接触病毒、抽烟、创伤等。有助于预防和治疗与荷尔蒙不平衡的相关疾病和症状,以及荷尔蒙不平衡相关疾病风险的评估,包括前列腺癌。

(1)男性荷尔蒙检测包括:黄体刺激素、滤泡刺激素、孕烯醇酮、黄体酮、脱氧皮脂酮、皮脂酮、醛固酮、17-羟孕烯醇酮、17-羟黄体酮、11-脱氧皮脂酮、皮脂醇、脱氢异雄固酮、脱氢异雄固酮硫酸盐、雄烯二醇、雄烯二酮、睾酮、双氢睾酮、原胆烷醇酮、雄酮、雄烯二醇、雌酮、雌二醇、雌三醇、性荷尔蒙结合球蛋白、前列腺特异抗原。

(2)适宜检测人群:年龄>35岁;性功能低落或勃起困难;经常情绪低落、沮丧;肤色变浅;体重增加;有前列腺癌或睾丸癌家族史;没有生殖能力等。

(五)营养系统

1.氨基酸平衡性分析

氨基酸是构成蛋白质的基本单位,赋予蛋白质特定的分子结构形态,使他的分子具有生化活性。蛋白质是生物体内重要的活性分子,包括催化新陈代谢的酵素和酶。氨基酸是构建人体结构组织和荷尔蒙的必需物质,此类化合物或衍生物皆是来自于饮食中的氨基酸。氨基酸平衡性分析是通过检测了解饮食中蛋白质摄取与吸收是否足够与平衡,体内氨基酸如处于不平衡状态可提供许多相关疾病的信息。通过检测结果制订个性化氨基酸营养处方改善胃肠道功能、促进血管健康、改善解毒功能、改善神经肌肉功能以及改善神经系统与行为问题。

(1)氨基酸平衡性检测包括:精氨酸、组氨酸、异亮氨酸、白氨酸、牛磺酸、苏氨酸、色氨酸、缬氨酸、丙氨酸、门冬酰胺、天冬氨酸、半胱氨酸、谷氨酸、谷氨酸盐、甘氨酸、脯氨酸、丝氨酸、酪氨酸。

(2)适宜检测人群:注意力不集中、厌食、抑郁、免疫力下降、性欲缺乏、慢性疲劳综合征等。

2.抗氧化维生素分析

维生素是一系列有机化合物的统称。它们是生物体所需要的微量营养成分,需要通过饮食等手段获得。维生素对生物体的新陈代谢起调节作用,缺乏维生素会导致严重的健康问题;平衡适量的抗氧化维生素浓度有助于防止自由基对身体的伤害及慢性病形成。

(1)抗氧化维生素检测包括:维生素 A、茄红素、α-胡萝卜素、β-胡萝卜素、叶黄素、δ-维生素E、γ-维生素 E、α-维生素 E、辅酶素、维生素 C。

(2)适宜检测人群:长期疲倦状态、有过敏问题、经常肌肉或关节疼痛、经常感冒或有鼻炎问题、工作压力大、吸烟或接触二手烟等。

3.氧化压力分析

氧化压力是指体内自由基过多与抗氧化物不足所产生的结果。一般状况下,机体会自动修补氧化压力所带来的伤害。若身体存在过多的自由基却无足够的抗氧化物来平衡它,就会造成细胞损伤。现代人工作压力大、情绪紧张、饮食不当及环境污染等因素,经常会让身体处于高氧化压力状态。评估氧化损伤与抗氧化储备能力之间的平衡,有助于找出慢性病的潜在原因。氧化压力分析可早期评估组织伤害状况,确定不平衡的程度,有助于制订具体的针对性的补充或调整,达到身体的平衡,提高自身抗氧化水平。

(1)氧化压力检测包括:血脂、自由基、血浆丙二醛、红细胞超氧化物歧化酶、含硫化合物、总谷胱甘肽、红细胞谷胱甘肽过氧化物酶、谷胱甘肽转硫酶。

(2)适宜检测人群:长期疲倦状态、有过敏问题、经常肌肉或关节疼痛、经常感冒或有鼻炎问题、工作压力大、经常吃快餐、经常接触汽车废气、吸烟或接触二手烟等。

(六)胃肠道系统

肠漏症是指当肠道因为各种因素,如发炎、过敏等失去其完整性,使肠道的渗透力增加,未消化的大分子及代谢或微生物毒素透过小肠进入血液循环,刺激活化免疫及自体免疫系统,危害肝脏、胰腺等器官,从而引起各种疾病。

(1)小肠渗透力检测包括:乳果糖回收百分比、甘露醇回收百分比、乳果糖与甘露醇比例,以评估小肠吸收力及屏障功能。

(2)适宜检测人群:腹胀、腹痛、腹泻、便秘、体臭、头痛、眩晕、皮肤粗糙或发痒、荨麻疹、食物过敏、关节炎、腰酸背痛等。

(朱 霞)

第八节 外 出 体 检

一、外出体检的特点及适用范围

(一)外出体检的定义

1.外出体检的定义

外出体检(也称移动性体检或车载移动性体检、上门体检、流动体检)是指医疗机构在执业地址以外开展的健康体检。即医疗机构派出体检队上门进行体检的方法。一方面方便了边远地区的群众,可节约时间和费用;另一方面对不便到医疗机构体检的人群提供了上门服务。

2.外出体检的模式

外出体检模式根据是否需要体检场地一般分为两种模式(见表11-1)。

表 11-1 外出体检模式分类

模式	设备	场地	特点	应用
模式一	车载固定设备+车载移动设备	需要	多项同时展开省时,体检项目可增减	较多
模式二	车载固定设备	不需要	单项顺序展开费时,体检项目受限	较少

3.外出体检与移动性门诊的区别

外出体检与移动性门诊的主要区别是流程不同(见表11-2)。

表 11-2　外出体检与移动性门诊的区别

区别	流程	目的	对象	人数
移动性门诊	门诊流程(挂号-看病-检查-诊断-开药)	诊治疾病	患病人群	就诊人数受限
移动性体检	体检流程:根据体检项目可先查空腹项目再查餐后项目	健康体检	健康人群	体检人数较多

(二)外出体检的特点

1.外出体检的流动性,使被动服务变为主动服务

走出医疗机构外出体检提供上门服务,变被动服务为主动服务,改变了医疗机构坐堂行医的传统观念,走向基层,满足边远地区职工群众的需求是外出健康体检的目的,更重要的是保证了年度健康体检的落实。

2.外出体检的灵活性,为依据需求增减体检项目与设备提供了便利

随着体检车的使用,车载移动设备使外出体检工作更具有灵活性,上门体检的同时,还可根据受检单位的需求增加或减少体检项目。

3.体检的适应性,方便了在职人员、边远地区人群与老年人

外出体检提供的上门服务,提高了在职人员的参检率,方便了边远地区人群及行动不便的老年人。

4.体检的经济性,因方便快捷而前景广阔

随着我国国民经济的发展及人们对健康需求的增多,外出体检行业迅速崛起,许多具备条件的大中型医院、疾病控制中心、职业病防治研究所以及结核病防治研究所等医疗单位都购置了包括车载 X 线机系统在内的流动体检车,以满足人民的健康需要,形成了一个新的医疗服务项目。如无体检车,北京市远郊区县的企业需要驱车 2~3 小时到最近的体检机构进行体检,大大提高了企业成本。利用体检车开展上门流动体检的服务模式,越来越受到大家的青睐。

(三)外出体检的适用范围

1.在军队官兵年度体检中应用

部队因其独特的地域分布,使得许多部队、机关、院校远离后方医院,干休所的离退休老干部年老体弱、多病、行动不便,所以后方医院体检机构上门体检深受部队官兵的欢迎。如原北京军区应用"优序法"体检方法,针对体系部队老干部年老体弱、行动不便,在职干部工作繁忙、不便到医院体检的特点,充分发挥基层医疗机构的作用,派出体检队深入各体系单位体检。转变了服务方式,由被动的"坐等"服务,变为主动上门服务。空军总院采用上门体检、集中体检、住院体检和补检相结合的形式方便受检干部,提高了参检率。解放军 88 医院体检中心为保证体系部队正常的工作、训练、生活秩序,以及官兵身体健康需要,医院购置了专业健康体检车,车内配有心电图机、X 线机、进口彩超等多项检查仪器,为边远的体系部队官兵或不能来院体检的部队进行上门服务。

2.在职业病防治体检中应用

随着《中华人民共和国职业病防治法》的颁布和实施,政府执法部门加大了企业职业病防治工作的力度,企业也越来越重视职工的健康,其中体检车在职业卫生技术服务领域的应用也就越发广泛。如杭州市余杭区开展职业健康检查,7 年共体检 30 900 人次,其中上门体检服务的数量达18 500人次,约占总受检人数的60%。

3.在国有大型企业体检中应用

在国家电网系统健康体检中应用广泛。国家电网系统及许多电厂,分布在比较偏远的地区,更需要上门体检。如山东电力医院常年派出三支装备精良的体检队深入到电力系统的基层单位上门体检,每年体检6万余人,深受电力员工的好评。安徽省电力疗养院注册成立了"巢湖万康卫生服务有限公司",为了给受检者提供更多的方便,送体检上门,实现了健康体检的移动化和体检信息的数字网络化。自投入使用以来,受到业内人士的好评,被誉为"送上门来的医院,走到身边的专家。"贵州、河北等电力系统均运用外出体检保证了远离医疗机构职工的年度健康体检。

4.在远离医疗机构群体体检中应用

对那些远离医疗机构或因工作原因不便到医疗机构体检的单位和群众,医疗机构体检中心提供上门服务,深受广大群众的欢迎。

二、外出体检流程

(一)体检前期准备(院内阶段)

1.双方签订外出体检协议

医疗机构应与受检单位协商确定体检时间、体检项目、体检地点、对所需体检场地及房间的要求,对体检医师及受检人员的要求,双方需履行的义务及法律责任等事项。

2.外出体检申请与备案

根据国家卫生部卫医政发〔2009〕77号卫生部关于印发《健康体检管理暂行规定》的通知第二十六条规定。医疗机构应当于外出健康体检前至少20个工作日向登记机关进行备案,并提交以下备案材料:外出健康体检情况说明,包括邀请单位的基本情况、受检者数量、地址和基本情况、体检现场基本情况等;双方签订的健康体检协议书;体检现场标本采集、运送等符合有关条件和要求的书面说明;现场清洁、消毒和检后医疗废物处理方案;医疗机构执业许可证副本复印件。

3.外出体检人员及设备准备

(1)确定体检工作人员:根据体检项目安排体检组成员,一般应选用素质好、技术全、身体壮的体检从业人员,带队人员应具有较强的沟通协调能力。人员确定后应进行检前教育与工作部署。

(2)体检物资准备:根据体检项目、受检人数情况,确定体检设备种类及数量,指定专人负责准备所需物品,并经两人查对无误后,于体检前一天装车。

(3)体检车辆调度:根据体检外出人员及设备数量填写《车辆派遣单》,安排体检车辆。

(二)体检中期实施(体检现场)

1.外出体检现场实施与管理

(1)体检标识张贴:到达体检单位后,根据体检需要设置场地,粘贴各种体检指引标识(如体检表领取处、抽血处、身高体重、血压测量、心电图、超声检查、内科外科查体、妇科、眼科、耳鼻喉科、胸部X线、尿便标本处、交体检本处等)。

(2)体检设备调试:根据体检场地情况,安装、摆放和调试体检仪器设备。

(3)体检本发放:与受检单位负责人共同发放体检本,并告知受检人员体检流程和注意事项。

(4)体检具体实施:引导受检人员按体检流程进行体检,检中安排现场咨询。

2.外出体检现场清整与消毒

(1)体检资料、设备及检验标本收集整理:体检结束后,由体检部护士收集各种标本及体检本,医技人员整理体检设备,经两人查对无误后装箱;外出体检带队人员及时将体检人数和返回时间通知检验室负责人,做好检验准备工作。(使用装有检验设备的移动性体检车外出体检,可在采集检验标本后随即进行检验。)

(2)体检现场医疗垃圾清理与消毒:体检现场的医疗垃圾应按照《消毒技术规范》要求分类存放,一次性医疗废弃物应放置于规定的器皿和袋中,带回医疗机构统一处理,并清理消毒体检场地。

3.外出体检检验标本的采集、储存与转送

(1)检验标本的采集方式和标本容器选择。血液标本的采集:应使用一次性真空采血管采血,由于在完全封闭状态下采血,避免了血液外溢引起的污染,并有利于标本的运送和保存。尿便标本采集后应放入试管(最好为带盖子的试管)和便盒内,插入试管架中,防止标本倒斜或外溢。

(2)检验标本的储存方式与及时转送。标本的存放和检测受到诸多因素的影响,特别是储存的温度和时间难以控制,对这些技术性要求不高的条件,常常会被忽视,尤其外出体检,由于标本的储存及测定时间的不得当可能会影响检测结果。①血常规:血液标本在 25 ℃及 5 ℃环境中保存 4 小时系统指标稳定。使用全自动血液分析仪时,未能及时检验的抗凝标本在室温下保存。一般 WBC、RBC、PLT 可稳定 24 小时,白细胞分类可稳定 6～8 小时,血红蛋白可稳定数日。低温(4 ℃)保存可使血小板计数结果减低。②血生化标本:谷丙转氨酶(ALT)、总蛋白(TP)、白蛋白(ALB)、总胆固醇(TC)、尿素氮(BUN)、尿酸(UA)、血糖(GLU)、磷(P)、肌酸激酶(CK)等血清标本在不同保存条件、不同保存时间的情况下,检验结果 3 天内无显著变化。观察标本放置时间与温度对血脂测定的影响,标本在 4 ℃、22 ℃放置 2 小时、6 小时结果差异无统计学意义。③免疫标本:在各种保存条件下,随着温度的下降,标本保存时间延长。④尿液标本:尿液标本收集后应 12 小时内送检,以免细菌作用和化学成分分解。在夏季高温条件,应将标本低温储存转运。

血液标本采集后应立即送检。由于外出体检,标本不能立即送检时,应放入医用冰箱或采用在放置血标本的容器内周边加放干冰袋,以保证血液在相对低温(5～22 ℃)的环境中,并在最短时间内(一般不超过 6 小时)送往检验室。标本在转送过程中要防止剧烈震荡污染,防止发生溶血。

所有标本均应视为生物危险品,按国家相关要求进行处理。返回医疗机构后标本立即送往检验室。

4.返回医疗机构后交接内容

交接内容包括:①体检资料交接与签收。②检验标本交接与签收。③体检设备交接与签收。④反馈外出体检情况。

外出健康体检带队负责人,根据工作表现填写外出体检人员满意度调查表并交回体检部总调度,作为绩效考核的依据。

(三)体检后期服务(强调要坚持上门服务)

(1)外出体检个人及团体报告及时发送。

(2)外出体检个人及团体报告详细解读。

(3)外出体检检后健康教育。

(4)外出体检检后追踪随访。

（四）外出体检流程的特点

因外出体检远离医疗机构,所以体检流程具有以下几个特点。

(1)要加强与受检单位的沟通。

(2)要履行外出体检申报程序。

(3)选择便于实施的健康体检项目。

(4)外出体检现场准备和检后的清理消毒。

(5)检验标本采集和特殊的储存与转运方式。

(6)车载固定设备与车载移动设备的装运和现场调试。

(7)体检资料、物品与检验标本的交接与签收。

三、外出体检规范

（一）体检机构执业资质

符合国家卫生部《健康体检管理暂行规定》第二章执业条件和许可,第四章外出健康体检第二十四条的医疗机构可以在登记机关管辖区域范围内开展外出健康体检。

（二）外出体检申报程序

参照国家卫生部《健康体检管理暂行规定》第四章外出健康体检第二十六条。医疗机构应当于外出健康体检前至少20个工作日向登记机关进行备案,并提交以下备案材料:外出健康体检情况说明,包括邀请单位的基本情况、受检者数量、地址和基本情况、体检现场基本情况等;双方签订的健康体检协议书;体检现场标本采集、运送等符合有关条件和要求的书面说明;现场清洁、消毒和检后医疗废物处理方案;医疗机构执业许可证副本复印件。

（三）外出体检质量规范

同医疗机构体检质量规范。

（四）外出体检流程规范

根据国家卫生部关于《健康体检管理暂行规定》第四章外出体检的有关要求,应遵循本文外出体检流程明确的体检前期、体检中期及体检后期的工作流程。

（五）外出体检场地要求

参照国家卫生部《健康体检管理暂行规定》第四章外出健康体检第二十七条要求:外出健康体检的场地应当符合本办法第四条第一项要求。进行血液和体液标本采集的房间应当达到《医院消毒卫生标准》中规定的Ⅲ类环境,光线充足,保证安静。

（六）外出体检放射防护和生物安全

进行放射检查的体检现场和仪器设备均应达到国家防护标准,并具有疾病预防控制中心放射卫生防护和影像质量检测合格报告。在体检现场采样带回医疗机构进行检测的,承担检验的实验室需具有国家核发的当年检验科"室内质控、室间质评合格"证明。

四、外出体检设备与管理

（一）车载固定设备使用与管理

1.体检车的设计与改装

我国现有的大部分车载X线机系统还基本处于车辆和X线机的简单组合阶段,所用车辆是现有车辆的改装：小型机用中型客车，大型机用大轿车。在线路改造、信息系统安装、空调改造、通讯配置等方面，要根据体检设备要求在车辆的内部结构进行专门调整设计。车载 X 线机在改装时应进行合理布局，尽可能加大机房面积，加强机械通风，安装减震装置。据了解，国内电力系统车载体检设备较齐全，不仅装备了数字化 X 线机，而且还有车载全自动生化分析仪等。

2.车载固定设备的使用与管理

(1)车载固定 X 线设备使用与管理：①车辆减震。启动体检车减震装置，保持体检车的稳定性。②检测校准。对 X 线设备显示器的分辨率等进行检测校准。③安全警示。在体检车周边醒目位置设置电离辐射警告标志和工作指示灯，加强放射工作人员和受检者的防护。④安全帮扶。对上下体检车的受检人员，在车门的阶梯处应有人员帮扶，防止跌伤。

(二)对车载全自动生化分析仪的使用与管理

1.仪器安装

在分析仪底部加装减震器；控制车内的温度、湿度；试剂存放在医用冰箱；使用试验用水。

2.仪器复位

仪器装运过程中的振动常使仪器机械臂发生移位，在工作前先将仪器进行总复位，通过机械臂调节软件或机械方式调节各机械臂。

3.仪器使用

应在使用前、更换试剂后、故障维修后进行校准。做好室内质控，保证检验结果准确可靠。

4.仪器保养

每天、每周、每季、每月对仪器进行保养，保证外出体检生化检验结果的质量。

(二)车载移动设备使用与管理

1.车载移动设备的装卸

由于颠簸的原因，如血压计、体重秤、彩超等设备应放置相对平稳的位置，像彩超设备等可放置专用的箱子内，并加以固定。

2.车载移动设备的使用

移动设备使用前应对设备的分辨率等性能及时检测校准，以确保医疗设备计量性能和技术参数的准确可靠。并定期对移动设备进行维修和保养。

(三)外出体检的信息系统管理

1.外出体检信息化建设的特点

(1)远离医疗机构。

(2)受外出体检场地限制。

(3)体检设备数量种类随时变化。

(4)要求其信息化系统必须足够灵活且能和医疗机构的数据共享。

2.外出体检信息化建设的解决方案

(1)构建"云健康体检系统"：如今物联网、移动互联技术的发展非常迅速，在诸多领域都得到了极好的应用，比如我们现在可以用手机购物、手机转账、手机查询体检报告，指尖上的操作极大地方便了我们的生活。"云健康体检系统"除了可以在 PC 机上运行外，还可以在手机上、平板电脑上进行操作。外出体检业务可以利用 3G 上网卡、无线网络直接访问院内体检数据库，完成外出体检。由于是直接访问院内数据库，因此在业务流程上、操作方式上和院内体检完全相同，相当于直接将体检中心延伸到了外检场地，不需要再做后期数据导入工作，一次成形。当然此种方法要求体检机构可以上外网,鉴于数据安全考虑,"云健康体检系统"可以从技术上限制只允许外检指定的手机、平板电脑或是 PC 机访问数据库,其他电脑若无授权则无法访问,这样既可以很好地提高外检工作效率,也可以避免数据安全问题的顾虑。

(2)现场构建外检局域网:在不允许上外网的情况下,外出体检还可以有另外一种方式解决信息化的问题,就是在外检现场建立一个局域网,当然这个局域网也是由技术人员直接配置好的,工作人员到现场后直接将网线、路由器、PC 机连接上即可。也可以用无线路由,会更方便,如果您用的是 BS 架构的体检系统,手机、平板等设备上,就可以直接登录操作。

这种方式就是将外检中的某一台 PC 机作为数据库,其他终端机利用局域网访问外检数据库,相当于在外检现场成立一个小型体检中心。这种方式需要在外检结束后,将外检数据导入到院内数据库中。这种数据导入需要供应商做诸多技术配合,比如,要实现同一人的档案号一致,因为要做历次对比,比如要防止和院内数据库中档案号冲突等问题。总之,数据导入要自动完成、自动档案更新。

(3)运行数据共享介质程序:这种方式是指,既没有"云健康体检系统",也无法建立现场局域网的情况下,可以利用某种介质,作为现场各终端机之间的数据互传工具。比如:IC 卡、磁卡、射频卡等。体检者的所有数据都是被储存在卡里的,而每一个终端机都是一个读卡和写卡的过程,体检结束后,再将卡里的完整信息通过刷卡的方式直接导入到院内系统里。这种方式比较灵活,不受网络环境限制,但各终端机需要配置读写卡器。

（四）外出体检的安全与防范

1.外出体检车辆的安全与防范

外出体检车载设备与人员的安全是重中之重。应严格遵守车辆派遣管理制度,严禁疲劳驾驶、酒后驾驶等,遵守交通规则。

2.车载设备装运使用的安全与防范

车载设备在设计安装、运输、使用维护过程中应严格遵循国家医疗设备管理的相关规定,外出体检尤其注意防颠簸振动,装运过程中防损坏,使用前后进行检测校准,定期维护保养,以保证外出体检质量。

3.外出体检流程与质量安全与防范

遵守国家卫生部《健康体检暂行规定》要求,执行外出体检相关规定,从体检人员素质、体检流程、体检设备、体检现场等方面加强管理,确保外出体检的安全。

（朱　霞）

第十二章

医院感染相关护理

第一节　医院感染概述

一、定义

医院感染又称医院获得性感染。

(一)广义的定义

凡患者、陪护人员和医院工作人员因医疗、护理工作而被感染所引起的任何有临床症状的微生物性疾病,不管受害对象在住院期间是否出现症状,均视为医院感染。简言之,即任何人员在医院内发生的、与医院有关的一切感染均可称医院感染。

(二)狭义的定义

医院感染是指住院患者在医院内获得的感染,包括在住院期间发生的感染和在医院内获得出院后发生的感染,但不包括入院前已开始或者入院时已处于潜伏期的感染。医院工作人员在医院内获得的感染也属医院感染。

二、类型

根据病原体的来源,将医院感染分为外源性感染和内源性感染(表 12-1)。

表 12-1　外源性感染和内源性感染

项目	外源性感染(交叉感染)	内源性感染(自身感染)
病原体来源	患者体外	患者体内或体表
感染途径	直接感染与间接感染	免疫功能受损、正常菌群移位、正常菌群失调
预防	用消毒、灭菌、隔离等技术,基本能有效预防	难预防。提高患者免疫力、合理使用抗生素能起到一定的预防作用

三、形成

医院感染的形成必须具备 3 个基本条件,即感染源、传播途径和易感人群,三者组成感染链

（图 12-1），当这 3 个基本条件同时存在并相互联系便导致感染。只要阻断或控制其中某一环节，就能终止医院感染的传播。

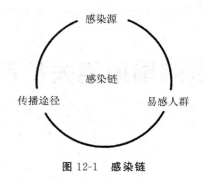

图 12-1　感　染　链

(一)感染源

感染源是导致感染的来源，指病原体自然生存、繁殖及排出的场所或宿主(包括人和动物)。

1.周围已感染者及病原携带者

已感染者排出的病原体数量多、毒力强，且多具有耐药性，是最重要的感染源。病原携带者体内的病原体不断生长繁殖、排出体外，但自身无明显症状而不受重视，也是主要的感染源。这种感染源主要是指到医院就诊的患者，也包括已感染或携带病原体的医务人员、患者家属和探视者。

2.自身正常菌群

人体的特定部位如肠道、呼吸道、皮肤、泌尿生殖道、口腔黏膜等，在正常情况下均寄居有无致病性的菌群，在侵入性操作或其他原因促使它们在新的部位定植时，可以引起感染性疾病。

3.动物感染源

动物感染源包括鼠类、苍蝇、蟑螂、蚊子、臭虫、跳蚤等。

4.医院环境

医院特殊的潮湿环境与液体也是不容忽视的感染源"储存库"，如洗手池、洗手皂、空调系统等。

(二)传播途径

传播途径是指病原体从感染源传播到易感人群的途径与方式。不同的病原体可经不同的传播方式从感染源传播到易感人群。常见的传播方式有接触传播、飞沫传播、空气传播、共同媒介传播、生物媒介传播，以前 3 种最为常见。

1.接触传播

接触传播指病原体通过与手、媒介直接或间接接触导致的传播，是医院内感染最常见和重要的传播方式。接触传播可分为直接接触传播和间接接触传播。直接接触传播指感染源与易感人群之间有身体的直接接触，如母婴传播；间接接触传播通过媒介传递，最常见的传播媒介是医务人员的手，其次是共用的医疗器械与用具。

2.飞沫传播

带有病原体的飞沫核($>5\ \mu m$)，在空气中短距离(1 m 内)移动到易感人群的口、鼻黏膜或眼结膜等导致的传播。其本质属于特殊的接触传播。

3.空气传播

空气传播是指带有病原体的微粒子(≤5 μm)通过空气流动导致的疾病传播。飞沫核传播能长时间、远距离传播,常引起多人感染,甚至导致医院内感染暴发流行,如肺结核、流感、麻疹、腮腺炎等。菌尘传播是通过吸入菌尘或接触降落的菌尘引起感染,易感人群往往没有与患者直接接触。

4.共同媒介传播

共同媒介传播也称共同途径传播,如通过污染的饮水、饮食传播,或通过污染的药液、血制品、医疗器械与设备传播。共同媒介传播常可导致医院内感染暴发流行,在医院内感染中具有重要意义。

5.生物媒介传播

生物媒介传播指动物或昆虫携带病原体传播。

(三)易感人群

易感人群是指对感染性疾病缺乏免疫力而易感染的人。属于易感人群的有以下几种。

(1)患有严重影响或损伤机体免疫功能疾病的患者,如患癌症、系统性红斑狼疮、艾滋病等免疫系统疾病者,烧伤、创伤等皮肤黏膜屏障作用损害者,患糖尿病、肾病、慢性阻塞性肺部疾病等慢性病者,患白血病等影响白细胞杀菌功能者。

(2)接受介入性检查、治疗和植入物者。

(3)长期接受免疫、放射、皮质类固醇类药物治疗者。

(4)长期使用大量抗生素尤其是广谱抗生素者。

(5)其他:如休克、昏迷、术后、老年、婴幼儿、产妇等。

四、预防和控制

控制医院感染是贯彻预防为主的方针,提高医疗、护理质量的一项主要工作。建立健全医院感染管理组织,制定针对性强的预防与控制规范,并保证各措施付诸实践,是预防与控制医院感染的基本途径。

(一)根据医院规模,建立医院感染管理责任制

住院床位总数在100张以上的医院应当建立以医院感染管理委员会为主体的三级监控体系(图12-2)和独立的医院内感染管理部门。住院床位总数在100张以下的医院应当指定分管医院内感染管理工作的部门。其他医疗机构应当有医院内感染管理专(兼)职人员。

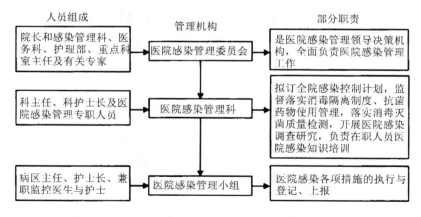

图 12-2 医院内感染三级管理体系的组织机构与任务

（二）健全医院内感染管理规章制度

医院内感染管理制度必须依照国家有关卫生行政部门的法律法规来制定，如《中华人民共和国传染病防治法》《医院感染管理办法》等。

1.管理制度

清洁卫生制度、消毒灭菌制度、隔离制度、医务人员医院内感染知识培训制度、医院内感染管理报告制度等。

2.监测制度

消毒灭菌效果监测制度；对手术室、供应室、换药室、导管室、监护室、新生儿室、血液病室、肿瘤病室、分娩室、器官移植室等感染高发科室的消毒卫生标准的监测；一次性医疗器材及门诊、急诊常用器械的监测。

3.消毒质控标准

如《医院消毒卫生标准》规定了从事医疗活动环境的空气、物体表面、医护人员手、医疗用品、消毒剂、污水、污物处理卫生标准。

（三）落实医院内感染管理措施

预防与控制医院内感染必须切实做到控制感染源、切断传播途径、保护易感人群。具体措施包括以下几点。

（1）医院环境布局合理。

（2）清洁、消毒、灭菌及其效果检测。

（3）正确处理医院污水、污物。

（4）严格执行无菌、隔离、洗手技术。

（5）合理使用抗生素，加强患者及医务工作者的感染检测等。

（四）加强医院内感染教育

对全体医务人员加强医院内感染教育，以明确医务人员在医院内感染管理中的职责，增强预防与控制医院内感染的自觉性及自我防护意识。

（毛小恩）

第二节　多重耐药菌感染的预防与控制

一、基本概念

（一）细菌耐药

抗菌药物通过杀灭细菌发挥治疗感染的作用，细菌作为一类广泛存在的生物体，也可以通过多种形式获得对抗菌药物的抵抗作用，逃避被杀灭的危险，这种抵抗作用被称为"细菌耐药"，获得耐药能力的细菌就被称为"耐药细菌"。

（二）细菌耐药机制

细菌改变结构，不和抗菌药物结合，避免抗菌药物作用；细菌产生各种酶，破坏抗菌药物；细菌产生防御体系，关闭抗菌药物进入细菌的通道或将已经进入菌体的抗菌药物排出菌体。

（三）天然耐药

天然耐药指细菌对某些抗菌药物天然不敏感，是由细菌的种属特性所决定的。抗菌药物对细菌能起作用的首要条件是细菌必须具有药物的靶位，而有些细菌对某种药物缺乏作用靶位，而产生固有耐药现象。如嗜麦芽窄食单胞菌对碳青霉烯类天然耐药，肠球菌对头孢类天然耐药。

（四）获得性耐药

获得性耐药指敏感的细菌中出现了对抗菌药物有耐药性的菌株，与药物使用的剂量、细菌耐药的自发突变率和可传递耐药性的情况有关。细菌通过自身基因突变产生耐药的概率较低，而获得性耐药才是细菌耐药迅速上升的主要原因。耐药基因可通过质粒、转座子和整合子等元件在同种和不同种细菌之间传播而迅速传递耐药性。

（五）质粒

质粒是细菌染色体外的遗传物质，存在于细胞质中，具有自主复制能力，是闭合环状的双链DNA分子。质粒携带的遗传信息能赋予宿主菌某些生物学性状，有利于细菌在特定的环境条件下生存。

（六）转座子

转座子是一种复合型转座因子，除含有与转座子有关的基因外，还可含有耐药基因和接合转移基因等，它的两端就是插入序列，构成"左臂"和"右臂"。这两个"臂"可以是正向重复，也可以是反向重复，可赋予受体细胞一定的表型特征。

（七）插入序列

插入序列是在细菌中首先发现的一类最简单的转座因子，它除了与转座功能有关的基因外不带有任何其他基因。

（八）整合子

1989年，stokes和Hall首次提出了一个与耐药基因水平传播有关的新的可移动基因元件：整合子。整合子是细菌基因组中的可移动遗传物质，携带位点特异性重组系统组分，可将许多耐药基因盒整合在一起，从而形成多重耐药。整合子是细菌，尤其是革兰阴性菌多重耐药迅速发展的主要原因。

（九）多重耐药

指对通常敏感的3类或3类以上抗菌药物（每类中至少有1种）的获得性（而非天然的）耐药。

（十）泛耐药

指对除了1~2类抗菌药物之外的所有其他抗菌药物种类（每类中至少有1种）不敏感，即只对1~2类抗菌药物敏感。

（十一）全耐药

指对目前所有抗菌药物分类中的药物均不敏感，如全耐药鲍曼不动杆菌给临床抗感染治疗带来了极大的困难与挑战。

（十二）β-内酰胺酶

β-内酰胺酶是通过水解β-内酰胺环抑制β-内酰胺类抗生素的抗菌活性，这是β-内酰胺类耐药性产生的主要原因。β-内酰胺酶是能够水解β-内酰胺类抗生素的一类酶的总称，其类型众多，底物不同，特性各异，包括青霉素酶、超广谱β-内酰胺酶（ESBLs）、头孢菌素酶（cephalosporinase，AmpC酶）和金属β-内酰胺酶（MBLs）等。

(十三)青霉素酶

青霉素酶是一种 β-内酰胺酶,水解许多青霉素的 β-内酰胺键,产生一种丧失抗生素活性的物质——青霉酸。如葡萄球菌属可产青霉素酶。

(十四)头孢菌素酶

头孢菌素酶是由革兰阴性细菌(肠杆菌科细菌、铜绿假单胞菌等)的染色体或质粒介导产生的一类 β-内酰胺酶,属 Bush 分类第一群,Ambler 分类中 C 类,首选作用底物是头孢菌素,且不被克拉维酸所抑制。对多种第三代头孢菌素、单环类抗生素及头霉素耐药,一般对第 4 代头孢菌素和碳青霉烯类抗生素敏感。

(十五)金属 β-内酰胺酶

金属 β-内酰胺酶又称金属酶,是一组活性部位为金属离子且必须依赖金属离子的存在而发挥催化活性的酶类,属 Ambler 分子分类 B 组。它能水解除单环类以外的包括碳青霉烯类在内的一大类 β-内酰胺类抗生素,其活性可被离子螯合物 EDTA、菲咯啉及巯基化合物所抑制,但不被克拉维酸、舒巴坦等常见的 β-内酰胺酶抑制剂所抑制。

(十六)KPC 酶

KPC 酶指肺炎克雷伯菌产生的碳青霉烯酶,属于 Ambler 分类的 A 类、Bush 分类的 2f 亚群,是一种由质粒介导的丝氨酸 β-内酰胺酶。KPC 酶是目前引起肠杆菌科细菌对碳青霉烯类耐药的主要原因,其特点是水解除头霉素类以外的几乎所有 β-内酰胺类抗生素,包括青霉素类、头孢菌素类、单酰胺类和碳青霉烯类。

(十七)碳青霉烯酶

碳青霉烯酶指能够明显水解至少亚胺培南或美罗培南的一类 β-内酰胺酶,它包括 Ambler 分子结构分类的 A、B、D 三类酶。其中 B 类为金属 β-内酰胺酶,简称金属酶,属于 Bush 分类中的第三组,主要见于铜绿假单胞菌、不动杆菌和肠杆菌科细菌;A、D 类为丝氨酸酶,分别属于 Bush 分类中的第 2f 和 2d 亚组,A 类酶主要见于肠杆菌科细菌,D 类酶(OXA 型酶)主要见于不动杆菌。

(十八)Ⅰ型新德里金属 β-内酰胺酶

NDM-1 是 β-内酰胺酶的一种。β-内酰胺酶有数百种,各种酶的分子结构和对 β-内酰胺类抗菌药物的水解能力存在较大差异,一般根据分子结构分为 A、B、C、D 四大类。NDM-1 属于其中的 B 类,其活性部位结合有锌离子,因此又称为金属 β-内酰胺酶。产 NDM-1 的细菌表现为对青霉素类、头孢菌素类和碳青霉烯类等广泛耐药。产 NDM-1 的主要菌种为大肠埃希菌和肺炎克雷伯菌,也见于阴沟肠杆菌、变形杆菌、弗劳地枸橼酸菌、产酸克雷伯菌、摩根菌和普罗威登菌等。

(十九)氨基糖苷类钝化酶

氨基糖苷类钝化酶通过磷酸转移酶、乙酰转移酶、腺苷转移酸的作用,使氨基糖苷结构改变而失去抗菌活性。由于氨基糖苷类抗菌药物结构相似,故有明显的交叉耐药现象。

(二十)氯霉素乙酰转移酶

由氯霉素乙酰转移酶基因家族编码,产生乙酰转移酶,使氯霉素转化成无活性的代谢产物而失去抗菌活性。

(二十一)红霉素类钝化酶

红霉素类钝化酶主要包括红霉素酯酶和红霉素磷酸转移酶等,对红霉素具有高度耐受性的肠杆菌属、大肠埃希菌中存在红霉素钝化酶,可酯解红霉素和竹桃霉素的大环内酯结构。

(二十二)药物作用的靶位改变

为细菌在抗生素作用下产生诱导酶对菌体成分进行化学修饰,使其与抗生素结合的有效部位变异;或通过基因突变造成靶位变异,使抗生素失去作用位点。靶位改变包括亲和力降低和替代性途径的取代。

(二十三)主动外排系统

某些细菌能将进入菌体的药物泵出体外,导致细菌耐药。这种泵因需要能量,故称主动外排系统。这种主动外排系统对抗菌药物具有选择性的特点。细菌外排系统由蛋白质组成,主要为膜蛋白。

(二十四)生物膜耐药

生物膜(biofilm)是依附于某载体表面的由胞外多聚物和基质网包被的高度组织化、系统化的微生物膜性聚合物。生物膜内的细菌生长速度缓慢、代谢水平低,抗生素通过作用于代谢环节去影响细菌活性的概率也降低,从而引起细菌耐药。

(二十五)ESKAPE

ESKAPE 是 6 种耐药菌的简称。

E:E.faecium(VRE)——屎肠球菌(耐万古霉素肠球菌)。

S:S.aureus(MRSA)——金黄色葡萄球菌(耐甲氧西林金黄色葡萄球菌)。

K:ESBL-producing E. coli and Klebsiella species——产 ESBLs 的大肠埃希菌和克雷伯菌属。

A:A.baumannii——鲍曼不动杆菌。

P:P.aeruginosa——铜绿假单胞菌(可以对喹诺酮类、碳青酶烯类和氨基糖苷类耐药)。

E:Enterobacter Species——肠杆菌属细菌(包括产 ESBLs 和 KPC 肠杆菌科细菌以外的其他肠杆菌属细菌)。

美国 CDC 最新数据显示,2/3 的医院感染是由这 6 种 ESKAPE 细菌引起的。

二、防控原则

(1)行政管理:①应高度重视多重耐药菌的医院感染预防和控制管理,将预防和控制多重耐药菌的措施成为患者安全的优先考量之一。②应提供人、财、物的支持,预防和控制多重耐药菌的传播。③提供专家咨询,分析流行病学资料,辨认多重耐药微生物问题,或制定有效感染管理策略。④针对多重耐药菌医院感染的诊断、监测、预防和控制等各个环节,结合本机构实际工作,制定多重耐药菌医院感染管理的规章制度和防控措施。⑤加大对重症监护病房(ICU)、新生儿室、血液科、呼吸科、神经科、烧伤科等重点部门的患者,或接受过广谱抗菌药物治疗或抗菌药物治疗效果不佳的患者,留置各种管道以及合并慢性基础疾病的患者等重点人群的管理力度,落实各项防控措施。⑥通过多元化的培训、监测和实地演练的方式,加强医务人员对标准预防和接触隔离的依从性。⑦在注意患者隐私的情况下,标识特定多重耐药菌感染或定植患者,在转送患者前,先通知接收病区和医务人员采取防护措施。

(2)强化多重耐药菌感染危险因素、流行病学以及预防与控制措施等知识培训,确保医务人员掌握正确、有效的多重耐药菌感染预防和控制措施。

(3)医疗机构应提供有效、便捷的手卫生设施,如洗手设施和速干手消毒剂,提高医务人员手卫生依从性。严格执行手卫生规范,切实遵守手卫生的 5 个重要时机。

（4）严格实施隔离措施：①应对所有患者实施标准预防，对确诊或疑有多重耐药菌感染或定植患者，实施接触隔离。②对患者实施诊疗、护理操作时，应将确诊或疑有多重耐药菌感染或定植患者安排在最后进行。

（5）严格遵守无菌技术操作规程，特别是在实施各种侵入性操作时，有效预防感染。

（6）加强清洁和消毒工作：①应加强多重耐药菌感染或定植患者诊疗环境的清洁、消毒工作，特别要做好 ICU、新生儿室、血液科、呼吸科、神经科诊疗环境的清洁、消毒工作。②与患者直接接触的诊疗器械、器具及物品如听诊器、血压计、体温表、输液架等要专人专用，并及时消毒处理。③轮椅、担架、床旁心电图机等不能专人专用的诊疗器械、器具及物品要在每次使用后消毒处理。④对医务人员和患者频繁接触的物体表面，如心电监护仪、微量输液泵、呼吸机等诊疗器械的面板或旋钮表面、听诊器、计算机键盘和鼠标、电话机、患者床栏杆和床头桌、门把手、水龙头开关等，应经常清洁消毒。⑤出现多重耐药菌感染暴发或者疑似暴发时，应增加清洁、消毒频次。

（7）合理使用抗菌药物：①应认真落实抗菌药物临床合理使用的有关规定，严格执行抗菌药物临床使用的基本原则，切实落实抗菌药物的分级管理，正确、合理地实施个体化抗菌药物给药方案。②提高临床微生物送检率，根据临床微生物检测结果，合理选择抗菌药物。③应监测本机构致病菌耐药性，定期向临床医师提供最新的抗菌药物敏感性总结报告和趋势分析。至少每年向临床公布一次临床常见分离菌株的药敏情况，正确指导临床合理使用抗菌药物。④要严格执行围术期抗菌药物预防性使用的相关规定，避免由于抗菌药物滥用而导致多重耐药菌的产生。

（8）加强对多重耐药菌的监测：①应加强多重耐药菌监测工作，提高临床微生物实验室的检测能力，积极开展常见多重耐药菌的监测，如耐甲氧西林金黄色葡萄球菌（MRSA）、ESBLs 介导的多重耐药肠杆菌科细菌、多重耐药（泛耐药）鲍曼不动杆菌（MDR/XDR-AB）和铜绿假单胞菌（MDR/XDR-PA）、产碳青霉烯酶 KPC 的肺炎克雷伯菌和其他肠杆菌科细菌、万古霉素耐药肠球菌（VRE）以及新出现的如万古霉素中介（耐药）金黄色葡萄球菌（ⅥSA/VRSA）等多重耐药菌。②必要时开展主动筛查，以便早期发现和诊断多重耐药菌感染或定植患者。③临床微生物实验室发现多重耐药菌感染或定植患者后，应及时反馈临床科室以及医院感染管理部门，以便采取有效的治疗和预防控制措施。④有条件时应制定并完善微生物实验室保存所选择的多重耐药菌，以便于进行分子生物学分型，从而可以验证是否存在医疗机构中的传播或描述其流行病学特征。⑤患者隔离期间要定期监测多重耐药菌感染情况，直至患者标本连续 2 次（每次间隔应大于 24 小时）耐药菌培养阴性，感染已经痊愈但无标本可送后，方可解除隔离。

三、MRSA

（一）定义

MRSA 即耐甲氧西林金黄色葡萄球菌，指对现有 β-内酰胺类抗菌药物（青霉素类、头孢菌素类和碳青霉烯类）耐药的金黄色葡萄球菌，是最常见的多重耐药菌之一，可分为社区内 MRSA（community-associated MRSA，CA-MRSA）及医院内 MRSA（hospital-acquired MRSA，HA-MRSA）。

1.HA-MRSA

指在医疗护理机构的人员之间传播，可出现在医院或医疗护理机构内（医院发病）或出院后发生在社区内（社区发病）。HA-MRSA 除对 β-内酰胺类抗菌药物耐药以外，还会出现对非 β-内酰胺类抗菌药物（如林可霉素、喹诺酮类、利福平、磺胺甲噁唑/甲氧苄啶、氨基糖苷类和四环素类)耐药。

(1)社区发病:社区发病是指具备下列至少一项医院内感染的危险因素。①入院时带有侵入性设备。②有 MRSA 定植或感染病史。③在阳性培养结果之前 12 个月内有手术、住院、透析,或在护理机构长期居住。

(2)医院发病:从入院 48 小时后患者的正常无菌部位分离出病菌。不论这些患者是否有医院内感染的危险因素。

2.CA-MRSA

CA-MRSA 指分离自社区感染患者的一种 MRSA 菌株,其细菌耐药及临床特征等与以往 HA-MRSA 有明显不同。首例报道为 1981 年美国密歇根州一名使用注射药物的患者。CA-MRSA易感人群为先前从未直接或间接接触过医院、疗养院或其他医疗保健场所的健康人,大多仅对 β-内酰胺类抗菌药物耐药,而对非 β-内酰胺类抗菌药物(如林可霉素、喹诺酮类、利福平、磺胺甲噁唑/甲氧苄啶、氨基糖苷类和四环素类)敏感,通常产生 Panton-Valentine 杀白细胞素(Panton-Valentine leukocidin,PVL),主要引起皮肤软组织感染,少数可引起致死性的肺炎或菌血症。

诊断标准如下:①分离自门诊或入院 48 小时内的患者。②该患者在 1 年内无医院、护理机构、疗养院等医疗机构接触史,无手术及透析史。③无长期留置导管或人工医疗装置。④无 MRSA 定植或感染的病史。

由于患者和病原菌在医院与社区之间的不断流动,CA-MRSA 可由患者带入医院导致医院内暴发,HA-MRSA 也可由感染或定植患者带入社区导致社区内传播。目前仅依据临床和流行病学来区分两者是困难的,而进行 MRSA 遗传类型和表型检测有助于二者的鉴别,见表 12-2。

表 12-2　HA-MRSA 与 CA-MRSA 的主要特点

特点	HA-MRSA	CA-MRSA
临床特征	外科感染,侵入性感染	皮肤感染,"昆虫叮咬样",多发,反复,很少侵入性感染
耐药特点	多重耐药	仅对 β-内酰胺类耐药
分子标志	PVL 常阴性,SCCmec Ⅰ～Ⅲ	PVL 常阳性,SCCmec Ⅳ～Ⅶ

(二)流行病学

(1)MRSA 自 1961 年英国首次发现至今已经几乎遍布全球,成为严重公共卫生威胁。1999—2003 年美国 ICU 病房 MRSA 的流行率由 50% 上升到 59.5%,部分地区高达 64%。一些亚洲地区 MRSA 的检出率也在大幅增长,1986—2001 年台湾地区 MRSA 的检出率从 26% 增长到 77%;1999—2001 年韩国三级甲等医院中 MRSA 的流行率为 64%。

(2)我国 MRSA 检出率总体呈增长趋势。我国卫生部全国细菌耐药监测网(MOHNARIN)数据显示,2009—2010 年 MRSA 的检出率为 51.6%。

(3)MRSA 由于其高发病率和高致死率,已被列为三大最难解决感染性疾病的首位。

(4)MRSA 并非只局限于医院感染,CA-MRSA 在全球的流行范围也在逐步扩大,欧美国家较严重,部分地区 CA-MRSA 占 MRSA 引起的皮肤软组织感染的 75%。我国 CA-MRSA 的流行情况尚不清楚。

(5)MRSA 定植和感染患者是医院内 MRSA 的最重要宿主。在长期护理机构、脊柱科、烧伤科和 ICU 等科室,MRSA 定植率比较高。没有明显感染征象的 MRSA 带菌者,是重要的传染源,可以把 MRSA 传播给其他患者或医护人员。

(三)对临床常用药物的敏感性

MRSA 对临床常用药物的敏感性见表 12-3。

表 12-3　2010 年中、美两国 MRSA 对临床常用抗菌药物的敏感率和耐药率(%)

抗菌药	中国		美国	
	敏感率	耐药率	敏感率	耐药率
头孢吡肟	14.1	82.1	ND	ND
红霉素	9.3	87.8	10.8	88.5
克林霉素	85.9	10.3	71.4	28.6
左氧氟沙星	11.2	86.7	32.4	65.5
利奈唑胺	100.0	0	100.0	0
替加环素	100.0	0	100.0	ND
万古霉素	100.0	0	100.0	0

(四)防控措施

(1)对重点科室如 ICU、血液透析室等,重点人群如心脏手术患者、老年患者等进行鼻拭子筛查 MRSA,建议对阳性患者进行接触隔离。

(2)对重点岗位医护人员,如鼻腔携带 MRSA,建议短期局部应用抗菌药物。

(3)制定 MRSA 监测计划,进行 MRSA 监测,监测要点包括:保持监测标准的一致性;保持实验室检验结果报告系统完整性和一致性;保持与微生物实验室的协作;MRSA 监测结果反馈、通告相关人员。

(4)医务人员培训、环境消毒、手卫生与合理使用抗菌药物等参见"防控原则"。

四、VRE

(一)定义

VRE 即耐万古霉素肠球菌,指对万古霉素等糖肽类抗生素获得性耐药的肠球菌,常见于屎肠球菌和粪肠球菌,以 VanA、VanB 耐药基因簇编码最常见。

(二)流行病学

(1)VRE 自 1988 年伦敦某医院首次分离至今已经在世界各地流行。美国 CDC 医院感染监测系统报道,VRE 已经成为第二位的医院感染菌。1990—1996 年 VRE 在血中的分离率从不到 1% 增加至 39%,VRE 菌血症的发生率从 3.2/10 万增加至 131/10 万;VRE 的暴发流行多为屎肠球菌。

(2)我国 VRE 的分离率低于 5%。卫生部全国细菌耐药监测网(MOHNARIN)数据显示,VRE 在屎肠球菌中的检出率为 1.1%~6.4%,以华北和西南地区较高;在粪肠球菌中的检出率为 0.5%~2.6%。

(3)易感人群包括:①严重疾病,长期入住 ICU 病房的患者。②严重免疫抑制,如肿瘤患者。③外科胸腹腔大手术后的患者。④侵袭性操作,留置中央导管的患者。⑤长期住院患者、有 VRE 定植的患者。⑥接受广谱抗菌药物治疗,曾口服、静脉接受万古霉素治疗的患者。

(三)对临床常用药物的敏感性

VRE 对临床常用药物的敏感性见表 12-4。

表 12-4 2010 年中、美两国粪肠球菌对抗菌药物的敏感率和耐药率(%)

抗菌药	中国		美国	
	敏感率	耐药率	敏感率	耐药率
氨苄西林	11.0	89.0	100.0	0
红霉素	4.0	92.1	12.3	50.3
左氧氟沙星	13.9	82.4	69.7	29.2
利奈唑胺	100.0	0	99.5	0.5
万古霉素	94.7	3.8	96.4	3.6
替考拉宁	97.0	2.3	96.9	3.1
四环素	51.0	46.4	23.6	75.4
磷霉素	73.2	19.1	ND	ND

(四)防控措施

(1)合理掌握万古霉素使用适应证。在医院内应用万古霉素已确证是 VRE 产生和引起暴发流行的危险因素。因此,所有医院均应制订一个全面的抗菌药物使用计划。严格掌握万古霉素和相关糖肽类抗菌药物使用的适应证。

(2)提高临床微生物室在检测、报告和控制 VRE 感染中的作用。临床微生物室是预防 VRE 感染在医院流行的第一道防线,即时、准确地鉴定和测定肠球菌对万古霉素耐药的能力,对诊断 VRE 定植和感染、避免问题复杂化都有极其重要的作用。

(3)加强重点部门的主动监测,尽早发现 VRE 定植或感染者,并第一时间进行干预。

(4)告知工作人员和患者有关注意事项,减少工作人员和患者在病房内的传播,患者医疗护理物品专用。

(5)携带 VRE 的手术医师不得进行手术,直至检出转为阴性。

(6)接触隔离、医护人员培训、消毒和手卫生措施参见"防控原则"。

五、MDR-AB

(一)定义

1.MDR-AB

即多重耐药鲍曼不动杆菌,指对下列 5 类抗菌药物中至少 3 类耐药的菌株,包括抗假单胞菌头孢菌素、抗假单胞菌碳青霉烯类、含有 β-内酰胺酶抑制剂的复合制剂(包括哌拉西林/他唑巴坦、头孢哌酮/舒巴坦、氨苄西林/舒巴坦)、喹诺酮类、氨基糖苷类。

2.XDR-AB

即泛耐药鲍曼不动杆菌,指仅对 1~2 种潜在有抗不动杆菌活性的药物[主要指替加环素和(或)多黏菌素]敏感的菌株。

3.PDR-AB

即全耐药鲍曼不动杆菌,指对目前所能获得的潜在有抗不动杆菌活性的抗菌药物(包括多黏菌素、替加环素)均耐药的菌株。

(二)流行病学

(1)鲍曼不动杆菌具有在体外长期存活能力,易造成克隆播散。

（2）美国 NNIS 以及卫生部细菌耐药监测结果均显示，鲍曼不动杆菌的分离率在非发酵菌中占第 2 位，仅次于铜绿假单胞菌。是我国院内感染的主要致病菌之一，占临床分离革兰阴性菌的 16.1％，仅次于大肠埃希菌与肺炎克雷伯菌。

（3）鲍曼不动杆菌可引起医院内肺炎、血流感染、腹腔感染、中枢神经系统感染、泌尿系统感染、皮肤软组织感染等。最常见的部位是肺部，是医院内肺炎（HAP），尤其是呼吸机相关肺炎（VAP）重要的病原菌。

（4）长时间住院、入住监护室、接受机械通气、侵入性操作、抗菌药物暴露以及严重基础疾病等是鲍曼不动杆菌感染的危险因素。常合并其他细菌和（或）真菌的感染。

（5）鲍曼不动杆菌感染患者病死率高，但目前缺乏其归因病死率的大规模临床研究。

（6）鲍曼不动杆菌不仅是医院内感染的重要病原菌，同时也是社区获得性肺炎的重要致病菌。

（三）对临床常用药物的敏感性

MDR-AB 对临床常用药物的敏感性见表 12-5。

表 12-5　2010 年鲍曼不动杆菌对抗菌药物的敏感率（％）

抗菌药物	中国	美国
氨苄西林/舒巴坦	38.8	54.0
哌拉西林/他唑巴坦	33.6	43.0
头孢他啶	35.7	46.0
头孢噻肟	12.9	24.0
头孢唑肟	33.6	ND
亚胺培南	45.1	55.3
美罗培南	45	62.0
阿米卡星	50.7	60.0
庆大霉素	34.3	53.0
妥布霉素	41.5	54.0
环丙沙星	33.3	54.0
左氧氟沙星	35.3	ND
磺胺甲噁唑/甲氧苄啶	29.9	56.0
多黏霉素 B	97.2	ND
米诺环素	62.7	ND

（四）防控措施

鲍曼不动杆菌医院感染大多为外源性医院感染，其传播途径主要为接触传播；耐药鲍曼不动杆菌的产生是抗菌药物选择压力的结果。因此，其医院感染的预防与控制至关重要。需要从以下几个方面考虑。

（1）加强抗菌药物临床管理，延缓和减少耐药鲍曼不动杆菌的产生。医疗机构通过建立合理处方集、制定治疗方案和监测药物使用，同时联合微生物实验人员、传染病专家和医院感染管理人员对微生物耐药性增加的趋势进行干预，至少可以延缓鲍曼不动杆菌多重耐药性的迅速发展。如针对目前碳青霉烯耐药鲍曼不动杆菌不断增加现状，可考虑限制碳青霉烯类抗菌药物的使用，并加强临床微生物室对碳青霉烯耐药鲍曼不动杆菌的检出能力。

（2）严格遵守无菌操作和感染控制规范。医务人员应当严格遵守无菌技术操作规程，特别是实施中央导管插管、气管插管、导尿管插管、放置引流管等操作时，应当避免污染，减少感染的危险因素。对于留置的医疗器械要严格实施感染控制指南提出的有循证医学证据的干预组合策略，包括呼吸机相关肺炎、导管相关血流感染、导管相关尿路感染等。

（3）环境筛查。对多重耐药鲍曼不动杆菌暴发或流行的部门，应对患者周围的环境或设备进行微生物标本采样和培养，明确感染来源。

（4）必要时进行多重耐药菌主动监测培养。

（5）手卫生、隔离、环境清洁与消毒等措施参见"防控原则"。

六、MDR-PA

(一)定义

1.MDR-PA

即多重耐药铜绿假单胞菌，指对下列 5 类抗菌药中的 3 类及以上耐药的菌株，包括头孢菌素类（如头孢他啶或头孢吡肟）、碳青霉烯类（如亚胺培南）、含 β-内酰胺酶抑制剂的复合制剂（如头孢哌酮/舒巴坦）、喹诺酮类（如环丙沙星）和氨基糖苷类（如阿米卡星）。

2.XDR-PA

即泛耐药铜绿假单胞菌，指对以下抗菌药物均耐药的菌株，包括头孢吡肟、头孢他啶、亚胺培南、美罗培南、哌拉西林/他唑巴坦、环丙沙星、左氧氟沙星。

3.铜绿假单胞菌

通过获得各种 β-内酰胺酶编码基因、广谱或超广谱 β-内酰胺酶、氨基糖苷类修饰酶、借助整合子 qacE△1 基因对抗菌药物耐药。

(二)流行病学

（1）铜绿假单胞菌广泛分布于周围环境及正常人的皮肤、呼吸道和消化道等部位，是医院感染最常见的条件致病菌之一。

（2）铜绿假单胞菌适宜在潮湿环境中生长，氧气湿化瓶、沐浴头、牙科治疗台水系统等常有铜绿假单胞菌的污染，常常成为造成医院内感染暴发的主要原因。

（3）卫生部 2010 年细菌耐药监测结果显示，铜绿假单胞菌分离率为 16.7%，仅次于大肠埃希菌，在革兰阴性菌中排名第二。

（4）近年来，由于 β-内酰胺类抗菌药物、免疫抑制剂、肿瘤化疗等药物的广泛使用以及各种侵入性操作的增多，该菌引起的医院感染日益突出。

(三)对临床常用抗生素的敏感性

MDR-PA 对临床常用抗生素的敏感性见表 12-6。

(四)防控措施

（1）主动监测医院内 MDR-PA。

（2）隔离 MDR-PA 感染或定植的患者。

（3）制定抗生素治疗指南，对某些抗生素的使用加以限制。

（4）手卫生、环境清洁与消毒等措施参见"防控原则"。

表 12-6　2010 年铜绿假单胞菌对临床常用抗菌药物的敏感率(%)

抗菌药物	中国	美国
哌拉西林/他唑巴坦	77.5	77.0
头孢他啶	71.8	81.0
头孢噻肟	10	24.0
头孢吡肟	68.5	ND
亚胺培南	71.8	ND
美罗培南	75	62.0
阿米卡星	80.2	60.0
庆大霉素	68.7	53.0
妥布霉素	72.9	54.0
环丙沙星	68.9	54.0
左氧氟沙星	65.3	ND
磺胺甲噁唑/甲氧苄啶	ND	56.0
多黏霉素 B	96.4	ND

七、产 ESBLs 肠杆菌科细菌

(一)定义

(1)肠杆菌科细菌是一大群形态、生物学性状相似的革兰阴性杆菌。这类细菌多数有周身鞭毛,有动力,均能发酵利用葡萄糖,需氧或厌氧生长。在自然界中广泛分布,大多数寄生于人和动物的肠道中,也可存在于水、土壤或腐败的物质上,多数为条件致病菌,少数为致病菌。其主要包含的菌种为埃希菌属、克雷伯菌属、志贺菌属、沙门菌属、枸橼酸杆菌属、肠杆菌属、沙雷菌属和变形杆菌属等。

(2)超广谱 β-内酰胺酶(extended-spectrum β-lactamases,ESBLs)是指能够水解第三代头孢菌素的 β-内酰胺酶,由质粒介导的广谱酶如 TEM、SHV、CTX 和 OXA 酶发生点突变而形成。能够介导对青霉素类、头孢菌素类和氨曲南耐药。产 ESBLs 的菌株常同时对氨基糖苷类、磺胺类、喹诺酮类和(或)四环素类耐药,呈多重耐药。

(3)ESBLs 主要在大肠埃希菌和肺炎克雷伯菌中发现,也见于肠杆菌属、枸橼柠檬酸菌属、变形杆菌属、沙雷菌属等其他肠杆菌科细菌。不动杆菌属和铜绿假单胞菌等非发酵菌也可产 ESBLs。

(二)流行病学

(1)卫生部 2010 年全国细菌耐药监测结果显示,头孢噻肟耐药的大肠埃希菌和肺炎克雷伯菌均>50%。各个国家和地区产 ESBLs 细菌的发生率明显不同。日本、欧盟等国家产 ESBLs 细菌的发生率很低,而印度等国家产 ESBLs 细菌的发生率很高,而且具有较严重的耐药性。

(2)产 ESBLs 细菌可以发生克隆传播,也可通过质粒或转座子将产酶基因水平传播给敏感的非产酶细菌,引起更多的细菌产生 ESBLs,从而引起院内感染的暴发流行,还可以向院外传播,使流行范围扩大。

(3)危险因素包括:①入住 ICU。②住院时间长(不低于 7 天)。③机械通气。④留置有导尿管和(或)中央导管。⑤有严重基础疾病(如糖尿病等)。⑥不适当联合使用抗菌药物或第三代头孢菌素。⑦年龄不低于60岁等。

(三)对临床常用药物的敏感性

2010年以前CLSI规定,产ESBLs菌株对青霉素类和第一、第二、第三代头孢菌素均耐药。即使体外试验对某些青霉素类、头孢菌素敏感,临床上也可能治疗无效。2010年1月,基于药代动力学(药效学)(PK/PD)和临床实践,CLSI对肠杆菌科的头孢唑林、头孢噻肟、头孢唑肟、头孢曲松、头孢他啶和氨曲南的判读折点进行了修订,临床医师应结合药敏试验结果和临床表现严重性,确定抗生素治疗方案。2009年监测产ESBLs菌株对药物的敏感性见表12-7。

表12-7 2009年我国Mohnarin监测产ESBLs菌株对临床常用药物的敏感率和耐药率(%)

抗菌药物	产ESBLs 大肠埃希菌		产ESBLs肺炎 克雷伯菌		产ESBLs产酸 克雷伯菌	
	耐药率	敏感率	耐药率	敏感率	耐药率	敏感率
氨苄西林/舒巴坦	73.7	8.6	83.0	6.4	85.5	6.8
哌拉西林/他唑巴坦	5.4	85.0	19.6	61.0	27.7	59.6
阿莫西林/克拉维酸	23.2	35.5	45.8	20.3	47.7	23.8
头孢哌酮/舒巴坦	8.9	64.2	16.2	54.2	27.0	51.3
头孢西丁	15.3	75.6	28.4	68.4	31.7	65.2
亚胺培南	0.3	99.4	1.3	98.4	1.3	98.4
美罗培南	0.2	99.8	1.4	98.3	1.0	99.0
庆大霉素	68.3	30.2	63.9	34.3	65.0	33.2
妥布霉素	43.2	37.4	43.3	42.6	53.4	33.9
阿米卡星	11.0	85.3	22.8	75.3	19.8	76.7
四环素	80.6	18.7	62.8	34.6	67.1	30.5
米诺环素	34.9	53.6	51.7	30.2	42.6	42.6
氯霉素	48.4	41.5	58.1	38.3	55.9	44.1
呋喃妥因	6.0	82.9	48.1	21.7	30.1	56.6
磺胺甲噁唑/甲氧苄胺	78.5	20.7	74.4	23.9	72.7	26.9
环丙沙星	80.2	17.4	48.2	39.9	53.1	37.8
左氧氟沙星	76.3	21.0	41.3	53.1	45.3	45.3

(四)防控措施

1.加强检测

实验室检测有助于明确产ESBLs细菌感染,便于采取消毒隔离措施。住院患者中常规监测产ESBLs细菌定植,可能有助于产ESBLs肠杆菌科的预防和管理。

2.合理使用抗菌药物

有证据表明,不适当的抗菌治疗是产ESBLs细菌的独立预测因素。第三代头孢菌素经验性用药可导致更多产ESBLs细菌的出现,从而引起产ESBLs细菌的流行。抗菌药物控制策略必须强制执行以减少细菌的耐药。具体措施包括严格抗菌药物的使用指征,尽量少用第三代头孢菌素类及青霉素类抗菌药物。

八、CRE

(一)定义

CRE 即耐碳青霉烯类肠杆菌科细菌,指对多利培南、美罗培南或亚胺培南等碳青霉烯类药物之一不敏感,而且对包括头孢曲松、头孢噻肟和头孢他啶在内所测试的第三代头孢菌素类均耐药的肠杆菌科细菌。

(二)流行病学

(1)近年来 CRE 呈迅速上升趋势,具有从单一菌株扩散至其他不同种属的细菌,从单一流行区域扩散至多区域流行的传播特点。

(2)我国 CRE 发生率较低(<5%),但呈逐年上升趋势,最常见的是产 KPC 酶,且已有全耐药产 KPC 酶菌株报道。目前产 KPC 酶的细菌逐渐形成全球播散的趋势,现已报道过产 KPC 酶细菌的国家横跨美洲、欧洲和亚洲等十几个国家和地区。

(3)主要感染类型包括泌尿道感染、伤口感染、医院内肺炎、呼吸机相关肺炎、血流感染、导管相关感染等。

(4)CRE 与其他多重耐药菌感染相似,易感人群为疾病危重、入住 ICU、长期使用抗菌药物、插管、机械通气的患者。

(5)CRE 感染患者病死率高,有研究报道高达 40%～50%。

(三)对临床药物的敏感性

由于碳青霉烯酶的基因多为质粒所介导,这些质粒同时又携带其他多种耐药基因,CRE 往往表现为泛耐药(XDR)甚至是全耐药(PDR)表型,此类菌株一旦暴发流行将对患者生命构成极大威胁。

(四)防控措施

(1)加强监测。医疗机构应明确入院 48 小时内的住院患者是否已有 CRE(至少是大肠埃希菌属和克雷伯菌属)检出。若已有 CRE 检出,医疗机构应明确:①是否有院内传播。②哪些科室最严重,若不知晓这些信息,则应量化评估 CRE 的临床发病率,如回顾 CRE 检出前一段时间(如 6～12 个月)微生物实验室的检验结果中 CRE 的数量和(或)构成比。此外,还应收集 CRE 感染或定植患者的基本流行病学信息,以了解其共有特征,如人口学特征、入院时间、疾病转归、用药史和既往史(例如科室、手术、操作)等。

(2)最大限度地减少侵入性器械的使用,确有必要时,应定期评估侵入性器械是否有必要继续使用,若无必要应尽快拔除。

(3)微生物实验室应建立预警机制,当检出 CRE 时应尽快告知临床和医院感染管理人员。

(4)加强抗菌药物临床合理使用管理,碳青霉烯类抗菌药物应严格按照特殊类抗菌药物进行管理,使用抗菌药物时应尽可能确保使用指征和使用疗程合理;针对临床具体情况选用最窄谱的抗菌药物。

(5)CRE 主动筛查:对于具有 CRE 定植或感染高风险的患者,采用主动筛检有助于发现 CRE 定植患者,主动筛查培养通常包括粪便、直肠或肛周培养,还可养通常包括粪便、直肠或肛周培养,还可包括伤口分泌物或尿培养(有导尿管的患者)。

(6)氯己定沐浴:当常规措施不能有效降低 CRE 感染或定植时,可考虑采取氯己定沐浴措施。一般采用 2%氯己定稀释液或湿巾进行擦浴,通常不可用于下颌以上部位或开放性伤口。

使用该项措施时,一般用于所有患者而不仅限于 CRE 感染或定植患者。沐浴的频率可根据日常沐浴方案进行调整。

（7）手卫生、接触隔离和员工教育培训等参见"防控原则"。

（毛小恩）

第三节　破伤风感染的预防与控制

破伤风是一种急性致死性疾病。是由破伤风杆菌经皮肤或黏膜伤口侵入人体,在缺氧环境下生长繁殖,产生毒素而引起的以阵发性肌肉强直收缩和痉挛为主要临床特征的特异性感染。

一、破伤风的流行病学

破伤风杆菌是革兰染色阳性厌氧性芽孢杆菌,广泛存在于自然环境,如灰尘、土壤和人畜粪便中。甚至在医院和手术室的空气中也可检出。主要发病为免疫接种开展不充分的贫穷国家,好发人群为青年和新生儿,男性较女性多发。在发病的不同年龄组中,老年人和婴儿死亡率高。在 20 世纪 80 年代,全世界有 100 万新生儿死于破伤风,新生儿破伤风死亡率高达 60%～80%。成人破伤风死亡率在 20%～60%。老年患者和潜伏期短于 4 天的患者死亡率更高。由于有效的疫苗接种以及重症监护和机械通气的使用,90 年代该病的发病率明显下降,在全世界范围内约使 70 万人免于死亡。

（一）传染源

在医院内破伤风感染患者是主要的传染源。破伤风杆菌仅停留在伤口局部繁殖。伤口处组织和分泌物可检出大量病原体。

（二）传播途径

1.接触传播

皮肤破损处接触患者伤口分泌物或被病原体污染的物品,可导致感染发生。也可通过医务人员污染的手,将破伤风杆菌从一个感染患者,传播到下一个经常需要伤口护理的患者。

2.可疑气溶胶传播

进行伤口冲洗或清创,产生大量携带病原体的气溶胶,导致周围环境和空气严重污染,附近患者正好有开放性伤口和多次实施侵入性操作,有感染发病的报道。

3.通过污染医疗用品传播

患者污染的医疗器械和物品,下一个患者使用前未经有效消毒灭菌,可导致疾病的传播。

（三）人群易感性

未接受免疫接种,尤其是皮肤有破损者都为易感人群。但伤口内有破伤风杆菌,并不一定都发病。破伤风的发生除了与细菌数量多,毒力强以及缺乏免疫力等情况外,伤口局部有坏死组织、活动性炎症和异物存在导致的厌氧环境,是破伤风发生的有利条件。

（四）潜伏期

破伤风的潜伏期平均为 7～10 天,也可短至 24 小时或长达数月、数年。约有 90% 的患者在受伤后 2 周内发病。潜伏期和前驱期越短,疾病就越严重。

（五）病原体特性和感染特征

1.病原体特性

破伤风杆菌是专性厌氧菌，可形成芽孢。菌体易杀灭，但芽孢有特殊的抵抗力，须经煮沸30分钟，压力蒸汽10分钟或用苯酚浸泡10～12小时可将其杀灭。

2.感染特征

破伤风杆菌无法侵入正常的皮肤与黏膜，一般都是发生在创伤后。破伤风杆菌的滋生繁殖需要无氧环境。破伤风芽孢必须在组织内氧化还原电位低至150 mV时才能迅速繁殖。未经清创处理污染严重的伤口、组织缺血坏死、引流不畅或伤口合并需氧化脓菌感染时，破伤风便容易发生。少数破伤风可在无明显伤口存在的情况下出现，如皮肤非常细微的伤口沾染土壤、粪肥或接触锈蚀的金属物品也可能被感染，因为有15%～25%的患者没有近期受伤的经历。破伤风可发生于手术后和肌内注射药物后，偶发于手术摘除留在体内多年的异物后。也可并发于烧伤、溃疡、冻伤、坏疽、开放性骨折、人工流产和产后。新生儿破伤风常见于脐带残端消毒不严格的接生技术。

二、破伤风的医源性感染控制

坚持预防为主的方针，破伤风是可以预防的。常见的措施是加强劳动保护，防止创伤发生。注射破伤风类毒素进行主动免疫。一旦意外发生创伤，坚持伤口的正确处理，及时进行被动免疫，可预防疾病发生。

（一）管理传染源

（1）对患者实施单间隔离，同种病原体感染患者可同住一室。保持病室环境安静，防止光声刺激。

（2）患者诊疗物品固定专用。

（3）换药或手术最好固定在隔离房间，每次进行伤口清创或换药后，房间都必须进行终末消毒。

（二）切断传播途径

（1）普及新法接生技术，产科严格脐带残端消毒处理，减少新生儿感染破伤风。

（2）严格医疗器械和用品的消毒灭菌，防止病原体经污染医疗器械、设备及用品导致的感染发生。

（3）患者污染的织物类，需要双层包装，集中焚烧。

（4）患者房间的物体表面，可用500～1 000 mg/L有效氯或有效溴消毒剂进行擦拭消毒，有污染随时消毒。

（5）对没有保留价值的废弃物，如患者伤口敷料等，严格按照医疗废物进行焚烧处理。

（6）医务人员工作中严格个人防护，进行伤口冲洗时应穿隔离衣、戴口罩和护面屏。接触伤口或污染物戴手套，手有破损戴双层手套或暂时调离工作岗位。

（7）严格实施手卫生，医务人员接触患者前后要严格消毒双手。

（三）保护易感人群

（1）加强职业防护，尽量避免发生创伤，一旦发生皮肤或黏膜破损，应及时正确处理伤口。

（2）对于严重污染的伤口及时进行彻底清创，如切除无活力的组织，清除异物，打开无效腔，敞开伤口，充分引流等措施，可减少或防止破伤风的发生。

(3)对于从事容易发生创伤的医院工作人员,如总务处的水暖工、维修工、医疗废物处理人员等,可给予注射破伤风类毒素(ATT),使人体获得自动免疫。采用破伤风类毒素基础免疫通常需要注射 3 次。首次皮下注射 0.5 mL,间隔 4~6 周再注射 0.5 mL,第 2 针的 6~12 个月后再注射 0.5 mL。以后每隔 5~7 年皮下注射类毒素 0.5 mL,作为强化注射。一般抗体产生是在首次注射类毒素 10 天左右,30 天后达到有效保护抗体浓度。接受全程主动免疫者,伤后仅需皮下注射类毒素 0.5 mL,即可在 3~7 天产生有效的保护抗体。国外一些国家推荐每 10 年进行一次 ATT 的免疫接种,以维持人群的免疫水平。

(4)对于未进行过破伤风主动免疫注射而发生创伤的医院员工,尤其被锈蚀的金属刺伤,且伤口细而深,可注射破伤风抗毒血清(TAT)或人体破伤风免疫球蛋白(TIG)进行被动免疫。破伤风抗毒血清是最常用的被动免疫制剂。常用剂量是 1 500 U 肌内注射,伤口污染严重或受伤超过 12 小时,剂量加倍,有效作用可维持 10 天左右。TAT 是血清制品,容易发生变态反应,注射前必须做皮肤过敏试验,TAT 皮肤试验过敏者,常采用脱敏注射方法。脱敏注射时,应仔细观察接受注射者的各种变化,防止致死性变态反应的发生。如出现面色苍白、出皮疹、血压下降等症状,应立即停止注射,马上给予肾上腺素皮下注射和吸氧等抢救措施。人体破伤风免疫球蛋白预防剂量为 250~500 U,一次注射后免疫效能 10 倍于 TAT,可在体内维持 4~5 周。如果距离最后一次接种 ATT 已超过 5 年的感染或较大创伤者,推荐再给予接种一次 0.5 mL ATT,可减少破伤风发病的概率。但不推荐鞘内和伤口周围局部浸润注射破伤风抗毒血清,因其效果不肯定。

(毛小恩)

第四节 皮肤软组织感染的预防与控制

皮肤软组织感染种类繁多,包括皮肤、软组织感染,压疮感染,烧伤感染,乳腺感染,脐炎和婴儿脓疱病等,有些相当常见,如疖、痈、蜂窝织炎等,有些虽少见,但发病后很凶险,如新生儿皮下坏疽。皮肤软组织感染虽为局部感染,但当免疫缺陷、粒细胞减少、糖尿病、营养不良等情况下,局部感染可成为传染源,播散至全身其他部位,甚至发生败血症等全身感染。

一、病原微生物

皮肤感染病原菌种类很多,包括细菌、真菌、病毒及寄生虫,与医院感染有关的皮肤感染病原菌有:①金黄色葡萄球菌,能穿透皮肤引起脓疱病及伤口感染。②化脓性链球菌,链球菌伤口感染常播散到周围组织并发生败血症。③表皮葡萄球菌。④大肠埃希菌、肠杆菌属等,虽然种类不多,但其危害性大。

二、危险因素

(1)患有糖尿病、肾病、贫血等慢性疾病的患者和接受放化疗、免疫抑制剂治疗的患者危险性增高。

(2)抵抗力低下的老人及小儿。

(3)接受各种插管的患者。感染部位以导管插入部位感染及脓疱疹最常见。

三、感染诊断

(一)皮肤感染

1.临床诊断

皮肤有脓性分泌物、脓疱、疖肿等或患者有局部疼痛或压痛,局部红肿或发热,无其他原因解释者。

2.病原学诊断

临床诊断基础上,从感染部位的引流物、抽吸物中培养出病原体或者血液、感染组织特异性病原体抗原检测阳性即可诊断。

(二)软组织感染

软组织感染包括坏死性筋膜炎、感染性坏疽、坏死性蜂窝组织炎、感染性肌炎、淋巴结及淋巴管炎。

1.临床诊断

符合下述 3 条之一即可诊断。

(1)从感染部位引流出脓液。

(2)外科手术或组织病理检查证实有感染。

(3)患者有局部疼痛或压痛、局部红肿或发热,无其他原因解释。

2.病原学诊断

临床诊断基础上,符合下述 2 条之一即可诊断。

(1)血液特异性病原体抗原检测阳性,或血清 ISM 抗体效价达到诊断水平,或双份血清 IgG 呈 4 倍升高。

(2)从感染部位的引流物或组织中培养出病原体。

(三)压疮感染

压疮感染包括压疮浅表部和深部组织感染。

1.临床诊断

压疮局部红、压痛或压疮边缘肿胀,并有脓性分泌物。

2.病原学诊断

临床诊断基础上,分泌物培养阳性。

(四)烧伤感染

1.临床诊断

烧伤表面的形态或特点发生变化,如焦痂迅速分离,焦痂变成棕黑、黑或紫罗兰色,烧伤边缘水肿,同时创面有脓性分泌物或患者出现发热>38 ℃或低体温<36％,合并低血压即可诊断。

2.病原学诊断

临床诊断基础上,血液培养阳性并除外有其他部位感染或烧伤,组织活检显示微生物向邻近组织浸润。

(五)乳腺脓肿或乳腺炎

1.临床诊断

符合下述 3 条之一即可诊断。

（1）红、肿、热、痛等炎症表现或伴有发热，排除授乳妇女的乳汁淤积。

（2）外科手术证实。

（3）临床医师诊断的乳腺脓肿。

2.病原学诊断

临床诊断基础上，引流物或针吸物培养阳性。

（六）脐炎

1.临床诊断

新生儿脐部有红肿或有脓性渗出物。

2.病原学诊断

临床诊断基础上，有引流物、针吸液培养阳性或血液培养阳性（排除其他部位感染）即可诊断。

（七）婴儿脓疱病

1.临床诊断

皮肤出现脓疱或临床医师诊断为脓疱病。

2.病原学诊断

临床诊断基础上，分泌物培养阳性。

四、预防控制措施

（1）重视皮肤卫生，保持皮肤清洁；尽量避免皮肤潮湿和摩擦刺激。

（2）卧床患者加强护理措施，定期变换体位，避免局部长时间受压，防止压疮发生。

（3）及时处理体表软组织的损伤，积极治疗皮肤病，减少抓破损伤。

（4）所有皮肤侵入性操作必须严格皮肤消毒，执行无菌操作。

（**毛小恩**）

第五节 呼吸机相关肺炎感染的预防与控制

一、定义

呼吸机相关肺炎（VAP）是指气管插管或气管切开患者接受机械通气 48 小时后发生的肺炎，机械通气撤机、拔管后 48 小时内出现的肺炎也属于 VAP 范畴。

二、流行病学

VAP 属于医院获得性感染，我国大规模的医院感染横断面调查结果显示，住院患者中医院获得性感染的发生率为 3.22%～5.22%，其中医院获得性下呼吸道感染为 1.76%～1.94%。国内外研究结果均显示，包括 VAP 在内的下呼吸道感染居医院获得性感染构成比之首。

我国一项调查结果显示，46 所医院的 17 358 例 ICU 住院患者，插管总天数为 91 448 天，VAP 的发病率为 8.9/1 000 机械通气日。机械通气患者中 VAP 的发病率为 9.7%～48.4%，或为(1.3~28.9)/1 000机械通气日,病死率为21.2%~43.2%。国内外的研究结果均表明,若病原菌为多重耐药(MDR)或全耐药(PDR)病原菌,归因病死率可高达38.9%~60%。VAP的病死率与高龄、合并糖尿病或慢性阻塞性肺疾病(慢阻肺)、感染性休克(脓毒症休克)及高耐药病原菌感染等相关。

三、危险因素和发病机制

(一)危险因素

发生VAP的危险因素涉及各个方面,可分为宿主自身和医疗环境两大类因素,主要危险因素见表12-8。患者往往因多种因素同时存在或混杂,导致VAP的发生、发展。

表12-8　医院获得性肺炎/呼吸机相关肺炎反生的危险因素

分类	危险因素
宿主自身因素	高龄
	误吸
	基础疾病(慢性肺部疾病、糖尿病、恶性肿瘤、心功能不全等)
	免疫功能受损
	意识障碍、精神状态失常
	颅脑等严重创伤
	电解质紊乱、贫血、营养不良或低蛋白血症
	长期卧床、肥胖、吸烟、酗酒等
医疗环境因素	ICU滞留时间、有创机械通气时间
	侵袭性操作,特别是呼吸道侵袭性操作
	应用提高胃液pH值的药物(H_2-受体阻断剂、质子泵抑制剂)
	应用镇静剂、麻醉药物
	头颈部、胸部或上腹部手术
	留置胃管
	平卧位
	交叉感染(呼吸器械及手感染)

(二)发病机制

VAP的发病机制是病原体到达支气管远端和肺泡,突破宿主的防御机制,从而在肺部繁殖并引起侵袭性损害。致病微生物主要通过两种途径进入下呼吸道。

(1)误吸。

(2)致病微生物以气溶胶或凝胶微粒等形式通过吸入进入下呼吸道,其致病微生物多为外源性,如结核分枝杆菌、曲霉和病毒等。此外,VAP也有其他感染途径,如感染病原体经血行播散至肺部、邻近组织直接播散或污染器械操作直接感染等。

气管插管使得原来相对无菌的下呼吸道直接暴露于外界,同时增加口腔清洁的困难,口咽部定植菌大量繁殖,含有大量定植菌的口腔分泌物在各种因素(气囊放气或压力不足、体位变动等)作用下通过气囊与气管壁之间的缝隙进入下呼吸道;气管插管的存在使得患者无法进行有效咳嗽,干扰了纤毛的清除功能,降低了气道保护能力,使得VAP发生风险明显增高;气管插管内外表面容易形成生物被膜,各种原因(如吸痰等)导致形成的生物被膜脱落,引起小气道阻塞,导致VAP。此外,为缓解患者气管插管的不耐受,需使用镇痛镇静药物,使咳嗽能力受到抑制,从而增加VAP的发生风险。

VAP可自局部感染逐步发展到脓毒症,甚至感染性休克。其主要机制是致病微生物进入血液引起机体失控的炎症反应,导致多个器官功能障碍,除呼吸系统外,尚可累及循环、泌尿、神经和凝血系统,导致代谢异常等。

四、病原学

非免疫缺陷患者的VAP通常由细菌感染引起,由病毒或真菌引起者较少,常见病原菌的分布及其耐药性特点随地区、医院等级、患者人群及暴露于抗菌药物的情况不同而异,并且随时间而改变。我国VAP常见的病原菌包括鲍曼不动杆菌、铜绿假单胞菌、肺炎克雷伯菌、金黄色葡萄球菌及大肠埃希菌等。但需要强调的是,了解当地医院的病原学监测数据更为重要,在经验性治疗时应根据及时更新的本地区、本医院甚至特定科室的细菌耐药特点针对性选择抗菌药物。

(一)病原谱

我国VAP患者主要见于ICU。VAP病原谱中,其中鲍曼不动杆菌分离率高达35.7%～50%,其次为铜绿假单胞菌和金黄色葡萄球菌,二者比例相当(表12-9)。≥65岁的患者中铜绿假单胞菌的分离率高于其他人群。

表 12-9 我国呼吸机相关肺炎患者常见细菌的分辨率(%)

菌种	≥18 岁	≥65 岁
鲍曼不动杆菌	12.1～50.5	10.3～18.5
铜绿假单胞菌	12.5～27.5	27.7～34.6
肺炎克雷伯菌	9～16.1	5.1～13.9
金黄色葡萄球菌	6.9～21.4	5.8～15.4
大肠埃希菌	4～11.5	1.3～6.2
阴沟肠杆菌	2～3.4	3.1
嗜麦芽窄食单胞菌	1.8～8.6	4.6～9.6

由于我国二级及以下医院高质量前瞻性的VAP流行病学研究尚不足,目前查到的文献绝大部分为回顾性研究,以上数据仅供参考。

(二)常见病原菌的耐药性

细菌耐药给VAP的治疗带来了严峻挑战。临床上MDR的定义是指对3类或3类以上抗菌药物(除天然耐药的抗菌药物)耐药,广泛耐药(XDR)为仅对1～2类抗菌药物敏感而对其他抗菌药物耐药,PDR为对能得到的、在常规抗菌谱范围内的药物均耐药。

VAP常见的耐药细菌包括碳青霉烯类耐药的鲍曼不动杆菌(CRAB)、碳青霉烯类耐药的铜绿假单胞菌(CRPA)、产超广谱β-内酰胺酶(ESBLs)的肠杆菌科细菌、甲氧西林耐药的金黄色葡萄球菌(MRSA)及碳青霉烯类耐药的肠杆菌科细菌(CRE)等。我国多中心细菌耐药监测网中的中国细菌耐药监测网(CHINET)和中国院内感染的抗菌药物耐药监测(CARES)数据均显示,在各种标本中(血、尿、痰等)CRAB的分离率高达60%～70%,CRPA的分离率为20%～40%,产ESBLs的肺炎克雷伯菌和大肠埃希菌的分离率分别为25%～35%和45%～60%,MRSA的分

离率为 $35\%\sim40\%$,CRE 的分离率为 $5\%\sim18\%$。而来自痰标本中的某些耐药菌,如 MRSA 的发生率往往更高。

五、诊断

(一)临床诊断标准

VAP 的临床表现及病情严重程度不同,从单一的典型肺炎到快速进展的重症肺炎伴脓毒症、感染性休克均可发生,目前尚无临床诊断的"金标准"。肺炎相关的临床表现满足的条件越多,临床诊断的准确性越高。

胸部 X 线或 CT 显示新出现或进展性的浸润影、实变影或磨玻璃影,加上下列 3 种临床症候中的 2 种或以上,可建立临床诊断:①发热,体温超过 38 ℃。②脓性气道分泌物。③外周血白细胞计数大于 10×10^9/L 或小于 4×10^9/L。

影像学是诊断 VAP 的重要基本手段,应常规行 X 线胸片,尽可能行胸部 CT 检查。对于危重症或无法行胸部 CT 的患者,有条件的单位可考虑床旁肺超声检查。

(二)病原学诊断

在临床诊断的基础上,若同时满足以下任一项,可作为确定致病菌的依据。

(1)合格的下呼吸道分泌物(中性粒细胞数大于 25 个/低倍镜视野,上皮细胞数小于 10 个/低倍镜视野,或二者比值大于 2.5:1)、经支气管镜防污染毛刷(PSB)、支气管肺泡灌洗液(BALF)、肺组织或无菌体液培养出病原菌,且与临床表现相符。

(2)肺组织标本病理学、细胞病理学或直接镜检见到真菌并有组织损害的相关证据。

(3)非典型病原体或病毒的血清 IgM 抗体由阴转阳或急性期和恢复期双份血清特异性 IgG 抗体滴度呈 4 倍或 4 倍以上变化。呼吸道病毒流行期间且有流行病学接触史,呼吸道分泌物相应病毒抗原、核酸检测或病毒培养阳性。

六、VAP 的预防与控制措施

(一)管理要求

(1)应将 VAP 的预防与控制工作纳入医疗质量和医疗安全管理。

(2)应明确医务人员在 VAP 预防与控制工作中的责任,制订并落实 VAP 预防与控制工作的各项规章制度和标准操作规程。

(3)医院感染管理、医务、护理及其他有关部门应在各自专业范围内负责 VAP 预防与控制工作的监督管理,制订 VAP 循证措施依从性核查表,并督促落实。

(4)应制订 VAP 预防与控制知识和技能岗位培训计划,培训内容应定期根据最新循证医学证据和当地流行病学资料进行更新,并对计划的实施进行考核、评价与反馈。

(5)开展呼吸机诊疗活动的临床科室,应配备受过专业训练,具备独立工作能力的医务人员。

(6)医务人员在诊疗活动中应严格执行《医务人员手卫生规范》WS/T313 的要求,遵循洗手与卫生手消毒的原则、指征和方法。

(7)医务人员在诊疗活动中应严格执行《医院隔离技术规范》WS/T311 的要求,遵循"标准预防"和"基于疾病传播途径"的原则。患有呼吸道传染性疾病时,应避免直接接触患者。

(8)医务人员宜每年接种流感疫苗。

（二）预防措施

（1）若无禁忌证,应将患者床头抬高 30°～45°。

（2）应定时对患者进行口腔卫生,至少每 6～8 小时 1 次。

（3）宜使用 0.12%～2%氯己定消毒液对患者口腔黏膜、牙龈等部位擦拭或冲洗,意识清醒的患者可采取漱口的方式。

（4）对患者实施肠内营养时,应避免胃过度膨胀,条件许可时应尽早拔除鼻饲管。

（5）对患者实施肠内营养时,宜采用远端超过幽门的鼻饲管,注意控制输注容量和速度。

（6）应积极预防深静脉血栓形成。

（7）对多重耐药菌如甲氧西林耐药金黄色葡萄球菌(MRSA)、多重耐药或泛耐药鲍曼不动杆菌(MDR/XDR-AB)、耐碳青霉烯肠杆菌科细菌(CRE)、多重耐药或泛耐药铜绿假单胞菌(MDR/XDR-PA)等具有重要流行病学意义的病原体感染或定植患者,应采取隔离措施。

（8）应规范人工气道患者抗菌药物的预防性使用,避免全身静脉使用或呼吸道局部使用抗菌药物预防 VAP。

（9）不宜常规使用口服抗菌药物进行选择性消化道脱污染。

（三）气道管理

（1）严格掌握气管插管指征。对于需要辅助通气的患者,宜采用无创正压通气。

（2）宜选择经口气管插管。两周内不能撤除人工气道的患者,宜尽早选择气管切开。

（3）应选择型号合适的气管插管,并常规进行气囊压力监测,气囊压力应保持在 2.45～2.94 kPa(25～30 cmH$_2$O)。

（4）预计插管时间超过 72 小时的患者,宜选用带声门下分泌物吸引气管导管。

（5）对于留置气管插管的患者,每天停用或减量镇静剂 1 次,评估是否可以撤机或拔管,应尽早拔除气管插管。

（6）应定时抽吸气道分泌物。当转运患者、改变患者体位或插管位置、气道有分泌物积聚时,应及时吸引气道分泌物。吸引气道分泌物时,应遵循无菌操作,每次吸引应更换吸痰管,先吸气管内,再吸口鼻处,每次吸引应充分。气管导管气囊上滞留物的清除方法包括以下内容。①清除方法:操作前先清除呼吸机管路集水杯中的冷凝水。协助患者取头低脚高位或平卧位。先吸引下呼吸道分泌物,再吸引口鼻腔内分泌物。将简易呼吸器与气管插管连接,操作者在患者吸气末轻轻挤压简易呼吸器,在患者呼气初用力挤压简易呼吸器,另操作者同时放气囊。再次吸引口鼻腔内分泌物。如此反复操作 2～3 次,直到完全清除气管导管气囊上滞留物为止。②注意事项:操作前应充分做好用物准备。操作时断开的呼吸机管路接头应放在无菌巾上。操作时医务人员应戴无菌手套,不宜使用镊子等替代方式。戴无菌手套持吸痰管的手应避免污染。冲洗吸痰管分泌物的无菌溶液,应分别注明"口鼻腔""气管内"的字样,不应交叉使用。

（7）对多重耐药病原体感染或定植患者、呼吸道传染性疾病患者或疑似患者,宜采用密闭式吸痰管。

（8）连续使用呼吸机机械通气的患者,不应常规更换呼吸机管路,遇污染或故障时及时更换。

（9）呼吸机管路集水杯应处于管路最低位置,患者翻身或改变体位前,应先清除呼吸机管路集水杯中的冷凝水,清除冷凝水时呼吸机管路应保持密闭。

（10）应在呼吸机管路中采用加热湿化器或热湿交换器等湿化装置,不应使用微量泵持续泵入湿化液进行湿化,加热湿化器的湿化用水应为无菌水。

（11）热湿交换器的更换频率不宜少于 48 小时，遇污染或故障时及时更换。

（12）雾化器应一人一用一消毒。

（13）雾化器内不宜添加抗菌药物。

（14）不应常规使用细菌过滤器预防 VAP。呼吸道传染性疾病患者或疑似患者，可使用细菌过滤器防止病原体污染呼吸机内部。

（四）消毒灭菌

（1）应遵循《医疗机构消毒技术规范》WS/T367 的管理要求和消毒灭菌基本原则。

（2）高度危险性物品应一人一用一灭菌，中度危险性物品应一人一用一消毒。应遵循《医院消毒供应中心 第 1 部分：管理规范》WS310.1 的管理要求，呼吸机螺纹管、雾化器、金属接头、湿化罐等，应由消毒供应中心（CSSD）回收，集中清洗、消毒、灭菌和供应。

（3）使用中的呼吸机外壳、按钮、面板等应保持清洁与干燥，每天至少擦拭消毒 1 次，遇污染应及时进行消毒；每位患者使用后应终末消毒。发生疑似或者确认医院感染暴发时应增加清洁消毒频次。

（4）应使用细菌过滤器防止麻醉机、呼吸机内部污染。复用的细菌过滤器清洁消毒应遵循生产厂家的使用说明，一次性细菌过滤器应一次性使用。感染性疾病患者使用后应立即更换。加热湿化器、活瓣和管路应一人一用一消毒，遇污染或故障时应及时更换。

（5）频繁接触的诊疗环境表面，如床栏杆、床头桌、呼叫按钮等，应保持清洁与干燥，每天至少消毒1次，遇污染时及时消毒，每位患者使用后应终末消毒。

（6）病床隔帘应保持清洁与干燥，遇污染时应及时更换。多重耐药菌如 MRSA、MDR/XDR-AB、CRE、MDR/XDR-PA 等具有重要流行病学意义的病原体感染或定植患者使用后应及时更换。

（五）监测

（1）应遵循《医院感染监测规范》WS/T312 的要求，开展 VAP 的目标性监测，包括发病率、危险因素和常见病原体等，定期对监测资料进行分析、总结和反馈。

（2）应定期开展 VAP 预防与控制措施的依从性监测、分析和反馈，并有对干预效果的评价和持续质量改进措施的实施。

（3）出现疑似医院感染暴发时，特别是多重耐药或不容易清除的耐药菌、真菌感染暴发以及发生军团菌医院感染时，应进行人员与环境的目标性微生物监测，追踪确定传染源，分析传播途径，并评价预防控制措施效果。

（毛小恩）

第六节　导尿管相关尿路感染的预防与控制

导尿管相关尿路感染（CA-UTI）是医院感染中常见的感染类型，仅次于呼吸道感染，占医院感染的 35％～50％，而在这些尿路感染病例中，80％～90％ 与留置导尿管有关。留置导尿管是临床最常见的一项侵入性操作，是造成医院内感染最常见的原因之一，美国医院约 25％ 的住院患者需要留置导尿管。导尿管选择、导尿技术操作及护理和导尿留置时间的长短等因素与导尿管相关尿路感染有关。相对于其他医院感染来说,CA-UTI的病死率较低,但是泌尿道插管的高使用率可引起大量的感染,使经济负担加重。

一、概述

(一)定义

导尿管相关尿路感染(CA-UTI)主要是指患者留置导尿管后,或者拔除导尿管48小时内发生的泌尿系统感染。根据感染部位的不同分为上尿路感染和下尿路感染:上尿路感染主要是肾盂肾炎,下尿路感染主要是膀胱炎、尿道炎。

导尿管相关无症状性菌尿症(CA-ASB)是指患者虽然没有症状,但在1周内有内镜检查或导尿管置入,尿液培养革兰阳性球菌菌落数不低于10^4 cfu/mL,革兰阴性杆菌菌落数不低于10^5 cfu/mL,应当诊断为导尿管相关无症状性菌尿症(CA-ASB)。

医院CA-UTI几乎是专有的器械相关性感染,且绝大部分患者无尿路感染相应的症状或体征。CA-ASB是全球范围内最常见的卫生保健相关感染,约占美国每年医院感染的40%。在医院有28%的患者留置了导尿管。一项研究发现,留置导尿管的患者中有31%被不适当地插入了导尿管。另一研究发现,所有保留尿管天数有36%是不必要的。

(二)CA-UTI流行病学

1.发病率

导尿管相关尿路感染(CA-UTI)是全球范围内最常见的医院相关感染,约占美国每年医院感染的40%。有80%～90%的医院获得性泌尿道感染由导尿管引起。如留置导尿管少于1周或1周的患者,UTI的发生率为10%～40%,长期留置导尿管(不低于30天)的患者,UTI有100%的发病率。

我国相关研究资料显示,导尿管相关尿路感染率为1.1%～53.8%,日感染率为1.13‰～26.4‰,说明CA-UTI的发生率在不同的地区或不同的医院有明显的不同。刘丁等对485例留置导尿管病例调查显示,平均感染发生率为53.8%,平均每1 000床位日发生感染26.4例。导尿管留置时间与感染的发生密切相关,汕头大学医学院第一附属医院李毅萍等报道,如留置导管1～3天,CA-UTI的发生率为10.3%,留置导管不低于10天,CA-UTI的发生率为97.6%。田桂平等报道留置尿管10天,尿路感染的发生率为8.7%;留置尿管20天,尿路感染的发生率为17.39%;留置尿管超过30天,尿路感染的发生率为43.48%。陈佩燕等对87例留置导尿管的患者的监测结果显示,留置导尿管后3天尿路感染率为20.7%,7天后感染率为26.8%,14天后尿路感染率为31.3%。

CA-UTI的发生与插管方法、导尿管留置时间、导尿管的维护、膀胱冲洗等密切相关,苏燕娟等研究显示,引流袋更换时间与发生菌尿有显著差异($P<0.01$)。每3天更换引流袋,菌尿发生率明显低于每天更换引流袋;每天更换引流袋,菌尿阳性率为20.83%;3天以上更换引流袋,菌尿阳性率为零。膀胱冲洗与非冲洗菌尿发生率有明显差异($P<0.05$),每天用抗菌药物冲洗膀胱,菌尿阳性率为21.74%;不进行膀胱冲洗,菌尿阳性率为3.23%。留置尿管时间与菌尿发生率有显著差异($P<0.01$),留置导尿管第4天,菌尿阳性率为2.13%;留置导尿管第7天,菌尿阳性率为21.28%。膀胱冲洗没有预防尿路感染的作用;相反,有增加感染的可能。

2.病原学

引起导尿管相关尿路感染的病原菌以革兰阴性杆菌为主,耐药性日渐突出。美国研究显示,大肠埃希菌是导尿相关的医院内 UTI 中最普遍常见的细菌,约占 26%,肠球菌占 16%,铜绿假单胞菌占 12%,念珠菌属占 9%,肺炎克雷伯菌属占 6%,肠杆菌属占 6%。在医院的重症监护病房里,念珠菌属在医院内 UTI 中占较大的比例(25.9%),接着依次是大肠埃希菌(18.9%)、肠球菌(13%)、铜绿假单胞菌(11%)、肠杆菌属(6%)。我国众多研究结果与美国数据基本相符,导尿管相关尿路感染主要病原菌依次为大肠埃希菌(35.8%～45.7%)、屎肠球菌(8.6%～10.9%)、粪肠球菌(8%～9.3%)、白假丝酵母菌(6.2%～13.5%)、肺炎克雷伯菌(7.3%～8.3%)、铜绿假单胞菌(4.3%～5.7%)。大肠埃希菌是引起 CA-UTI 的首位致病菌,革兰阳性菌以屎球菌和粪肠球菌为主,随着念珠菌属和肠球菌报告的增加,引起医院内导尿管相关尿路感染的病原体也发生了变化。目前念珠菌属是术后重症患者尿标本中最普遍的病原菌。国内报道真菌感染占 6.2%～13.5%,抗菌药物使用引起菌群失调容易导致尿路感染。

(三)感染途径及因素

人体泌尿系统有一套自身的完整的防御机制,正常情况下膀胱内是无菌的。导尿管的使用在某种程度上损伤了泌尿系统的正常防御机制。留置导尿管是细菌侵入的途径:①插导尿管时细菌进入膀胱。②尿道周围或肛门周围的细菌沿着导尿管——黏膜接触面(导尿管外表面)迁移进入膀胱。③违反无菌操作规程,导管护理后细菌从集尿袋沿着导管内腔表面上行进入膀胱。

大多数导尿管相关的 UTI 是由于会阴区的病原体从外腔迁移或导尿管护理操作异常使病原体从内腔迁移进入膀胱引起感染。15%的导管相关泌尿道感染源自外源性因素,如导尿管系统污染、护理人员污染的手、插入导尿管或维护导尿管过程中违反操作规程、应用消毒不达标的设施等而引起感染。而导尿管长时间留置尿道内,又破坏了尿道的正常生理功能,从而削弱了尿道黏膜对细菌的抵抗力,影响膀胱对细菌的冲刷作用,致使细菌容易逆行至泌尿系统生长繁殖引起感染。

生物膜的形成被认为是导管相关尿路感染发病的重要机理。细菌一旦进入泌尿道,尿中病原体附着至导尿管表面、增殖并开始分泌细胞外多糖,与尿中的盐和蛋白质组成细菌复合物并形成一个生物膜,它保护微生物不受抗菌剂、杀菌剂和宿主屏障的清除。目前已有能减少生物膜形成的较新技术,减少细菌和真菌的黏附,或抑制已黏附到导管的微生物的生长。

(四)临床特点

导尿管相关尿路感染不仅是病原体在尿道和膀胱黏膜的定植和炎症反应,还可发生逆行感染引起肾盂肾炎、前列腺炎、附睾炎和精囊炎。大部分患者医院内尿路感染在临床上多呈良性经过,无明显的临床症状,导尿管拔除后可自行痊愈。

在美国,导尿管相关尿路感染的报道多为 CA-ASB,医院内尿路感染患者中有 65%～75%是无症状菌尿。约 30%的患者有临床症状和体征,如尿频、尿急和尿痛等膀胱刺激征,除局部症状外还表现为发热、腰痛及肋脊角叩痛、耻骨上方疼痛或压痛等。导尿管相关尿路感染如不及时控制,细菌入侵血液系统引起菌血症。医院患者中,导尿管相关菌尿症为医院血流感染的最常见原因之一,约 15%的医院血流感染源于尿路。尿培养不能预测 CA-UTI,在留置导尿的患者中,大肠埃希菌是最常见的细菌,约占 35.62%。

大量前瞻性调查研究证实,导尿管相关尿路感染(CA-UTI)的发生与留置导尿管的时间长、导管护理的违规操作导致导尿管系统污染、女性、老年人等密切相关。女性尿道短,尿道门暴露,易发生上行性感染。女性应用导尿管后发生 UTI 的概率是男性的 2 倍。女性尿道周围区域的菌群也是十分重要的,尿道周围的菌群是重要的潜在性致病菌。留置导尿管时间的长短是导尿管相关尿路感染最重要的危险因素。

CA-UTI 的症状和体征包括发热、寒战、意识改变、不适、无诱因昏睡、腰痛、肋脊角叩痛、急性血尿、盆腔不适,已拔除导尿管的患者可有排尿困难、尿频、耻骨上方疼痛或压痛。

(五)导尿管相关尿路感染的诊断标准

临床诊断:CA-UTI 的诊断标准为留置导尿管、耻骨上方导尿管或间歇导尿管的患者出现 UTI 相应的症状、体征,且无其他原因可以解释,并且尿检白细胞男性不少于 5 个/高倍视野,女性不少于 10 个/高倍视野。在临床诊断的基础上,符合以下条件之一可确诊。

(1)清洁中段尿或者导尿留取尿液(非留置导尿)培养革兰阳性球菌菌落数不少于 10^4 cfu/mL,革兰阴性杆菌菌落数不少于 10^5 cfu/mL。

(2)耻骨联合上膀胱穿刺留取尿液培养的细菌菌落数不少于 10^3 cfu/mL。

(3)新鲜尿液标本经离心应用显微镜检查,在每 30 个视野中有半数视野见到细菌。

(4)经手术、病理学或者影像学检查,有尿路感染证据的。

2009 年美国感染病学会制订的导尿管相关尿路感染的诊断、预防和治疗指南,不推荐筛查 CA-ASB,除非进行研究以评价干预措施对降低 CA-ASB 或 CA-UTI 的效果。对于留置导尿管的患者,仅有脓尿不能诊断为 CA-ASB 或 CA-UTI;有症状但无脓尿的患者,提示诊断并非 CA-UTI;脓尿伴 CA-ASB 并非进行抗菌治疗的指征。

二、管理要求

(1)医疗机构应建立健全规章制度,制订并落实预防 CA-UTI 的工作规范和操作规程。

(2)医疗机构应逐步开展 CA-UTI 的目标性监测,持续质量改进,有效降低 CA-UTI 的发生。

(3)医务人员应接受关于无菌技术、导尿操作、留置导尿管的维护以及 CA-UTI 预防的培训和教育,并熟练掌握相关操作规程。

(4)医务人员应评估患者发生 CA-UTI 的潜在风险,针对高危因素,实施 CA-UTI 的预防和控制措施。

三、监测要求

(1)根据导尿管使用的频率和 CA-UTI 的潜在风险,确定需要监测的患者人群。

(2)按照《医院感染监测规范》WS/T312 的要求,开展 CA-UTI 目标性监测。

(3)详细记录尿道插管指征、插管时间、插管操作者和拔管时间等。采用统一指标如导尿管使用率、CA-UTI 发生率等评价 CA-UTI 预防与控制质量。

(4)应定期分析监测资料,并及时向被监测临床科室反馈。

(5)当出现 CA-UTI 暴发或疑似暴发时,应按照《医院感染管理办法》和《医院感染暴发报告及处置管理规范》的相关要求报告和处理。

(6)不宜常规对留置导尿管的患者进行无症状性菌尿症筛查。

四、预防控制措施

(一)留置导尿管前预防控制措施

(1)严格掌握留置导尿管的适应证。

（2）仔细检查无菌导尿包，如发现导尿包过期、外包装破损、潮湿，不应使用。

（3）可重复使用的导尿包按照《医院消毒供应中心 第 2 部分：清洗消毒及灭菌技术操作规范》WS310.2的规定处理；一次性导尿包符合国家相关要求，不应重复使用。

（4）根据患者年龄、性别、尿道等情况选择型号大小、材质等的合适导尿管，最大限度降低尿道损伤和尿路感染。

（5）对留置导尿管的患者，应采用密闭式引流装置。

（6）应告知患者留置导尿管的目的，配合要点和置管后的注意事项。

（7）不宜常规使用包裹银或抗菌导尿管。

（二）放置导尿管时预防控制措施

（1）医务人员应严格按照《医务人员手卫生规范》WS/T313 的要求，洗手后，戴无菌手套实施导尿术。

（2）严格遵循无菌操作技术原则留置导尿管，动作宜轻柔，避免损伤尿道黏膜。

（3）正确铺无菌巾，避免污染尿道口。

（4）应使用合适的消毒剂，充分消毒尿道口及其周围皮肤黏膜，防止污染。

男性：洗净包皮及冠状沟，然后自尿道口、龟头向外旋转擦拭消毒。

女性：按照由上至下，由内向外的原则清洗外阴，然后清洗并消毒尿道口、前庭、两侧大小阴唇，最后会阴、肛门。

（5）导尿管插入深度适宜，确保尿管固定稳妥。

（6）置管过程中，指导患者放松，协调配合，避免污染，如发现尿管被污染，应重新更换。

（三）留置导尿管后预防控制措施

（1）应妥善固定尿管，避免打折、弯曲，集尿袋高度低于膀胱水平，不应接触地面，防止逆行感染。

（2）应保持尿液引流系统通畅和密闭性，活动或搬运时夹闭引流管，防止尿液逆流。

（3）应使用个人专用收集容器或清洗消毒后的容器定期清空集尿袋中尿液。清空集尿袋中尿液时，应遵循无菌操作原则，避免集尿袋的出尿口触碰到收集容器的表面。

（4）留取小量尿标本进行微生物病原学检测时，应消毒导尿管接口后，使用无菌注射器抽取标本送检。留取大量尿标本时可从集尿袋中采集，不应打开导尿管和集尿袋的接口采集标本。

（5）不应常规进行膀胱冲洗或灌注。若发生血块堵塞或尿路感染时，可进行膀胱冲洗或灌注。

（6）应保持尿道口清洁，大便失禁的患者清洁后还应进行消毒。留置导尿管期间，应每天清洁或冲洗尿道口。

（7）患者沐浴或擦身时应注意对导管的保护。

（8）长期留置导尿管应定期更换，普通导尿管更换时间 7～10 天，特殊类型导尿管的更换时间按照说明书规定，更换导尿管时应同时更换导尿管集尿袋。

（9）导尿管阻塞、脱出或污染时应立即更换导尿管和集尿袋。

（10）患者出现尿路感染症状时，应及时留取尿液标本进行病原学检测，并更换导尿管和集尿袋。

（11）应每天评估留置导尿管的必要性，应尽早拔除导尿管。

（12）医护人员在维护导尿管时，手卫生应严格按照《医务人员手卫生规范》WS/T313 的要求。

（毛小恩）

第七节 导管相关血流感染的预防与控制

随着医疗技术的不断发展,各种血管通路的使用已经成为 ICU 重症监护室不可或缺的治疗手段。而随之伴发的导管相关血流感染问题也日益严重,是最常见的院内获得性感染之一,也是重症患者的主要致死原因之一。尽管内置血管导管所致血流感染的发生少于继发性血流感染,但它是一种严重的危及患者生命的并发症。血管导管所致血流感染由于其严重的后遗症、治疗的难度及医疗费用激增,已引起了人们的广泛重视。

一、导管相关血流感染的流行病学

导管相关血流感染(CRBSI)是指带有血管内导管或者拔除血管内导管 48 小时内的患者出现菌血症或真菌血症,并伴有发热(>38 ℃)、寒战或低血压等感染表现,除血管导管外没有其他明确的感染源。实验室微生物学检查显示:外周静脉血培养细菌或真菌阳性,或者从导管段和外周血培养出相同种类、相同药敏结果的致病菌。

(一)流行病学

1.血流感染发病率

美国每年重症监护病房的中心静脉置管日(在指定时间内特定人群中所有患者暴露于中心静脉插管的总天数)总计 1 500 万日,导管相关血流感染的发生率为 4%～8%,说明医院内这种感染的发生率有很大差异。关于 CRBSI 有很多不同的研究。各种类型导管的血行感染发生率不同,以千导管留置日来统计,从(2.9～11.3)/1 000 导管日不等。ICU 中每年发生的 CRBSI 约为 8 万例,而在整个医院范围内,预计每年发生的病例数可高达 25 万例。多项分析显示,由于 CRBSI 可导致发病率的升高和医疗费用的增长,其花费非常惊人,造成经济损失超过 90 亿美元,死亡人数超过 3 万人,超过美国总死亡人数的 1%,发展中国家 CRBSI 的发病率是美国的3～4 倍。

我国研究显示,各种类型导管的血流感染发生率不同,以千导管留置日来统计,从 1.22‰～11.3‰导管日不等。国内对 CRBSI 感染率的报道结果差异较大。发生血流感染率较高的分别为切开留置的周围静脉导管及带钢针的周围静脉导管,而经皮下置入静脉输液及中长周围静脉导管的感染率较低;闫沛、陈丽霞、袁咏梅等研究报道,动静脉插管相关血流感染率为 1.25%～14.%,日感染率为 1.22‰～16.57‰;黄絮等报道,某三甲医院重症监护病房(ICU)监测 1526 例患者,血流感染的发病率为 4.2%,周睛、胡必杰等对上海市 65 所医院调研显示,中心静脉导管相关性血流感染(CRBSI)的发病率为 2.3‰,长期留置隧道式带套囊透析导管发生感染率最高,周围静脉留置针发生感染率最低。导管相关血流感染不仅与导管类型有关,还与医院规模、置管位置及导管留置时间有关。

2.感染病原体

患者导管置入部位周围皮肤及医务人员手部皮肤是病原菌的主要来源。在美国,至少 2/3 的导管相关血流感染病例是由葡萄球菌引起的(凝固酶阴性葡萄球菌和金黄色葡萄球菌)。此外,1/4 的感染是由革兰阴性菌及念珠菌所致,尤其是长期置留导管者。国内研究报道,引起血流感染的主要病原体以革兰阳性细菌占优势,但相比之下,真菌感染有一定的上升趋势,且多为条件致病菌。病原菌呈现一定的变迁趋势。呼邦传等研究显示,2006－2010年最常见的分离病原菌依次为大肠埃希菌、凝固酶阴性葡萄球菌、金黄色葡萄球菌、肺炎克雷伯菌、铜绿假单胞。而Mohnarin 2011年细菌耐药性监测显示,来源于血液的革兰阳性球菌占50%,革兰阴性菌占49.8%。常见的病原菌为凝固酶阴性葡萄球菌、大肠埃希菌、克雷伯菌、金黄色葡萄球菌和肠球菌及鲍曼不动杆菌。表皮葡萄球菌感染主要是由于皮肤污染引起,约占导管相关血流感染(CRBSI)的30%。金黄色葡萄球菌曾是CRBSI最常见的病原菌,目前约占院内血流感染的13.4%。2010年医院感染横断面调查显示,引起血流感染前几位的病原体依次为大肠埃希菌、表皮葡萄球菌,金黄色葡萄球菌、其他葡萄球菌、鲍曼不动杆菌和铜绿假单胞菌等。

3.病死率

病原菌的种类与病死率有一定的相关性,金黄色葡萄球菌引起的导管相关血流感染的死亡率高达8.2%。凝固酶阴性的葡萄球菌所致的导管相关血流感染的死亡率较低,约为0.7%。真菌所致导管相关血流感染的死亡率国内外尚无统计数据。

(二)病原体感染机理

导管相关血流感染的病原体类型可直接反映感染的发病机理。导致感染的病原体可能是多源性的,包括插入导管部位周围的皮肤、污染的导管套管、无菌操作不规范、其他部位感染的血液播散。皮肤菌群可以在导管外表面繁殖,然后沿皮下迁移至血管内段,进而导致血流感染。长期置留导管的则需要多次操作,因而导管套管可能受到污染,病原菌来自医务人员的手,随后沿导管内表面迁移至导管的血管内段,从而导致感染。

导管相关血流感染与导管周围生物膜的形成有关。生物膜是由宿主及细菌因子共同组成,宿主因素包括血小板、黏蛋白、纤维蛋白原、纤维蛋白,上述物质可以和某些病原体如金黄色葡萄球菌、念珠菌等表面的不同受体结合形成生物膜。细菌因子则指细菌分泌的纤维多糖。生物膜可抵抗宿主的免疫防御及吞噬作用,削弱抗菌药物的穿透力或抗菌剂的作用,同时是潜在的感染源。

(三)血管内导管类型

血管内导管类型多样,可从不同角度进行分类。根据置入血管类型分为周围静脉导管、中心静脉导管、动脉导管,根据留置时间分为临时或短期导管、长期导管,根据穿刺部位分为周围静脉导管、经外周中心静脉导管(PICC)、锁骨下静脉导管、股静脉导管、颈内静脉导管,根据导管是否存在皮下隧道分为皮下隧道式导管和非皮下隧道式导管,根据导管长度分为长导管、中长导管和短导管。

非隧道式中心静脉导管经皮穿刺进入中心静脉(锁骨下、颈内、股静脉)。导管型号对细菌定植有一定的危险性,导管越粗,细菌定植率越高。分析原因:由于越粗的导管对穿刺点皮肤的创伤越大,皮肤正常菌群和条件致病菌入侵定植的概率就越大,导致机体发生血流感染的可能性就越高。因此,置管时应选择合适的导管型号。

二、管理要求

(1)医疗机构应健全预防导管相关血流感染的规章制度,制订并落实预防与控制导管相关血流感染的工作规范和操作规程,明确相关部门和人员职责。

(2)应由依法取得护士、医师执业资格,并经过相应技术培训的医务人员执行血管导管穿刺。

（3）医疗机构宜建立血管导管置管专业队伍，提高对血管导管置管患者的专业护理质量。

（4）相关医务人员应接受有关血管导管的使用指征、正确置管、使用与维护、导管相关感染预防与控制措施的培训和教育并考核合格，熟悉血管导管的分类、穿刺部位及长度（表 12-10），熟练掌握相关操作规程，并对患者及相关家属进行相关知识的宣教。

表 12-10　血管内导管分类、穿刺部位、长度

导管名称	穿刺部位	长度
外周静脉导管（留置针）	前臂静脉，下肢静脉	<8 cm，很少发生血行感染
外周动脉导管	通常经桡动脉插入穿刺，也可经股、腋、肱、胫后动脉插入	<8 cm
非隧道式中心静脉导管	经皮插入锁骨下、颈内、股静脉进入中心静脉	≥8 cm，长度受患者身材影响
隧道式中心静脉导管	经隧道置入锁骨下、颈内、股静脉	≥8 cm，长度受患者身材影响
肺动脉导管	导丝引导下经中心静脉（锁骨下、颈内、股静脉）插入	≥30 cm，长度受患者身材影响
经外周静脉插入中心静脉导管（PICC）	经贵要静脉、头静脉、肱静脉插入，导管进入上腔静脉	≥20 cm，长度受患者身材影响
全植入式导管（输液港）	皮下埋植，使用时用针穿刺，插入锁骨下、颈内静脉	≥8 cm，长度受患者身材影响
脐带血管导管	插入脐动脉或者脐静脉	≤6 cm，长度受患者身材影响

（5）应定期评估相关医务人员正确置管和维护导管知识的知晓和依从情况。

（6）医务人员应评估并根据患者发生导管相关血流感染，尤其是血流感染的危险因素，实施预防和控制导管相关血流感染的措施。

（8）医疗机构应逐步开展导管相关血流感染，尤其是导管相关血流感染的目标性监测，持续改进质量，降低感染发生率。

三、置管时预防措施

（1）严格掌握置管指征。

（2）严格执行无菌技术操作规程，置入中心静脉导管和经外周静脉穿刺中央静脉导管、全植入式血管通路、导丝引导下更换导管时，应遵守最大无菌屏障要求，戴工作圆帽、外科口罩、按《医务人员手卫生规范》WS/T313 的有关要求洗手并戴无菌手套、穿无菌手术衣或无菌隔离衣、铺大无菌单。置管过程中手套污染或破损时应立即更换。置管环境符合无菌操作要求。

（3）外周静脉置管、导管日常维护与使用导管时戴医用口罩。插入外周静脉导管时，若手接触消毒后皮肤，应戴无菌手套，否则可戴清洁手套。

（4）选择中央静脉置管部位时，成人宜首选锁骨下静脉或颈静脉，不宜选择股静脉；连续肾脏替代治疗时宜首选颈静脉，可选股静脉。

（5）穿刺部位皮肤消毒，应按《医疗机构消毒技术规范》WS/T367 的要求选择合规有效的皮肤消毒剂，年龄两个月以上患者中心静脉穿刺宜选择含 0.5％以上氯己定的醇类消毒剂。

（6）消毒穿刺部位应以同心圆方式自穿刺点由内向外消毒，消毒范围应与穿刺种类一致。患者皮肤不洁时应先清洁皮肤，再消毒。应在皮肤消毒待干后再进行置管等操作。

（7）置管时使用的医疗器械、器具和各种敷料等医疗用品应无菌。

（8）选择中心静脉导管时，应选择能够满足病情需要的最少端口（腔道）的导管。

（9）中心静脉导管置管后应记录置管日期、时间、部位，导管名称和型号、尖端位置等。

（10）患湿疹、疖肿等皮肤病或患者感冒、流感等呼吸道疾病时，以及已知携带或感染多重耐药菌的医务人员，在未治愈前不应进行置管操作。

四、置管后预防措施

（1）宜选择无菌透明、透气性好的敷料覆盖穿刺点，对于高热、出汗、穿刺点出血、渗血的患者应当用无菌纱布覆盖穿刺部位。

（2）应定期更换穿刺点敷料，敷料更换时间间隔见表 12-11。当发现敷料松动、污染、潮湿、完整性破坏等时应立即更换。使用透明敷料加纱布固定导管时，按纱布类敷料处理。在透明敷料的标签纸上应标注导管穿刺时间、更换敷料时间并签名。

（3）医务人员接触置管穿刺点或更换敷料前，应按《医务人员手卫生规范》WS/T313 的要求进行手卫生。

（4）保持导管连接端口的清洁，每次连接及注射药物前，应用合法有效的消毒剂规范消毒连接端口，干后方可连接或注射药物。如有血迹污染时及时更换。

（5）应每天观察导管穿刺点有无感染征象及全身感染征象。应按《医院感染监测规范》WS/T312 的要求进行导管相关血液感染及流行趋势的目标性监测，可同时开展导管穿刺点局部感染的监测。

（6）静脉治疗护士宜参与导管相关血流感染预防控制项目。

表 12-11　导管及敷料更换的时间间隔

导管类型	更换或者重新留置	穿刺点敷料的更换
外周静脉导管	成人：间隔 72～96 小时以上更换。小儿：除非临床需要，不必更换。	纱布敷料应每两天更换 1 次，透明的半透膜敷料应每 7 天更换 1 次。拔除或更换导管、敷料潮湿、松动或污染、完整性被破坏时应更换。影响对穿刺点的触诊和观察时，应每天更换，同时检查穿刺点
外周动脉导管	成人：不应为预防感染而更换导管。小儿更换导管的间隔尚未确定。压力转换器应每 96 小时更换 1 次，同时应更换系统内其他组件（包括管路系统，持续冲洗装置和冲洗溶液）	要求同上
中心静脉导管	不应为预防感染定期更换导管	要求同上
肺动脉导管	不应为预防感染定期更换导管	要求同上
脐带血管导管	不应为预防感染定期更换导管	

（7）紧急情况下置管难以保证无菌操作时，应在 48 小时内尽早拔管，病情需要时先更换穿刺部位重新置管。

（8）告知置管患者在沐浴或擦身时，注意保护导管，不要把导管淋湿或置于水中。

（9）在输血、输入血制品、脂肪乳剂后的 24 小时内或者停止输液后，应当及时更换输液管路。外周及中心静脉置管后，应当用生理盐水或肝素盐水进行常规冲管，预防导管内血栓形成。

（10）严格保证输注液体无菌。

（11）怀疑患者发生导管相关血流感染，或者患者出现静脉炎、导管故障时，宜由医师决定是否拔管。拔管时可做导管尖端培养、导管血培养及血培养。

（12）医务人员应每天评估保留导管的必要性，不需要时应尽快拔除导管。

（13）不宜常规更换导管，也不应为预防感染而定期更换中心静脉导管和动脉导管。

五、针对各类相关血流感染的预防措施

（一）中心静脉导管、PICC、血液透析导管及肺动脉导管

（1）不应常规更换中心静脉导管、PICC、血液透析导管或肺动脉导管以预防导管相关血流感染。

（2）非隧道式导管无明显感染证据时，可通过导丝引导更换。

（3）非隧道式导管可疑感染时不应通过导丝更换导管。

（4）中心静脉导管或 PICC 患者出现发热，应根据临床综合评估结果决定是否拔管。

（二）外周动脉导管及压力监测装置

（1）成人宜选择桡动脉、肱动脉、足背动脉。儿童宜选择桡动脉、足背部动脉及胫骨后动脉。

（2）压力传感器使用时间应遵循产品说明书或超过 96 小时应更换。

（3）重复使用的压力传感器应根据生产厂家的使用说明进行清洗和灭菌。

（4）宜使用入口处为隔膜的压力监测装置，在使用前应用消毒剂擦拭消毒隔膜。

（5）应保持使用中压力监测系统包括校准装置和冲洗装置无菌。

（6）应减少对压力监测系统的操作。

（7）不宜通过压力监测管路给予含葡萄糖溶液或肠外营养液。

（8）宜使用密闭式的连续冲洗系统。

（三）脐血管导管

（1）脐动脉导管放置时间不宜超过 5 天，脐静脉导管放置时间不宜超过 14 天。

（2）插管之前，应清洁脐部。

（3）不宜在脐血管导管局部使用抗菌软膏或乳剂。

（4）在发生导管相关血流感染、血管关闭不全、血栓时，应拔除脐动脉导管，不应更换导管；只有在导管发生故障时才更换脐静脉导管。

（5）应使用低剂量肝素（0.25～1 U/mL）注入脐动脉导管封管以维持其通畅。

（四）完全植入式导管

（1）完全植入式导管使用的无损伤针头应至少每 7 天更换 1 次。

（2）植入式血管通路在治疗间隙期应至少每 4 周维护 1 次。

（3）多次发生血管导管相关血流感染者，可预防性用抗菌药物溶液封管。

（五）血液透析导管

（1）宜采用颈静脉置管。

（2）维持性血液透析患者宜采用动静脉内瘘。

（毛小恩）

第八节　手术部位感染的预防与控制

手术部位感染(SSI)的发生和治疗始终是制约外科手术治疗是否成功的一个因素。尽管对手术部位感染的发生有所持续改进,但手术部位感染率依然有较高的发生率,占医院感染的15％左右,居医院感染发生率的第三位。SSI 会导致手术失败、增加患者痛苦(严重的甚至死亡)、增加患者的经济负担、延长住院时间、增加医疗纠纷等。

一、手术部位感染的流行病学

(一)手术部位感染发生率

不同的医院外科手术部位感染率各不相同,手术部位感染与手术类型、患者潜在的疾病有关,发生率为 0.5％～15％。手术部位感染率居医院内感染的第三位。在美国,外科医师每月要进行大约 200 万次的操作,而且其中 2/3 是在门诊完成的。疾病预防和控制中心估计 2.7％的手术手术操作会并发感染,手术部位感染占所有医院感染的 15％,手术部位感染延长住院时间 1～3 天,每例伤口感染的花费在 400～2 600 美元。手术部位感染的发生因手术类型的不同而不同,其中发生感染最高的是心脏手术(每 100 例出院患者中 2.5 例感染)、普通外科 1.9％和烧伤/外伤 1.1％。心脏手术时体外循环的使用导致宿主防御系统出现比普通手术操作更大的应激反应。王西玲等报道,我国医院手术部位感染率为 7.12％。龚瑞娥、吴安华等一项针对 2 399 例手术患者研究显示,有 110 例次患者手术部位发生感染,感染率为 4.59％,实施手术部位感染综合干预措施后感染率为 2.12％。患者术后在住院期间发生手术部位感染占 62.72％,出院后(随访感染)发生手术部位感染占 36.1％～37.28％。相同种类的手术危险指数级别越高,感染发生率也越高;同样危险指数的手术中,结、直肠切除手术的感染高于其他手术类型,感染率为 10.16％～37.5％,其余类别的手术的感染率则基本相同。手术切口类型级别越高,手术部位感染率越高,Ⅰ类切口感染率为 2.52％;Ⅱ类切口感染率为 5.79％;Ⅲ类切口感染率为 9.72％;Ⅳ类切口感染率为 73.75％。茅一萍等对 1589 例手术患者调查报道显示,有 155 例手术部位发生感染,感染率为 9.75％。不同手术类别、相同危险指数的手术以剖腹探查手术和结肠手术感染发生最高。

(二)手术部位感染常见的病原体

美国研究报道,凝固酶阴性葡萄球菌和金黄色葡萄球菌是 2 种从感染手术伤口分离出来的最常见的微生物,并且分别占感染伤口的 14％和 20％,这些细菌是正常皮肤菌群的一部分,因此当伤口开放时可以造成污染。而我国 SSI 致病菌研究及 2010 年全国细菌监测资料显示(图 12-3),手术部位标本分离的病原菌 14 424 株,位于手术部位感染病原体前三位的是大肠埃希菌、金黄色葡萄球菌和铜绿假单胞菌。

二、手术部位感染的因素

(一)手术部位感染定义

1992 年,由美国感染控制与流行病学专业协会(APIC)、美国医院流行病学学会(SHEA)和外科感染协会组成的联合小组修正提出了"手术部位感染",根据这一定义,将手术部位感染分为切口感染和器官/腔隙感染。切口部位感染被进一步分为表面切口感染（包括皮肤和皮下感染）或深部切口感染（包括深部软组织），组织结构见图 12-4。

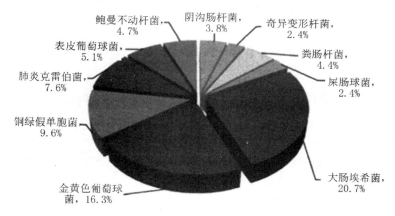

图 12-3　手术部位感染病原体分布

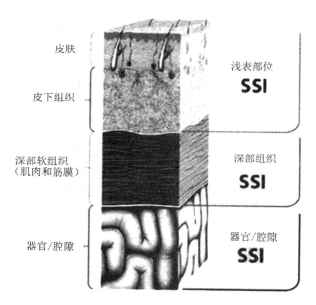

图 12-4　手术部位感染及其分类的解剖学图示

1.切口浅部组织感染

手术后 30 天以内发生的仅累及切口皮肤或者皮下组织的感染，并符合下列条件之一：①切口浅部组织有化脓性液体。②从切口浅部组织的液体或者组织中培养出病原体。③具有感染的症状或者体征，包括局部发红、肿胀、发热、疼痛和触痛，外科医师开放的切口浅层组织。

下列情形不属于切口浅部组织感染：①针眼处脓点（仅限于缝线通过处的轻微炎症和少许分泌物）。②外阴切开术或包皮环切术部位或肛门周围手术部位感染。③感染的烧伤创面，以及溶痂的Ⅱ度、Ⅲ度烧伤创面。

2.切口深部组织感染

无植入物者手术后 30 天以内、有植入物者手术后 1 年以内发生的累及深部软组织（如筋膜和肌层)的感染,并符合下列条件之一。

(1)从切口深部引流或穿刺出脓液,但脓液不是来自器官/腔隙部分。

(2)切口深部组织自行裂开或者由外科医师开放的切口。同时,患者具有感染的症状或者体征,包括局部发热、肿胀及疼痛。

(3)经直接检查、再次手术探查、病理学或者影像学检查,发现切口深部组织脓肿或者其他感染证据。

同时累及切口浅部组织和深部组织的感染归为切口深部组织感染;经切口引流所致器官/腔隙感染,无须再次手术归为深部组织感染。

3.器官/腔隙感染

无植入物者手术后 30 天以内、有植入物者手术后 1 年以内发生的累及术中解剖部位(如器官或者腔隙)的感染,并符合下列条件之一。

(1)器官或者腔隙穿刺引流或穿刺出脓液。

(2)从器官或者腔隙的分泌物或组织中培养分离出致病菌。

(3)经直接检查、再次手术、病理学或者影像学检查,发现器官或者腔隙脓肿或者其他器官或者腔隙感染的证据。

(二)外科手术部位感染的原因

手术部位感染的发生是一个复杂的过程,而且在这一复杂过程中,来源于环境、手术室、宿主、手术操作和微生物的许多因素以复杂的方式相互作用促成手术部位感染的发生。

1.外源性原因

在清洁手术操作中,由于手术不经过黏膜或空腔脏器,外源性污染源是重要的因素。因此,手术室环境和手术人员成为污染的重要媒介物。外科手术必然会带来手术部位皮肤和组织的损伤,当手术切口部位的微生物污染达到一定程度时,会发生手术部位的感染。主要因素是:术前住院时间长、备皮方式、手术室环境、手术器械的灭菌、手术过程中的无菌操作、手术技巧、手术持续时间和预防性抗菌药物使用情况等都是引起手术部位的外源性因素,而这些外源性因素是可以预防的。

2.内源性原因

多数手术部位感染来源于内源性原因,患者方面的主要因素是:年龄、营养状况、免疫功能、健康状况、吸烟等。营养不良、烧伤、恶性肿瘤和接受免疫抑制药物治疗的患者中,宿主的正常防御机制发生了变化,免疫力下降,患者自身的皮肤或黏膜(胃肠道、口咽或泌尿生殖系统的细菌)的菌群移位至手术部位引起感染。术后切口提供了一个潮湿、温暖、营养丰富且易于细菌移生和繁殖的环境,切口的类型、深度、部位和组织灌注水平等许多因素影响微生物的数量和种类。手术部位感染的影响因素见表 12-12。

表 12-12　手术部位感染的影响因素

手术方面	麻醉	患者方面
手术	组织灌注量	糖尿病
备皮方式	温度	吸烟
部位/时间/类型	吸氧浓度	营养不良
缝线质量	疼痛	身体状况

续表

手术方面	麻醉	患者方面
血肿	输血	高龄
预防抗菌药物		肥胖
机械压力		药物
手术室环境		感染
手术器械的灭菌		放疗/化疗
手术部位皮肤消毒		术前住院时间长

（1）糖尿病：高糖血症影响粒细胞的功能，包括黏附性、趋化作用、吞噬作用和杀菌活性。用胰岛素治疗的糖尿病患者中手术部位感染的危险高于用口服药治疗的糖尿病患者。Ltham 等前瞻性研究了1 000 例准备进行冠脉搭桥术或瓣膜置换手术的糖尿病和非糖尿病心脏病患者，发现糖尿病患者的感染率几乎升高了 3 倍。此外，他们证明手术部位感染的最大危险与术后高糖血症（定义为血糖水平高于200 mg/dL）有关而不是糖化血红蛋白水平或手术前高糖血症。糖尿病与心脏手术后手术部位感染是非常相关的。作为降低手术部位感染的一种措施，围术期高糖血症的控制值得进一步注意。

（2）肥胖：超过理想体重20%的肥胖和手术部位的感染危险性相关。外科医师必须切开可能含有大量细菌的厚层组织，手术切口相对深、技术操作困难和组织中通常预防性抗菌药物浓度不够等均可引起手术部位感染。

（3）吸烟：吸烟与胶原的低生成和包括手术部位感染在内的术后并发症的发生有关。尼古丁延迟伤口愈合，而且可增加手术部位感染的危险。

（4）营养不良：严重的术前营养不良会增加手术部位感染的危险。在一项 404 种高危普通外科操作的研究中，人血白蛋白水平被认为是预测手术部位感染的变量之一。

（5）术前住院时间长：术前住院时间和手术部位感染危险相关。如果住院时间超过 2 天，这一危险的升高也可被革兰阴性菌更高的移生所解释，也就是说，革兰阴性杆菌在患者体内定植。

（6）金黄色葡萄球菌的携带者：美国从 20 世纪 50 年代以来，大量的研究显示在鼻孔中携带金黄色葡萄球菌的患者发生感染的可能性将升高。许多研究显示，金黄色葡萄球菌的鼻携带者发生金黄色葡萄球菌手术部位感染的危险有可能升高 2～10 倍，20%～30%的个体在鼻孔内携带金黄色葡萄球菌。

（7）术前预防用药时机：术前给药时机是充分预防手术部位感染的一个关键要素。在手术自切开皮肤前 120 分钟至 0 分钟（时间为 0 是指切开的时间）之间接受抗菌药物的患者手术部位感染率最低（0.6%）；切开后 0～180 分钟使用抗菌药物的一组患者手术部位感染率是 1.4%（与术前 2 小时内接受抗生素的患者相比较，P=0.12），而在切开皮肤 180 分钟（3 小时）后接受抗菌药物的患者手术部位感染率是 3.39%（与术前 2 小时内接受抗菌药物的患者相比较，P<0.000 1）。手术部位感染的最高危险的组是接受抗菌药物过早的一组，就是说在手术开始的 2 小时之前使用抗菌药物或者更早，这一组患者手术部位感染率是 3.8%，与术前 2 小时内接受抗菌药物者相比，感染危险性几乎升高了 7 倍（P<0.000 1）。证明手术前一天使用药物起不到预防手术部位感染的作用，最佳的抗菌药物预防应该在手术前的短时间内开始，即皮肤切开前 30～60 分钟使用。

(8)手术持续时间:长时间的手术操作与手术部位感染的高危险有关,手术操作持续1小时、2小时和3小时,手术部位的感染率分别是1.39%、2.7%和3.6%,持续2小时以上的手术操作是手术部位感染的一个独立预测因子。对手术操作时间长和手术部位感染危险性增高之间的关系,最简单的解释便是长时间的切口暴露增加了伤口污染水平,增加了干燥所致的组织损伤程度,由于失血造成患者防御机制的抑制以及降低了抗生素预防的效力。手术持续时间也反映了外科医师的手术技能。在一些研究中,手术技术好的、有经验的外科医师所做的手术切口部位感染率比住院医师或经验较少的外科医师低。

三、管理要求

(一)医院

(1)应将手术部位感染预防控制工作纳入医疗质量管理,有效减少手术部位感染。

(2)医疗机构应当制订并完善外科手术部位感染预防与控制相关规章制度和工作规范,并严格落实。

(3)医疗机构要加强对临床医师、护士、医院感染管理专业人员的培训,掌握外科手术部位感染预防工作要点。

(4)医疗机构应当开展外科手术部位感染的目标性监测,采取有效措施逐步降低感染率。

(5)严格按照抗菌药物合理使用有关规定,正确、合理使用抗菌药物。

(6)评估患者发生手术部位感染的危险因素,做好各项防控工作。

(二)手术部(室)

(1)建筑布局应符合《手术部(室)医院感染控制规范》的相关要求。

(2)洁净手术部(室)的建筑应符合《医院洁净手术部建筑技术规范》GB50333的要求。

(3)应建立手术部(室)预防医院感染的基本制度,包括手术部(室)清洁消毒隔离制度、手卫生制度、感染预防控制知识培训制度等。

(三)相关临床科室

(1)临床科室感染控制小组应定期对本科室人员培训。

(2)当怀疑SSI时,应及时采样进行病原学检测,及时报告本科室手术部位感染病例,采取有针对性的预防控制措施。

四、手术部位感染的预防和控制措施

(一)手术前感染因素和控制措施

(1)应缩短手术患者的术前住院时间。

(2)择期手术前宜将糖尿病患者的血糖水平控制在合理范围内。

(3)择期手术前吸烟患者宜戒烟,结直肠手术成年患者术前宜联合口服抗生素和机械性肠道准备。

(4)如存在手术部位以外的感染,宜治愈后再进行择期手术。

(5)择期手术前患者应沐浴、清洁手术部位,更换清洁患者服。

(6)当毛发影响手术部位操作时应选择不损伤皮肤的方式去除毛发,应于当日临近手术前,在病房或手术部(室)限制区外[术前准备区(间)]进行。

(7)急诊或有开放伤口的患者,应先简单清洁污渍、血迹、渗出物,遮盖伤口后再进入手术部

(室)限制区。

　　清洁切口皮肤消毒应以切口为中心,从内向外消毒;清洁-污染切口或污染切口应从外向内消毒,消毒区域应在手术野及其外扩展≥15 cm部位擦拭,所使用的皮肤消毒剂应合法有效。

(二)手术中感染因素和控制措施

　　(1)择期手术安排应遵循先清洁手术后污染手术的原则。洁净手术间的手术安排应遵循《医院洁净手术部建筑技术规范》GB50333的相关规定。

　　(2)洁净手术间应保持正压通气,保持回风口通畅;保持手术间门关闭,减少开关频次。应限制进入手术室的人员数量。

　　(3)可复用手术器械、器具和物品的处置应严格执行《医院消毒供应中心　第1部分:管理规范》WS310.1《医院消毒供应中心　第2部分:清洗消毒及灭菌技术操作规范》WS310.2和《医院消毒供应中心　第3部分:清洗消毒及灭菌效果监测标准》WS310.3的要求。

　　(4)灭菌包的标识应严格执行《医院消毒供应中心　第3部分:清洗消毒及灭菌效果监测标准》WS310.3的相关要求。

　　(5)手术室着装要求符合WS/T《手术部(室)医院感染控制规范》。

　　(6)手术无菌操作要求如下:①严格遵守无菌技术操作规程和《医务人员手卫生规范》WS/T313的规定。②开启的无菌溶液应一人一用。③在放置血管内装置(如中心静脉导管)、脊髓腔和硬膜外麻醉导管,或在配制和给予静脉药物时应遵循无菌技术操作规程,应保持最大无菌屏障。④操作应尽可能减少手术创伤,有效止血,减少坏死组织、异物存留(如缝线、焦化组织、坏死碎屑),消除手术部位无效腔。⑤如果外科医师判断患者手术部位存在严重污染(污染切口和感染切口)时,可决定延期缝合皮肤或敞开切口留待二期缝合。⑥根据临床需要选择是否放置引流管,如果需要,宜使用闭合式引流装置引流。引流切口应尽量避开手术切口,引流管应尽早拔除。放置引流管时不宜延长预防性应用抗菌药物的时间。

　　(7)围术期保温要求:①围术期应维持患者体温正常。②手术冲洗液应使用加温(37 ℃)的液体。③输血、输液宜加温(37 ℃),不应使用水浴箱加温。

　　(8)环境及物体表面的清洁和消毒:每台手术后,应清除所有污物,对手术室环境及物体表面进行清洁;被血液或其他体液污染时,应及时采用低毒高效的消毒剂进行消毒,清洁及消毒方法应遵循《医疗机构环境表面清洁与消毒管理规范》WS/T512的要求。

(三)手术后感染因素和控制措施

　　(1)在更换敷料前后、与手术部位接触前后均应遵循《医务人员手卫生规范》WS/T313的要求进行手卫生。

　　(2)更换敷料时,应遵循无菌技术操作规程。

　　(3)应加强患者术后观察,如出血、感染等征象。

　　(4)应保持切口处敷料干燥,有渗透等情况时及时更换。

　　(5)宜对术后出院患者进行定期随访。

　　(6)当怀疑手术部位感染与环境因素有关时,应开展微生物学监测。

(四)手术部位感染暴发或疑似暴发管理

　　(1)应收集和初步分析首批暴发病例原始资料。

　　(2)应制订手术部位感染暴发调查的目标,包括感染人数、感染部位、病原体种类、首例病例发生的时间地点、病例发生的时间顺序、病例的分布、与手术、麻醉或护理相关人员等。

（3）应及时开展现场流行病学调查、环境卫生学检测等工作，如对手术器械、导管、一次性无菌用品、对使用的清洗剂、润滑剂、消毒剂、物体表面、医务人员的手等进行微生物学检测。及时采取有效的感染控制措施，查找和控制感染源，切断传播途径。

（五）围术期抗菌药物的预防用药管理

应遵循《抗菌药物临床应用指导原则（2015年版）》的有关规定，加强围术期抗菌药物预防性应用的管理。

（毛小恩）

第九节　经空气传播疾病感染的预防与控制

经空气传播疾病是由悬浮于空气中、能在空气中远距离传播（>1 m），并长时间保持感染性的飞沫核传播的一类疾病，包括专性经空气传播疾病（如：开放性肺结核）和优先经空气传播疾病（如：麻疹和水痘）。经空气传播疾病是医院内发生院内感染的一类主要传播疾病，由于医疗活动中的许多操作，例如气管插管及相关操作、心肺复苏、支气管镜检、吸痰、咽拭子采样、尸检以及采用高速设备（如钻、锯、离心等）的等，这类操作能产生大量气溶胶，气溶胶成为重要的传播途径，是发生院内感染的主要原因，因此经空气传播疾病的预防和控制对预防院内感染有重要意义。原国家卫计委于2016年12月27日颁布了《经空气传播疾病医院感染预防与控制规范》WS/T511，于2017年6月1日正式实施，该标准规定了经空气传播疾病医院感染预防与控制的基本要求，内容包括管理要求，患者识别要求，患者转运要求，患者安置要求，培训与健康教育，清洁、消毒与灭菌，医疗机构工作人员经空气传播疾病预防与控制要求。

一、管理要求

（1）应根据国家有关法规，结合本医疗机构的实际情况，制订经空气传播疾病医院感染预防与控制的制度和流程，建筑布局合理、区域划分明确、标识清楚，并定期检查与督导，发现问题及时改进。

（2）应遵循早发现、早报告、早隔离、早治疗的原则，按照《医疗机构传染病预检分诊管理办法》的要求，落实门诊、急诊就诊患者的预检分诊和首诊负责制。

（3）应执行疑似和确诊呼吸道传染病患者的安置和转运的管理要求，呼吸道传染病及新发或不明原因传染病流行期间，应制订并落实特定的预检分诊制度。

（4）应遵循《医院隔离技术规范》WS/T311的要求，做好疑似或确诊呼吸道传染病患者的隔离工作；应遵循《医疗机构消毒技术规范》WS/T367的要求，做好接诊和收治疑似或确诊呼吸道传染病区域的消毒工作。

（5）工作人员应掌握经空气传播疾病医院感染的防控知识，遵循标准预防，遇有经空气传播疾病疑似或确诊患者时，应遵守经空气传播疾病医院感染预防与控制的规章制度与流程，做好个人防护。

（6）应为工作人员提供符合要求的防护用品。

二、患者识别要求

（1）应制订明确的经空气传播疾病预检分诊制度与流程并落实。

（2）预检分诊应重点询问患者有无发热、呼吸道感染症状、流行病学史等情况，必要时应对疑似患者测量体温。对疑似经空气传播疾病患者发放医用外科口罩，并指导患者正确佩戴，指导患者适时正确实施手卫生。

（3）工作人员应正确引导疑似经空气传播疾病患者到指定的感染疾病科门诊就诊。

三、患者转运要求

（1）患者转运包括从就诊地到临时安置地，从临时安置地到集中安置地。应制订经空气传播疾病患者院内转运与院外转运的制度与流程。

（2）疑似或确诊呼吸道传染病患者和不明原因肺炎的患者应及时转运至有条件收治的定点医疗机构救治。

（3）转运时，工作人员应做好经空气传播疾病的个人防护，转运中避免进行产生气溶胶的操作。

（4）疑似或确诊经空气传播疾病患者在转运途中，病情容许时应戴医用外科口罩。

（5）转运过程中若使用转运车辆，应通风良好，有条件的医疗机构可采用负压转运车。转运完成后，应及时对转运车辆进行终末消毒，终末消毒应遵循《医疗机构消毒技术规范》WS/T367的要求。

（6）患者确定转运时，应告知接诊医疗机构或医疗机构相关部门的工作人员。

四、患者安置要求

（1）临时安置地应确保相对独立，通风良好或安装了带有空气净化消毒装置的集中空调通风系统，有手卫生设施，并符合《医务人员手卫生规范》WS/T313的要求。

（2）集中安置地应相对独立，布局合理，分为清洁区、潜在污染区和污染区，三区之间应设置缓冲间，缓冲间两侧的门不应同时开启，无逆流，不交叉。病室内应设置卫生间。

（3）疑似或确诊经空气传播疾病患者宜安置在负压病区（房）中。应制订探视制度，并限制探视人数和时间。

（4）疑似患者应单人间安置，确诊的同种病原体感染的患者可安置于同一病室，床间距不少于1.2 m。

（5）患者在病情容许时宜戴医用外科口罩，其活动宜限制在隔离病室内。

（6）无条件收治呼吸道传染病患者的医疗机构，对暂不能转出的患者，应安置在通风良好的临时留观病室或空气隔离病室。

（7）经空气传播疾病患者在医疗机构中的诊疗应遵循医疗机构相关规定。

五、培训与健康教育

（1）医疗机构应定期开展经空气传播疾病医院感染预防与控制知识的培训，内容可包括常见经空气传播疾病的种类、传播方式与隔离预防措施，防护用品的正确选择及佩戴，呼吸道卫生、手卫生、通风等。

呼吸道卫生:是指呼吸道感染患者佩戴医用外科口罩、在咳嗽或打喷嚏时用纸巾盖住口鼻、接触呼吸道分泌物后实施手卫生,并与其他人保持 1 m 以上距离的 1 组措施。

(2)医疗机构应在经空气传播疾病防控的重点区域、部门和高风险人群中开展经空气传播疾病防控知识培训,对就诊患者和工作人员进行经空气传播疾病防控的健康教育。

(3)在发生经空气传播疾病及新发或不明原因传染病流行时,医疗机构应采取多种形式针对该传染病防控进行宣传和教育。

六、清洁、消毒与灭菌

(1)空气净化与消毒应遵循《医院空气净化管理规范》WS/T368 的相关要求。

(2)物体表面清洁与消毒应遵循《医疗机构消毒技术规范》WS/T367 的相关要求。

(3)经空气传播疾病及不明原因的呼吸道传染病病原体污染的诊疗器械、器具和物品的清洗、消毒或灭菌应遵循《医院消毒供应中心 第 1 部分:管理规范》WS310.1《医院消毒供应中心 第 2 部分:清洗消毒及灭菌技术操作规范》WS310.2 和《医院消毒供应中心 第 3 部分:清洗消毒及灭菌效果监测标准》WS310.3 及相关标准的要求。

(4)患者转出、出院或死亡后,应按照《医疗机构消毒技术规范》WS/T367 的要求进行终末消毒。

(5)清洗、消毒产品应合法、有效。

(6)患者死亡后,应使用防渗漏的尸体袋双层装放,必要时应消毒尸袋表面,并尽快火化。

(7)医疗废物处理应遵循医疗废物管理的有关规定。

七、医疗机构工作人员经空气传播疾病预防与控制要求

(1)诊治疑似或确诊经空气传播疾病患者时,应在标准预防的基础上,根据疾病的传播途径采取空气隔离的防护措施。

(2)医疗机构工作人员防护用品选用应按照分级防护的原则,具体要求详见表 12-13。进入确诊或疑似空气传播疾病患者房间时,应佩戴医用防护口罩或呼吸器;根据暴露级别选戴帽子、手套、护目镜或防护面罩,穿隔离衣。

表 12-13　医务人员的分级防护要求

防护级别	使用情况	防护用品									
		外科口罩	医用防护口罩	防护面屏或护目镜	手卫生	乳胶手套	工作服	隔离衣	防护服	工作帽	鞋套
一般防护	普通门(急)诊、普通病房医务人员	＋	－	－	＋	±	＋	－	－	－	－
一级防护	发热门诊与感染疾病科医务人员	＋	－	－	＋	＋	＋	＋	－	＋	－
二级防护	进入疑似或确诊经空气传播疾病患者安置地或为患者提供一般诊疗操作	－	＋	±	＋	＋	＋	±★	±★	＋	＋

续表

防护级别	使用情况	防护用品									
		外科口罩	医用防护口罩	防护面屏或护目镜	手卫生	乳胶手套	工作服	隔离衣	防护服	工作帽	鞋套
三级防护	为疑似或确诊患者进行产生气溶胶操作时	－	＋	＋	＋	＋	＋	－	＋	＋	＋

注:"＋"应穿戴的防护用品,"－"不需穿戴的防护用品,"±"根据工作需要穿戴的防护用品,"±★"为二级防护级别中,根据医疗机构的实际条件,选择穿隔离衣或防护服

（3）工作人员个人防护用品使用的具体要求和穿脱个人防护用品的流程与操作应遵循《医院隔离技术规范》WS/T311 的要求,确保医用防护口罩在安全区域最后脱卸。使用后的一次性个人防护用品应遵循《医疗废物管理条例》的要求处置;可重复使用的个人防护用品应清洗、消毒或灭菌后再用。

（4）应根据疫情防控需要,开展工作人员的症状监测,必要时应为高风险人群接种经空气传播疾病疫苗。

（5）医疗机构工作人员发生经空气传播疾病职业暴露时,应采用相应的免疫接种和(或)预防用药等措施。

（6）标本的采集与处理应遵循《临床实验室生物安全指南》WS/T442 的相关要求。

（毛小恩）

第十节 医务人员职业暴露与防护

职业暴露是指由于职业关系而暴露在危险因素中,从而有可能损害健康或危及生命的一种情况。医务人员职业暴露是指医务人员在从事诊疗、护理活动过程中接触有毒、有害物质,或传染病病原体,从而损害健康或危及生命的一类职业暴露。

一、现状

医院作为一个公共场所,面对的人群社会性质复杂,接触的疾病种类繁多、病症轻重不一,使在其从事服务工作的医务人员极易遭受伤害的侵袭。来自美国劳工部 2010 年的调查研究显示,发生于医疗工作场所的非致命性工作相关性损伤的发病率已达到 282.5/10 000 人,远超过其他行业。我国医疗机构的职业伤害发生率更不容乐观。研究显示,医务人员的职业损伤发病率为 9.86％～74.06％,明显高于国外报道。美国职业安全与卫生研究所(NIOSH)数据显示,卫生保健工作者中每年发生锐器伤超过 80 万人次;国内毛秀英等的调查结果显示针刺伤的发生率为 80.6％。多项研究证实 HIV、HBV、HCV 等 20 多种病原体可通过职业暴露传播。此外在一些突发公共卫生事件当中,由于标准预防意识不强,缺乏必要的职业防护,使得大量的医务人员成为院内感染的受害者。

医院发生的职业暴露是一种特殊环境下的职业伤害,和其他职业暴露不同的是,发生于医务

人员中的职业暴露不至于导致严重或是急性的伤亡,但慢性的损伤或长期的疾病影响可能导致医务人员身心健康受到严重影响,而医务人员的健康问题直接会导致医院医疗工作的质量和水平下降,也会使患者的就医环境下降,因此,应对医务人员发生的职业暴露给予积极的关注。

二、医务人员职业暴露的相关因素

针对医务人员的职业暴露伤害,各个国家都给予了积极的关注,大量的调查研究显示,处于医疗特殊环境下的职业暴露包括职业危害因素导致的损伤和与工作有关疾病,包括物理性、化学性、生物性、心理性因素。

(一)物理性因素

1.噪音

主要来源于各类仪器设备在工作时发出的声音。噪音不仅对人体听觉有明显损伤,对心血管也同样有损害,可导致高血压,同时使人烦躁、疲劳、注意力不集中等。

2.辐射及电击伤

随着医学的飞速发展,各种射线、光波、磁波等进入疾病的诊断与治疗,医务人员接触各类射线的概率大大增多,长期接触这些射线及光波可致癌,而且还会影响女性的生育能力,导致不孕、流产、死胎等;由于大量的电器、仪器、设备投入临床,稍有不慎,可因短路、漏电、触电等发生意外事故。

3.紫外线

医用 $250~\mu m$ 的紫外线能使空气中的氧分子分解成臭氧,起到杀菌作用。而臭氧是强氧化剂,对眼和肺是最具危害的刺激剂之一。能破坏呼吸道黏膜和组织,长期接触可致肺气肿和肺组织纤维化;眼睛接触可引起急性角膜炎、结膜炎。

4.负重伤

由于医务人员职业的特殊性,部分工作需要医务人员长久站立,低头操作,来回奔走、穿梭,推拉、搬运车辆或重物,常导致颈椎病、腰肌劳损、椎间盘突出、下肢静脉曲张等。

5.其他

使用压力蒸汽灭菌过程中不按操作流程操作导致的高温蒸汽烫伤等。

(二)化学性因素

1.细胞毒性药物

医务人员在配制细胞毒性药物及给药过程中,注射器插入药瓶或针管排气时药物形成肉眼看不见的含有毒性微粒的气溶胶和气雾,通过皮肤黏膜或呼吸道进入。回收肿瘤患者用后的注射器、输液管等废弃物和排泄物时,也可能通过皮肤、呼吸道、口腔、黏膜等途径而受到低浓度药物的影响,日常频繁小剂量接触会因蓄积作用而产生远期影响,不但引起白细胞下降、自然流产率增高,而且有致癌、致畸、致突变的危险。

2.化学消毒剂

医务人员经常接触的各种化学消毒剂,如过氧乙酸、含氯消毒剂、甲醛、戊二醛等,均具有较大的挥发性,对人体皮肤黏膜、呼吸道、神经系统均有一定损害,长期吸入可引起皮炎、过敏、哮喘等;醛类可使细胞突变、致畸、致癌。

3.吸入麻醉药

麻醉药主要有乙醚、安氟醚、异氟醚等,长期吸入微量的麻醉气体可影响肝、肾功能,可引起胎儿畸形、自然流产等,同时对工作人员的听力、记忆力及操作能力也产生影响。

4.其他

体温计、血压计等都含有汞,当不慎损害时,汞在常温下能持续挥发,可以通过呼吸道、消化道、破损的皮肤黏膜进入人体。汞具有一定的神经毒性和肾毒性,会对医务人员的健康造成影响。

（三）生物性因素

1.锐器伤

在诊疗、护理操作过程中,医务人员直接接触患者血液、体液、分泌物、排泄物等,受感染的机会很多,而且日常工作经常接触刀、剪、各种针头等锐器,由于传递、安装和拆卸,医务人员极易受到锐器伤害。各种血源性传播疾病都可经污染锐器伤传播给医务人员,特别是 HIV、HBV、HCV,感染的概率分别达到 0.3%、6%～30% 和 0.8%～1.8%。

2.皮肤黏膜暴露

由于在工作中要面对各种不同的患者,医务人员接触各种病原体的概率远比普通人群高。医务人员的皮肤黏膜经常暴露于患者的血液或体液（包括精液、阴道分泌物、滑液、脑脊液、胸膜液、心包液、腹膜液、羊水、唾液等）中,存在着医务人员与患者双向传播的危险。

3.其他

患者呼吸道分泌物、伤口脓液、排泄物、皮肤碎屑等,干燥后形成菌尘,可通过咳嗽、喷嚏、清扫整理、人员走动、物品传递等扬起而污染空气及周围环境。一些医疗器械如呼吸机、雾化器、吸引器等在操作过程中也会把病原体播散到空气中。污染的空气可直接引起呼吸道感染、传播呼吸道疾病,医务人员长期处于这种污染的环境中,也有被感染的危险。

（四）心理性因素

在医院这个特定的环境中,要求医务人员在上班时间必须注意力高度集中,保持精神高度紧张,工作节奏快,所面临的工作性质具有高风险、高强度、高应激、无规律性,长期处于此环境中易造成严重的心理压力;加之上班时交往的人群是心理和生理双重受损的患者,常年目睹的是脓、血、粪、尿,耳闻的是呻吟、哭诉,身处这种特殊的职业环境,容易引起焦虑、烦躁、心理疲劳等不良情绪,甚至引起原发性高血压、血管紧张性头痛、消化道溃疡等疾病。

三、医务人员职业暴露的控制原则

医务人员职业暴露的控制应遵循职业病防治的优先等级原则,事先应根据职业危害的类别进行风险评估,以确定医护人员接触职业风险的水平与性质。

（一）对职业暴露的风险评估

风险评估的目的是评价工作活动和工作环境导致工作人员暴露于血液、体液或污染物品、环境的危险性。考虑的因素包括以下几种。

（1）暴露于血液、体液或污染物品、环境的类型和频率。

（2）接触废弃针头和注射器的数量和频率。

（3）暴露和重复暴露的因素。

（4）综合考虑工作场所规划、设计和工作流程,估计暴露于血液、体液/身体物质或污染材料的危险,包括灯光及工作台面等。

（5）得到相关医疗和急救服务的可能性。

（6）员工的安全工作流程知识和培训水平。

（7）个人防护用品的提供和使用。

（8）设备的适宜性。

（9）个体的危险因素，如皮肤损伤、皮炎和湿疹。

（10）处在暴露危险中的员工和其他人员数量。

（11）疫苗和暴露后防治措施。

（12）目前的危险控制方法和新危险控制方法的潜在需求。

（二）对职业暴露的风险控制

1.消除风险

在工作场所中彻底消除危害因素是控制职业暴露危害的最有效途径。如减少不必要的注射，优先考虑那些同样能达到有效治疗的其他方法（如口服或纳肛），从而减少血液或其他感染源的潜在暴露。

2.风险替代

如果无法消除风险，可考虑实施较低风险的操作，例如尽可能减少锐器的使用，使用毒性较低的化学物质代替原有毒性较高的消毒剂等。

3.工程控制

使用合适的机械、设备和方法来隔离危害物或将其移出工作场所，预防员工暴露。例如使用锐器盒或选用带有锐器伤防护装置的安全器械，尽可能隔绝医务人员与锐器的接触，从而减少锐器伤害。

4.管理控制

通过制定政策限制危害的暴露。如接种疫苗，组建职业安全预防委员会，制订职业暴露预防计划，去除所有不安全的设备，使用安全装置并持续培训等。

5.行为控制

通过员工的行为管理控制职业危害的暴露。例如不必给用过的针头重新戴上帽套，将锐器盒放在与眼睛水平的高度并且在手臂所能及的范围，在锐器盒盛满之前倒空，在锐器处理处置之前制定操作程序等。

6.个人防护装置

在医护人员和危害因素之间设置屏障和过滤，例如使用护目镜、面罩和防护服等。它们可以防止血液溅出引起的暴露，但不能防止针刺伤害。

四、医务人员职业防护的主要措施

（一）加强职业安全管理

1.建立职业安全防护制度

建立完善的职业安全防护制度，制定工作流程、操作规范、职业暴露应急预案及职业损害的干预措施，并进行督导与考核；建立登记和报告制度及医务人员健康体检档案，定期体检，预防接种。严格执行制度和操作规程是杜绝职业暴露的有效措施之一。

2.注重职业安全防护培训

将职业安全防护知识纳入培训计划、岗前培训和专业考核内容之一，使医务人员充分认识所从事工作职业感染的危险性和危害性，增强自我防护意识，自觉执行防护措施，正确使用防护用品,降低职业损伤的发生率。

3.完善职业安全防护设施

易发生职业暴露的科室,必须配备各种防护用品,如乳胶手套、防水围裙、一次性隔离衣、胶鞋、口罩、帽子、护目镜、面罩以及发生职业暴露后的处理用品(如冲洗器)等。定期检查防护用品的性能和存放数量,使用或损坏后及时更换或补充;存放处应随手可取,使用方便。

(二)物理性职业暴露的防护

1.防止或减少噪声

尽量做到操作准确、轻柔;做到说话轻、走路轻、操作轻、开关门轻;使用噪声小、功能好的新仪器、新设备;定期检查、维修、保养各种仪器、设备,保持其性能良好,吸引器应做到即开即用,各种监护仪器音量大小适宜,加强巡视,减少报警发生率,保持室内安静。

2.减少辐射和避免电击伤

接触各类电离辐射的人员,一定要做好个人防护,使用时注意距离防护和时间防护,无法回避的人员应穿好铅衣,并在安全的范围内设置铅屏风,人员的安排要合理适当,次数均摊,避免短期内大量接受射线的照射;经常对医务人员进行安全用电知识讲座,严格按操作说明执行,用毕应先切断电源,地面保持干燥,防止漏电,定期检查与维修,确保机器性能良好。

3.注意紫外线的使用

紫外线照射消毒时,应避免紫外线直射到皮肤和眼睛;进行强度监测时应戴防护面罩及眼镜。开关应安装在室外,消毒后 30 分钟方可入内,消毒后注意开窗通风。

4.防止身体疲劳

工作中应重视姿势自我调节,尽量避免被动操作,保持良好工作姿势,做到省时省力。重视使用搬运患者的机械设备,如翻身床、对接床、车等,运用力学原理工作。平时加强锻炼,减少静脉曲张,预防颈椎病及腰肌劳损。

(三)化学性职业暴露的防护

1.接触化学药物时

制定统一的化疗药物配制操作规程、防护措施及管理制度,操作时要穿防护服,戴口罩、手套、护目镜等,护士打开安瓿时应垫纱布,溶药时溶媒应沿瓶壁缓慢注入瓶底,以防粉末逸出,溶解后的药瓶要回抽气体以防瓶内压力过高,在抽药时针栓不能超过针筒的 2/3,若有外露即刻用碘伏擦拭或用清水冲净,加强化疗废弃物的管理,废弃物应当用坚固的防渗漏带盖的容器收集,并注明细胞毒性废弃物,由专人专通道运送至废物暂存间。

2.使用化学消毒剂时

减少空气污染,加强室内空气流通,定时开窗通风换气,添置通风装置,完善排污系统,加强医务人员的个人防护措施,在使用有刺激性消毒剂时,首先要做到妥善储存,放于阴凉处,避光保存;在配制时应戴防护手套、口罩、护目镜,防止消毒液喷溅到皮肤、眼内或呼吸道,一旦溅入及时用清水冲洗,盛装消毒液的容器应严密加盖。

3.其他

使用麻醉剂时应选用密闭性能好的麻醉机,减少麻醉气体溢出,将排气管安装到室外排出废气。对漏出的汞可采用硫黄粉、碘伏溶液等与之反应,用水、甘油等覆盖或容器加盖密封,以防止汞的蒸发,并注意开窗通风。

(四)生物性职业暴露的防护

生物性职业暴露是医院内常见的一种职业伤害,污染的锐器伤是导致医务人员发生血源性传播疾病的最主要职业因素。因此要加强职业安全教育,提高医务人员的防护意识,严格执行标准预防措施,将所有患者的血液、体液、分泌物、排泄物等均视为传染源,都要进行隔离,都要执行标准预防。对手术室护士、外科医师等高危人群,应建立健康档案,定期查体,并进行有效的预防接种。手术术前均做乙肝、丙肝、艾滋病及梅毒的抗体检测,凡是阳性者均要严格执行消毒隔离制度。认真落实医务人员手卫生规范,规范收集、运送、暂存、处置医疗废物,切断感染性疾病传播途径。

(五)心理性职业暴露的防护

丰富业余生活是消除身心疲劳的上策,积极参加健康的娱乐和文化活动,减轻压力;合理饮食,适当锻炼,增强自身免疫能力。同时加强心理训练,调节情绪,保持良好的心态,改善客观工作环境及工作待遇,提高自身素质,建立良好的人际关系,创造和谐的工作氛围,减轻心理紧张,放松情绪,加大正面宣传力度,增强职业自豪感,以更高的热情投入到工作中。

总之,医务人员是高危的职业群体,尽管职业暴露不可能完全避免,但大部分是可以预防的。只有加强职业安全防护意识、严格执行各项操作规程及消毒隔离制度、调节心理压力、提高自我防护意识,这样才能有效地降低职业暴露感染风险,确保医务人员身心健康。

五、医务人员职业暴露的特点

(一)接触的病原体未知

医务人员常常接触的是各类患者,病情各异,病种复杂,各类急慢性感染性疾病,甚至烈性传染病病原携带者如果混在一般患者中间,常常不易确诊,患者和医务人员之间的交叉感染机会始终存在。

(二)暴露的途径多

医护人员在工作中,既可通过直接接触患者污染的血液、体液(包括精液、阴道分泌物、脑脊液、滑膜液、胸膜液、心包液和羊膜液等),或间接接触病原微生物污染的环境、物品、食物、水等导致感染,也可通过飞沫或空气途径(如咳嗽、咳痰、打喷嚏、谈话或支气管镜检查等)导致疾病传播。

六、预防策略

研究发现至少30多种病原体或疾病可通过经皮肤损伤传播,包括新出现的病原体。如出血热病毒、猴疱疹病毒和猴免疫缺陷病毒,甚至肿瘤。其中 HBV、HCV、HIV 及结核分枝杆菌职业暴露风险较高,对医务人员的健康和安全造成了严重危害。特别是近年来艾滋病的流行在我国已进入快速增长期,乙型及丙型肝炎患者和病原携带者人数众多,医务人员因锐器伤或其他暴露感染血源性传播疾病的问题日益突出。

目前,全球广泛采用标准预防来降低与卫生保健相关的不必要发生的风险。其概念是20世纪 90 年代美国 CDC 将普遍预防和体内物质隔离的许多特点进行综合形成,旨在降低经血液传播的病原体的传播风险以及其他病原体通过明确或尚未明确的途径传播的风险。标准预防是感染防控的基本措施,是为任何患者提供医疗服务时都必须执行的基本措施。同时要求在传染病存在时在标准预防的基础上按照疾病的传播途径实施空气、飞沫、接触隔离(额外预防)。经过国际社会数十年的验证,实施标准预防及额外预防是成功、有效、经济的职业暴露防护的主要策略。

(一)标准预防

1.概念

认定患者的血液、体液、分泌物、排泄物均具有传染性,必须进行隔离,不论是否有明显的血迹污染或是否接触不完整的皮肤与黏膜,接触上述物质者,必须采取防护措施。

2.基本特点

(1)既要防止血源性疾病的传播,也要防止非血源性疾病的传播。

(2)强调双向防护,既防止疾病从患者传至医务人员,又防止疾病从医务人员传至患者。

(3)根据疾病的主要传播途径,采取相应的隔离措施,包括接触隔离、空气隔离和飞沫隔离。

3.主要措施

(1)手卫生:接触血液、体液、排泄物、分泌物后可能污染时,脱手套后,要洗手或使用快速手消毒剂。

(2)手套:当接触血液、体液、排泄物、分泌物及破损的皮肤黏膜时应戴手套;手套可以防止医务人员把自身手上的菌群转移给患者的可能性;手套可以预防医务人员变成传染微生物时的媒介,即防止医务人员将从患者或环境中污染的病原体在人群中传播。在两个患者之间一定要更换手套;手套不能代替洗手。

(3)面罩、护目镜和口罩:戴口罩及护目镜可以减少患者的体液、血液、分泌物等液体的传染性物质飞溅到医护人员的眼睛、口腔及鼻腔黏膜。

(4)隔离衣:隔离衣是为了防止被传染性的血液、分泌物、渗出物、飞溅的水和大量的传染性材料污染时才使用。脱去隔离衣后应立即洗手,以避免污染其他患者和环境。

(5)可重复使用的设备:用过的可重复使用的设备已被血液、体液、分泌物、排泄物污染,为防止皮肤黏膜暴露危险和污染衣服或将微生物在患者和环境中传播,应确保在下一个患者使用之前清洁干净和适当地消毒灭菌。

(6)环境控制:保证医院有适当的日常清洁标准和卫生处理程序。在彻底清洁的基础上,适当地消毒床单、设备和环境的表面(床栏杆、床单位设备、轮椅、储物柜、洗脸池、门把手)等,并保证该程序的落实。

(7)被服:触摸、传送被血液、体液、分泌物、排泄物污染的被服时,为防止皮肤黏膜暴露和污染衣服,应避免搅动,以防微生物污染其他患者和环境。

(8)安全操作:①若要人为去除针头时,应借助其他器械设备,避免双手直接接触针头,并有准备、有计划地保护针套或去除针头。②用后的针头及尖锐物品应弃于耐刺之硬壳防水容器内,且该容器应放在方便使用的地方。③在需要使用口对口呼吸的区域内应备有可代替口对口复苏的设备(简易呼吸器),并应将复苏的设备清洁消毒,装袋备用。

(二)额外预防

1.概念

由于标准预防不能预防经由空气、飞沫途径传播的疾病,因此,对一些临床具有传染性的疾病在待诊或确诊后根据其传播途径采取相应的空气、飞沫、接触隔离与预防措施。

2.隔离原则

(1)在标准预防的基础上,医院应根据疾病的传播途径(接触传播、飞沫传播、空气传播和其他途径的传播),结合本院的实际情况,制定相应的隔离与预防措施。

(2)一种疾病可能有多重传播途径时,应在标准预防的基础上,采取相应传播途径的隔离与预防。

(3)隔离病室应有隔离标志,并限制人员的出入,黄色为空气传播的隔离,粉色为飞沫传播的隔离,蓝色为接触传播的隔离。

(4)传染病患者或可疑传染病患者应安置在单人隔离房间。

(5)受条件限制的医院,同种病原体感染的患者可安置于一室。

(6)建筑布局应符合《医院隔离技术规范》中相应的规定。

3.不同传播途径疾病的隔离与预防

(1)接触传播的隔离与预防:接触传播是指病原体通过手、媒介物直接或间接接触导致的传播。经接触传播的疾病如肠道感染、多重耐药菌感染、皮肤感染等患者,在标准预防的基础上,还应采取接触传播的隔离与预防。

患者的隔离:患者最好安置在单人隔离房间。如果单人房间有限,优先把容易引起传播的患者(如持续引流、排泄不方便等)安置在单间;同种病原体感染的患者可安置于一室;如果与非感染患者或非同种病原体患者安置在一个房间时,避免与有高危感染因素或容易引起传播的患者安置在一起(如免疫功能低下或预期长时间住院的患者),另外要保证床间距大于 1 m,病床之间最好有帘子作为物理屏障,以减少患者间接触。限制患者活动范围,减少转运;如需要转运时,应把患者感染或定植的部位遮盖起来,以减少对其他患者、医务人员和环境表面的污染。负责转运的人员应做好个人防护。

医务人员的防护:接触隔离患者的血液、体液、分泌物、排泄物等物质时,应戴手套;离开隔离病室前,接触污染物品后应摘除手套,洗手和(或)手消毒。手上有伤口时应戴双层手套。进入隔离病室,从事可能污染工作服的操作时,应穿隔离衣;离开病室前,脱下隔离衣,按要求悬挂,每天更换清洗与消毒;或使用一次性隔离衣,用后按医疗废物管理要求进行处置。接触甲类传染病应按要求穿脱防护服,离开病室前,脱去防护服,防护服按医疗废物管理要求进行处置。

(2)空气传播的隔离与预防:空气传播是指带有病原微生物的微粒(≤5 μm)通过空气流动导致的疾病传播。经空气传播的疾病如:肺结核、水痘等,在标准预防的基础上,还应采取空气传播的隔离与预防。

患者的隔离:患者应安置在负压病房内,若没有负压病房最好转运到有负压病房的医疗机构。在流行暴发期间,负压病房不能满足需求时,可把确诊为同一病原体的患者安置在同一区域并远离高危患者,事先要向感染控制专家进行咨询,评估安全性,应用机械通风的方式以达到一定的负压水平。限制患者活动范围,减少转运;如需要转运时,建议患者戴外科口罩,并遵循呼吸道卫生/咳嗽礼节。如果水痘或结核患者身体有皮肤破溃,转运时应遮盖这些部位。如果患者戴着口罩,破溃部位已被遮盖,负责转运的人员无须戴口罩。应严格空气消毒。

医务人员的防护:应严格按照区域流程,在不同的区域,穿戴不同的防护用品,离开时按要求摘脱,并正确处理使用后物品。进入确诊或可疑传染病患者房间时,应戴帽子、医用防护口罩;进行可能产生喷溅的诊疗操作时,应戴护目镜或防护面罩,穿防护服,当接触患者及其血液、体液、分泌物、排泄物等物质时应戴手套。限制易感的医务人员进入隔离房间(如没有接种过水痘、麻疹疫苗)。进入肺结核、水痘患者房间时要戴 N95 口罩或医用防护口罩,注意密合性试验。而对于接触麻疹患者时,没有建议具有免疫力的医务人员穿戴防护用品,也没有建议没有免疫力的医务人员穿戴什么型号的防护用品,没有强调一定要戴 N95 口罩。因为没有任何证据说明戴 N95

口罩可保护易感人群感染麻疹。

（3）飞沫传播的隔离与预防：飞沫传播是指带有病原微生物的飞沫核（>5 μm），在空气中短距离移动到易感人群的口、鼻黏膜或眼结膜等导致的疾病传播。经飞沫传播的疾病如：百日咳、白喉、流行性感冒、病毒性腮腺炎、流行性脑脊髓膜炎等，在标准预防的基础上还应采取飞沫传播的隔离预防。

患者的隔离：患者最好安置在单人隔离房间。如果单人房间有限，优先把有严重咳嗽症状、痰多的患者安置在单间。应减少转运，如需要转运时，建议患者戴外科口罩，并遵循呼吸道卫生/咳嗽礼节。患者病情允许时，应戴外科口罩，并定期更换。如果患者戴着口罩，负责转运人员无须戴口罩。应限制患者的活动范围；患者之间、患者与探视者之间相隔距离在1米以上，探视者应戴外科口罩；加强通风，或进行空气的消毒。

医务人员的防护：应严格按照区域流程，在不同的区域，穿戴不同的防护用品，离开时按要求摘脱，并正确处理使用后物品；与患者近距离（1米以内）接触，应戴帽子、医用防护口罩（不建议常规佩戴护目镜或防护面罩）；进行可能产生喷溅的诊疗操作时，应戴护目镜或防护面罩，穿防护服；当接触患者及其血液、体液、分泌物、排泄物等物质时应戴手套。

（毛小恩）

参 考 文 献

[1] 马姝,王迎,曹洪云,等.临床各科室护理与护理管理[M].上海:上海交通大学出版社,2023.

[2] 徐凤杰,郝园园,陈萃,等.护理实践与护理技能[M].上海:上海交通大学出版社,2023.

[3] 莫苗,韦柳华,兰芳芳.护理技术[M].武汉:华中科技大学出版社,2023.

[4] 杨红艳.临床护理[M].北京:北京大学医学出版社,2023.

[5] 刁咏梅.现代基础护理与疾病护理[M].青岛:中国海洋大学出版社,2023.

[6] 梁艳,甄慧,刘晓静,等.临床护理常规与护理实践[M].上海:上海交通大学出版社,2023.

[7] 刘明月,王梅,夏丽芳.现代护理要点与护理管理[M].北京:中国纺织出版社,2023.

[8] 宋桂珍,吴小霞,刘莎,等.现代护理理论与专科护理[M].上海:上海交通大学出版社,2023.

[9] 包玉娥.实用临床护理操作与护理管理[M].上海:上海交通大学出版社,2023.

[10] 杨正旭,贤婷,陈凌,等.基础护理技术与循证护理实践[M].上海:上海科学技术文献出版社,2023.

[11] 韩美丽.临床常见病护理与危重症护理[M].上海:上海交通大学出版社,2023.

[12] 呼海燕,赵娜,高雪,等.临床专科护理技术规范与护理管理[M].青岛:中国海洋大学出版社,2023.

[13] 任秀英.临床疾病护理技术与护理精要[M].北京:中国纺织出版社,2022.

[14] 石晶,张佳滨,王国力.临床实用专科护理[M].北京:中国纺织出版社,2022.

[15] 杨春,李侠,吕小花,等.临床常见护理技术与护理管理[M].哈尔滨:黑龙江科学技术出版社,2022.

[16] 赵衍玲,梁敏,刘艳娜,等.临床护理常规与护理管理[M].哈尔滨:黑龙江科学技术出版社,2022.

[17] 马英莲,荆云霞,郭蕾,等.临床基础护理与护理管理[M].哈尔滨:黑龙江科学技术出版社,2022.

[18] 纪代红,王若雨.内科临床护理问答[M].北京:科学出版社,2022.

[19] 孙慧,刘静,王景丽,等.基础护理操作规范[M].哈尔滨:黑龙江科学技术出版社,2022.

[20] 杨青,王国蓉.护理临床推理与决策[M].成都:电子科技大学出版社,2022.

[21] 王佩佩,王泉,郭士华.护理综合管理与全科护理[M].广州:世界图书出版广东有限公司,2022.

［22］申璇,邱颖,周丽梅,等.临床护理常规与常见病护理［M］.哈尔滨:黑龙江科学技术出版社,2022.

［23］于翠翠.实用护理学基础与各科护理实践［M］.北京:中国纺织出版社,2022.

［24］张锦军,邹薇,王慧,等.临床实用专科护理［M］.哈尔滨:黑龙江科学技术出版社,2022.

［25］张红芹,石礼梅,解辉,等.临床护理技能与护理研究［M］.哈尔滨:黑龙江科学技术出版社,2022.

［26］王霞,李莹,连伟,等.专科护理临床指引［M］.哈尔滨:黑龙江科学技术出版社,2022.

［27］苏文婷,赵衍玲,马爱萍,等.临床护理常规与常见病护理［M］.哈尔滨:黑龙江科学技术出版社,2022.

［28］李红芳,王晓芳,相云,等.护理学理论基础与护理实践［M］.哈尔滨:黑龙江科学技术出版社,2022.

［29］王玉春,王焕云,吴江,等.临床专科护理与护理管理［M］.哈尔滨:黑龙江科学技术出版社,2022.

［30］肖芳,程汝梅,黄海霞,等.护理学理论与护理技能［M］.哈尔滨:黑龙江科学技术出版社,2022.

［31］周红梅.实用临床综合护理［M］.汕头:汕头大学出版社,2021.

［32］洪梅.临床护理操作与护理管理［M］.哈尔滨:黑龙江科学技术出版社,2021.

［33］张俊英.精编临床常见疾病护理［M］.青岛:中国海洋大学出版社,2021.

［34］高淑平.专科护理技术操作规范［M］.北京:中国纺织出版社,2021.

［35］姜鑫.现代临床常见疾病诊疗与护理［M］.北京:中国纺织出版社,2021.

［36］孙艳霞,马素华,张雪芳.分娩镇痛联合体位护理干预对产妇镇痛效果及产程的影响分析［J］.中外女性健康研究,2023(18):145-147.

［37］汪艳,赵弦,崔嫚嫚,等.规范化护理在老年慢阻肺患者护理中的应用效果分析［J］.中国标准化,2023(22):281-284.

［38］张娜,宋雪楠,张梦影,等.抚触护理联合体位护理对早产儿康复及并发症的影响［J］.齐鲁护理杂志,2023,29(5):69-71.

［39］孙君辉,谷静媛.局部麻醉超声引导下股静脉径路房间隔缺损封堵术的临床护理［J］.中国医药,2022,17(4):615-617.

［40］孙健,张芳芳.个性化护理在肺癌患者围手术期的应用效果［J］.中国医药指南,2022,20(13):149-151.